M. Klausmeier, M. Thöle, S. Heiligers

Prüfungstrainer Notfallsanitäterin/Notfallsanitäter

Matthias Klausmeier, Matthias Thöle,
Sven Heiligers

Prüfungstrainer Notfallsanitäterin/ Notfallsanitäter

3. Auflage

Autor der Vorauflage: Martin Pillkowsky, Vellmar

ELSEVIER

Elsevier GmbH, Bernhard-Wicki-Str. 5, 80636 München, Deutschland
Wir freuen uns über Ihr Feedback und Ihre Anregungen an kundendienst@elsevier.com

ISBN 978-3-437-48254-0 eISBN 978-3-437-06490-6

Aus Gründen der Barrierefreiheit sind die Bilder in elektronischen Ausgaben dieses Buches mit Alt-Text-Beschreibungen (Alternativ-Text) versehen, die von Elsevier bereitgestellt werden. Mehr Informationen erhalten Sie unter https://www.elsevier.com/about/accessibility.

Bücher und Zeitschriften, die von Elsevier veröffentlicht werden, entsprechen den geltenden Produktsicherheitsanforderungen. Für etwaige Bedenken oder Fragen zur Produktsicherheit wenden Sie sich bitte an unseren autorisierten Vertreter, Elsevier B.V., productsafety@elsevier.com.

Elsevier nimmt eine neutrale Position in Bezug auf territoriale Meinungsverschiedenheiten oder Zuständigkeitsansprüche in seinen veröffentlichten Inhalten ein, einschließlich Landkarten und institutionellen Zugehörigkeiten.

Wichtiger Hinweis: Die medizinischen Wissenschaften unterliegen einem sehr schnellen Wissenszuwachs. Der stetige Wandel von Methoden, Wirkstoffen und Erkenntnissen ist allen an diesem Werk Beteiligten bewusst. Sowohl der Verlag als auch die Autorinnen und Autoren und alle, die an der Entstehung dieses Werkes beteiligt waren, haben große Sorgfalt darauf verwandt, dass die Angaben zu Methoden, Anweisungen, Produkten, Anwendungen oder Konzepten dem aktuellen Wissensstand zum Zeitpunkt der Fertigstellung des Werkes entsprechen.
Der Verlag kann jedoch keine Gewähr für Angaben zu Dosierung und Applikationsformen übernehmen. Es sollte stets eine unabhängige und sorgfältige Überprüfung von Diagnosen und Arzneimitteldosierungen sowie möglicher Kontraindikationen erfolgen. Jede Dosierung oder Applikation liegt in der Verantwortung der Anwenderin oder des Anwenders. Die Elsevier GmbH, die Autorinnen und Autoren und alle, die an der Entstehung des Werkes mitgewirkt haben, können keinerlei Haftung in Bezug auf jegliche Verletzung und/oder Schäden an Personen oder Eigentum, im Rahmen von Produkthaftung, Fahrlässigkeit oder anderweitig übernehmen.

Für die Vollständigkeit und Auswahl der aufgeführten Medikamente übernimmt der Verlag keine Gewähr.
Geschützte Warennamen (Warenzeichen) werden in der Regel besonders kenntlich gemacht (®). Aus dem Fehlen eines solchen Hinweises kann jedoch nicht automatisch geschlossen werden, dass es sich um einen freien Warennamen handelt.

Bibliografische Information der Deutschen Nationalbibliothek
Die Deutsche Nationalbibliothek verzeichnet diese Publikation in der Deutschen Nationalbibliografie; detaillierte bibliografische Daten sind im Internet über https://www.dnb.de abrufbar.

26 27 28 29 30 5 4 3 2 1

In ihren Veröffentlichungen verfolgt die Elsevier GmbH das Ziel, genderneutrale Formulierungen für Personengruppen zu verwenden. Um jedoch den Textfluss nicht zu stören sowie die gestalterische Freiheit nicht einzuschränken, wurden bisweilen Kompromisse eingegangen. Selbstverständlich sind **immer alle Geschlechter** gemeint.

Planung: Katharina Frank; Projektmanagement: Martina Gärtner
Redaktion: Dr. Nikola Schmidt, Berlin
Satz: Thomson Digital, Noida/Indien;
Druck und Bindung: Drukarnia Dimograf Sp. z o. o., Bielsko-Biała/Polen;
Zeichnung: abavo GmbH, Buchloe
Umschlaggestaltung: SpieszDesign, Neu-Ulm
Titelfotografie: AdobeStock.com

Aktuelle Informationen finden Sie im Internet unter **www.elsevier.de**

Vorwort

4 Jahre sind seit Veröffentlichung der 2. Ausgabe vergangen. Zeit, in der einige Veränderungen im deutschen Rettungsdienst stattgefunden haben.

Das Konzept der Prüfung für Notfallsanitäterinnen und Notfallsanitäter ist 11 Jahre nach Verabschiedung des Notfallsanitätergesetzes und der Notfallsanitäter Ausbildungs- und Prüfungsverordnung in der Konzeption gleichgeblieben, jedoch haben sich inhaltlich einige wesentliche Aspekte der Prüfungsinhalte und -anforderungen gewandelt.

Durch Aufnahme des Paragrafen 2a im NotSanG wurde die Handlungskompetenz des Notfallsanitäterpersonals hinsichtlich erweiterter heilkundlicher und erweiterter invasiver heilkundlicher Maßnahmen konkretisiert. Vor allem in Einsatzsituationen, die nicht durch SOPs geregelt sind, findet dieser Aspekt besondere Bedeutung. Auch Prüfungssituationen sind davon nicht grundsätzlich ausgenommen. Das praktische Staatsexamen soll ein möglichst realistisches Abbild der vollständigen Handlung im beruflichen Alltag widerspiegeln. Nicht alle erdenklichen Notfallsituationen können über vorformulierte Algorithmen der jeweiligen Bundesländer abgebildet werden. Demzufolge sind auch in Prüfungen Situationen gegeben, in denen die Prüflinge über die jeweiligen Situationen hinaus ihre konkrete Handlung darstellen und begründen müssen.

Die Änderungen im BtMG und der BtMVV haben das Handlungsspektrum der Analgesie mit Opiaten und Opioiden durch Notfallsanitäterpersonal eindeutig verändert. Da in vielen Bundesländern die Voraussetzungen im Umgang mit Betäubungsmitteln durch Rettungsdienstfachpersonal bereits umgesetzt und in den Alltag der beruflichen Handlung eingeflossen sind, muss auch dieser Aspekt als Teil der erweiterten heilkundlichen Maßnahmen in der Umsetzung der Ausbildungs- und Prüfungsverordnung berücksichtigt werden.

Notfallmedizin befindet sich zum Wohle der uns anvertrauten Patienten im ständigen Fluss. Entsprechend haben wir alle Änderungen relevanter Leitlinien nach bestem Wissen geprüft, um sie in dieser Auflage auf der Grundlage des aktuellen wissenschaftlichen Standes in die Beantwortung der Prüfungsfragen einzupflegen.

Der Start in den beruflichen Alltag des Rettungsdienstes beginnt mit dem erfolgreichen Abschluss des Staatsexamens. Die eigentliche Phase des Lernens jedoch endet damit bei weitem nicht. Vielmehr schreitet sie mit jedem unserer Einsätze weiter fort.

Philip Rosenthal, deutscher Industrieller und Politiker hat gesagt, „Wer aufhört besser zu werden, hat aufgehört gut zu sein“. Dieser Gedanke soll Kern unserer intrinsischen Motivation sein, gute präklinische Notfallmedizin zu leisten – beginnend mit einem sicheren und erfolgreichen Staatsexamen.

Wir bedanken uns ganz herzlich beim gesamten Team von Elsevier, die uns wie immer treu, geduldig und immerzu hilfreich zur Seite standen und stehen – was täten wir ohne Euch?

Unser Dank geht ebenso an unsere Familien und Kinder, die uns in den Stunden des Schreibens entbehrten – ohne euer Verständnis und eure Geduld wären solche Projekte nicht möglich.

Vor allem aber danken wir Ihnen, liebe Leserinnen und liebe Leser – für Ihre Treue und Ihr Engagement, ein wichtiger Teil des Rettungsdienstes zu werden.

Edingen-Neckarhausen, Lengerich und Fritzlar, Dezember 2025
Matthias Klausmeier, Matthias Thöle und Sven Heiligers

Hinweis zu den Patientenfällen

Die Namen der Patientinnen und Patienten, die Beschreibungen ihrer Erkrankungen, die Orte und Situationen sind alle realitätsnah, aber frei erfunden. Jegliche Ähnlichkeiten mit echten Personen und Geschehnissen sowie Orten und Institutionen sind daher rein zufällig und nicht beabsichtigt.

Fehler gefunden?

An unsere Inhalte haben wir sehr hohe Ansprüche. Trotz aller Sorgfalt kann es jedoch passieren, dass sich ein Fehler einschleicht oder fachlich-inhaltliche Aktualisierungen notwendig geworden sind.

Sobald ein relevanter Fehler entdeckt wird, stellen wir eine Korrektur zur Verfügung. Mit diesem QR-Code gelingt der schnelle Zugriff.

https://else4.de/9783437482540

Wir sind dankbar für jeden Hinweis, der uns hilft, dieses Werk zu verbessern. Bitte richten Sie Ihre Anregungen, Lob und Kritik an folgende E-Mail-Adresse: kundendienst@elsevier.com

Adressen

Matthias Klausmeier
Franz Anton Mai-Schule (FAMS)
Landesschule
Arbeiter-Samariter-Bund
Turbinenstr. 7
68309 Mannheim

Sven Heiligers
ATEM – Advanced Training for and from
Emergency Medicine
Über den Bergen 26
34560 Fritzlar

Matthias Thöle
Malteser Schulungszentrum Nellinghof
Holdorfer Straße 33
49434 Neuenkirchen-Vörden

Abkürzungen

3S-Matrix	Szene, Sicherheit, Situation
4 H	Reversible Ursachen beim Kreislaufstillstand: Hypoxie, Hypovolämie, Hypo-/Hyperkapnie/metabolisch, Hypo-/Hyperthermie
AAL	Anteriore (vordere) Axillarlinie
AAO	Alarm- und Ausrückeordnung
ABCDE	Schema zur initialen Beurteilung der Vitalfunktionen
ACS	Acute Coronary Syndrome (Akutes Koronarsyndrom)
AF	Atemfrequenz
AG	Atemgeräusch
AHA	American Heart Association
AKS	Akutes Koronarsyndrom
ÄLRD	Ärztlicher Leiter Rettungsdienst
ALS	Advanced Life Support
AMLS	Advanced Medical Life Support
AMG	Arzneimittelgesetz
APGAR	Atmung Puls Grundtonus Aussehen Reflexe: Schema zur Beurteilung Neugeborener
ArbMedVV	Verordnung zur arbeitsmedizinischen Vorsorge
ASS	Acetylsalicylsäure
ATLS	Advanced Trauma Life Support
AV	Atrioventrikular
AZ	Allgemeinzustand
AZV	Atemzugvolumen
BBK	Bundesamt für Bevölkerungsschutz und Katastrophenhilfe
BLS	Basic Life Support
BTM	Betäubungsmittelgesetz
BW	Baden-Württemberg
BZ	Blutzucker
C	Celcius
CAST	Cardiac-Arrest-Szenario-Training
CBRN	Chemisch-biologisch-radiologisch-nukleare Lage
CIRS	Critical Incident Reporting System
CISM	Critical Incident Stress Management
CO	Kohlenmonoxid
COHb	Carboxyhämoglobin
COPD	Chronic obstructive pulmonary disease (chronisch obstruktive pulmonale Erkrankung)
CPAP	Continuous Positive Airway Pressure (kontinuierlich positiver Atemwegsdruck)
CPR	Cardiopulmonary Resuscitation (Kardiopulmonale Reanimation)
CT	Computertomografie
CRM	Crew Resource Management bzw. Crisis Resource Management
DBRD	Deutscher Berufsverband Rettungsdienst
DGAI	Deutsche Gesellschaft für Anästhesie und Intensivmedizin
DGAKI	Deutsche Gesellschaft für Allergologie und Klinische Immunologie
DGG	Deutsche Gesellschaft für Geriatrie
DGGG	Deutsche Gesellschaft für Gerontologie und Geriatrie
DGK	Deutsche Gesellschaft für Kardiologie
DGKCH	Deutsche Gesellschaft für Kinderchirurgie
DGKM	Deutsche Gesellschaft für Katastrophenmedizin
DGN	Deutsche Gesellschaft für Neurologie
DGPPN	Deutsche Gesellschaft für Psychiatrie und Psychotherapie, Psychosomatik und Nervenheilkunde
DGSS	Deutsche Gesellschaft zum Studium des Schmerzes
DGU	Deutsche Gesellschaft für Unfallchirurgie
DGV	Deutsche Gesellschaft für Verbrennungsmedizin
DHL	Deutsche Hypertonie Liga
DIN	Deutsche Industrie Norm
DKA	Diabetische Ketoazidose
DMS	Durchblutung, Sensorik und Motorik
DOPES	Dislokation, Obstruktion, Pneumothorax, Equipmentversagen, Stomach (Magenüberblähung nach Beutel-Maskenbeatmung)
DV 100	Feuerwehr Dienstvorschrift 100
EKG	Elektrokardiogramm
EN	Europäische Norm
EPC	Emergency Pediatric Care
ERC	European Resuscitation Council
EUGMS	European Union Geriatric Medicine Society
$etCO_2$	endtidales Kohlendioxid
ESC	European Society of Cardiology
ESH	European Society of Hypertension
ETI	Endotracheale Intubation
EuGH	Europäischer Gerichtshof
EZ	Ernährungszustand

FAST	Face-Arm-Speech-Time: Schema bei V. a. Schlaganfall
FFP	Filtering Face Peace
FiO_2	Inspiratorische Konzentration des Sauerstoffs
GCS	Glasgow Coma Scale
HCV	Hepatitis C
HE	Handlungsempfehlung
HF	Herzfrequenz
HHS	hyperosmolar hyperglykämisches Syndrom
HITS	Reversible Ursachen beim Kreislaufstillstand: Herzbeuteltamponade, Intoxikation, Thrombose (kardial oder pulmonal), Spannungspneumothorax
HIV	Humanes Immundefizienz Virus
HMV	Herzminutenvolumen
HWS	Halswirbelsäule
HZV	Herzzeitvolumen
ICB	intrazerebrale Blutung
ICP	intrazerebraler Druck (Hirndruck)
ICR	Interkostalraum
IfSG	Infektionsschutzgesetz
ILST	Integrierte Leitstelle
ITLS	International Trauma Life Support
ITW	Intensivtransportwagen
i. o.	Intraossär
i. v.	Intravenös
KIT	Kriseninterventionsteam
KKT	Körperkerntemperatur
KOF	Körperoberfläche
KVOR	Keep Vene Open Rate
LAE	Lungenarterienembolie
LAMA	Larynxmaske
LL	Leitlinie
LNA	Leitender Notarzt
LT	Larynxtubus
MAD	Mucosal Atomization Device
MANV	Massenanfall von Verletzten
MAO-Hemmer	Monoaminooxidase-Hemmer
MIST	Mechanism – Injury – Symptoms – Treatment
MONA	Morphin, Oxygen, Nitroglycerin, Acetylsalicylsäure und Heparin
MPBetreibV	Medizinprodukte Betreiberverordnung
MRSA	Multiresistenter *Staphyloccocus aureus*
MRT	Magnetresonanztomografie
NAS	Numerische Analoge Skala; siehe auch NRS
NEF	Notarzteinsatzfahrzeug
NEXUS	National Emergency X-Radiography Utilization Study
NF	Notfall
NIBP	noninvasive blood pressure (nichtinvasive Blutdruckmessung)
NIV	nichtinvasive Ventilation
NotSanAPrV	Notfallsanitäter Ausbildungs- und Prüfungsverordnung
NotSanG	Notfallsanitätergesetz
NRS-Skala	Numerische-Rating-Skala; numerische Bestimmung der Schmerzintensität
NSTEMI	Non-ST-Elevations-Myokardinfarkt
OPQRST	Schema zur Beurteilung der aktuellen Patientenbeschwerden
OrgLRD	Organisatorischer Leiter Rettungsdienst
$P(a)CO_2$	(Arterieller) Kohlendioxidpartialdruck
$P(a)O_2$	(Arterieller) Sauerstoffpartialdruck
PBD	Pädiatrisches Beurteilungsdreieck
PCI	Perkutane Koronarintervention
PEA	Pulslose elektrische Aktivität
PEH	Psychische Erste Hilfe
PF	Pulsfrequenz
PHTLS	Prehospital Trauma Life Support
PRIOR	Primäres Ranking zur initialen Orientierung im Rettungsdienst
PSA	Persönliche Schutzausstattung
PsychKG	Psychischkrankengesetz
PSNV	Psychosoziale Notfallvorsorge
PSU	Psychosoziale Unterstützung
QM-Wachbuch	Qualitätsmanagement Wachbuch
qSOFA	quick Sequential (sepis-related) Organ Failure Assessment
RD	Rettungsdienst
Rekap.-Zeit	Rekapillarisierungszeit
RKI	Robert Koch-Institut
RLST	Rettungsleitstelle
ROSC	Return on spontaneous circulation (Wiedererlangen eines Kreislaufs nach einem Kreislaufstillstand)
RR	Riva Rocci (nach dem ital. Kinderarzt Scipione Riva Rocci; Abkürzung für Blutdruck)
RS	Rettungssanitäter
RSI	Rapid Sequence Induction
RTH	Rettungstransporthubschrauber
rtPA	Rekombinanter Plasminogenaktivator
RTW	Rettungstransportwagen
SAB	Subarachnoidalblutung
SBAR-Schema	Situation, Background, Assessment, Recommendation
SbE	Stressbearbeitung nach belastenden Ereignissen
SGA	Supraglottische Atemwegshilfe

SIRS Systemic Inflammatory Response Syndrome (systemische Entzündungsreaktion)
SHT Schädelhirntrauma
SM Schrittmacher
SOFA Sequential (sepsis-related) Organ Failure Assessment
SOP Standard Operating Procedere
SpO_2 Periphere oder pulsoxymetrische Sauerstoffsättigung
SRS-A Slow Reacting Substances of Anaphylaxis
SSW Schwangerschaftswoche
STEMI ST-Elevations-Myokardinfarkt
STU Schnelle Traumauntersuchung
TAA Tachyarrhythmia absoluta; thorakale Aortendissektion
TEL Technische Einsatzleitung
Thrombozytopenie Verminderte Anzahl an Blutplättchen (Thrombozyten) < 150.000/µl
TRBA Technische Regeln für biologische Arbeitsstoffe im Gesundheitswesen
TXA Tranexamic Acid (Tranexamsäure)
UVV Unfallverhütungsvorschriften
VAG Vesikuläres Atemgeräusch
VAS Visuelle analoge Skala; siehe auch NAS und NRS
VC-CMV Volumenkontrollierte Beatmung mit festem mandatorischem Minutenvolumen
VEL Vollelektrolytlösung
VHF Vorhofflimmern
ZAM Zentrum für Altersmedizin
ZAT Zentrum für Alterstraumatologie
ZNA Zentrale Notaufnahme

Inhaltsverzeichnis

I Einführung

KAPITEL

1 Grundlagen zur Prüfungsvorbereitung

1.1 Ausbildungs- und Prüfungsverordnung

Sven Heiligers

Die Ausbildungs- und Prüfungsverordnung für Notfallsanitäter ist in 6 Abschnitte unterteilt und umfasst 25 Seiten inklusive Anlagen. Sie regelt den kompletten Ablauf der Ausbildung und der Ergänzungsausbildung für den Beruf des Notfallsanitäters. Da in diesem Buch ausschließlich das vollständige staatliche Examen abgebildet wird, wird hier nicht näher auf die Ergänzungsausbildung eingegangen.

Neben vielen anderen relevanten Inhalten für die Ausbildung soll es hier ausschließlich um die **prüfungsrelevanten Inhalte** der Verordnung gehen.

Die Ausbildungs- und Prüfungsverordnung regelt im **Abschnitt 1** eindeutig, welchen Stundenumfang im Rahmen der theoretischen, praktischen und klinischen Ausbildung die Auszubildenden mindestens durchlaufen haben müssen, um eine Prüfungszulassung zu erhalten. Hier ist auch festgelegt, dass die Prüfung immer aus einem mündlichen, einem schriftlichen und einem praktischen Teil bestehen muss. Die Zusammensetzung des Prüfungsausschusses, d. h. der Personen, die den Prüflingen dann während der Prüfungen zuschauen, zuhören und gegenübersitzen, um sie zu bewerten, ist hier ebenfalls zu finden.

Für die **Beantragung der Prüfungszulassung** sind die erforderlichen Unterlagen genannt und es ist festgelegt, dass der Prüfling eine rechtzeitige Information über seinen Antrag erhalten muss.

Über jede Prüfung ist eine **Niederschrift** anzufertigen, die alle Prüfungsinhalte, den Ablauf, das Ergebnis sowie evtl. Unregelmäßigkeiten beinhaltet. Die Ergebnisbewertung im klassischen Notensystem ist hier festgelegt.

Wichtig ist auch, sich darüber im Klaren zu sein, dass die Prüfung nur als bestanden gilt, wenn alle Prüfungsteile erfolgreich absolviert wurden. Die Prüfung kann bei Nichtbestehen nur einmalig wiederholt werden. Je nach nicht erfolgreich absolvierten Prüfungsteil kann die Prüfung erst nach dem Erfüllen bestimmter Auflagen wiederholt werden.

Abschnitt 2 der Ausbildungs- und Prüfungsverordnung ist sicher der für dieses Buch relevanteste Teil. In §§15, 16 und 17 wird klar geregelt, welche **Themenbereiche** in den jeweiligen Prüfungsteilen mündlich, schriftlich und praktisch geprüft werden müssen. Anhand dieser Vorgaben ist der Prüfungstrainer für Notfallsanitäter geplant und konzipiert worden. Auch die **Zeitrahmen** der einzelnen Prüfungsteile sind hier festgelegt. So müssen die 3 Themenbereiche der **schriftlichen Prüfung** in jeweils 120 Min. absolviert werden. Die Bewertung erfolgt von 2 Fachprüfern und der Prüfungsausschussvorsitzende bildet im Einvernehmen mit diesen die Note für jede einzelne Aufsichtsarbeit. Die **mündliche Prüfung** umfasst ebenfalls 3 Themenbereiche und muss mindestens 30 Min. für jeden Prüfling dauern. Länger als 45 Min. darf mündlich nicht geprüft werden. Auch hier erfolgt die Bewertung durch 2 Fachprüfer im Einvernehmen mit dem Vorsitzenden.

Die **praktische Prüfung** umfasst 3 Fallbeispiele aus den Bereichen Reanimation, Innere Medizin sowie Traumatologie. Ein weiteres Fallbeispiel kann frei durch die Prüfer gewählt werden. Jedes Fallbeispiel wird durch ein Fachgespräch ergänzt, in dem der Prüfling sein Vorgehen zu begründen und zu reflektieren hat. Hier kann bei guter Argumentation und fachlicher Begründung u. U. noch einmal Boden gut gemacht werden.

Auch dieser Abschnitt wird durch 2 Fachprüfer, einer davon der Praxisanleiter des Prüflings, bewertet und mit dem Prüfungsvorsitzendem abgestimmt.

1.2 Tipps und Tricks zur Prüfungsvorbereitung

Sven Heiligers

Zunächst einmal sei gesagt, dass es für die wenigsten Teilnehmer einer Prüfung angenehm ist, sich dieser Situation zu stellen. Nichtsdestotrotz ähneln Prüfungsmomente Situationen, die den Notfallsanitäter über sein komplettes Berufsleben begleiten werden. So werden sich zukünftige Notfallsanitäter regelmäßig der Situation stellen müssen, ihre Fähigkeiten unter Beweis zu stellen. Lebenslanges Lernen wird in der Medizin unumgänglich sein. Alle, die diesen Beruf ergreifen, sollten sich darüber im Klaren sein, dass sie nur dann ihre Aufgabe erfüllen können, wenn sie sich dessen bewusst sind und die Bereitschaft mitbringen, sich kontinuierlich weiterzuentwickeln.

Als Schüler einer Notfallsanitäterschule haben Sie in 3 Jahren der Ausbildung Ihre Lehrkräfte und somit auch Ihre Prüfer gut kennengelernt. Wichtig zu wissen ist, dass keine professionelle Lehrkraft mit dem Ziel in eine Prüfung geht, den Prüfling durchfallen zu lassen.

Nutzen Sie die Zeit in der Schule, um sich darüber klar zu werden, wo Ihre **persönlichen Stärken und Ihre Schwächen** liegen. Dies sollte Ihnen helfen, einen guten Plan für die Vorbereitung aufzustellen.

Erfahrungsgemäß ist es so, dass der Berg an Lernstoff am Anfang unüberwindbar und chaotisch erscheint. Keine Sorge, dies ging vermutlich fast allen Menschen im Vorfeld einer Prüfung so!

Es empfiehlt sich, diesen Berg mit einem **strukturiertem Wochen- und Tagesplan** anzugehen. Sie sollten darin festhalten, was Sie bis zu welchem Zeitpunkt erledigt haben wollen. Beginnen Sie rechtzeitig mit der Planung und Umsetzung Ihrer Prüfungsvorbereitung. Ein Zeitraum von 3–6 Monaten vor der Prüfung, je nach individuellem Leistungsstand, kann nötig sein, um die Ausbildungsinhalte von 3 Jahren zu ordnen, zu strukturieren und zu lernen.

Planen Sie ausreichend **Puffer** ein, um für unvorhergesehene Fälle und Wiederholungen gewappnet zu sein.

Motivation Motivation ist die essenzielle Grundlage für einen erfolgreichen Lernprozess! Sie müssen wissen, warum Sie dies alles lernen, um sich zu motivieren. Sie haben sich diesen tollen Beruf ausgesucht und in den 3 Jahren Ihrer Ausbildung viele Erfahrungen gemacht. So haben Sie sicher auch Kollegen und andere Rettungsfachkräfte kennengelernt, die als **Vorbild** geeignet sind. Diese sollten Sie sich als Motivation vor Augen führen.

Auch ist es völlig normal, dass einige Themenbereiche mehr interessieren und andere weniger. Aber auch die Letztgenannten wollen und müssen gelernt werden, um das Ziel „Notfallsanitäter" zu erreichen. Machen Sie sich dies bewusst, um sich auch für weniger Interessantes zu motivieren.

Zur **Selbstmotivation** kann es hilfreich sein, wenn Sie sich selbst z. B. mit einem guten Essen, Shopping oder Kino belohnen. Das gedankliche Wiederholen des gelernten Stoffes bei einem Spaziergang, das Lernen im Bett oder auf der Terrasse und die Lerngruppe sind weitere Anregungen zur Motivation.
Hauptsache ist, dass man Spaß dabei hat, es einen antreibt und man die Motivation hochhält!

Lerntypen und Techniken Lernen ist ein komplett individueller Prozess. Sie sollten sich bewusst machen, wie Sie am besten lernen können und Ihre Vorbereitung danach ausrichten. Probieren Sie ruhig **verschiedene Lerntechniken** aus und schauen Sie, welche für Sie infrage kommen. Eine Vielzahl an Ideen und Lerntechniken finden Sie ohne großen Aufwand im Internet. Die Auswahl der richtigen Lerntechnik ist ein wichtiger erster Schritt für die Prüfungsvorbereitung.

Wo und wie lernen Sie am besten? Diese Frage sollten Sie sich ebenfalls zu einem frühen Zeitpunkt stellen. Auch hier hat jeder seine Präferenzen und es ist wichtig, dass Sie sich darüber Gedanken machen. Lernen Sie besser morgens, am Abend oder vielleicht sogar in der Nacht? Brauchen Sie Ruhe, sind Sie lieber in Gesellschaft oder hören Sie gern Musik dabei?

Nutzen Sie die Umgebung, die für Sie am besten geeignet ist und besprechen Sie dies auch mit Ihrem **persönlichen Umfeld.** Familie und Freunde werden Ihnen den Rücken freihalten und Ihnen helfen, wenn Sie mal raus wollen oder müssen, um sich abzulenken.

Wenn es Ihnen hilft, schaffen Sie sich Abwechslung beim Lernen, indem Sie unterschiedliche Techniken und Orte kombinieren.

Für die praktische oder auch mündliche Prüfung können Sie in einer **Lerngruppe** oder mit Ihren Praxisanleitern üben. Trainieren Sie praktische Fälle unter Prüfungsbedingungen und begeben Sie sich vielleicht auch selbst einmal in die Rolle des Prüfers, um aus anderer Perspektive noch etwas zu lernen. Auch die mündliche Prüfung lässt sich trainieren, besprechen Sie dies mit Ihren Ausbildern und Ihren Azubi-Kollegen.

Lernbereitschaft herstellen Zum Lernen sollten Sie körperlich und geistig frisch sowie aufnahmebereit sein. Gehen Sie ausgeschlafen in den Lernprozess, achten Sie darauf, ausreichend zu trinken. Essen Sie nach Möglichkeit ausreichend, aber nicht zu viel, und achten darauf, dass die Nahrung gut bekömmlich und nicht zu fett ist. Versuchen Sie, alle anderen wichtigen Dinge erledigt zu haben.

Planen Sie ausreichend **Pausen** ein!

Prüfungsablauf Informieren Sie sich im Vorfeld der Prüfung über deren Ablauf und überdenken Sie die **Schwerpunkte der einzelnen Fachprüfer.** Diese haben Sie im Lauf der Ausbildung sicher kennengelernt. Erfragen Sie bei Ihren Lehrern die Bewertungs- und Prüfungskriterien, ein transparenter Prüfungsablauf liegt auch im Interesse der Schule und hilft Ihnen. So werden Sie wissen, worauf Wert gelegt wird und wie sich die Gesamtbeurteilung zusammensetzt.

Prüfungstage Am **Vortag der Prüfung** sollten Sie sich freinehmen und es sich gut gehen lassen. Gehen Sie rechtzeitig schlafen, versuchen Sie abzuschalten und lassen die Finger vom Alkohol.

Am Prüfungstag lesen Sie mindestens eine halbe Stunde vorher nicht mehr in Ihren Büchern und besprechen Sie die Prüfungsinhalte oder den Lernstoff nicht mit Ihren Kollegen, dies verunsichert nur.

Besinnen Sie sich auf **Ihre Stärken** und darauf, was Sie können und wissen.

Eine Portion Stress oder Lampenfieber ist normal und kann in gewissen Maß sogar hilfreich sein. Versuchen Sie, mithilfe von Entspannungs- oder Konzentrationsübungen ruhiger zu werden. Motivieren Sie sich über positive Einstellung mit Sätzen wie „Ich bin gut vorbereitet und weiß, was ich kann". Alkohol und andere „Entspannungshelfer" sollten Sie unbedingt vermeiden.

Mündliche Prüfung Neben Fachwissen ist ein sicheres, freundliches und positives Auftreten in der mündlichen Prüfung wichtig. Sprechen Sie klar und deutlich, schauen Sie in die Augen der Prüfer. Wenn Sie eine Frage nicht verstanden haben, fragen Sie nach und bitten darum, die Frage eventuell umzuformulieren.

Wenn Sie etwas nicht wissen, seien Sie ehrlich, sprechen Sie es an und bitten Sie um einen Hinweis oder eine andere, neue Frage.

Schriftliche Prüfung Achten Sie auf sorgfältige Handschrift, nehmen Sie sich Zeit und lesen Sie die einzelnen Aufgaben in Ruhe durch. Markieren Sie wichtige Teile und achten Sie auf Hinweise zur Lösung in dieser und in den nachfolgenden Fragen. Wenn Sie eine Frage nicht beantworten können, gehen Sie zur nächsten Frage über, um keine Zeit zu verlieren. Stellen Sie die unbeantworteten Fragen an das Ende der Prüfung. Sind Lösungen vorgegeben, so lassen Sie keine Frage offen und raten Sie.

Praktische Prüfung Zu Beginn sollten Sie sich mit Ihrem Material und der Ausrüstung beschäftigen und dafür sorgen, dass es vollständig und einsatzbereit ist. Besprechen Sie sich mit Ihrem **Teampartner,** wie Sie sich gegenseitig Hilfe zukommen lassen können, wenn es nötig sein sollte.

Gerade für die praktische Prüfung haben Sie eine Vielzahl an **Algorithmen** und **Strukturen** trainiert und erlernt. Setzen Sie diese konsequent ein und um, ohne dabei den Kopf auszuschalten.

Denken Sie daran, dass Sie Ihr Handeln im Anschluss dokumentieren, rechtfertigen und begründen müssen. Schreiben Sie Werte und Maßnahmen z. B. auf Ihren Handschuh, um sie später reproduzieren zu können.

1.3 Schriftliche Prüfung

1.3.1 Prüfungsablauf

Matthias Klausmeier

Nehmen Sie sich bei der schriftlichen Prüfung zu Anfang die Zeit, die Fallbeschreibung einmal komplett und in Ruhe zu lesen. Machen Sie sich im Anschluss Notizen, wie Sie die Fallbeschreibung bearbeiten möchten.

In einigen Bundesländern werden Ihnen zur Fallbeschreibung konkrete Fragen gestellt, die einen direkten Bezug zum jeweiligen Themenbereich haben und abschließend beantwortet werden. Diese Variante ist in Teil 2 des Buches an 34 Fallbeispielen abgebildet (➤ Kap. 2, ➤ Kap. 3, ➤ Kap. 4).

In Baden-Württemberg wird die Bearbeitung des Prüfungsteils durch eine Aufgabenstellung konkretisiert, die sich nicht an punktuellen Fragestellungen orientiert, sondern die Verwendung von **Operatoren** vorsieht. Der Prüfling wird durch Hauptfragen mit jeweiligen Unterpunkten grundsätzlich durch die Bearbeitung der Prüfung geleitet.

Die wesentlichen Elemente der Hauptfragen anhand von **Operatoren** (➤ Kap. 1.3.2) lassen sich wie folgt abbilden:

- **Situationsanalyse:** Der Prüfling **informiert** sich, stellt wesentliche Merkmale dar und leitet je nach Themenbereich einsatztaktische, sicherheitsrelevante oder notfallmedizinische Aspekte ab.
- **Aufgaben und Lösungen:** Der Prüfling **plant** sein Vorgehen und die **Durchführung** seines Vorgehens auf der Grundlage der geschilderten Situation.
- **Begründung:** Der Prüfling **reflektiert** sich und seine Handlung und **bewertet** die Situation z. B. auf der Grundlage sicherheitsrelevanter oder pathophysiologischer Aspekte. Er bezieht sich auf bezugswissenschaftliche Erkenntnisse wie Leitlinien, SOPs oder Handlungsempfehlungen.

1.3.2 Arten der Aufgabenstellung und Bewertungskriterien

Matthias Klausmeier

Zur Bewertung von Lehraufgaben in der Ausbildung und der schriftlichen, mündlichen und praktischen Prüfung im Staatsexamen müssen die Aufgaben im Anforderungsprofil präzise formuliert sein. Damit lassen sich je nach Aufgabenstellung die Bereiche **Fach-, Selbst-, Sozial- und Methodenkompetenz** als Teilbereiche der Handlungskompetenz eines Notfallsanitäters entsprechend der Anforderung nachvollziehbar beurteilen. Um dieser Anforderung gerecht zu werden, entwickelte die Ständige Konferenz der Kultusminister der Länder in der Bundesrepublik Deutschland (KMK) **„Operatoren“** für die Fächer Deutsch, Mathematik und Naturwissenschaften (Chemie, Physik), mit denen die Anforderungen innerhalb einer Aufgabenstellung exakt beschrieben werden können (➤ Tab. 1.1). Die Operatoren werden nach Schweregrad der Anforderung in 3 Bereiche unterteilt. Die Operatoren wurden als Grundlage für die Ausbildung zum Notfallsanitäter von vielen Bundesländern übernommen.

Operatoren sind Verben, die eine präzise Handlung des Prüflings auslösen sollen. Sie dienen der eindeutigen Kommunikation zwischen dem Prüfling und dem Prüfer. Als Schlüsselwörter sagen sie aus, was genau zur Bewältigung der schriftlichen Prüfung erwartet wird.

Anforderungsbereich 1:
- Reproduktion und Anwendung einfacher Sachverhalte und Methoden
- Darstellung von Sachverhalten in vorgegebener Form
- Darstellung einfacher Bezüge

Anforderungsbereich 2:
- Reorganisation und Übertragung komplexer Sachverhalte und Fachmethoden
- Situationsgerechte Anwendung fachspezifischer Kommunikationsformen
- Wiedergabe von Bewertungsansätzen
- Herstellen von Bezügen, um fachspezifische Problemstellungen entsprechend gültigen Richtlinien zu lösen

Anforderungsbereich 3:
- Problembezogene Anwendung und Übertragung komplexer Sachverhalte und Fachmethoden
- Situationsgerechte Auswahl von Kommunikationsformen
- Herstellung von Bezügen und Bewertung von Sachverhalten

Tab. 1.1 Modifizierte Operatorenliste mit Beschreibung und Anforderungsbereichen

Nr.	Operator	Beschreibung der zu erwartenden Leistung	1	2	3
1	Beschreiben/ Darstellen	Relevante Aspekte eines Sachverhalts im logischen Zusammenhang strukturiert unter Verwendung der Fachsprache wiedergeben	x		
2	Nennen/ Wiedergeben/ Definieren	Elemente, Sachverhalte, Begriffe und Daten in komprimierter Form unkommentiert wiedergeben	x		
3	Ermitteln/ Berechnen	Aufgaben anhand vorgegebener Daten und Sachverhalte mit bekannten Operatoren lösen	x	x	
4	Bestimmen	Ergebnisse ausgehend von einem bekannten Ansatz durch Rechenoperationen oder grafische Lösungsmethoden gewinnen	x	x	
5	Darstellen/ Aufbereiten	Fachspezifische Zusammenhänge komplexer Art strukturiert darstellen	x	x	
6	Erklären/ Erläutern	Einen speziellen Sachverhalt im Zusammenhang einordnen und verständlich und nachvollziehbar darstellen	x	x	
7	Vergleichen	Ermitteln von Unterschieden, Gemeinsamkeiten oder sich ähnelnden Sachverhalten	x	x	
8	Ableiten	Sachgerechte Schlussfolgerungen auf der Grundlage relevanter Merkmale ziehen		x	
9	Abschätzen	Eine Situation oder einen Sachverhalt auf der Grundlage geltender Vorgaben und Wissen schematisch dimensionieren bzw. darstellen		x	
10	Auswerten	Daten oder Einzelergebnisse zu einer abschließenden Gesamtaussage zusammenführen		x	
11	Durchführen	Umsetzen einer vorgegebenen oder eigenen Anleitung		x	
12	Optimieren	Verändern einer Vorgabe oder eines Sachverhalts, um geforderte Kriterien unter bestimmten Aspekten zu erfüllen		x	
13	Skizzieren	Sachverhalte, Strukturen oder Ergebnisse auf das Wesentliche reduzieren und das als Grafik oder Fließtext übersichtlich darstellen		x	
14	Strukturieren/ Ordnen	Sachverhalte kategorisiert und priorisiert darstellen		x	
15	Analysieren/ Untersuchen	Relevante Bestandteile oder Eigenschaften von Sachverhalten kriterien- bzw. aspektorientiert beschreiben und erklären		x	x
16	Begründen	Sachverhalte auf Regeln und Gesetzmäßigkeiten bzw. kausale Beziehungen von Ursache und Wirkungen zurückführen		x	x
17	Beurteilen	Den Stellenwert von Prozessen und Sachverhalten in einem Zusammenhang bestimmen, um unter Verwendung von Fachwissen und Fachmethoden zu einem begründeten Sachurteil/eigenen Urteil zu gelangen		x	x
18	Stellung nehmen	Ausgehend vom Sachurteil unter Einbeziehung individueller Wertmaßstäbe zu einem begründeten eigenen Werturteil gelangen		x	x
19	Bewerten	Eine eigene Position nach ausgewiesenen Kriterien vertreten		x	x
20	Entwickeln/ Planen	Zu einem Sachverhalt oder einer Problemstellung ein konkretes Lösungsmodell, eine Gegenposition oder einen Regelungsentwurf begründet entfalten		x	x
21	Überprüfen/ Prüfen	Sachverhalte oder Aussagen an Fakten oder innerer Logik messen und eventuelle Widersprüche aufdecken		x	x
22	Diskutieren/ Erörtern	Zu einer Problemstellung eine Pro- und Kontra-Argumentation entwickeln, die zu einer begründeten Bewertung führt		x	x
23	Übertragen	Einen Sachverhalt oder eine Vorgabe auf einen neuen oder veränderten Ausgangspunkt übertragen		x	x
24	Dokumentieren	Maßnahmen und Sachverhalte lückenlos nachvollziehbar schriftlich fixieren und darstellen und dafür notwendige Techniken sicher anwenden und beherrschen (z. B. Grafiken, Symbole, Abkürzungen, Vorlagen, Scores etc.)			x

LITERATUR

Niedersächsisches Kultusministerium Operatoren für das Fach Gesundheit-Pflege im Beruflichen Gymnasium. 2015.

Zentrum für Schulqualität und Lehrerbildung (ZSL) des Landes Baden-Württemberg: Basisoperatorenkatalog in den gesellschaftswissenschaftlichen Fächern in Baden-Württemberg. https://lehrerfortbildung-bw.de/u_gewi/gwg/gym/bp2004/fb1/modul1/geo/operator/basisoperatorenkatalog_zpg.pdf (letzter Zugriff 01.08.2025).

1.3.3 Musterfälle für die schriftliche Prüfung

Sven Heiligers

Fallbeispiel 1: Verkehrsunfall mit Pkw

Sie werden zu einem Verkehrsunfall alarmiert. Die **Einsatzmeldung** lautet: „Verkehrsunfall mit Pkw". Das NEF ist in einem anderen Einsatz gebunden.

Ihr Einsatzort ist die B52 Höhe Kilometer 38,4 in Fahrtrichtung Süden. Die Anfahrt verläuft ohne Komplikationen. Vor Ort sehen Sie einen auf der Straße stehenden Pkw, der frontal gegen eine Laterne gefahren ist. Im Fahrzeug ist ein Fahrer zu erkennen. Außer dem Fahrer sind keine weiteren Personen im Pkw. Sie erkennen eine leichte Rauchentwicklung im Motorraum. Der Fahrer des Pkws ist nicht eingeklemmt, die Feuerwehr befindet sich auf der Anfahrt. In einem Abstand von ca. 20 m liegt ein Lkw im Graben. Der Lkw hat eine orangene Warntafel. Der Lkw-Fahrer kommt Ihnen entgegen und berichtet, dass er dem Pkw ausgewichen ist. Verletzungen hat er keine.

An dem Lkw können Sie eine orangene Warntafel mit folgenden Zahlen erkennen:

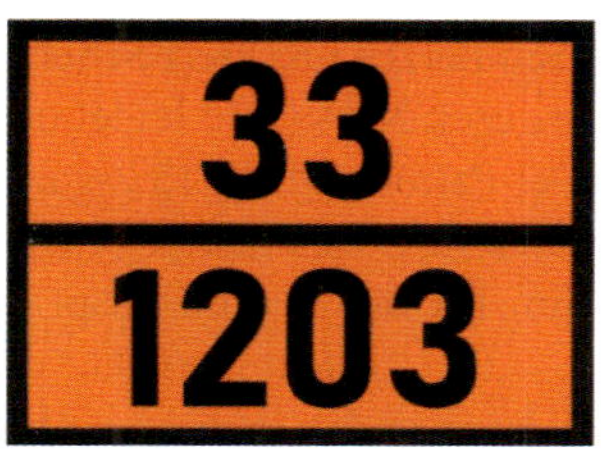

Es gelingt Ihnen schnell, den Entstehungsbrand im Motorraum des Pkws zu löschen. Anschließend retten Sie den Fahrer aus dem Pkw.

Sie führen eine **Ersteinschätzung** und anschließend eine orientierte Untersuchung durch.

- **Befund:** keine auffälligen Atemgeräusche, Atemfrequenz ca. 22/Min., Puls peripher kaum tastbar mit ca. 120/Min., wach und ansprechbar. Der Patient hat massive Atemnot und er hat eine zyanotische Hautfarbe. Zum Unfallhergang, Ort, zur Person und Zeit ist er orientiert. Er öffnet die Augen spontan und kann Arme und Beine bewegen.

- **Weitere Befunde:** Prellmarken am Kopf, abgeschwächtes Atemgeräusch rechts, hypersonorer Klopfschall rechts, gestaute Halsvenen, Hautemphysem
- Regelmäßige Verlaufskontrolle: **Blutdruck** 95/65 mmHg
  Sie legen einen venösen Zugang und eine Infusion an.

Das nächste Krankenhaus der Maximalversorgung ist in 30 Min. Fahrzeit erreichbar, es ist 11:30 Uhr bei 18 °C und trocken.

Fallbeispiel 2: Akutes Koronarsyndrom

Sie werden zu einem internistischen Notfall alarmiert. Die **Einsatzmeldung** lautet: „Verdacht auf Herzinfarkt“. Das NEF ist mit alarmiert. Sie fahren mit Sonderrechten/Wegerechten an. Die Anfahrt verläuft ohne Komplikationen. Es ist 07:05 Uhr, es ist ein regnerischer Tag bei einer Temperatur von 12 °C.

Die Einsatzstelle befindet sich im Erdgeschoss. Die Ehefrau führt Sie ins Schlafzimmer zu Herrn Schulz. Der Patient ist 67 Jahre alt und weist einen adipösen Ernährungszustand auf. Die Ehefrau sagt, dass Sie angerufen habe, weil ihr Mann sich nicht gut fühle und Schmerzen in der Brust habe, die in den linken Arm ausstrahlen.

Sie führen Ihre **Initialbeurteilung** durch. Herr Schulz hat einen freien Atemweg bei Ihrer A-Kontrolle, B ist ebenfalls stabil (bds. gut belüftete Atemwege bei einer AF von 18/Min. mit einem ausreichendem Atemzugvolumen). Herr Schulz hat eine deutliche **C-Auffälligkeit** (Puls peripher schwach tastbar und regelmäßig bei 85/Min., die Haut ist kaltschweißig und die Rekap.-Zeit beträgt 3 Sek.). Er ist zeitlich und örtlich voll orientiert und bei der Inspektion des Patienten fällt Ihnen nichts Besonderes auf (kein D- oder E-Problem).

Sie erheben die **Anamnese** und erfahren, dass die Schmerzen vor 45 Min. plötzlich aufgetreten sind und auch durch Änderung der Position nicht besser werden. Die Stärke der Schmerzen gibt Herr Schulz mit 7 nach NRS an. Herr Schulz hat eine Allergie gegen Nüsse und leidet unter einem bekannten arteriellen Hypertonus. Der Patient raucht 15 Zigaretten pro Tag. Gegen den Hypertonus nimmt er einen ACE-Hemmer.

- **Vitalwerte:** HF 85/Min., RR 140/85 mmHg, SpO_2 95 %, Temperatur 37,2 °C
- **EKG:** ST-Streckenhebungen in den inferioren Ableitungen mit spiegelbildlichen ST-Streckensenkungen in den links lateralen Ableitungen bzw. OMI positiv

Ihre Arbeitsdiagnose lautet: Myokardinfarkt inferior bzw. okklusiver Myokardinfarkt.

Nachdem der Patient in den RTW gebracht worden ist, verschlechtert sich sein Zustand. Der Blutdruck ist nur noch bei 80 mmHg systolisch.

Fallbeispiel 3: Tuberkulose in Flüchtlingsunterkunft

Ihre **Einsatzmeldung** lautet „RD_NF_Kreislaufprobleme und schlechter Allgemeinzustand in einer Flüchtlingsunterkunft“. Sie erreichen nach ungefähr 17 Min. die Einsatzstelle. Die Anfahrt verlief ohne weitere Komplikationen.

Vor Ort empfängt Sie der Leiter der Flüchtlingsunterkunft. Er teilt Ihnen mit, dass Ihr Patient seit Tagen unter Nachtschweißigkeit, Fieber und Husten leide. Bei genauer Betrachtung des Sputums seien Blutbeimengungen aufgefallen. Der Sanitätsdienst in der Flüchtlingsunterkunft habe versucht, den kassenärztlichen Notdienst zu kontaktieren. Da dieser erst in 4 Std. erscheinen wollte, habe man sich entschlossen, einen RTW zu rufen. Ferner klagt der Patient über Kreislaufprobleme. Der Leiter der Einrichtung informiert Sie darüber, dass der Patient kein Deutsch, aber relativ gutes Englisch spricht. Ihr Patient ist über die „Balkanroute“ aus Syrien nach Deutschland gekommen und erst vor 2 Wochen in Deutschland angekommen.

Aufgrund der geschilderten Symptome erweitern Sie Ihre persönliche Schutzausrüstung, bevor Sie Kontakt zu Ihrem Patienten aufnehmen. Sie befürchten, dass er an einer offenen Lungentuberkulose erkrankt ist.

Die Versorgung des Patienten verläuft ohne weitere Komplikationen. Sie leiten den Transport unter Voranmeldung in die nächste geeignete Zielklinik ein.

Während des Transports führen Sie eine Dokumentation mittels elektronischer Datenerfassung durch. Aufgrund Ihrer ausführlichen Voranmeldung in der Zielklinik ist bereits ein Isolationszimmer vorbereitet.

Sie haben Ihren Patienten übergeben. Während Sie Ihre PSA ablegen, sehen Sie, dass eine Raumpflegerin das Isolationszimmer ohne Schutzausrüstung betreten möchte. Nach der Auswertung der Untersuchungsbefunde wird Ihre Verdachtsdiagnose in der Klinik bestätigt. Sie fahren mit Ihrem Rettungsmittel im Status 6 zur Rettungswache, um die Desinfektion durchzuführen

1.4 Mündliche Prüfung

Matthias Klausmeier

1.4.1 Prüfungsablauf

Sie unterscheidet sich ebenfalls in den einzelnen Bundesländern. Die in ➤ Kap. 5 dargestellten **Fallbeschreibungen** sind ausführlich und entsprechend der schriftlichen Prüfung umfassend ausformuliert. Sie können in den einzelnen der 3 Prüfungsabschnitte mit konkreten Fragestellungen an den Prüfling verknüpft sein. Da die Fallbeschreibungen einen hohen Umfang haben, werden sie vor Beginn der eigentlichen Prüfung gelesen. Dazu können ggf. Notizen angefertigt oder gängige Fachliteratur herangezogen werden. Der zu bewertende Teil der mündlichen Prüfung beginnt im Anschluss. Die Prüfung erfolgt entweder für alle 3 Prüfungsteile durch eine Kommission oder es besteht für jeden der 3 Prüfungsteile eine eigene Kommission. Der Prüfling durchläuft alle 3 Kommissionen nacheinander nach dem Prinzip des Speed Datings. Die Dauer der Prüfung bleibt bei beiden Varianten gleich und beträgt mindestens 30 Min. und maximal 45 Min.

In **Baden-Württemberg** zählt das **Lesen der Fallbeschreibung** mit zur Prüfungszeit. Deshalb beschränkt sich die Fallbeschreibung auf maximal 7 Zeilen bzw. 8 Zeilen zur Beendigung des in der 7. Zeile begonnenen Satzes und es dürfen beim Lesen keine Notizen angefertigt oder Literatur hinzugezogen werden. Die Fallbeschreibung bezieht sich inhaltlich ebenfalls auf die 3 Themenbereiche, die in der Ausbildungs- und Prüfungsverordnung verankert sind. Der Prüfling soll für jeden Bereich die Situation analysieren und bewerten.

Es ist sinnvoll, eine **klare Struktur des Prüfungsverlaufs** zu **trainieren.** Bearbeiten Sie die Fallbeschreibung analog zu ihrer praktischen Herangehensweise im Rettungsdienst. Achten Sie darauf, chronologisch zu strukturieren und nach Prioritäten vorzugehen.

1.5 Praktische Prüfung

Sven Heiligers

1.5.1 Prüfungsablauf

Die Ausbildungs- und Prüfungsverordnung gestatten es, die Prüflinge einzeln oder zu zweit zu prüfen. In den meisten Schulen wird in **Zweierteams geprüft** und der Prüfling nur einzeln bewertet.

Achten Sie darauf, dass Ihr Material vollständig und funktionsfähig ist. Insgesamt müssen Sie als Prüfling 4 Fälle praktisch bearbeiten. Hier geht es darum, festzustellen, ob Sie die nötigen Fertigkeiten beherrschen und die erlernten Kenntnisse umsetzen können. Jeweils ein Fall kommt aus dem Bereich internistische Notfälle, traumatologische Notfälle und Reanimation. Ein weiterer Fall kann individuell gestaltet werden, hier kann z. B. ein neurologischer, pädiatrischer oder infektiologischer Notfall geprüft werden.

Folgende **Kompetenzen** müssen Sie nachweisen:

- Einschätzen der Gesamtsituation
- Erstellen einer Arbeitsdiagnose
- Umgang mit medizinisch-technischen Geräten
- Durchführung von Basis-, Sofort- und erweiterten Maßnahmen
- Dokumentation
- Herstellen der Transportbereitschaft und Übergabe in die notärztliche Versorgung

Weiterhin müssen Sie in mindestens einem Fall der Prüfung die korrekte Zielklinik auswählen, die Zusammenarbeit mit der Leitstelle durchführen und die Anmeldung sowie die Übergabe nach gängigem Standard in der Klinik umsetzen.

Die Ausbildungs- und Prüfungsverordnung verlangt, dass sich die Auswahl der Fallbeispiele sowie deren Behandlung nach dem **aktuellen Stand der Notfallmedizin** richten. Das heißt, Sie werden i. d. R. Fallbeispiele erleben, die dem rettungsdienstlichen Alltag entsprechen und dort relativ häufig auftreten. Es ist jedoch nachvollziehbar, dass auch wichtige, aber seltene Notfälle berücksichtigt werden müssen.

Pro Fall darf die Prüfung nicht länger als 40 Min. dauern. Im Anschluss an jedes Fallbeispiel müssen Sie Ihr Handeln gegenüber den Prüfern begründen, erläutern und die Prüfungssituation reflektieren. Hier sollen und dürfen Sie kritisch mit sich und der Fallbearbeitung sein.

Eine **gute** und **reflektierte Betrachtung** kann u.U. dazu beitragen, das Prüfungsergebnis positiv zu beeinflussen.

Insgesamt sollten Sie sich an die gängigen Vorgehensweisen, Leitlinien und Handlungsempfehlungen zur Beurteilung, Behandlung und strukturierten Anamneseerhebung halten. Die in Ihrem Bereich genutzten SOPs und Algorithmen werden sicher Bestandteil eines oder mehrerer Fallbeispiele sein.

Auch soll in der Prüfung festgestellt werden, ob die Prüflinge in der Lage sind, auf sich plötzlich **verändernde Situationen** zu reagieren.

Kommunikationsstrategien zur Fehlervermeidung und Teamkommunikation sowie der Umgang mit den unterschiedlichen Patientengruppen und deren Angehörigen sind ebenfalls Bestandteil der praktischen Prüfung.

1.5.2 Tipps und Tricks

Die praktische Prüfung erfolgreich zu absolvieren, hängt nicht nur von Ihren persönlichen Fähigkeiten ab. Das persönliche Befinden, der Prüfungsstress, unvorhersehbare Ereignisse in der Prüfung und die Interaktion mit dem Patienten, Angehörigen und Ihrem Teampartner sind wesentliche Faktoren, die ebenfalls auf den Verlauf Einfluss nehmen.

Wie in den beiden anderen Prüfungsabschnitten ist ein **roter Faden** für den Ablauf des praktischen Szenarios entscheidend. Präparieren Sie sich und Ihren Teampartner, bevor Sie in die Prüfung einsteigen. Denken Sie daran, Ihre PSA und ggf. persönliches Equipment wie Pupillenleuchte und Stethoskop einsatz- und griffbereit zu haben. Checken Sie Ihr Prüfungsmaterial auf Vollständigkeit und Funktionalität. Legen Sie mit Ihrem **Teampartner** verbindliche Regeln für die Kommunikation und Interaktion im Prüfungsszenario fest.

Volle Aufmerksamkeit benötigen Sie bei der Einweisung in das Szenario. Fassen Sie am Ende kurz zusammen, damit Sie keine wichtigen Details vergessen. Stellen Sie für die Prüfung **relevante Fragen,** wie z.B. nach Art und Entfernung der zur Verfügung stehenden Kliniken.

Reflektieren Sie als nächstes die 3 Elemente, die zu Beginn eines jeden Einsatzes im Vordergrund stehen: **Szene, Sicherheit und Situation.** Antizipieren Sie die Situation, die Sie vorfinden, um evtl. frühzeitig wichtige Entscheidungen wie das Erkennen einer akuten Gefahrenlage zu treffen.

Kommunizieren Sie Ihren Ersteindruck mit Ihrem Teampartner. Achten Sie auf eine der Situation angemessene Kommunikation und Interaktion mit dem Patienten, den Angehörigen oder Passanten. Gehen Sie strukturiert in der Beurteilung und Behandlung der Patienten vor:

- Initialbeurteilen nach dem ABCDE-Schema und Einleiten der Interventionen und Maßnahmen an entsprechender Stelle

- Einteilen des Patienten in kritisch oder nichtkritisch und Festlegen der weiteren Strategie für internistische, pädiatrische oder traumatologische Patienten
- Secondary Survey bei internistisch-neurologischen Patienten oder nichtkritischen Traumapatienten
- Festlegen der Behandlungsstrategie inklusive erweiterter und heilkundlicher Maßnahmen
- Zeitgerechtes Entscheiden über Notarztindikation, Behandlungs- und Transport-Priorität sowie die Anmeldung in der geeigneten Zielklinik

Nach Beenden des praktischen Szenarios folgt die **Dokumentation** durch Erstellen eines Notfallprotokolls. Beschränken Sie sich auf die relevanten Informationen. Dokumentieren Sie alle erweiterten und heilkundlichen Maßnahmen inklusive der Dosierungen der verabreichten Medikamente.

Anschließend haben Sie im **Reflexionsgespräch** die Gelegenheit, Ihre vollständige Handlung zu reflektieren und zu begründen. Dieser Teil zählt ebenso wie die Dokumentation zur gesamten praktischen Prüfung.

Reflektieren Sie sich offen und selbstkritisch. Wenn Ihnen selbst Fehler in Ablauf und Behandlung aufgefallen sind, sollten Sie diese offen ansprechen. Das ist wichtig, da nicht alle Fehler ein negatives Prüfungsergebnis nach sich ziehen, sondern bei **kritischer Selbstreflexion** als Teil der persönlichen Kompetenz das Gesamtergebnis u. U. positiv beeinflussen können.

1.5.3 Bewertungskriterien

Das Ziel der praktischen Prüfung innerhalb der Notfallsanitäterausbildung ist es, die berufliche Handlungskompetenz des Notfallsanitäters nachzuweisen. Um die Bewertungskriterien zu verstehen, ist es unumgänglich, sich mit der Definition des Begriffs **„Handlungskompetenz"** auseinanderzusetzen:

Definition der allgemeinen Handlungskompetenz durch die Kultusministerkonferenz *„Die allgemeine Handlungskompetenz wird definiert als die Bereitschaft und Fähigkeit von Menschen sich in gesellschaftlichen, beruflichen und privaten Situationen sachgerecht, durchdacht sowie individuell und sozial verantwortlich zu verhalten."*

Definition Berufliche Handlungskompetenz nach Pätzold (2006) *„Befähigung des Arbeitnehmers, die zunehmende Komplexität und Unbestimmtheit seiner beruflichen Umwelt zu begreifen und durch ziel- und selbstbewusstes, flexibles, rationales, kritisch-reflektiertes und verantwortliches Verhalten zu gestalten."*
Diese Definitionen bilden somit die Grundlage der Bewertung in der praktischen Prüfung. Konkret heißt dies, dass in der praktischen Prüfung nicht nur die reinen Fertigkeiten bewertet werden, sondern der Prüfling unter Beweis stellt, dass er in der Lage ist, einen dynamischen Prozess zu erkennen, diesen zu bewerten und daran ausgerichtet seine Vorgehensweise zu planen und unter Beachtung aller Erfordernisse umzusetzen. Eine **kritische Auseinandersetzung**

mit der Situation und eine **Risiko-Nutzen-Abwägung** werden in der Prüfung erwartet und müssen im Fachgespräch auch reflektiert werden.

Die Überprüfung dieser Bereiche ist eine Herausforderung für jeden Fachprüfer und erfordert eine klare Formulierung des Erwartungshorizonts in den jeweiligen Fallbeispielen der praktischen Prüfung. Ein **Bewertungsbogen** ist Bestandteil jeder praktischen Prüfung und enthält klare Angaben, was von den Prüflingen in der jeweiligen Situation erwartet wird.

Beispiel: „Sozialkompetenz"-Beurteilung während und nach einer Reanimationssituation	
X–X Punkte	Kennt die Grundlagen der psychischen Ersten Hilfe und wendet sie an, geht angemessen mit Angehörigen um, spricht verständlich und bietet Hilfe an; ist empathisch, einfühlsam und fair

Durch die Beurteilung der **fachlichen Kompetenz** wird festgestellt, ob der Prüfling in der Lage ist, fachbezogenes und fachübergreifendes Wissen zu verknüpfen, zu hinterfragen und in der Handlung umzusetzen.

Auch hier muss klar definiert sein, was innerhalb der Prüfung und abhängig vom Fallbeispiel erwartet wird.

Beispiel: „Fachkompetenz"-Beurteilung bei einem Notfallpatienten mit Thoraxschmerz	
X–X Punkte	Kennt die Hauptursachen für Thoraxschmerzen in der Notfallmedizin, kennt und durchdenkt Differenzialdiagnosen, erkennt die Notwendigkeit der Intervention; ist vorbereitet, antizipiert und plant voraus

Für den Fachprüfer am einfachsten zu bewerten ist sicher die **Methodenkompetenz** des Prüflings. Hier werden konkrete Arbeitstechniken und Vorgehensweisen beurteilt und bewertet.

Beispiel: „Methodenkompetenz"-Beurteilung bei einem Notfallpatienten mit Thoraxschmerz	
X–X Punkte	Beurteilt und behandelt vollständig nach ABCDE, führt eine strukturierte Anamnese durch, leitet korrekt ein 6- und 12-Kanal-EKG ab, misst korrekt den Blutdruck, führt korrekt eine Venenpunktion etc.

Diese Beispiele sind jeweils nur ein Teil eines Bewertungsbogens. Je nach Fall sind diese Bewertungsunterlagen durchaus mehrere Seiten lang. Die Prüflinge sollten diese Beurteilungskriterien kennen und sich einen Musterbogen zur Verfügung stellen lassen. Im besten Fall wurde dies im Zeitraum der Ausbildung während des Fallbeispieltrainings oder in der Simulation schon so trainiert und bewertet.

Im Rahmen der Prüfung muss eine vollständige Dokumentation ausgefüllt werden (➤ Tab. 1.2). Auch diese fließt mit in das Prüfungsergebnis ein. Hier gilt es, eine gute und vollständige Dokumentation nach folgenden Kriterien durchzuführen. Dies kann z. B. in die Beurteilung der Methodenkompetenz als Teilnote mit einfließen.

Tab. 1.2 Dokumentation Fallbeispiel

Dokumentationskriterium	Zu dokumentierende Inhalte
Einsatzmeldung	Einsatzzeiten, Einsatzort und weitere Kräfte
Ersteindruck	Auffindesituation
Erstbefund	ABCDE, Vitalparameter initial und im Verlauf
Durchgeführte Maßnahmen	Aufklärung, Einwilligung oder Ablehnung des Patienten, Medikamentengabe, besondere Maßnahmen
Situationsverlauf	Ereignisse, Transport
Übergabebefund, -ort, -person	

Im Fachgespräch nach den jeweiligen Fällen wird ebenfalls nochmals auf die fachliche und personelle Kompetenz geschaut. Ein Prüfling, der dort sein Vorgehen gut begründen kann, ggf. auch in der Vorgehensweise abgewichen ist oder sogar einen Fehler erkannt und reflektiert hat wird sicher eine gute Bewertung erhalten, die das Prüfungsergebnis positiv beeinflussen kann.

Grundsätzlich sollte man sich aber auch darüber im Klaren sein, dass es je nach Fallbeispiel sein kann, dass z. B. das Unterlassen einer Einzelmaßnahme (z. B. die Gabe von Adrenalin bei einer schweren Anaphylaxie) schon ausreichend ist, um die Prüfung nicht zu bestehen. Im Umkehrschluss gilt dies natürlich auch für eine Maßnahme, die nicht indiziert war. Wer den Patienten schädigt oder ihn nur unzureichend therapiert, wird ebenfalls Probleme haben, die Prüfung erfolgreich zu absolvieren.

Durch die Anwendung Ihres erlernten Wissens und der entsprechenden Strategien wird es Ihnen aber sicher gelingen, ein gutes Ergebnis zu erzielen. Dafür wünschen wir Ihnen an dieser Stelle viel Erfolg.

II

Schriftliche Prüfung

Schriftliche Prüfung

- **Themenbereiche 2 und 4:** Rettungsdienstliche Maßnahmen und Maßnahmen der Gefahrenabwehr auswählen, durchführen und auswerten; Abläufe im Rettungsdienst strukturieren und Maßnahmen in Algorithmen und Einsatzkonzepte integrieren und anwenden
- **Themenbereiche 7:** Bei der medizinischen Diagnostik und Therapie mitwirken, lebenserhaltende Maßnahmen und Maßnahmen zur Abwendung schwerer gesundheitlicher Schäden bis zum Eintreffen der Notärztin oder des Notarztes oder dem Beginn einer weiteren ärztlichen Versorgung durchführen
- **Themenbereiche 6 und 9:** Das Handeln im Rettungsdienst an Qualitätskriterien ausrichten, die an rechtlichen, wirtschaftlichen und ökologischen Rahmenbedingungen orientiert sind; auf die Entwicklung des Notfallsanitäterberufs im gesellschaftlichen Kontext Einfluss nehmen.

KAPITEL

2 Themenbereiche 2 und 4

√ Die Antworten auf die Fragen der Fallbeispiele 2.1–2.11 finden Sie in
➢ Kap. 7.

2.1 Fallbeispiel: Infektion

Matthias Thöle

Sie werden am Abend um 20 Uhr zu einem Einsatz in einer Flüchtlingsunterkunft alarmiert. Die Anfahrt dauert ungefähr 8 Min. Die **Einsatzmeldung** lautet: „Flüchtling aus der Ukraine, der Blut hustet". Aus diesem Grund hat der Leitstellendisponent das Einsatzstichwort „ALS-gelb/Infekt" (Notfalleinsatz mit Infektionskrankheit) ausgewählt. Aufgrund der Einsatzmeldung entscheiden Sie sich, Ihre **persönliche Schutzausrüstung** noch am Fahrzeug entsprechend zu erweitern. In Ihrem Infektionsschutzset sind bereits FFP3-Masken mit enthalten.

Am Eingang werden Sie von einem Betreuer des Deutschen Roten Kreuz in Empfang genommen. Er erklärt Ihnen, dass es sich um einen männlichen Patienten handele, der bereits seit einer Woche in der Flüchtlingsunterkunft wohne. Der Patient komme aus der Ukraine und möchte in Deutschland Asyl beantragen. Seit einigen Tagen klage er über Müdigkeit, Fieber, Nachtschweißigkeit und Husten, der seit ungefähr 2 Std. mit blutigem Auswurf versehen sei. Außerdem berichtet der Betreuer der Flüchtlingsunterkunft, dass der Patient bereits in der Ukraine Deutsch gelernt habe und eine verbale Verständigung durchaus möglich sei.

Sie erreichen nun Ihren Patienten und erklären ihm, dass Sie den Verdacht auf eine Infektionskrankheit hätten und deshalb einen Infektionsschutzanzug tragen würden, um sich vor der möglichen Infektion zu schützen.

Im Rahmen der Ersteinschätzung fällt Ihnen auf, dass der Patient ein **B-Problem** hat (beginnende Dyspnoe und blutiger Husten). Die restlichen Untersuchungsbefunde sind ohne pathologischen Befund. Im Rahmen der **Anamnese** erfahren Sie, dass sich Ihr Patient bereits seit 2 Wochen nicht gut fühle. Laut den Angaben Ihres Patienten verschlimmere sich der Zustand von Tag zu Tag. Da Ihr Patient davon ausgegangen sei, dass es sich bei den Beschwerden um eine hartnäckige Bronchitis handele, habe er den Sanitätsdienst in der Flüchtlingsunterkunft nicht über seine Symptome informiert.

Sie führen eine fokussierte Untersuchung der Lunge durch. Bei der **Auskultation** fällt Ihnen ein „jauchzendes" Atemgeräusch im rechten Mittellappen auf, dass Sie nicht genau zuordnen können. Die Messwerte sind bis auf die Temperatur von 38,9 °C unauffällig. Anhand der Symptome und Befunde entscheiden Sie, dass Ihr Patient mit der Verdachtsdiagnose „offene Lungentuberkulose" in ein Krankenhaus transportiert werden muss. Sie melden einen Patienten mit einer möglichen schweren Infektion der Atemwege mit blutigem Auswurf bei der Zielklinik an. Der Transport verläuft ohne weitere Komplikationen.

Fragen

1. Bei Ihrem Einsatz handelt es sich vermutlich um einen Patienten mit einer infektiösen Erkrankung. Beschreiben Sie Ihr allgemeines Vorgehen bei einem Infektionstransport. Themenbereich 2

2. Sie entscheiden sich, eine FFP3-Maske anzulegen, um sich nicht mit den Krankheitserregern Ihres Patienten zu infizieren. Wo erhalten Sie Informationen über die Regeln zum Tragen einer FFP3-Maske? Themenbereich 2

3. Bei Ihrem Patienten finden Sie einen Impfausweis. In diesem Ausweis sind alle aktiven und passiven Impfungen dokumentiert. Nennen Sie die Unterschiede zwischen aktiver und passiver Impfung. Themenbereich 2

4. Der ÄLRD hat einen Desinfektionsplan/SOP für diverse Infektionstransporte für Ihren Landkreis veröffentlicht. Nennen Sie den wesentlichsten Vorteil eines Desinfektionsplans, der für alle Rettungswachen in einem Landkreis verbindlich ist. Themenbereich 4

5. Ihr Patient hat eine Infektionserkrankung der Lunge, die über eine Tröpfcheninfektion übertragen wurde. Nennen Sie die weiteren Übertragungswege für eine Infektionskrankheit. Themenbereich 2

6. In der TRBA 250 sind Mikroorganismen/Krankheitserreger in 4 unterschiedliche Risikostufen unterteilt. Unter welcher Risikostufe würden Sie die Infektionskrankheit Ihres Patienten einstufen? Themenbereich 2

7. Viele Rettungsmittel verfügen über bereits fertig eingeschweißte Infektionsschutzsets. Nennen Sie die wesentlichen Bestandteile eines Infektionsschutzsets. Themenbereich 4

8. Sie müssen eine geeignete Zielklinik für Ihren Patienten auswählen. Nennen Sie die wichtigsten Kriterien, die Ihre Zielklinik erfüllen muss, um Ihren Patienten aufnehmen zu können. Themenbereich 4

9. Nachdem Sie Ihren Patienten an der geeigneten Zielklinik übergeben haben, müssen Sie die Einsatzbereitschaft Ihres Rettungsmittels wieder herstellen. Erklären Sie den Unterschied zwischen einer Schlussdesinfektion und einer behördlich angeordneten Desinfektion. Themenbereich 4

10. Der Sinneskreis der Desinfektion beinhaltetet 4 Aspekte, die zu berücksichtigen sind, damit eine Desinfektion auch das gewünschte Ergebnis erzielt. Nennen Sie die 4 Punkte des Sinneskreises der Desinfektion. Themenbereich 2

2.2 Fallbeispiel: Verkehrsunfall mit eingeklemmter Person

Matthias Klausmeier

Sie werden zu einem Verkehrsunfall alarmiert. Die **Einsatzmeldung** lautet: „Verkehrsunfall mit Pkw, eine Person eingeklemmt". NEF, ein weiterer RTW, Feuerwehr und Polizei sind ebenfalls auf der Anfahrt. Es ist Dienstagmorgen, 10:30 Uhr und trocken bei 24 °C. Ihr RTW ist mit einem Rettungssanitäter und einem Notfallsanitäter im 1. Lehrjahr besetzt. Der Auszubildende ist heute den ersten Tag im 3. Ausbildungsblock in der Rettungswache. Ihr Einsatzort ist die B44, Höhe Kilometer 26,4, in Fahrtrichtung Norden. Da Sie Ihren letzten Einsatz in der Nähe der Einsatzstelle beendeten, beträgt Ihre Anfahrtszeit 3 Min. und verläuft ohne Komplikationen. Vor Ort sehen Sie einen Pkw, der von der Bundesstraße abgekommen und frontal in einen Baum gefahren ist. Die Motorhaube ist stark deformiert. Eine Bremsspur ist nicht erkennbar. Die Windschutzscheibe ist zersplittert. Im Fahrzeug befinden sich 2 Personen: Fahrer und Beifahrer. Die Fahrerseite des Pkws ist ebenfalls stark deformiert. Rauch- oder Brandentwicklung am Fahrzeug sind nicht feststellbar. Sie stellen fest, dass der Fahrer (männlich, ca. 25 Jahre) eingeklemmt und nur am Kopf- und Halsbereich zugänglich ist. Die Beifahrerin, eine ca. 20-jährige Frau, ist nicht eingeklemmt.

Sie begeben sich mit Ihrem Auszubildenden zum Fahrer, während der RS die Beifahrerin initial beurteilt. Der Fahrer reagiert nicht auf Ansprache und ist sehr blass. Atembewegungen sind nicht feststellbar, ein Puls an der A. carotis ist nicht tastbar. Der RS ruft Ihnen das Ergebnis der **Initialbeurteilung** der Beifahrerin zu: freie Atemwege, Halsvenen nicht sichtbar, Tachypnoe, flache Atmung, blass, kaltschweißig, tachykarder, fadenförmiger Radialispuls, Stöhnen, gezielte Schmerzreaktion, starke Blutung am rechten Bein bei offener Unterschenkelfraktur.

Das nächste Krankenhaus der Maximalversorgung ist in 15 Min. Fahrzeit erreichbar.

Sie bemerken, dass Ihr Auszubildender wie paralysiert wirkt und mit den Eindrücken des Einsatzes offensichtlich zu kämpfen hat. Er reagiert nicht auf Ihre Anweisungen.

Fragen

1. Unmittelbar nach Ihrer Ankunft müssen Sie die Einsatzstelle beurteilen. Handelt es sich dabei um eine abgeschlossene oder eine dynamische Lage? Begründen Sie Ihre Antwort. Themenbereich 2

2. Wie verändert sich das XABCDE-Schema bei der Beifahrerin nach dem Ersteindruck durch den RS? Nennen und beschreiben Sie die initial lebensrettende Schlüsselintervention. Themenbereich 2

3. Bei der Rettung eines nicht eingeklemmten Patienten aus einem Fahrzeug stehen grundsätzlich 2 Varianten zur Auswahl. Nennen Sie diese und entscheiden Sie, welche Sie für die Beifahrerin anwenden. Begründen Sie Ihre Antwort. Themenbereich 2

4. Die Beifahrerin zeigt ein deutliches C-Problem. Beschreiben Sie die Behandlungsstrategie nach aktuellen Leitlinien bei unkontrollierbaren Blutungen. Themenbereich 4

5. Die Schmerzbekämpfung ist Routinestandard bei Traumapatienten. Welche Anamnese und Dokumentation ist für Notfallsanitäter vor Analgetikagabe verpflichtend? Nennen Sie die einzelnen Punkte. Themenbereich 4

6. Bewerten Sie die Therapiemöglichkeiten für den Fahrer unter den geschilderten Voraussetzungen an der Einsatzstelle. Themenbereich 2

7. Analysieren Sie die Vor- und Nachteile für die Nachalarmierung eines Rettungshubschraubers und legen Sie Ihre Entscheidung im konkreten Szenario dar. Themenbereich 2

8. Nennen Sie die fünf NEXUS-Kriterien, die nach nationalen und internationalen Leitlinien geprüft werden, um bei der Beifahrerin über die Notwendigkeit einer Ganzkörperimmobilisation zu entscheiden. Themenbereich 2

9. Sie entscheiden, der Patientin zur Analgesie Esketamin zu verabreichen. Nennen Sie drei Kriterien des Monitorings, die dafür zwingend erfüllt werden müssen und begründen Sie Ihre Antwort. Themenbereich 4

10. Ihr Auszubildender ist offensichtlich durch die aktuelle Einsatzsituation sehr belastet. Entwickeln Sie einen Ansatz, wie Sie sich in dieser Situation verhalten und begründen Sie Ihre Antwort. Themenbereich 3

2.3 Fallbeispiel: Leitsymptom „Thorax-schmerz"

Matthias Klausmeier

Sie werden zu einem internistischen Notfall alarmiert. Die **Einsatzmeldung** lautet: „Brustschmerz". NEF und RTH sind im Einsatz gebunden. Die Anfahrtszeit beträgt 10 Min. und verläuft ohne Komplikationen. Es ist Mittwochabend, 22:00 Uhr. Das Krankenhaus der Maximalversorgung ist in 5 Min., ein Grund- und Regelversorger in 10 Min. erreichbar.

Sie parken direkt vor dem Einfamilienhaus. Eine aufgeregte ältere Dame empfängt Sie mit den Worten, dass es ihrem Mann seit 20 Min. ganz schlecht gehe. Anfangs habe er über Brustschmerz geklagt, jetzt bekomme er auch sehr schlecht Luft.

Die Ehefrau führt Sie und Ihren Teampartner (RS) in das ebenerdig liegende, geräumige Wohnzimmer. Dort sitzt ein ca. 70-jähriger Mann aufrecht im Sessel. Er wirkt beim Herantreten panisch und ringt nach Luft. Die Haut ist blass und schweißig. Eine Lippenzyanose ist deutlich zu sehen. Er äußert spontan, dass er keine Luft bekomme und Schmerzen in der Brust habe. Er habe das Gefühl, sterben zu müssen.

Ihre **Initialbeurteilung** ergibt folgenden Befund: freie Atemwege, deutlich gestaute Halsvenen, Tachypnoe, beidseits vesikuläres Atemgeräusch, SpO_2 86 %, blasse, kaltschweißige Haut, Puls peripher arrhythmisch, tachykard, schwach tastbar, Rekap.-Zeit 4 Sek., zentrale und periphere Zyanose sichtbar, GCS 15 Punkte bei ausgeprägter Unruhe und Angst, Pupillen isokor, die Kleidung des Patienten ist durch den kalten Schweiß am Oberkörper feucht. Sie weisen Ihren Kollegen an, Sauerstoff per Inhalationsmaske zu verabreichen sowie ein 4-Kanal- und ein 12-Kanal-EKG zu schreiben. Das **EKG** zeigt eine deutliche Hebung in den Ableitungen II, III, aVF, V_1 und V_2. Sie beginnen die Behandlung nach aktuellen Leitlinien mit dem MONA-Schema. Während Ihr Kollege die Medikamente vorbereitet, stöhnt der Patient plötzlich auf, verdreht die Augen und sackt in sich zusammen. Der Patient reagiert nicht auf Ansprache, atmet nicht mehr und hat keinen tastbaren Carotispuls. Das EKG zeigt eine Asystolie. Sie beginnen unverzüglich mit der Reanimation. Die Ehefrau bricht in Tränen aus und fleht Sie an, ihrem Mann zu helfen. Ohne ihn könne und wolle sie nicht mehr leben.

Fragen

1. Nennen Sie fünf lebensbedrohliche Differenzialdiagnosen mit den dazu gehörigen Leitsymptomen, die bei Ihrem Patienten als Ursache des Thoraxschmerzes möglich sein können. — Themenbereich 2

2. Bei welchem Krankheitsbild kommt das MONA-Schema zur Anwendung und wofür steht die Abkürzung „MONA"? — Themenbereich 2

3. Welche spezifischen Veränderungen im EKG müssen für die Differenzialdiagnose „STEMI" erfüllt sein? Übertragen Sie Ihre Antwort auf die Symptomatik Ihres Patienten. — Themenbereich 4

4. Welches Analgetikum stellt das Mittel der Wahl beim ACS dar? Nennen Sie drei Kriterien, die für die Gabe durch Sie erfüllt sein müssen, sowie drei Kontraindikationen. Begründen Sie Ihre Antwort. — Themenbereich 4

5. Was versteht man unter der Abkürzung OMI und welche Hochrisiko-EKG-Veränderungen können festgestellt werden? — Themenbereich 2

6. Ihr Patient zeigt deutliche ST-Strecken-Hebungen. Beurteilen Sie, ob für die medikamentöse Therapie weitere EKG-Ableitungen notwendig sind und welche Ableitungen dafür ggf. infrage kommen. — Themenbereich 2

7. Welches Transportziel sollen Sie nach aktuellen Leitlinien wählen, wenn Ihr Patient nach ROSC oder unter Reanimation transportiert wird? Begründen Sie Ihre Antwort. — Themenbereich 4

8. Nennen Sie die Dosierung für fünf Medikamente, die Sie als Notfallsanitäter bei Verdacht auf ACS im Rahmen der erweiterten und heilkundlichen Maßnahmen anwenden. — Themenbereich 4

9. Nennen Sie vier Symptome einer thorakalen Aortendissektion und erklären Sie, warum bei dieser Verdachtsdiagnose zwei Medikamente aus dem MONA-Schema kontraindiziert sind. — Themenbereich 4

10. Nehmen Sie Stellung, wie Sie mit der verzweifelten Ehefrau kommunizieren und welche weiterführenden Betreuungsmöglichkeiten Ihnen zur Verfügung stehen. — Themenbereich 3

2.4 Fallbeispiel: Busunfall mit MANV

Matthias Klausmeier

Sie werden zu einem Verkehrsunfall alarmiert. Die **Einsatzmeldung** lautet: „Verkehrsunfall mit Reisebus. Näheres nicht bekannt". Das NEF und die Polizei befinden sich ebenfalls auf der Anfahrt. Es ist 18:30 Uhr an einem warmen Sommertag. Ihr RTW ist mit Ihnen, einem Rettungsassistenten und einem Notfallsanitäter im 2. Ausbildungsjahr besetzt.

Ihr Einsatzort ist die A6 Höhe Kilometer 192 in Fahrtrichtung Norden. Die Anfahrt ist problematisch, da etwa 1.500 m vor der eigentlichen Einsatzstelle der Verkehr steht und viele Passanten auf der Autobahn stehen bzw. umherlaufen. Sie treffen nach 16 Min. als erstes Fahrzeug ein. Vor Ort steht der Verkehr ebenfalls auf beiden Spuren. Sie sehen auf der rechten Seite eine durchgeschlagene Leitplanke. Passanten berichten, dass ein Reisebus ohne Fremdeinwirkung von der rechten Fahrbahn abgekommen und die Böschung hinuntergestürzt sei. Der Bus liegt in ca. 4 m Tiefe in einem Graben und ist zur rechten Seite gekippt. Es handelt sich um einen einstöckigen Reisebus. Sie vermuten bei Vollbesetzung mindestens 50 Fahrgäste.

Sie erkennen eine leichte Rauchentwicklung aus dem Motorraum. Etwa 10 ältere Personen haben sich bereits aus den zerschlagenen Fenstern ins Freie gerettet. Ein Teil ruft um Hilfe, die anderen versuchen selbstständig, die Böschung nach oben zu kommen. Einige von ihnen sind blutverschmiert. Ein Mann schreit in Ihre Richtung und fordert Sie auf, sofort zu ihm zu kommen. Seine Frau würde nicht mehr atmen und drohe zu sterben. Aus dem Bus hören sie Schreie und Hilferufe. Weiterhin erkennen Sie, dass mehrere Fahrgäste reglos zwischen den Sitzen und am Boden liegen. Einige von ihnen zeigen ebenfalls offensichtliche Blutungen.

Ihre beiden Teammitglieder bitten Sie zeitgleich um klare Anweisung, welche Aufgabe sie wahrnehmen sollen. Parallel werden Sie von mehreren Passanten angesprochen, die Ihnen ihre Mithilfe anbieten.

Das nächste Krankenhaus der Grund- und Regelversorgung ist 15 Min., die Uniklinik 20 Min. bodengebunden von der Einsatzstelle entfernt. Ein überregionales Traumazentrum befindet sich außerdem in 25 Min. Entfernung.

Fragen

1. Die Leitstelle benötigt zur Alarmierung weiterer Hilfskräfte und Rettungsmittel eine qualifizierte Rückmeldung. Nennen und beschreiben Sie dazu die einzelnen Buchstaben des Rückmeldeschemas. Themenbereich 4

2. Welches Ablaufschema legt die Entsendung von Rettungs- und Einsatzmitteln nach Eingang von Notrufen in der Rettungsleitstelle fest? Nennen und erklären Sie das Schema. Themenbereich 4

3. Nennen Sie die drei Elemente des Führungsvorgangs und erklären Sie die vier Phasen der Lageerkundung, um Ihre Einsatzstelle beurteilen zu können. Themenbereich 4

4. Das Gefahrenschema wird als Bestandteil der Lageerkundung und Lagebeurteilung angewendet. Analysieren Sie das Gefahrenschema für Ihre Einsatzsituation. Themenbereich 4

5. Nennen und beschreiben Sie den Algorithmus, der speziell für ersteintreffende Notfallsanitäter zur Vorsichtung entwickelt wurde. Themenbereich 4

6. Der Ablauf eines Großschadensereignisses wird in vier Phasen eingeteilt. Nennen Sie die vier Phasen und beschreiben Sie die wesentlichen Merkmale der einzelnen Phasen. Themenbereich 4

7. Nennen Sie Ihre persönliche Schutzausrüstung, die bei diesem Einsatz erforderlich ist. Themenbereich 2

8. Nennen Sie jeweils vier Aufgaben, die der LNA und OrgLRD an der Einsatzstelle übernehmen. Themenbereich 4

9. Die Registrierung aller Patienten beim MANV ist eine unabdingbare Voraussetzung für die weitere Einsatzplanung. Nennen Sie fünf Punkte, die bei der Registrierung erfasst werden. Themenbereich 4

10. Warum kann dem Wunsch eines Angehörigen, nach Ihrer Ankunft sofort seiner Frau zu helfen, nicht entsprochen werden? Begründen Sie Ihre Antwort anhand der Aufgabenstellung für ersteintreffende Rettungsmittel. Themenbereich 2

2.5 Fallbeispiel: Hypoglykämie

Matthias Klausmeier

Sie werden zu einem internistischen Notfall alarmiert. Die **Einsatzmeldung** lautet: „Kollabierte Person bei Fa. Munzinger, an der Pforte melden". Das NEF ist nicht verfügbar. Die Anfahrtszeit beträgt 8 Min. und verläuft ohne Komplikationen. Es ist Montagmorgen, 8:30 Uhr. Ein Krankenhaus der Regelversorgung ist in 10 Min., die Uniklinik in 15 Min. erreichbar.

Sie parken den RTW direkt vor dem Gebäude. Die Einsatzstelle ist sicher. Der Pförtner bringt Sie in den 2. Stock. Im Großraumbüro werden Sie von einigen Angestellten zu einer jungen Frau geführt. Sie liegt in Rückenlage auf dem Boden und wird von einer Dame betreut. Die Patientin ist ca. 30 Jahre alt und reagiert nicht auf Ihr Herantreten. Sie sieht blass und kaltschweißig aus. Schnelle Atembewegungen sind erkennbar. Keine Hinweise für äußere Verletzungen oder Blutungen. Die Kollegin berichtet, dass die Patientin kurz nach Ankunft im Büro über Unwohlsein geklagt habe, die Augen verdreht habe und kollabiert sei. Daraufhin habe man sie schnell auf den Boden gelegt.

Ihre **Initialbeurteilung** ergibt folgenden Befund: freie Atemwege, AF ca. 30/Min., vesikuläres Atemgeräusch beidseits, SpO_2 97 %, normale Thoraxbewegungen, Halsvenen unauffällig, Radialispuls tachykard, rhythmisch, gut tastbar, Rekap.-Zeit < 2 Sek., Haut blass und kaltschweißig, keine Reaktion auf Ansprache und Schmerzreize, keine weiteren Auffälligkeiten feststellbar.

Ihr Kollege erhebt parallel die **Vitalzeichen** und **Messwerte:** RR 110/70 mmHg, EKG Sinustachykardie 116/Min., BZ 26 mg/dl, KKT 36,6 °C.

Wenige Minuten nach Ihrer Therapie ist die Patientin wieder wach und zeitlich, örtlich und zur Person voll orientiert. Sie berichtet, dass sie seit 10 Jahren an Typ-1-Diabetes leide. Sie habe wie immer gestern Abend Lantus® und heute Morgen Actrapid® gespritzt, dann aber aufgrund von Zeitmangel nicht gefrühstückt und sei unter Eile mit dem Fahrrad ins Büro gefahren. Dort sei es ihr auf einmal schlecht gegangen. Ihren Vorschlag, sie in die Klinik zu transportieren, lehnt sie entschieden ab. Sie sei erst kurz in dieser Firma und wolle sich nicht gleich krankmelden. Außerdem müsse sie heute Mittag ihr 4-jähriges Kind vom Kindergarten abholen.

Fragen

1. Nach welchem Schema erfolgt die initiale Beurteilung von Patienten im Rettungsdienst? Nennen und beschreiben Sie die einzelnen Punkte des Schemas in der richtigen Reihenfolge. Themenbereich 2

2. Welche Lagerung wählen Sie nach Überprüfung der Vitalfunktionen für diese Patientin? Begründen Sie Ihre Antwort. Themenbereich 2

3. Nennen Sie die medikamentöse Therapie (Applikationsweg, Medikament, Dosierung, Verdünnung) für die Patientin. Begründen Sie Ihre Antwort. Themenbereich 4

4. Trotz korrekter Akutbehandlung durch Sie bleibt die Patientin weiterhin bewusstlos. Wie sieht Ihre weitere Vorgehensweise aus? Begründen Sie Ihre Antwort. Themenbereich 4

5. Nach Stabilisierung der Patientin führen Sie eine Eigenanamnese durch. Nach welchem Schema erfolgt diese erweiterte Beurteilung? Nennen und beschreiben Sie die einzelnen Punkte des Schemas. Themenbereich 2

6. Sie legen der Patientin im Verlauf der Versorgung einen peripheren Venenzugang. Nennen Sie die persönliche Schutzausrüstung und mögliche Infektionsrisiken, die bei dieser Maßnahme von Relevanz sind. Themenbereich 2

7. Was müssen Sie nach der Anlage des peripheren Venenzugangs zur Reduktion des Patientenrisikos unbedingt prüfen, bevor Sie das korrekte Medikament applizieren? Begründen Sie Ihre Antwort. Themenbereich 4

8. Welche Transportmöglichkeiten stehen Ihnen zur Verfügung, um die stabilisierte Patientin zum RTW zu transportieren? Themenbereich 2

9. Nennen Sie Möglichkeiten zur Atemwegssicherung, die Ihnen bei dieser Patientin in der Initialphase der Versorgung zur Verfügung stehen. Themenbereich 2

10. Ihr Teampartner möchte nach dem Einsatz wissen, ob für die Versorgung dieses Notfalls zwingend ein Notarzt hinzugezogen werden muss. Begründen Sie Ihre Antwort. Themenbereich 4

11. Ihre Patientin verweigert nach erfolgreicher Behandlung den Transport. Leiten Sie ab, auf welche Rechtsgrundlage sich die Patientin beziehen kann und ob die Voraussetzungen dafür im konkreten Fall erfüllt sind. Themenbereich 6

2.6 Fallbeispiel: Akutes Lungenödem

Matthias Klausmeier

Sie werden zu einem internistischen Notfall alarmiert. Die **Einsatzmeldung** lautet: „Männlicher Patient mit akuter Atemnot". Das NEF ist in einem anderen Einsatz gebunden. Die Anfahrtszeit beträgt 6 Min. und verläuft komplikationslos. Es ist 20:30 Uhr an einem Herbstabend bei 12 °C. Ein Krankenhaus der Grund- und Regelversorgung ist 10 Min., die Uniklinik ist 20 Min. entfernt.

Sie parken den RTW direkt vor dem Mehrfamilienhaus. An der Haustüre steht eine ältere Dame und nimmt Sie in Empfang. Sie entschuldigt sich, Sie gerufen zu haben, aber ihrem Mann gehe es sehr schlecht. Er bekomme schwer Luft und sei bläulich im Gesicht. Er selbst möchte keine Hilfe, da er erst vor 3 Tagen aus dem Krankenhaus entlassen worden sei und nicht schon wieder in die Klinik wolle.

Die Ehefrau führt Sie in den 3. Stock ohne Aufzug. Beim Betreten der Wohnung hören Sie deutliche Brodel- und Rasselgeräusche. Der ca. 70-jährige Ehemann sitzt in der Wohnküche auf einem Stuhl und blickt Sie wortlos an. Er ringt nach Luft, ist blass, schweißig und zyanotisch im Gesicht.

Ihre **Initialbeurteilung** ergibt folgenden Befund: freie Atemwege, AF ca. 40/Min., pulmonal beidseits Brodel- und Rasselgeräusche apikal und basal, SpO_2 82 %, flache Atembewegungen beidseits, Halsvenen unauffällig, Radialispuls tachykard, arrhythmisch, gut tastbar, Rekap.-Zeit 2–3 Sek., Haut blass, kühl und schweißig, keine Vigilanzminderung, Pupillen isokor, keine weiteren Auffälligkeiten am Patienten oder in seinem Umfeld.

Ihr Kollege erhebt parallel die **Vitalzeichen** und **Messwerte:** RR 150/90 mmHg, EKG Sinustachykardie mit vereinzelten monotopen VES, BZ 134 mg/dl, KKT 36,8 °C.

Im Anschluss ermittelt Ihr Kollege bei der Ehefrau die **Anamnese:** Der Patient hat keine Allergien, nimmt die Medikamente Xanef®, Simvastatin® und Furorese® und leidet an Bluthochdruck, einer Herzschwäche und zu hohem Cholesterin. Er ist deswegen auch bis vor 3 Tagen in der Uniklinik gewesen. Sie überreicht Ihnen den Entlassungsbrief.

Der Patient will nicht mehr in die Klinik, da er dort infiziert wurde. Aus dem Entlassungsbrief geht hervor, dass der Patient eine bestätigte MRSA-Infektion in den Atemwegen hat.

Fragen

1. Nennen Sie fünf Differenzialdiagnosen, die Sie beim Leitsymptom „brodelnde und rasselnde Atemgeräusche" berücksichtigen sollten. — Themenbereich 2

2. Welche Lagerung wird nach aktuellem Stand der Wissenschaft für den Patienten empfohlen und welche Voraussetzungen muss der Patient dazu erfüllen? Begründen Sie Ihre Antwort. — Themenbereiche 2 und 4

3. Welche beiden nicht medikamentösen Therapien können zur Optimierung des pulmonalen Gasaustauschs bei kardialem Lungenödem angewandt werden? Nennen Sie die den wesentlichen Unterschied dieser beiden Therapieformen. — Themenbereich 2

4. Nennen Sie zwei klassische Medikamente, die nach gängigen Algorithmen zur Behandlung des kardialen Lungenödems eingesetzt werden und erklären Sie deren Wirkweise. — Themenbereich 4

5. Welche weiterführende Therapie ist bei Patienten angezeigt, die respiratorisch instabil sind oder auf die medikamentöse Therapie keine deutliche Besserung zeigen? Nennen Sie drei Indikationen und drei Kontraindikationen dieser Therapie. — Themenbereich 4

6. Welche Schutzmaßnahmen ergreifen Sie für den Patienten, Ihren Kollegen und sich, als Sie von der MRSA-Infektion erfahren? Begründen Sie Ihre Antwort. — Themenbereich 2

7. Ihr Kollege weist Sie nach dem Transport auf die nun notwendigen Maßnahmen der Desinfektion hin. Nennen und beschreiben Sie drei dieser Maßnahmen. — Themenbereich 2

8. Nennen Sie einen geeigneten Lösungsansatz, um den Patienten nach Akuttherapie vom 3. Stock ohne Aufzug in den RTW zu transportieren. Begründen Sie Ihre Antwort. — Themenbereich 2

9. Sollte Ihr Patient im Rahmen der Vitalfunktionskontrolle frühzeitig ein 12-Kanal-EKG bekommen? Begründen Sie Ihre Antwort. — Themenbereich 4

10. Für welchen Bereich der Patientenuntersuchung gibt Ihnen der Entlassungsbrief der Klinik wertvolle Informationen? Analysieren Sie drei Punkte dieser Untersuchung in Bezug auf Ihren Patienten. — Themenbereich 2

2.7 Fallbeispiel: Intensivtransport

Matthias Klausmeier

Sie werden mit Ihrem ITW zu einer Intensivverlegung alarmiert. Die **Einsatzmeldung** lautet: „Intensivverlegung, Krankenhaus der Grund- und Regelversorgung, dort in der ZNA melden. Männlicher Patient mit SAB, intubiert und beatmet".

Der ITW ist mit einem weiteren Notfallsanitäter und einem Facharzt für Anästhesie- und Intensivmedizin besetzt. Die Anfahrtszeit beträgt 15 Min. und verläuft komplikationslos. Es ist Dienstagmorgen, 09:15 Uhr.

Der Patient soll in die Universitätsklinik verlegt werden und wurde dort bereits durch die diensthabende Ärztin der ZNA angemeldet. Die Diagnose SAB konnte bereits durch ein CT gesichert werden. Der Patient wurde vor 1 Std. durch RTW und NEF in das Krankenhaus der Grund- und Regelversorgung eingeliefert. Zu diesem Zeitpunkt war er unter Spontanatmung stabil. 30 Min. nach Aufnahme in der ZNA verschlechterte sich sein Zustand jedoch zusehends, sodass eine Rapid Sequence Induction (RSI) eingeleitet wurde.

Da im Grund- und Regelversorger keine Beatmungsbetten zur Verfügung stehen, wurde die Verlegung in die Universitätsklinik auf die dortige interdisziplinäre Intensivstation vereinbart.

Nach Ihrer Ankunft in der ZNA erfolgt ein Übergabegespräch zwischen der verantwortlichen Ärztin der ZNA und dem Anästhesisten des ITW. Parallel bereitet ein Intensivpfleger den Patienten zur Umlagerung auf Ihre Trage vor und teilt Ihnen die aktuellen **Vitalzeichen** und **Messwerte** mit: männlich, 60 Jahre, 1,75 m, 80 kg KG.

- **A:** intubiert, Atemwege frei
- **B:** VC-CMV (volumenkontrollierte Beatmung mit festem mandatorischem Minutenvolumen) Beatmungsfrequenz 10/Min., P_{max} 40 mbar, FiO_2 1,0, $etCO_2$ 35 mmHg, SpO_2 100 %, paO_2 280 mmHg; $paCO_2$ 40 mmHg
- **C:** Puls 96/Min., rhythmisch, gut tastbar; RR 160/90 mmHg; normofrequenter Sinusrhythmus im EKG, Rekap.-Zeit 2 Sek., Haut warm und trocken
- **D:** GCS 3 bei RSI, Anisokorie mit Mydriasis rechts, keine Meningismuszeichen
- **E:** KKT 36,8 °C

Der Patient erhielt bisher folgende **medikamentöse Therapie:** 4 mg Midazolam, 0,2 mg Fentanyl, 500 mg Thiopental, 100 mg Succinylcholin, 50 mg Rocuronium, 15 mg Urapidil.

Nach Einstellung der Beatmungsparameter und Verkabelung für das weitere Monitoring erfolgt die Umlagerung des Patienten komplikationslos. Der Transport zur Universitätsklinik beträgt ca. 12 Min. Die Vitalparameter des Patienten bleiben während des Transports unverändert.

Kurz vor Erreichen der Uniklinik gibt das Beatmungsgerät einen Alarm ab. Der begleitende Arzt fordert Sie und Ihren Kollegen auf, das Problem unverzüglich zu beseitigen. Er selbst sei mit dem Beatmungsgerät nicht vertraut. Ihr Kollege ist mit der Anordnung offensichtlich überfordert, da er sich nach eigener Angabe mit dem Beatmungsgerät auch nicht auskenne.

Fragen

1. Erklären Sie den Unterschied zwischen einem dringlichen und einem nichtdringlichen Sekundäreinsatz. Um welchen Transport handelt es sich bei Ihrem Patienten? — Themenbereich 2

2. Erklären Sie anhand des DOPES-Schemas Komplikationen, die bei Ihrem intubierten und beatmeten Patienten auftreten könnten. — Themenbereich 4

3. Nennen Sie drei Kriterien, welche die Auswahl des Transportmittels für einen Intensivtransport beeinflussen. — Themenbereich 2

4. Nennen Sie fünf diagnostische oder therapeutische Medizingeräte, die für die Verlegung eines intensivpflichtigen Beatmungspatienten als Standard betrachtet werden. — Themenbereich 2

5. Nennen Sie fünf Punkte des Organisationsschemas bei Intensivtransporten, die das Transportrisiko für kritisch kranke Patienten reduzieren können. — Themenbereich 2

6. Bei Ihrem Patienten wurden aufgrund seiner akuten Verschlechterung eine Narkose und Intubation eingeleitet. Nennen Sie fünf weitere Gründe, bei denen der Patient vor Transportbeginn narkotisiert und intubiert werden sollte. — Themenbereich 4

7. Nennen Sie fünf Faktoren, welche die Transportfähigkeit von Intensivpatienten limitieren. Nennen Sie dazu die jeweils geeigneten Minimalmaßnahmen, welche die Transportfähigkeit wiederherstellen können. — Themenbereich 2

8. Ihr Kollege kennt sich offensichtlich mit dem Beatmungsgerät nicht aus. Erläutern Sie anhand des ersten CRM-Leitsatzes, welche Voraussetzungen er idealerweise vor diesem Transport hätte erfüllen müssen. — Themenbereich 2

9. Beschreiben Sie Ihre unmittelbare Handlungsweise am Patienten, nachdem weder der Notarzt noch Ihr Kollege das Problem kurzfristig lösen können. Begründen Sie Ihre Antwort. — Themenbereich 4

10. Ihr Kollege wurde vor dem Einsatz nur kurz mündlich in das Beatmungsgerät unterwiesen. Erklären Sie anhand der gesetzlichen Vorgaben, ob diese Vorgehensweise ausreichend ist bzw. welche Voraussetzungen zur Bedienung erfüllt sein müssen. — Themenbereich 5

2.8 Fallbeispiel: Brand im Einfamilienhaus

Matthias Klausmeier

Sie werden zu einem Wohnungsbrand alarmiert. Die **Einsatzmeldung** lautet: „Brand in einem Einfamilienhaus". Feuerwehr, Polizei, NEF, LNA, OrgLRD und 2 weitere RTW sind ebenfalls alarmiert. Ihr RTW ist mit Ihnen, einem Rettungsassistenten und einem Notfallsanitäter im 2. Ausbildungsjahr besetzt. Die Anfahrt dauert 4 Min. und verläuft ohne Komplikationen. Es ist 22:30 Uhr an einem Winterabend bei 4 °C. Ein Krankenhaus der Grund- und Regelversorgung ist 10 Min., die Uniklinik 15 Min. und ein Traumazentrum mit Verbrennungsbetten 25 Min. entfernt.

Bei Ihrer Ankunft sind Feuerwehr und Polizei bereits eingetroffen. Aus dem Einfamilienhaus dringt Qualm aus den Fenstern im Erdgeschoss. Im ersten Stock schlagen Flammen aus den Fenstern, deren Scheiben gerade zersplittern. Gegenüber dem brennenden Haus stehen 2 Erwachsene und 3 Kinder unterschiedlichen Alters, die von 2 Polizisten betreut werden. Einer der beiden Polizisten winkt Sie zu sich. Er berichtet Ihnen, dass alle 5 Personen Bewohner des Hauses seien und sich eigenständig aus dem Haus gerettet hätten. Sie sind alle mit Schlafanzügen bekleidet.

Sie stellen bei allen Rußspuren im Gesicht und an der Kleidung fest. Die ca. 2-, 4- und 6-jährigen Kinder weinen und husten und zittern am ganzen Körper. Die Mutter weint und hustet ebenfalls. Der verzweifelte Ehemann teilt Ihnen mit, dass der 10 Monate alte Säugling noch im Haus sei. Er habe es nicht mehr geschafft, ihn aus dem Kinderzimmer zu holen und sei in Panik mit der restlichen Familie rasch aus dem Haus gerannt. Er fleht Sie an, nach seinem Kind zu schauen und es aus dem Haus zu retten.

In diesem Moment eilen 2 Feuerwehrmitarbeiter aus dem Haus und rufen laut nach dem Rettungsdienst. Einer der beiden trägt den Säugling auf dem Arm und eilt in Ihre Richtung. Er teilt Ihnen mit, dass das Kind leblos sei und sofortige Hilfe benötige. Ihre **Initialbeurteilung** ergibt, dass das Kind schlaff auf dem Arm des Feuerehrmanns liegt und nicht reagiert. Der Strampelanzug und das Gesicht sind voller Rußspuren, Atembewegungen sind nicht erkennbar. Ein weiterer RTW und das NEF treffen soeben an der Einsatzstelle ein.

Fragen

1. Wie schätzen Sie die drei Kinder auf der Straße nach Ihrem Ersteindruck ein? Begründen Sie Ihre Antwort. — Themenbereich 2

2. Welche Leitsymptome deuten bei Ihren Patienten auf ein Inhalationstrauma hin? Begründen Sie Ihre Antwort anhand des ABCDE-Schemas. — Themenbereich 2

3. Nennen Sie fünf Indikationen für den primären Transport in eine Verbrennungsklinik. — Themenbereich 4

4. Beschreiben Sie die initiale Behandlung des Säuglings nach Übergabe durch die Feuerwehr. — Themenbereich 4

5. Bei wem melden Sie sich als ersteintreffendes Rettungsmittel nach Ankunft an der Einsatzstelle zuerst und welche Informationen zur Einsatzlage erfragen Sie primär? — Themenbereich 4

6. Nennen Sie drei Erstickungsgase, die bei dem Säugling den Atemstillstand ausgelöst haben können. — Themenbereich 2

7. Nennen Sie drei Kriterien, die nach einem Inhalationstrauma die Indikation zur Narkose und Intubation großzügig stellen lassen. — Themenbereich 2

8. Welcher Versorgungsalgorithmus eignet sich bei Entwicklung eines exspiratorischen Stridors? Nennen Sie die Medikamente und die Dosierung, die Sie als Notfallsanitäter bei Erwachsenen und Kindern verabreichen. — Themenbereich 4

9. Welches apparative Monitoring muss bei Rauchgasinhalation kritisch beurteilt werden? Begründen Sie Ihre Antwort. — Themenbereich 4

10. Erklären Sie den Begriff PSNV anhand der Definition und der übergreifenden Ziele und nennen Sie fünf psychische Anzeichen, anhand derer Sie eine starke Stressbelastung Ihres Auszubildenden oder Teampartners in diesem Einsatz erkennen können. — Themenbereich 8

2.9 Fallbeispiel: Nichtkritischer Traumapatient

Matthias Klausmeier

Sie werden zu einem traumatologischen Notfall gerufen. Die **Einsatzmeldung** lautet: „Sturz vom Pferd". Das NEF ist parallel alarmiert und wird etwa 10 Min. später eintreffen. Die Anfahrtszeit beträgt 8 Min. und verläuft komplikationslos. Es ist 14:30 Uhr an einem Sommertag bei 28 °C. Ein Krankenhaus der Grund- und Regelversorgung ist 10 Min., ein überregionales Traumazentrum 20 Min. entfernt.

Sie parken den RTW direkt neben der Pferdekoppel. Das Pferd ist im Einsatzgebiet nicht zu sehen. Ein Pferdepfleger empfängt Sie aufgeregt und teilt Ihnen mit, dass der Patient beim Sprungtraining abgeworfen worden sei. Er sei ansprechbar, könne sich aber nicht mehr bewegen und habe Schmerzen.

Beim Herantreten sehen sie einen ca. 25-jährigen Patienten, der auf dem Rücken liegt und die Augen offen hat. Blutungen oder Fehlstellungen der Extremitäten sind auf den ersten Blick nicht festzustellen. Der Patient hat eine rosige Hautfarbe und sichtbare Atembewegungen. Er wirkt schmerzgeplagt und stöhnt leise. Er fordert Sie direkt auf, ihm zu helfen und etwas gegen die Schmerzen zu unternehmen.

Ihre **Initialbeurteilung** ergibt folgenden Befund: freie Atemwege, normofrequente Atmung, vesikuläres Atemgeräusch beidseits, SpO_2 96 %, normale Thoraxbewegungen, keine Prellmarken am Brustkorb, Halsvenen normal gefüllt, Radialispuls tachykard, rhythmisch, gut tastbar, Rekap.-Zeit 2 Sek., Haut rosig, warm und leicht warmschweißig, wacher und kommunikativer Patient, der Anweisungen spontan befolgt, Schmerzen im Rücken mit Ausstrahlung in beide Beine, Kribbelgefühl in den Beinen bei erhaltener Motorik. Die kraniokaudale Inspektion gibt keine Hinweise auf weitere Verletzungen.

Ihr Kollege erhebt parallel die **Vitalzeichen** und **Messwerte:** RR 130/80 mmHg, EKG Sinustachykardie 120/Min., KKT 37,4 °C, BZ 108 mg/dl.

Der Patient bittet Sie während Ihrer Untersuchung mehrfach, ihn auf keinen Fall zu bewegen. Er spüre zwar noch alles, jedoch kribbele es stark in seinen Beinen. Er befürchte, gelähmt zu sein und habe große Angst. Immer wieder fragt er Ihren Kollegen, ob er jetzt eine Querschnittslähmung habe und bittet ihn um eine eindeutige Prognose.

Fragen

1. Welche Zielklinik und welches Transportmittel werden nach aktuellen Leitlinien favorisiert? Themenbereich 2

2. Für die Immobilisation stehen verschiedene Möglichkeiten zur Verfügung. Welche wählen Sie für Ihren Patienten? Begründen Sie Ihre Antwort. Themenbereich 2

3. Eine mögliche Komplikation bei Verletzungen der Wirbelsäule liegt in der Entstehung eines neurogenen Schocks. Leiten Sie anhand der beschriebenen Symptomatik ab, ob bei Ihrem Patienten diese Komplikation eingetreten ist. Themenbereich 2

4. Welche Medikamente stehen zur Analgesie bei Traumapatienten für Notfallsanitäter zur Verfügung und welches der Medikamente würden Sie bei Ihrem Patienten wählen? Begründen Sie Ihre Antwort. Themenbereich 4

5. Bei Ankunft an der Einsatzstelle ist das Pferd nicht zu sehen. Nehmen Sie Stellung, welche Strategie zur Sicherheit aller Beteiligten geeignet ist, bevor Sie an den Patienten herantreten. Themenbereich 2

6. Welche beiden Kriterien sollen bei der fokussierten Untersuchung bei Patienten mit Verdacht auf Wirbelsäulentrauma nach aktueller Leitlinie durchgeführt werden? Themenbereich 2

7. Ihr Patient gibt an, dass das Kribbeln in den Beinen immer stärker werde und nun auch die Arme betreffe. Welchen pathophysiologischen Verlauf vermuten Sie und welche Konsequenzen bestehen hinsichtlich Ihres Transportmanagements? Themenbereich 2

8. Nennen Sie zwei Gründe, bei denen die Anlage einer Zervikalstütze als Teil der Ganzkörperimmobilisation nachteilig sein kann und deshalb abgewogen werden sollte. Themenbereich 2

9. Erklären Sie, warum eine alleinige Ruhigstellung der Halswirbelsäule mit einer Zervikalstütze keine ausreichende Immobilisation bietet. Themenbereich 2

10. Wie gehen Sie mit der Bitte Ihres Patienten um, bezüglich seiner Verletzung eine eindeutige Prognose zu geben? Entwickeln Sie dazu eine beispielhafte Kommunikation. Themenbereich 3

2.10 Fallbeispiel: Kritischer Traumapatient

Matthias Klausmeier

Sie werden zu einem traumatologischen Notfall gerufen. Die **Einsatzmeldung** lautet: „Sturz von der Leiter". Das NEF ist in einem anderen Einsatz gebunden. Es ist 18:30 Uhr an einem kühlen Herbsttag bei 12 °C. Ihr RTW ist außer Ihnen mit einem Rettungsassistenten und einem Notfallsanitäter am Ende des 1. Ausbildungsjahrs besetzt. Die Anfahrtszeit beträgt 5 Min. und verläuft ohne Komplikationen. Die Uniklinik ist 10 Min., das überregionale Traumazentrum 25 Min. entfernt.

Sie parken den RTW direkt vor dem Einfamilienhaus. Eine ca. 40-jährige Frau steht an der Haustür und gestikuliert wild mit den Armen. Beim Aussteigen schreit sie nach sofortiger Hilfe, da ihr Mann schwer verletzt sei. Sie eilt voraus in den Garten, der sich auf der Rückseite des Hauses befindet. Dort finden Sie einen ca. 50-jährigen Mann in Rückenlage vor. Direkt neben ihm liegt eine umgestürzte Leiter, die auf eine Höhe von ca. 5 m ausgezogen ist. Bereits beim Herantreten sehen Sie eine offene Unterschenkelfraktur rechts mit mäßiger Blutung. Der Patient liegt auf dem Rasen und ist von allen Seiten frei zugänglich. Die weinende Ehefrau begibt sich sofort zu ihrem Ehemann und streichelt ihm den Kopf. Sie hatte den Sturz aus ca. 6 m Höhe beobachtet, als ihr Mann dabei gewesen war, die Regenrinne zu reinigen.

Ihre **Initialbeurteilung** ergibt folgenden Befund: Blutung aus dem Mundraum, Tachypnoe bei schnarchendem Atemgeräusch, gestaute Halsvenen, ausgeprägte Prellmarke am rechten Thorax, einseitige Hebung des linken Thorax bei der Einatmung, fehlendes Atemgeräusch rechts und abgeschwächtes Atemgeräusch links bei der Auskultation, SpO_2 64 %, blasse, kaltschweißige Haut, Radialispuls nicht tastbar, Carotispuls tachykard, rhythmisch, schwach tastbar, Rekap.-Zeit 5 Sek., Prellmarke am rechten Oberbauch mit Abwehrspannung, Prellmarke am Becken rechts, ungezielte Reaktion auf Schmerzreiz, Anisokorie mit weiter Pupille rechts, offene Unterschenkelfraktur 3. Grades rechts bei mäßiger Blutung nach außen. Die Erhebung der **Vitalzeichen und Messwerte** ergibt folgenden Befund: RR 75/50 mmHg, EKG Sinustachykardie 164/Min. mit kleinen QRS-Komplexen.

Die mittlerweile hysterische Ehefrau schreit Sie an, jetzt endlich etwas zu tun, um ihrem Mann das Leben zu retten.

Fragen

1. Der Patient zeigt bei Ihrer Initialbeurteilung ein deutliches A-Problem. Strukturieren Sie die Ihnen zur Verfügung stehenden Möglichkeiten zur Beseitigung des Problems. Themenbereich 4

2. Ihre Untersuchung weist weiterhin auf ein unmittelbar lebensbedrohliches B-Problem hin. Nennen Sie Ihre Verdachtsdiagnose des B-Problems und nennen Sie die dafür charakteristischen Symptome. Themenbereich 2

3. Zur unmittelbaren Beseitigung des B-Problems müssen Sie eine lebensrettende Schlüsselintervention durchführen. Nennen und beschreiben Sie diese Intervention. Themenbereich 2

4. Wie sieht Ihre weitere Untersuchung nach Durchführung der lebensrettenden Intervention aus und welche Veränderungen am Patienten erwarten Sie bei erfolgreicher Anwendung der Maßnahme? Themenbereich 2

5. Nennen Sie zwei Schlüsselinterventionen, die Sie als Notfallsanitäter zur Bekämpfung des C-Problems unmittelbar anwenden sollen. Themenbereich 4

6. Nennen Sie zwei Kriterien, die bei Ihrem Patienten das Legen eines intraossären Zugangs rechtfertigen und beschreiben Sie die Vorteile für die Punktion des proximalen Humerus bei Ihrem Patienten. Themenbereich 4

7. Ihr Kollege schlägt vor, zur Versorgung der offenen Unterschenkelfraktur ein Tourniquet anzulegen. Nennen Sie je vier Indikationen und Komplikationen für den Einsatz eines Tourniquets. Themenbereich 4

8. Welcher Zielblutdruck wird bei Patienten mit unkontrollierter innerer Blutung und Schädel-Hirn-Trauma angestrebt? Nennen Sie eine medikamentöse Behandlung, die frühzeitig zur Minimierung der Blutungsintensität durch Sie oder den Notarzt durchgeführt werden sollte. Themenbereich 4

9. Erklären Sie, ob und welche Art der Immobilisation Sie für diesen Patienten wählen würden. Begründen Sie Ihre Antwort. Themenbereich 2

10. Ihr Kollege schlägt vor, die Ehefrau mit einem Scheinauftrag aus der Szene herauszunehmen. Beurteilen Sie, ob Sie diese Option in Erwägung ziehen würden. Themenbereich 3

2.11 Häuslicher Sturz

Matthias Klausmeier

Sie werden zu einem häuslichen Sturz alarmiert. Die **Einsatzmeldung** lautet: „Häuslicher Sturz eines 75-jährigen Mannes. Fachpflegerin der Sozialstation ist vor Ort". Ihr RTW ist mit Ihnen, einem erfahrenen Rettungssanitäter und einem Notfallsanitäter am Ende des 3. Ausbildungsjahres besetzt. Die Anfahrt ohne Sonder- und Wegerechte verläuft ohne Komplikationen und dauert 8 Min. Es ist 11.00 Uhr morgens an einem sonnigen Wintertag bei 6 °C. Sie parken Ihren RTW direkt vor dem Mehrfamilienhaus. Der Patient wohnt im 2. Stock ohne Aufzug. Die Uniklinik ist 15 Min., ein Grund- und Regelversorger 8 Min. und ein Grund- und Regelversorger mit Zentrum für Altersmedizin (ZAM) und Zentrum für Alterstraumatologie (ZAT) sowie geriatrischer Rehabilitation ist 10 Min. entfernt.

Sie werden von der Fachpflegerin an der Eingangstür der Wohnung im 2. Stock in empfangen. Sie berichtet, dass Sie den Patienten bei Ihrer Ankunft vor 10 Min. am Eingang zum Wohnzimmer auf dem Boden liegend vorgefunden habe. Er spreche zwar mit ihr, klage aber über starke Schmerzen im rechten Sprunggelenk und könne auch mit ihrer Hilfe nicht aufstehen. Daraufhin habe sie den Rettungsdienst gerufen. Sie betreten mit Ihrem Team eine saubere, aufgeräumte Wohnung. Die Wohnung ist mit Teppichböden ausgelegt, auf denen sich vor allem im Wohnzimmerbereich zusätzlich einige Flokatis befinden. Weitere Personen sind nicht anwesend. Die Fachpflegerin berichtet, dass der Patient nach dem Tod seiner Frau vor 5 Jahren alleinstehend, aber selbstständig sei. Die Mitarbeitet der Sozialstation betreuten den Mann täglich, um ihm bei der Körperpflege zu helfen und seine tägliche Medikation zu richten.

Ihr Ersteindruck vermittelt Ihnen einen 75-jährigen Patienten, ca. 70 kg Körpergewicht, der in Rückenlage auf dem Boden neben einer leeren Kaffeetasse liegt. Er reagiert auf Ihr Herantreten und stöhnt leise. Atemtätigkeit ist ohne pathologische Atemgeräusche auf Distanz feststellbar, die Haut sieht blass und trocken aus. Eine gravierende Blutung ist nicht feststellbar. Der Patient klagt spontan über Schmerzen im rechten Sprunggelenk.

Beim Herantreten erklärt Ihnen der Patient, dass er sehr schlecht sehe. Außerdem sollen Sie laut sprechen, da die Batterie seines Hörgeräts leer sei.

Ihre **Initialbeurteilung** ergibt folgenden Befund: freie Atemwege, AF ca. 16/ Min., Lunge auskultatorisch bds. VAG, SpO_2 97 %, Thoraxinspektion, -palpation und -exkursionen o. B., Halsvenen unauffällig, Radialispuls tachykard, arrhythmisch, mäßig tastbar, Haut kühl und trocken, sichtbare Altersflecken, Rekap.-Zeit 2–3 Sek., Abdomen weich, keine Prellmarken, Becken symmetrisch, keine Prellmarken, keine Schmerzangaben, Oberschenkel o. B., GCS 15, Pupillen isokor, bds. prompte Reaktion auf Lichteinfall; Schwellung des rechten Sprunggelenks geschlossen, unklare Liegezeit des Patienten.

Gerade als Sie Ihre Entscheidung zur ABCDE-Beurteilung mitteilen wollen, klammert sich der Patient an Sie und berichtet, wie traurig er wegen dem Verlust seiner Frau und der Einsamkeit sei. Er möchte nun endlich zu seiner Frau.

Fragen

1. Ihr Patient gibt beim Herantreten eine Hörminderung an, die aufgrund leerer Batterien seines Hörgeräts bestehe. Erklären Sie, wie Sie die Kommunikationsbarriere in dieser Situation verbessern können. — Themenbereich 2

2. Zur Beurteilung von geriatrischen Patienten im Rettungsdienst ist der GEMS-Diamant ein sehr hilfreiches Tool. Erklären Sie die einzelnen Beurteilungspunkte des Diamanten und analysieren Sie seine Relevanz für Ihre Einsatzsituation. — Themenbereich 4

3. Zur Bewertung und Prävention von Stürzen bei geriatrischen Patienten wird in der erweiterten Beurteilung das SPLATT-Schema angewendet. Nennen und erklären Sie die einzelnen Punkte des Schemas und beurteilen Sie die Relevanz des Schemas bei Ihrem Patienten. — Themenbereich 4

4. Ihr Patient gibt Schmerzen im Rücken und Kribbelgefühl in den Beinen an. Anamnestisch ist ein Morbus Bechterew bekannt und prominent sichtbar. Nennen Sie ungeeignete Immobilisationstechniken. Begründen Sie Ihre Antwort. — Themenbereich 2

5. Für die Beurteilung von Schmerzen bei Demenzpatienten kann die Anwendung der NRS- bzw. VAS-Skala schwierig sein. Nennen und erklären Sie das geeignete Schema für Demenzpatienten mit Schmerzen im Rettungsdienst. Begründen Sie Ihre Antwort. — Themenbereich 4

6. Definieren Sie einen geriatrischen Patienten nach nationalen bzw. internationalen Expertenkriterien und nennen Sie als Quelle mindestens eine Bezugswissenschaft. — Themenbereich 4

7. Sie stellen bei Ihrem Patienten eine ausgeprägte Hypotonie fest. Er nimmt Antihypertonika und trinkt am Tag 2 l Grapefruitsaft. Erklären Sie die unerwünschte Arzneimittelwirkung (UAW) bei Ihrem Patienten. — Themenbereich 4

8. Nennen Sie fünf Punkte, die in der Kommunikation und Interaktion bei Patienten mit Demenz von Bedeutung sind. — Themenbereich 3

9. Die 3 Ds als Ursache neurologisch-psychiatrischer Erkrankungen werden bei geriatrischen Patienten häufig in Betracht gezogen. Nennen Sie die drei Differenzialdiagnosen und erklären Sie deren symptomatische Unterschiede. — Themenbereich 4

10. Welches der 3 Ds aus Frage 9 ist bei Ihrem Patienten anhand der Fallschilderung sehr wahrscheinlich als Verdachtsdiagnose zu stellen? Begründen Sie Ihre Antwort. — Themenbereich 4

KAPITEL

3

Sven Heiligers

Themenbereich 7

√ Die Antworten auf die Fragen der Fallbeispiele 3.1–3.11 finden Sie in
➤ Kap. 8.

3.1 Fallbeispiel: Laryngotracheobronchitis

Sie werden zu einem pädiatrischen Notfall alarmiert. Die **Einsatzmeldung** lautet: Kleinkind, 3 Jahre mit Dyspnoe. Es ist 02:30 Uhr am frühen Morgen und der zuständige Notarzt ist in einem anderen Einsatz gebunden. Das NEF aus dem Nachbarkreis ist zu Ihrem Einsatz alarmiert, wird jedoch ca. 25 Min. nach Ihnen am genannten Einsatzort eintreffen. Ihr Einsatzort ist eine Siedlung mit Mehrfamilienhäusern am Rande der Stadt. Nach Ankunft an der Einsatzstelle identifizieren Sie eine Wohnung im 6. Obergeschoss als Ihre Einsatzadresse und begeben sich mit Ihrer Ausrüstung dorthin.

An der Wohnungstür wartet bereits die Mutter des Kindes mit einem Säugling auf dem Arm und bittet Sie herein. Auf dem Sofa sitzt ein ca. 3-jähriger Junge im Schlafanzug in reduziertem Allgemein- und Ernährungszustand. Er schaut Sie ängstlich an und hustet bellend in kurzen Abständen. Auf die Distanz hören Sie einen inspiratorischen Stridor und sehen, dass der Junge seine Atemhilfsmuskulatur einsetzt. Dabei wirkt er eher ruhig und konzentriert. Haut blass, Atmung schnell und flach.

Die Mutter berichtet parallel, dass er aus dem Schlaf heraus diese Symptome erstmalig entwickelt habe und dies für sie eine völlig neue Situation sei. Sie sei alleinerziehend und der Vater der Kinder sei auf Montage. Der auf dem Arm der Mutter befindliche Säugling schreit und die Mutter berichtet in diesem Kontext davon, dass sie maximal situativ überfordert sei.

Sie beginnen die Beurteilung des betroffenen Kindes nach dem Pädiatrischen Beurteilungsdreieck und stufen das Kind zunächst als kritisch krank ein. Sie führen nach Ihrer Beurteilung die ersten wesentlichen Maßnahmen durch und beginnen die strukturierte Beurteilung nach **ABCDE.** Hier stellen Sie folgende **Vitalzeichen und Messwerte** fest: partielles Atemwegsproblem, deutlicher inspiratorischer Stridor, AF 40/Min., SpO_2 90 %. Auskultatorisch hören Sie auch während der Ausatmung ein deutliches Giemen. Einziehungen sind zu erkennen. Herzfrequenz 140/Min., das Kind ist blass und schwitzt, Rekap.-Zeit 3 Sek. Das Kind ist wach, reagiert auf Ansprache, wirkt jedoch sehr ängstlich und konzentriert darauf, genug Luft zu bekommen.

Das nächste Krankenhaus mit einer Kinderklinik und intensivmedizinischer Versorgungsmöglichkeit ist in ca. 35 Min. Fahrzeit zu erreichen. Ein Kindernotarztsystem existiert aktuell nicht.

Fragen

1. Mit der Einsatzmeldung „pädiatrischer Notfall" sollten gewisse Vorüberlegungen getätigt und Berechnungshilfen bereits auf der Anfahrt genutzt werden. Nennen Sie die wichtigsten und berechnen Sie die entsprechenden Parameter und Dosierungen anhand der Angaben im Fallbeispiel. — Themenbereich 7

2. Erklären Sie das Pädiatrische Beurteilungsdreieck und ordnen Sie die im Fall genannten relevanten Punkte der jeweiligen Seite des Dreiecks zu. — Themenbereich 7

3. Welche relevanten Maßnahmen führen Sie bereits nach dem ersten Einsatz des Beurteilungsdreiecks durch? — Themenbereich 7

4. Das Kind zeigt Einziehungen in Kombination mit Dyspnoe. Wo genau können Sie Einziehungen sehen und was sollten Ihnen diese Symptome deutlich machen? — Themenbereich 7

5. Eine Schwellung innerhalb des kindlichen Luftwegs kann einen dramatischen Verlauf nehmen. Nennen Sie die anatomischen und physiologischen Besonderheiten des kindlichen Luftwegs, die dies begründen. — Themenbereich 7

6. Um in der Beurteilung und Diagnostik von pädiatrischen Patienten sicher zu sein, bedarf es Kenntnisse der veränderten Parameter im Bereich der Herz- und Atemfrequenzen. Nennen Sie die jeweiligen Normwerte der entsprechenden Altersstufen (NG, SG, KK). — Themenbereich 7

7. Welche Verdachtsdiagnose stellen Sie und wie sehen Ihre und die notärztlichen medikamentösen Therapien aus? Erläutern Sie Ihre Ausführungen inklusive möglicher relevanter Nebenwirkungen und Kontraindikationen. — Themenbereich 7

8. Nennen Sie denkbare Differenzialdiagnosen zur kindlichen Luftnot und begründen Sie kurz Ihre Arbeitsdiagnose. — Themenbereich 7

9. Nach dem Eintreffen des Notarztes soll das Kind einen Gefäßzugang erhalten. Der Notarzt kann jedoch keine Vene finden. Welche alternativen Zugangswege kennen Sie? Nennen Sie die beiden am häufigsten eingesetzten Hilfsmittel und analysieren Sie Vor- und Nachteile. — Themenbereich 7

10. Aufgrund der Schwere des Falls und der fehlenden Medikamentenwirkung entscheidet sich der Notarzt zur Narkose und Atemwegssicherung. Nennen Sie drei Kriterien, die diese Entscheidung begründen. — Themenbereich 7

3.2 Fallbeispiel: Hypertensiver Notfall

Sie werden zu einem Notfall mit der **Einsatzmeldung** „unklare Kreislaufprobleme" alarmiert. Der Notarzt ist zurzeit nicht vorgesehen.

Ihr Einsatzort befindet sich in einer Neubausiedlung in Feldrandlage in einer Stadt mit 18.000 Einwohnern. Komplikationslos erreichen Sie den Einsatzort und werden von der Frau des Patienten auf der Straße in Empfang genommen. Sie berichtet Ihnen bereits beim Aussteigen aus dem RTW von einer verbalen Auseinandersetzung Ihres Mannes mit dem Nachbarn. Man befinde sich auch im Rechtsstreit.

Die Ehefrau geleitet Sie auf die Terrasse des gepflegten, freistehenden Einfamilienhauses. Dort sitzt ein adipöser, ca. 50-jähriger Mann auf einem Gartenstuhl, hat einen Eimer in den Händen und erbricht sich mehrfach. Er wirkt schwer krank, der Kopf ist hochrot verfärbt und er wirkt apathisch. Im ersten Eindruck schätzen Sie den Patienten als kritisch krank ein. Sie beurteilen im **ABCDE** einen freien Atemweg: schnelle, flache Atmung, AF ca. 23/Min., Patient erbricht, unauffälliger Auskultationsbefund, SpO_2 96 %. Peripherer Puls schnell sowie gut und sehr kräftig tastbar, Haut kaltschweißig. Der Patient präsentiert eine faziale Parese auf der rechten Seite. Die Sprache ist leicht verwaschen. Ansonsten ist er zur Person, Zeit und Ort orientiert und berichtet über stärkste Kopfschmerzen. BZ 123 mg/dl, kein Fieber.

Sie verabreichen Sauerstoff und Ihr Kollege bereitet den Transport vor. Sie führen parallel sowohl eine Eigen- als auch Fremdanamnese durch und komplettieren das **Monitoring:** Der oszillometrisch gemessene Blutdruck beträgt 260/110 mmHg bei vorbekannter arterieller Hypertonie und Adipositas. EKG Sinusrhythmus, HF 110/Min. Der Patient verneint vorbekannte Allergien. Vom Hausarzt verordnet nimmt der Patient einen Betablocker, einen ACE-Hemmer und ein Diuretika. Als **bekannte Erkrankungen,** die hausärztlich behandelt werden, gibt er eine arterielle Hypertonie, ein Schlafapnoesyndrom, eine Herzinsuffizienz und einen leichten Diabetes mellitus Typ 2 an. Seine letzte Mahlzeit habe er vor 1 Std. eingenommen, Stuhlgang und Wasserlassen funktionieren normal. Er berichtet ebenfalls von einer heftigen Auseinandersetzung mit dem Nachbarn. **Risikofaktoren** sind das Übergewicht, die Blutzuckererkrankung, das Apnoesyndrom und eine positive Familienanamnese für Herz-Kreislauf-Erkrankungen.

Fragen

1. Differenzieren Sie am vorliegenden Fall die Begriffe „hypertensiver Notfall“ und „hypertensive Krise“. Ordnen Sie den Patienten entsprechend ein. Begründen Sie Ihre Entscheidung. Themenbereich 7

2. Mit welchen Komplikationen sollten Sie bei diesem Patienten rechnen? Begründen Sie Ihre Ausführungen. Themenbereich 7

3. Dieser Patient zeigt ein neurologisches Defizit. Welche Untersuchungen sollten Sie durchführen? Themenbereich 7

4. Der Patient hat eine bekannte arterielle Hypertonie. Wie ist diese definiert? Themenbereich 7

5. Welche Basismaßnahmen führen Sie bei diesem Patienten durch? Themenbereich 7

6. Das neurologische Defizit in Kombination mit den gemessenen Blutdruckwerten kann auch als Symptom gewertet werden. Nennen Sie den bei erhöhtem Hirndruck auftretenden Reflex und nennen Sie das im Fall fehlende Symptom. Themenbereich 7

7. Im Rahmen Ihrer Kompetenzen entscheiden Sie sich für eine medikamentöse Senkung des Blutdrucks. Welche allgemeinen Regeln für das Senken des Blutdrucks im vorliegenden Fall beachten Sie? Begründen Sie Ihre Entscheidung. Themenbereich 7

8. Sie haben neben der manuellen Blutdruckmessung auch eine NIPB-Einheit zur Verfügung und platzieren diese am Patienten. Welche Fehlerquellen sollten Sie in diesem Fall kennen? Worauf achten Sie bei diesem Patienten? Themenbereich 7

9. Sie entscheiden sich für den Einsatz von Urapidil. Beschreiben Sie am vorliegenden Fall den Ablauf der Anwendung und die Grenzwerte gemäß Algorithmus. Themenbereich 7

10. Der Patient möchte, dass Sie Nitrospray applizieren. Welche Argumente führen Sie an, um ihm darzustellen, dass dies nicht das korrekte Medikament in seiner Situation ist? Themenbereich 7

3.3 Fallbeispiel: Schwere anaphylaktische Reaktion

Sie werden parallel mit einem Hintergrundnotarzt in eine radiologische Gemeinschaftspraxis alarmiert. Die **Einsatzmeldung,** die von der Leitstelle übermittelt wird, lautet: „Anaphylaxie". Die Anfahrt erfolgt komplikationslos mit Sondersignal.

Ihr Einsatzort befindet sich in einem Wohn- und Geschäftshaus nahe der Innenstadt und an einer vielbefahrenen Straße gelegen. Die Praxis ist Ihnen aus dem täglichen Krankentransport bestens bekannt, Sie finden sich gut zurecht und betreten nur wenige Minuten nach dem Alarm die Praxis. Eine Angestellte nimmt Sie aufgeregt in Empfang und führt Sie in ein kleines Behandlungszimmer.

Dort sehen sie eine ca. 35-jährige Patientin auf einer Untersuchungsliege sitzen, sie ist blass, der Kopf fällt immer wieder zur Seite und der ebenfalls anwesende Radiologe stützt sie und verhindert so, dass die Patientin zur Seite und von der Liege fällt. Ein vaskulärer Gefäßzugang liegt am linken Unterarm und eine 100 ml Kurzinfusion ist angeschlossen.

Sie beginnen umgehend mit Ihrer **Initialbeurteilung** nach ABCDE: freier Atemweg, AF ca. 30/Min. bei auskultatorisch deutlich hörbarer Spastik. Die peripher angelegte Sauerstoffsättigung zeigt „kein Signal". Peripherer Puls nicht tastbar, an der Carotisarterie tasten Sie einen schnellen Puls, Haut blass, schweißig und kühl. Die Rekap.-Zeit ist mit 4–5 Sek. deutlich verlängert. Patientin somnolent mit einem GCS von 12 Punkten, weite Pupillen, träge Reaktion auf Licht. BZ 100 mg/dl.

Der Radiologe berichtet von einer geplanten Angiografie. Nach Anlage der Kurzinfusion mit dem Kontrastmittel habe ihn kurze Zeit später seine Mitarbeiterin gerufen und er die Patientin im jetzigen Zustand vorgefunden.

Sie stufen die Patientin als kritisch krank ein und haben bereits im Ablauf Ihrer ersten Beurteilung Sauerstoff über eine High-Flow-Maske gegeben. Die Kurzinfusion mit dem noch laufenden Kontrastmittel haben Sie entfernt und nutzen nun den liegenden vaskulären Zugang, um eine kristalloide Infusionslösung zu applizieren. Ihre Verdachtsdiagnose lautet „schwere anaphylaktische Reaktion".

Fragen

1. Welche therapeutische Maßnahme ist Mittel der ersten Wahl? Begründen Sie Ihre Antwort. Themenbereich 7

2. Nennen Sie die Stadieneinteilung der Anaphylaxie und ordnen Sie die jeweiligen Symptome zu. Welches Stadium passt zur Patientin im Fallbeispiel? Themenbereich 7

3. Die Patientin zeigt einen eindeutigen Auskultationsbefund. Worauf deutet dieser hin und welche medikamentösen Therapieansätze kommen für Sie infrage? Themenbereich 7

4. Beschreiben Sie das korrekte Vorgehen bei der intramuskulären Medikamentengabe. Themenbereich 7

5. Welche Komplikationen antizipieren Sie bei Ihrer Patientin und wie bereiten Sie sich darauf vor? Themenbereich 7

6. Nennen Sie das Medikament, das im Rahmen der Anaphylaxie als Mittel der Wahl gegeben werden sollte. Welche Applikationswege sind möglich? Diskutieren Sie Vor- und Nachteile der verschiedenen Applikationswege. Themenbereich 7

7. Sollte sich der Zustand der Patientin weiter verschlechtern, so ist es denkbar, dass eine Narkose und Atemwegssicherung nötig werden. Welche Besonderheiten gilt es, in diesem Fall zu beachten? Begründen Sie. Themenbereich 7

8. Beschreiben Sie anhand des Falls die pathophysiologischen Abläufe der Anaphylaxie. Themenbereich 7

9. Welcher Schockform wird der anaphylaktische Schock zugeordnet? Begründen Sie Ihre Antwort. Themenbereich 7

10. Im Rahmen der notärztlichen Behandlung kommen u. U. weitere Medikamente zum Einsatz. Nennen Sie diese und die jeweilige Dosierung. Themenbereich 7

3.4 Fallbeispiel: Leitsymptom „Dyspnoe"

Sie werden an einem kalten Wintertag durch Ihre Leitstelle mit der **Einsatzmeldung** „Luftprobleme" alarmiert. Der Einsatzort befindet sich am Rand Ihres Rettungsdienstbereichs und ist mit Sondersignal gerade so innerhalb der Hilfsfrist erreichbar.

Sie erreichen den Einsatzort, ein Reiheneckhaus. Die Haustür steht offen. Unter Berücksichtigung des Eigenschutzes, der Nennung Ihres Namens sowie Ihrer Funktion betreten Sie das Haus. Aus dem hinteren Gebäudeteil, vermutlich dem Wohnzimmer, antwortet Ihnen eine männliche Stimme und bittet Sie in abgehackten Sätzen zu ihm zu kommen und zu helfen. Im gesamten Haus riecht es nach kaltem Zigarettenrauch.

Im Wohnzimmer sitzt ein 55-jähriger Mann in einem Sessel, er sitzt leicht vorne übergebeugt und stemmt beide Hände nach hinten. Der Mann ist schlank und der Thorax wirkt fassförmig. Er atmet sehr angestrengt und wirkt schwer krank. Zwischendurch wird er immer wieder von Hustenanfällen geschüttelt und berichtet in Zwei-Wort-Sätzen von zunehmender Atemnot in den letzten Stunden.

In der **Initialbeurteilung** erheben Sie folgende Parameter: freier Atemweg, sehr trockene Schleimhäute. Schnelle, flache Atmung, AF ca. 27/Min. Deutlich verlängertes Exspirium, auskultatorisch ist es über allen Lungenabschnitten sehr leise und kaum etwas zu hören. SpO_2 85 % unter Raumluft.

Sie entscheiden sich für die Gabe von zunächst 2 l/Min. Sauerstoff via Nasenbrille mit dem Hinweis, dass die Oxygenierung immer wieder reevaluiert werden muss.

Die Beurteilung der Kreislaufsituation ergibt einen schnellen und gut tastbaren Puls, die Haut ist sehr trocken, es imponieren stehende Hautfalten und sie fühlt sich sehr warm an.

Der Patient ist trotz seiner akuten Luftnot wach und allseits orientiert, die Pupillen sind isokor und reagieren prompt auf Licht. Er zeigt kein neurologisches Defizit. Die tympanal gemessene Temperatur beträgt 38,8 °C. Der Patient berichtet, dass er laut seinem Hausarzt eine chronische Bronchitis habe und er entsprechende Medikamente einnehme. Die hätten jedoch alle nichts geholfen, als es heute so schlecht wurde. Sie ordnen zunächst die Vorbereitung und Anlage einer Verneblermaske mit dem hier indizierten Medikament an.

Weiterhin wird parallel zur Anamnese das **Monitoring** vervollständigt: RR 160/90 mmHg, EKG Sinustachykardie 140/Min., SpO_2 weiterhin nur 86 %.

Fragen

1. Wie schätzen Sie diesen Patienten ein? Erläutern Sie Ihre Entscheidung anhand der vorliegenden Symptome. — Themenbereich 7

2. Welche Verdachtsdiagnose haben Sie und was begründet Ihren Verdacht? — Themenbereich 7

3. Sie haben sich früh für eine Sauerstofftherapie entschieden. Was gilt es hier zu beachten und mit welcher relevanten Komplikation sollten Sie rechnen? — Themenbereich 7

4. Diskutieren Sie die Vor- und Nachteile einer endtidalen CO_2-Messung beim wachen Patienten, inklusive der limitierenden Faktoren. — Themenbereich 7

5. Welche inhalativen Medikamente sind in diesem Fall für Sie als Notfallsanitäter indiziert? Nennen Sie die jeweiligen Medikamente inklusive Wirkmechanismus, Nebenwirkungen und Kontraindikationen. — Themenbereich 7

6. Der Algorithmus für den obstruktiven Atemweg sieht weitere Maßnahmen vor. Nennen Sie Basis- und erweiterte Maßnahmen. — Themenbereich 7

7. Sollte die medikamentöse Therapie nicht zum Erfolg führen, stehen mit einem CPAP- oder NIV-System weitere Optionen zur Verfügung. Nennen Sie die Indikationen und Kontraindikationen für eine CPAP- und NIV-Therapie. — Themenbereich 7

8. Beschreiben Sie das Vorgehen beim Einsatz eines NIV-Systems, inklusive der nötigen einzustellenden Parameter. — Themenbereich 7

9. Differenzieren Sie COPD und Asthma anhand des vorliegenden Fallbeispiels. — Themenbereich 7

10. Durch den Notarzt können alternativ weitere Medikamente eingesetzt werden. Nennen Sie typische Medikamente, die als Ultima Ratio eingesetzt werden können. — Themenbereich 7

3.5 Fallbeispiel: Leitsymptom „Krampfanfall"

Sie werden mit der **Einsatzmeldung** „bewusstlose Person" alarmiert. Der Einsatzort ist ein Restaurantbetrieb in einem örtlichen Einkaufszentrum. Die Anfahrt erfolgt mit Sondersignal, ein Notarzt steht zurzeit nicht zur Verfügung. Bei Eintreffen erwartet Sie bereits ein Mitarbeiter des Sicherheitsdienstes, um Sie zum Einsatzort zu bringen. Er berichtet, dass der Patient laut Aussage der Restaurantmitarbeiter plötzlich umgefallen sei und am ganzen Körper gezittert habe. Nun wäre er nicht mehr ansprechbar. Nach ca. 2 Min. Fußmarsch durch das Einkaufszentrum erreichen Sie den Patienten. Er liegt auf dem Fußboden in Rückenlage, ein schnarchendes Atemgeräusch imponiert und er ist bewusstlos. Aufgrund dieses Eindrucks stufen Sie ihn zunächst als potenziell kritisch ein.

Nachdem Sie die Einsatzstelle als sicher beurteilt haben, beginnen Sie mit Ihrer **Initialbeurteilung:** Der Atemweg scheint partiell verlegt und Sie öffnen den Atemweg zunächst mit dem Esmarch-Handgriff. Ein Zungenbiss ist sichtbar. Der Thorax hebt sich seitengleich, Atemfrequenz leicht erhöht, SpO_2 92 %. Auskultatorisch ist ein seitengleiches, vesikuläres Atemgeräusch zu hören. Peripherer Puls gut tastbar, Frequenz tachykard, aber rhythmisch. Haut schweißig und etwas kühl, Rekap.-Zeit 2 Sek. Bewusstloser Patient, keine Reaktion auf Schmerzreiz, BZ 88 mg/dl.

Auf kurze Nachfrage bestätigen die Mitarbeiter des Restaurants den bereits geschilderten Ablauf. Weiterhin hat der Patient offensichtlich eingenässt. Noch während Ihrer Untersuchung beginnt der Patient erneut generalisiert tonisch-klonisch zu krampfen.

Fragen

1. Der Patient zeigt einen generalisierten tonisch-klonischen Anfall. Beschreiben Sie diese Art des Anfalls, nennen Sie weitere Anfallsformen und differenzieren Sie diese in ihrer Symptomatik und der Pathophysiologie. Themenbereich 7

2. Welche typischen Ursachen für ein Krampfgeschehen kennen Sie und welche Ursachen kommen im vorliegenden Fall in Betracht bzw. welche können Sie ausschließen? Begründen Sie. Themenbereich 7

3. Befindet sich der Patient im Status epilepticus? Begründen Sie Ihre Antwort und erläutern Sie die Definition. Ab welchem Zeitpunkt kommt es zu neuronalen Schädigungen bei einem Status epilepticus? Themenbereich 7

4. Welche Applikationswege für Medikamente zur Anfallsdurchbrechung werden üblicherweise genutzt und sind denkbar? Welche Vor- und Nachteile haben die verschiedenen Wege? Themenbereich 7

5. Der Patient befindet sich im akuten Krampfanfall. Welche Therapieoptionen haben Sie als Notfallsanitäter? Beschreiben Sie Ihr Algorithmen-basiertes Vorgehen im konkreten Fall. Themenbereich 7

6. Der Patient zeigte initial ein schnarchendes Atemgeräusch. Welche Maßnahmen sind geeignet, den Luftweg (dauerhaft) offenzuhalten bzw. zu öffnen? Beschreiben Sie die jeweils korrekte Anwendung. Themenbereich 7

7. Diskutieren Sie die Anwendung der stabilen Seitenlage und Alternativen am beschriebenen Fall. Themenbereich 7

8. Welche Medikamente dürfen Sie als Notfallsanitäter in diesem Fall applizieren? Nennen Sie die Medikamente, inklusive Wirkungsweise, Kontraindikationen und Nebenwirkungen. Themenbereich 7

9. Der Patient ist von seinem Stuhl im Restaurant gefallen. Welche diagnostische Maßnahme sollten Sie daher zwingend durchführen? Themenbereich 7

10. Sollte der Krampfanfall medikamentös nicht zu durchbrechen sein, so wird seitens des Notarztes vermutlich welche Intervention erfolgen? Welche Medikamente sind hier dann zu bevorzugen und entsprechen der Leitlinienempfehlung? Themenbereich 7

3.6 Fallbeispiel: Sturz vom Mountainbike

Im Rahmen eines Mountainbike-Wettbewerbs sichern Sie die Veranstaltung sanitätsdienstlich mit einem RTW ab. Die Veranstaltung findet ca. 50 km von der nächsten Großstadt entfernt statt. Ein Krankenhaus der Grund- und Regelversorgung mit 120 Betten ist in 5 Min. erreichbar. Sie erhalten während der laufenden Veranstaltung folgende **Einsatzmeldung:** „Radfahrer schwer gestürzt". Die Anfahrt erfolgt mit Sonderrechten und der Einsatzort befindet sich am Ende eines felsigen Streckenabschnitts. Die Einsatzstelle ist sicher und Sie sehen noch aus Ihrem RTW einen jungen Mann auf der Strecke liegen. Der Kopf ist nicht mehr behelmt, der Helm liegt 10 m entfernt ebenfalls auf der Strecke.

Beim Herantreten imponiert eine große, stark blutende Kopfplatzwunde links temporal. Der Patient ist bewusstlos.

Sie beginnen umgehend mit der **Initialbeurteilung** und weisen Ihren Teampartner an, den Kopf in Neutralposition zu fixieren. Die Blutung am Kopf stammt aus einer ca. 5 cm langen Platzwunde. Diese stillen Sie mit einer iTClamp®. Sie stellen ein schnarchendes Atemgeräusch fest und weisen Ihren Teampartner an, einen modifizierten Esmarch-Handgriff durchzuführen. Weiter sehen Sie langsame und unregelmäßige Atmung, der Thorax hebt und senkt sich jedoch seitengleich, beidseits ist ein vesikuläres Atemgeräusch auskultierbar, die SpO_2 liegt bei 90 %. Sie geben dem Patienten zunächst 15 l Sauerstoff über eine High-Flow-Maske. Der Thorax zeigt keinerlei Prellmarken, Krepitation oder Wunden.

Der Puls ist eher langsam zu tasten, die Qualität ist gut und kräftig. Keine Rhythmusstörungen. Haut trocken und warm, Rekap.-Zeit 2 Sek. Aufgrund der guten Venenverhältnisse legen Sie direkt einen vaskulären Gefäßzugang und infundieren kristalloide Infusionslösung. Die weitere Untersuchung der großen Blutungsräume ergibt keinen pathologischen Befund. Der Patient trägt überall am Körper professionelle Protektoren.

Die GCS des Patienten beträgt 3 Punkte. Anisokorie links > rechts, pathologisches Atemmuster in Form einer Cheyne-Stoke Atmung. Das Aufschneiden der spärlichen Bekleidung ergibt außer oberflächlichen Abschürfungen keine weiteren Verletzungen. Sie decken den Patienten zu und fordern zügig ein weiteres, arztbesetztes Rettungsmittel nach und bereiten alles für eine Immobilisation vor. Der Patient wird von Ihnen als kritisch eingestuft und es wird ein schweres Schädel-Hirn-Trauma vermutet.

Die Umstehenden haben Ihnen parallel den Unfallmechanismus detailliert geschildert. Das Vorderrad habe blockiert, der Patient sei über den Lenker geworfen worden und auf einer Strecke von etwa 20 m mehrfach aufgeschlagen. Bereits beim ersten Bodenkontakt habe er den Helm verloren.

Fragen

1. Beschreiben Sie das allgemeine Vorgehen im Rahmen der Untersuchung und Beurteilung von Traumapatienten und begründen Sie die nötigen und durchgeführten Maßnahmen. Themenbereich 7

2. Welche Gefahr existiert im konkreten Fall in Bezug auf den Atemweg und welche Möglichkeiten stehen Ihnen zur Intervention zur Verfügung? Themenbereich 7

3. Der Patient zeigt neben der Bewusstlosigkeit noch weitere Symptome, die eine lebensbedrohliche Verletzung unterstreichen. Nennen Sie diese und erläutern Sie kurz den pathophysiologischen Zusammenhang. Themenbereich 7

4. Welche Kriterien werden in der Glasgow Coma Scale (GCS) überprüft? Beschreiben Sie die Inhalte der GCS. Themenbereich 7

5. Nennen Sie sichere Zeichen eines erhöhten Hirndrucks mit ihren terminalen Symptomen und nennen Sie die bei diesem Patienten sichtbare Trias und die zugehörigen Symptome. Themenbereich 7

6. Welche Folgen kann die Anlage eines HWS-Stützkragens im Rahmen des Schädel-Hirn-Traumas mit sich bringen? Nennen Sie mögliche Alternativen. Themenbereich 7

7. Der Patient zeigt eine schlechte SpO_2. Warum ist dies im konkreten Fall ein relevanter Parameter und was sollte Ihr schnellstmögliches Ziel sein? Begründen Sie. Themenbereich 7

8. Welche Maßnahme steht Ihnen zur Verfügung, um die beschriebene langsame Atemfrequenz ggf. zu optimieren? Anhand welcher Parameter entscheiden Sie sich zur Durchführung? Begründen Sie. Themenbereich 7

9. Welche der beschriebenen Symptome gelten laut der aktuellen S3 Leitlinie als Indikation zur Intubation und Beatmung? Themenbereich 7

10. Welches arztbesetzte Rettungsmittel ist hier Mittel der Wahl? Begründen Sie. Themenbereich 7

3.7 Fallbeispiel: Isolierte offene Extremitätenfraktur

Sie werden an einem warmen Sommertag mit Ihrem RTW auf der Rückfahrt von einem Krankentransport zu einem Verkehrsunfall alarmiert. Der Disponent ergänzt in der **Einsatzmeldung,** dass es sich um einen Unfall zwischen einem Fußgänger und einem Pkw handelt. Der Einsatzort ist ein städtisches Naherholungsgebiet, das sich in Stadtrandlage befindet. Ihre Anfahrtszeit beträgt ca. 7 Min. und ein NA ist nicht mit alarmiert. Das nächste lokale Traumazentrum ist in 5 Min. zu erreichen, das Krankenhaus der Maximalversorgung steht in 15 Min. zur Verfügung.

Bei Eintreffen an der Einsatzstelle bietet sich Ihnen folgendes Bild: Ein Pkw steht mit eingeschalteter Warnblinkanlage am rechten Fahrbahnrand. Der Verkehr in beide Richtungen steht und ein Beamter der Landespolizei kümmert sich um die Absicherung. Ein weiterer Beamter versorgt als Ersthelfer eine vor dem Pkw liegende Person.

Sie stufen die Einsatzstelle als sicher ein. Beim Aussteigen und Herantreten an die verletzte Person werfen Sie einen schnellen Blick auf den Pkw. Die Fahrzeugfront zeigt keine Deformation oder andere offensichtliche Schäden.

Der Patient ist männlich, ca. 30 Jahre alt und normalgewichtig. Er begrüßt Sie mit schmerzverzerrtem Gesicht und bittet Sie, ihm sofort etwas gegen die Schmerzen zu geben und sich um sein Bein zu kümmern. Weiterhin lehnt er eine Immobilisation der HWS konsequent ab. Ihr Blick wandert zwangsläufig auf die unteren Extremitäten. Sie sehen eine offenbar dislozierte Unterschenkelfraktur an der rechten unteren Extremität. Die Hose ist an der Stelle leicht blutig.

Sie erklären dem Patienten, dass Sie sich jetzt um ihn kümmern und beginnen mit Ihrer **Initialbeurteilung:** Der Patient hat einen freien Atemweg und spricht mit Ihnen. Der Thorax hebt und senkt sich deutlich sichtbar in einer etwas schnelleren Frequenz. auskultatorisch seitengleich belüftet, keinen Hinweis auf eine Verletzung des Thorax insgesamt. Puls peripher tachykard und rhythmisch tastbar, Haut warm und unauffällig. Keine signifikante Blutung. Die Untersuchung der großen Blutungsräume zeigt keine weiteren Verletzungen.

Der Patient spricht mit Ihnen und erläutert den Unfallhergang: Er sei auf dem Weg über die Straße gewesen, als der Pkw um die Kurve gekommen sei. Der Fahrer sei offenbar mit seinem Handy beschäftigt gewesen und habe erst im letzten Moment eine Bremsung einleiten können. Der Pkw habe den Patienten dann noch mit der Stoßstange erfasst und ihn zu Boden geworfen. GCS 15 Punkte, Pupillen isokor und prompte Reaktion auf Licht. Da der Patient ein T-Shirt trägt, entscheiden Sie sich, lediglich noch schnell die Hose aufzuschneiden. Hier bestätigt sich Ihr erster Eindruck und Sie sehen eine dislozierte, offene Unterschenkelfraktur. Es sind sowohl Tibia als auch Fibula deutlich sichtbar, die Wundfläche hat einen Durchmesser von etwa 10 cm. Eine Blutung ist derzeit nicht sichtbar. Der Patient gibt an, seinen Fuß nicht mehr richtig zu fühlen. Sie tasten an der betroffenen Extremität keinen Puls. Der Patient gibt einen NAS-Wert von 8–9 an. Der Unterschenkel ist insgesamt stark geschwollen und wirkt stark gespannt.

Sie sind sich mit Ihrem Teampartner einig, dass der Patient nicht lebensbedrohlich verletzt ist, und beginnen mit der weiteren Untersuchung und Behandlung. Die **Anamnese** ergibt, dass es sich um einen gesunden jungen Mann ohne Vorerkrankungen und Allergien handelt. Er nimmt keine Medikamente ein und hat vor ca. 30 Min. zu Mittag gegessen.

Fragen

1. Beschreiben Sie die Untersuchungsschritte nach der initialen Beurteilung bei nichtkritischen Traumapatienten und isolierter Extremitätenfraktur. Themenbereich 7
2. Welchen Grad der offenen Fraktur zeigt der Patient? Begründen Sie Ihre Annahme. Themenbereich 7
3. Bei der vorliegenden Extremitätenfraktur kann es zu einem Blutverlust kommen. Wie groß kann dieser sein? Themenbereich 7
4. Man unterscheidet sichere und unsichere Frakturzeichen. Nennen Sie die geschilderten Frakturzeichen und teilen Sie diese ein. Themenbereich 7
5. Welche Maßnahmen sollten bei Bewertung aller vorliegenden Informationen noch am Unfallort erfolgen? Begründen Sie Ihre Entscheidung und erklären Sie die Durchführung. Themenbereich 7
6. Aufgrund der Schmerzsituation entscheiden Sie sich zum Einleiten einer Schmerztherapie mit Esketamin. Beschreiben Sie Ihr komplettes Vorgehen gemäß Algorithmus. Themenbereich 7
7. Nach erfolgreicher Schmerztherapie und allen weiteren abgeschlossenen Maßnahmen muss die Extremität immobilisiert werden. Welche Hilfsmittel zur Schienung kennen Sie? Nennen Sie mindestens drei und beschreiben Sie das korrekte Anwenden eines Tools Ihrer Wahl. Themenbereich 7
8. Wie gehen Sie mit einer stark verunreinigten Wunde um? Beschreiben Sie Ihr Vorgehen. Themenbereich 7
9. Der Patient zeigt am betroffenen Unterschenkel weitere Symptome, die Anlass zur Besorgnis geben. Auf welches Syndrom weisen diese hin, wo tritt dies häufig auf und welche Gefahr geht davon zusätzlich aus? Themenbereich 7
10. Stellen Sie sich vor, dass nach Intervention plötzlich eine massive Blutung auftritt und Sie sich für die Anlage eines Tourniquets entscheiden. Beschreiben Sie die korrekte Anwendung dieses Hilfsmittels und nennen Sie häufige Fehler in der Anwendung. Themenbereich 7

3.8 Fallbeispiel: Leitsymptom „Bauchschmerz"

An einem Sonntagnachmittag werden Sie zu einem Notfalleinsatz mit der **Einsatzmeldung** „akutes Abdomen" alarmiert. Nach einer 5-minütigen Anfahrt mit Sondersignal erreichen Sie Ihren Einsatzort. Vor der Haustür der imposanten Stadtvilla erwartet Sie bereits ein Mann mittleren Alters und führt Sie in das Wohnzimmer des Hauses. Auf dem Sofa liegt eine leicht adipöse Frau, die sich vor Schmerzen krümmt und den Bauch hält. Vor dem Sofa steht ein Eimer mit Erbrochenem. Ihren ersten Eindruck formulieren Sie gegenüber Ihrem Teampartner als potenziell kritisch.

Sie beginnen umgehend mit der **Initialbeurteilung:** Die Patientin ist wach und spricht, somit ist der Atemweg frei und nicht bedroht. Atmung schnell und flach, Tidalvolumen bei gut sichtbarer Thoraxhebung ausreichend. SpO_2 99 %, auskultatorisch kein Hinweis auf pathologische Veränderungen. Die Patientin erhält trotzdem zunächst Sauerstoff über eine High-Flow-Maske. Puls peripher gut und rhythmisch tastbar, Frequenz ca. 100/Min. Haut kaltschweißig.

Sie entscheiden sich bei sehr guten Venenverhältnissen für die Anlage eines venösen Zugangs. Neurologisch ist die Patientin komplett unauffällig, jedoch fällt eine leichte gelb Färbung der Skleren auf. Tympanale Messung der Körpertemperatur 37,2 °C, BZ 130 mg/dl. Als Leitsymptom formulieren Sie akute abdominelle Schmerzen und schätzen die Patientin weiterhin als kritisch ein.

Gemeinsam mit Ihrem Teamkollegen überdenken Sie kurz mögliche Differenzialdiagnosen und beginnen mit Ihrer weiteren **Anamnese** und **Untersuchung:** Die Patientin berichtet unter Schmerzen, dass die Beschwerden vor gut 15 Min. nach dem Mittagessen angefangen hätten. Die Situation sei seit Beginn der Beschwerden unverändert, sie seien durch nichts beinflussbar. Den Schmerz beschreibt sie als stark und wellenförmig und eher rechts im Bauch lokalisiert. Auf der Schmerzskala gibt sie einen Wert von 9 an. Allergien bestünden nur gegen Hausstaubmilben. In der Vormedikation habe sie einen Betablocker bei bekannter arterieller Hypertonie eingenommen. Eben diese Hypertonie und ein Gallensteinleiden seien bekannt. Die letzte Mahlzeit habe sie eine halbe Stunde vor Beginn der Schmerzen eingenommen. Es habe Rinderroulade mit Kartoffelklößen gegeben. Sie habe eher hellen Stuhlgang und das Wasserlassen sei völlig normal. Eine Schwangerschaft könne ausgeschlossen werden.

Als **Risikofaktoren** bestehen die Adipositas, die arterielle Hypertonie, eine positive Familienanamnese für Herz-Kreislauf-Erkrankungen und ein mäßiger Nikotinabusus. Während Ihr Teampartner das Monitoring vervollständigt, beginnen Sie mit Ihrer körperlichen Untersuchung, bewerten im Team die erhobenen Befunde, entscheiden sich für eine Verdachtsdiagnose, stufen die Patientin ein und beginnen sich über die Therapie Gedanken zu machen.

Fragen

1. Nach Ihrer initialen Beurteilung überdenken Sie mögliche Diagnosen. Nennen Sie mindestens 10 zu diesem Zeitpunkt denkbare Differenzialdiagnosen. Themenbereich 7

2. Welche Akronyme nutzen Sie in Ihrer Anamneseerhebung? Erläutern Sie diese und teilen Sie die entsprechenden Befunde zu. Themenbereich 7

3. Beschreiben Sie Ihr Vorgehen bei der Untersuchung des Abdomens und begründen Sie ggf. die Reihenfolge. Themenbereich 7

4. Die Patientin nennt ein Gallensteinleiden in der Anamnese. Wie wahrscheinlich ist unter Bezug auf alle Befunde und typische Patientengruppen diese Verdachtsdiagnose? Begründen und erläutern Sie Ihre Entscheidung. Themenbereich 7

5. Welche diagnostischen Maßnahmen sollten mit Blick auf den Ausschluss kritischer Diagnosen wie Myokardinfarkt und Aortendissektion im Rahmen des Monitorings durchgeführt werden? Beschreiben Sie vollständig die jeweiligen Maßnahmen in der korrekten Durchführung. Themenbereich 7

6. Im Rahmen der Untersuchung überprüfen Sie auch das Murphy-Zeichen. Beschreiben Sie den Ablauf der Untersuchung und einen positiven Befund. Themenbereich 7

7. Welche Basismaßnahmen zur Anwendung bei Patienten mit abdominellen Beschwerden sind Ihnen bekannt? Themenbereich 7

8. Bei entsprechender Schmerzsituation steht Ihnen als Notfallsanitäter eine SOP zur Verfügung. Beschreiben Sie Ihr Vorgehen im entsprechenden Algorithmus unter Nennung der jeweiligen Medikamente und deren Dosierung. Themenbereich 7

9. Beschreiben Sie die typische Schmerzform, Schmerzlokalisation und Schmerzausstrahlung bei akuter Gallenkolik. Themenbereich 7

10. Welche Gefahr besteht im Endstadium einer rezidivierenden Entzündung der Gallenblase? Nennen Sie hierfür die charakteristischen Schmerzverläufe. Themenbereich 7

3.9 Fallbeispiel: Reanimation nach Thoraxschmerz

Eine Alarmierung zu einem Notarzteinsatz mit der **Einsatzmeldung** „Reanimation" erreicht Sie und Ihren Teampartner während des Mittagessens. Die Einsatzadresse ist eine bekannte hausärztliche Praxis in Ihrem Versorgungsbereich, die Anfahrtszeit beträgt knappe 10 Min. Die Leitstelle teilt Ihnen kurz vor dem Eintreffen mit, dass ein Notarzt bodengebunden zurzeit nicht zur Verfügung steht und der RTH des Nachbarkreises mit einer Anflugzeit von ca. 17 Min. den Einsatz übernimmt.

Nach Ihrem Eintreffen bietet sich Ihnen folgendes Bild: Im Wartezimmer liegt ein ca. 60-jähriger Patient auf dem Fußboden und wird von einer Arzthelferin reanimiert. Der Arzt sitzt am Kopfende und beatmet den Patienten via Beutel-Maske im Rhythmus 2 Beatmungen nach 30 Thoraxkompressionen. Die Thoraxkompressionen der Helferin wirken insuffizient. Sie sprechen sich kurz mit Ihrem Teampartner ab und er übernimmt umgehend die Thoraxkompressionen. Der Arzt wirkt offensichtlich erleichtert über Ihr Eintreffen. Sie platzieren die Elektroden für die Defibrillation auf dem Thorax des Patienten und leiten darüber die erste Rhythmusanalyse ein. Auf dem Monitor erkennen Sie eine langsame und verbreiterte Herzaktion. Nachdem Sie eine kurze erfolglose Pulskontrolle bei unterbrochener Thoraxkompression durchgeführt haben, führen Sie die Reanimation fort und sichern den Atemweg mit einer i-gel® Maske und konnektieren die endtidale Kohlendioxidmessung. Diese zeigt Ihnen einen Wert von 16 mmHg. Gemäß aktuellen Leitlinien führen Sie die Reanimation fort und bereiten die jeweiligen Maßnahmen vor. Im Rahmen der Analyse der reversiblen Ursachen berichtet der Hausarzt, dass sich der Patient mit Thoraxschmerzen und dezenter, plötzlich aufgetretener Dyspnoe vorgestellt habe. Er habe noch kurz im Wartezimmer Platz nehmen müssen. Zur Untersuchung sei es dann nicht mehr gekommen, weil er im Wartezimmer kollabiert sei.

Durch den Hausarzt wird bei fortlaufender Reanimation die **Anamnese** bezüglich Vorerkrankungen und Medikation aus der Patientenakte geholt. Eine arterielle Hypertonie, eine rezidivierende Varikosis und eine vor etwa 8 Tagen ambulant durchgeführte Arthroskopie des linken Knies sind in der Akte dokumentiert. Seitdem ist der Patient arbeitsunfähig und relativ immobil zuhause. Zur Behandlung seiner arteriellen Hypertonie war lediglich ein Betablocker verordnet worden.

Bei weiterhin leitliniengerecht laufender Reanimation trifft nun der Hubschraubernotarzt ein. Sie übergeben den Patienten nach dem SINNHAFT-Schema. Der Notarzt und Sie sind sich mit Blick auf Vorerkrankungen, Patientengeschichte und Situation bezüglich der Verdachtsdiagnose einig und entscheiden sich nach Abwägung aller relevanten Punkte für eine präklinische Lysetherapie. Nach weiteren 15 Min. Reanimation steigt das endtidale CO_2 plötzlich auf 26 mmHg. Nach der dann im Ablauf durchgeführten Rhythmusanalyse und Pulskontrolle tasten Sie einen zentralen Puls an der A. carotis und beginnen umgehend mit der Postreanimationsbehandlung sowie der

Transportvorbereitung. Weiterhin melden Sie den Patienten in einem geeigneten Krankenhaus an. Nach Durchführung aller Maßnahmen und erfolgreichen Transport zum Fahrzeug beginnen Sie den Transport unter Notarztbegleitung.

Fragen

1. Welche Form des Kreislaufstillstands zeigt der Patient und wie ist diese charakterisiert? — Themenbereich 7

2. Beschreiben Sie die Durchführung einer leitliniengerechten Basisreanimation unter Verwendung folgender Begrifflichkeiten: Druckpunkt, Drucktiefe, Entlastung, Frequenz und Helferwechsel. — Themenbereich 7

3. Wann erfolgt bei diesem Patienten die Gabe von Adrenalin in welcher Dosierung? — Themenbereich 7

4. Beschreiben Sie die korrekte Einlage der i-gel® Maske und nennen Sie jeweils zwei Vor- und Nachteile des Systems. — Themenbereich 7

5. Sie verwenden eine endtidale CO_2-Messung. Nennen Sie die Vorteile im Rahmen der Reanimation und diskutieren Sie den Wert von 16 mmHg. — Themenbereich 7

6. Nennen und erläutern Sie die 4 H und HITS. — Themenbereich 7

7. Sie stellen im Rahmen der ersten Rhythmusanalyse eine PEA fest. Wie können Sie bereits jetzt differenzialdiagnostisch eine Vorauswahl treffen, ob hier eine intra- oder extrakardiale Ursache vorliegt? — Themenbereich 7

8. Welche diagnostischen und therapeutischen Maßnahmen sollten im Rahmen der Postreanimationsbehandlung durchgeführt werden? Nennen Sie außerdem die Richtwerte Sauerstoffsättigung, Blutdruck und Zucker sowie Kohlendioxidgehalt in der Ausatemluft. — Themenbereich 7

9. Nennen Sie die vermutliche Ursache für den Kreislaufstillstand und begründen Sie die Entscheidung zur Lyse. Was gilt es nach präklinischer Lyse zu beachten? — Themenbereich 7

10. Welches Krankenhaus ist für diesen Patienten geeignet? Begründen Sie Ihre Entscheidung. — Themenbereich 7

3.10 Fallbeispiel: Intoxikation

Während des Nachtdienstes an einem Freitagabend werden Sie um 3 Uhr morgens mit der **Einsatzmeldung** „Intoxikation unklarer Genese" alarmiert. Umgehend besetzen Sie den RTW und begeben sich zur Einsatzstelle. Diese befindet sich in einer Mehrfamilienhaussiedlung am Stadtrand. In einem 12-stöckigen Hochhaus finden Sie Ihre Patientin, eine 30-jährige junge Frau, nach etwas längerer Suche in einer Zwei-Zimmer-Wohnung. Ein Mann, vermutlich der Partner, hat Ihnen geöffnet und Sie und Ihren Teampartner zur Patientin gebracht. Diese liegt in Schlafzimmer auf dem Bett und ist offenbar bewusstlos.

Die Atmung ist vorhanden, jedoch langsam und flach. Sie beginnen umgehend mit der **Initialbeurteilung:** Atemweg frei, etwas Erbrochenes auf dem Bett, AF niedrig bei ca. 6/Min., SpO_2 84 %, auskultatorisch keine pathologischen Hinweise.

Sie weisen Ihren Teampartner an, die Patientin assistiert zu beatmen. Die Jugularvenen sind flach und nicht dargestellt. Der periphere Puls ist nicht tastbar, zentral ist ein schneller, flacher und rhythmischer Puls über der Karotisarterie zu fühlen. Sie entscheiden sich bei den vorliegenden Befunden für die sofortige Anlage eines peripheren Venenzugangs und alarmieren einen Notarzt. Dieser wird voraussichtlich ca. 15 Min. Anfahrtszeit benötigen. Aufgrund des schlechten Gefäßstatus scheitert der Punktionsversuch einer Vene.

Neurologische Beurteilung: GCS 3 Punkte (A: 1, V: 1, M: 1), Pupillen stecknadelkopfgroß und keine Reaktion auf Licht. BZ 98 mg/dl, Temperatur 37,0 °C. Bei einem schnellen Überblick fallen Ihnen an den oberen Extremitäten mehrere alte und frische Einstichstellen auf. Eine schnelle und orientierende **körperliche Untersuchung** ergibt keinen Hinweis auf ein Sturzereignis oder ein sonstiges Trauma. Auffällig ist noch eine Packung Tabletten, die auf dem Nachttisch liegt. Es handelt sich um Saroten® und ein Blister fehlt. Der in der Packung noch vorhandene Blister ist vollständig. Umgehend vervollständigen Sie das **Monitoring:** Sinusbradykardie 45/Min., mit hohen T-Wellen, SpO_2 unter assistierter Beatmung aktuell 97 %, RR 90/60 mmHg.

Die **Fremdanamnese** ergibt, dass das Pärchen seit Jahren Heroin konsumiert. Nach einem Streit habe der Mann das Haus verlassen, sei später zurückgekehrt und habe seine Freundin in diesem Zustand gefunden. Er habe dann sofort den Rettungsdienst alarmiert. Sonstige Vorerkrankungen oder Allergien seien nicht bekannt, außer einem Ovulationshemmer nehme die Patientin auch keine Medikamente. Eine Schwangerschaft sei auszuschließen und außer einem hochgradigen Nikotinabusus seien keine weiteren Risikofaktoren bekannt. Da Sie immer noch keinen peripheren Venenzugang haben, diskutieren Sie kurz die Alternativen und entscheiden sich dann für die Anlage eines intraossären Zugangs mithilfe des EZ-IO-Systems, um dann im Anschluss die entsprechende SOP umzusetzen.

Fragen

1. Welche Maßnahmen sollten Sie in einem solchen Szenario zuerst treffen? Begründen Sie Ihre Entscheidung. — Themenbereich 7

2. Welche Verdachtsdiagnose haben Sie? Begründen Sie Ihren Verdacht anhand der Symptome. — Themenbereich 7

3. Sie entscheiden sich für eine assistierte Beatmung. Warum ist dies aus Ihrer Sicht indiziert, welche Werte und Kriterien beeinflussen die Entscheidung? Beschreiben Sie die Durchführung der Maßnahme. — Themenbereich 7

4. Erklären Sie kurz die Pathophysiologie bei der Opiatintoxikation. — Themenbereich 7

5. Saroten® ist ein trizyklisches Antidepressivum. Was spricht gegen eine Vergiftung mit diesem Medikament? Nennen Sie die typischen Symptome und Komplikationen dieser Intoxikation. — Themenbereich 7

6. Wo können Sie sich ggf. weitere Informationen über einen Giftstoff holen? Was sollten Sie vorbereiten und parat haben? — Themenbereich 7

7. Was verstehen Sie unter der 7-A-Regel in Bezug auf Vergiftungen? — Themenbereich 7

8. Nennen Sie das typische Antidot für die Opiatintoxikation sowie die im Notfall möglichen Applikationswege mit den entsprechenden Dosierungen gemäß des Algorithmus. — Themenbereich 7

9. Erklären Sie die Wirkung des Medikaments und beschreiben Sie mögliche Fallstricke. — Themenbereich 7

10. Sie entscheiden sich für einen i. o.-Zugang. An welchen Stellen kann mit dem genannten System ein intraossärer Zugang geschaffen werden? — Themenbereich 7

3.11 Fallbeispiel: Unklarer neurologischer Notfall

An einem Wochentag erhalten Sie kurz vor Ende des Frühdienstes nach einem absolvierten Krankentransport einen erneuten Einsatz durch die Leitstelle. Der **Einsatzmeldung** zufolge soll sich ein Mann auf der Straße nicht mehr adäquat bewegen können. Der Disponent definiert dies als unklaren neurologischen Notfall und die Anfahrt mit Sonderrechten ist angewiesen. Ersthelfer würden auf sich aufmerksam machen.

Nach kurzer Anfahrt erreichen Sie die Einsatzstelle. Sie treffen dort auf einen 65-jährigen, gepflegten und sportlichen Mann, der offensichtlich allein nicht mehr stehen kann und von Passanten gestützt wird. Er begrüßt Sie freundlich und zeigt sich völlig adäquat. Ihr **erster Eindruck** ist ein nicht kritischer Patient ohne sofortigen Interventionsbedarf.

Da Sie mit Ihrem RTW unmittelbar neben dem Patienten stehen und sich viele Zuschauer ansammeln, entscheiden Sie, den Patienten direkt in den RTW zu verbringen und dort Ihre Untersuchung durchzuführen. Der Patient wird auf die Trage gelagert und in das Fahrzeug verbracht. Dort beginnen Sie mit Ihrer Initialbeurteilung.

Der Patient spricht mit Ihnen und hat einen **freien Atemweg.** Die Schleimhäute sind rosig und feucht, zeigen keine Belege und auch der Zahnstatus ist gepflegt. Die **Atmung** ist mit einer Atemfrequenz von 16/Min. im normalen Bereich. Die Auskultation basal und apikal präsentiert Ihnen ein normales, vesikuläres Atemgeräusch über allen Abschnitten der Lunge und Sie hören keine pathologischen Atemnebengeräusche. Die von Ihrem Teampartner angelegte Messung der Sauerstoffsättigung zeigt einen Wert von 98 %. Sie sehen keine Zyanose oder sonstige Zeichen der Dyspnoe.

Im Rahmen der **Kreislaufbeurteilung** erheben Sie folgende Werte und Parameter: periphere/zentrale Pulse radial/karotidal gut und kräftig tastbar, keine Rhythmusstörungen. Hautzustand normal, warm und nicht schweißig. Das parallel angelegte EKG zeigt einen Sinusrhythmus mit einer Herzfrequenz von 105/Min. und die ebenfalls parallel durchgeführte Blutdruckmessung ergibt einen Wert von 170/90 mmHg. Blutungen sehen Sie keine.

Die neurologische Beurteilung ergibt einen GCS-Wert von 15 Punkten. Der FAST-Test ergibt keinerlei pathologischen Befund. Der Patient zeigt keinerlei Einschränkungen der mimischen Muskulatur, die oberen Extremitäten sind im Armhalteversuch komplett unauffällig und auch die Sprache ist vollkommen klar, deutlich und sinnhaft. Der gemessene Blutzucker ergibt einen Wert von 110 mg/dl. Auf Nachfrage gibt der Patient an, einen Kraftverlust ausschließlich im linken Oberschenkel zu haben. Dieser kribbele weder noch habe er Schmerzen. Es fehle lediglich die Kraft und dies sei auch der Grund, warum er auf der Straße gefallen sei.

Die kurze weitere Untersuchung und das Entkleiden des Patienten ergeben einen guten Ernährungs- und Allgemeinzustand. Schmerzen werden ebenfalls verneint. Keine weiteren Hinweise. Der Patient wird von Ihnen weiterhin als nicht kritisch eingestuft. Sie haben ein komisches Bauchgefühl und beginnen zunächst mit einer strukturierten Anamnese.

- **S:** Kraftverlust im linken Oberschenkel, dadurch nicht mehr gehfähig
- **Onset:** Am Morgen ging es noch, wollte dann einkaufen und auf dem Weg in den Supermarkt ist er dann nicht mehr weitergekommen.
- **Palliation/Provokation:** Der Patient fühlt sich nicht krank, gibt keine Schmerzen an und das Beschwerdebild ist gleichbleibend und nicht beeinflussbar.
- **Quality of Pain:** keine Schmerzen. Es ergibt sich auf Nachfrage des Teamleiters im Gespräch, dass der Patient 2 Tage vorher einen kurzen, heftigen Schmerz im Brustkorb verspürt hatte. Dieser sei aber dann sofort wieder weggegangen.

Das daraufhin angeordnete 12-Kanal-EKG zeigt einen normalen Sinusrhythmus ohne pathologische Veränderungen.

- **Radiation:** Hier wird der vor 2 Tagen aufgetretene Schmerz als einmal von oben nach unten durchziehend beschrieben – dann keine Beschwerden mehr.
- **Severity:** Die Schmerzsituation wird mit einer NRS von 7 angegeben.
- **Time:** Es handelt sich um ein kurzes, heftiges Schmerzereignis, was spontan sistiert.
- **A:** Der Patient verneint Allergien.
- **M:** Ein Medikationsplan liegt nicht vor – der Patient gibt an, ACE-Hemmer, Sartane und Betablocker zur Behandlung einer arteriellen Hypertonie zu nehmen. Weiterhin nimmt er ASS und bei Bedarf NSAR gegen Rückenschmerzen.
- **P:** KHK, art. Hypertonie, chron. Schmerzen der LWS
- **L:** Frühstück und Kaffee am Morgen
- **E:** kein auslösender Faktor o. ä.

Aufgrund der neu gewonnen Erkenntnisse führen Sie eine erneute und umfassende körperliche Untersuchung des Patienten durch.

Blutdruck an beiden oberen Extremitäten gemessen: linker Arm 170/90 mmHg, rechter Arm 165/80 mmHg. Die Pulse der oberen Körperhälfte sind unverändert gut tastbar. Auch der bilateral getastete Femoralispuls ist gut tastbar. Rechts tasten Sie ebenfalls gute Pulse an der A. poplitea und A. dorsales pedis. Links jedoch tasten sie diese beiden Pulse nicht. Diese Extremität ist aber weder kalt noch bläulich-livide verfärbt und zeigt keine Hinweise im Sinne eines arteriellen Verschlusses.

Sie kommunizieren Ihre Verdachtsdiagnose an Ihren Teampartner und verzichten aufgrund der kurzen Entfernung zur geeigneten Zielklinik auf das Nachfordern des Notarztes. Weiterhin stufen Sie Ihren Patienten nun als kritisch ein und beginnen nach der Anlage eines venösen Zugangs den Transport mit Sonderrechten.

Fragen

Themenbereich 7

1. Was ist Ihre Verdachtsdiagnose und wie begründen Sie diese?

Themenbereich 7

2. Welche Klinik ist für die Behandlung als geeignet anzusehen und welche apparativen Techniken sollten dort ggf. zur Verfügung stehen?

Themenbereich 7

3. Nennen Sie die Einteilungen der Aortendissektion nach Stanford und DeBakey und differenzieren Sie diese nach der Pathologie, den betroffenen Gefäßabschnitten und der Letalität.

Themenbereich 7

4. Nennen Sie mindestens drei Symptome der akuten Aortendissektion.

Themenbereich 7

5. Im Rahmen einer akuten Aortendissektion kann es ggf. zu EKG-Veränderungen im Sinne einer ST-Elevation kommen. Erklären Sie, bei welcher Form der Dissektion Sie dies erwarten würden und warum dieses Phänomen auftritt.

Themenbereich 7

6. Beschreiben Sie den anatomischen Aufbau und die Unterschiede der arteriellen Gefäße von innen nach außen und erklären Sie darüber die Pathologie der Aortendissektion.

Themenbereich 7

7. Erklären Sie die Windkesselfunktion der Aorta.

Themenbereich 7

8. Nennen Sie mindestens fünf Risikofaktoren/Vorerkrankungen, die eine Aortendissektion begünstigen.

Themenbereich 7

9. Welche notfallmedizinischen Maßnahmen sind im Rahmen dieses Krankheitsbildes präklinisch relevant? Erläutern und begründen Sie Ihr Vorgehen am geschilderten Fall und nennen Sie potenzielle Medikamente mit entsprechender Dosierung, die für Sie als Notfallsanitäter infrage kommen.

Themenbereich 7

10. Beschreiben Sie stichwortartig das Vorgehen im Rahmen des Algorithmus Schmerztherapie mit Morphin – sonstige Schmerzen.

KAPITEL

4 Themenbereiche 6 und 9

Matthias Thöle

Die Antworten auf die Fragen der Fallbeispiele 4.1–4.12 finden Sie in ➤ Kap. 9.

4.1 Fallbeispiel: Kosten- und Leistungsrechnung im Rettungsdienst

Ihr Auszubildender im ersten Lehrjahr hat heute seine erste Praktikumsschicht auf der Rettungswache. Sie befinden sich nach einem Einsatz wieder auf der Rettungswache. Während Sie Ihr Fahrzeug auf der Rettungswache aufrüsten und den Einsatz mittels der elektronischen Datenerfassung bearbeiten, kommt der Auszubildende auf Sie zu und sagt, dass er noch nicht verstanden habe, wer die Kosten für die Einsätze übernehme und wie die Vergabe des Rettungsdienstes an die Hilfsorganisationen funktioniere. Als dieses Thema im ersten Schulblock in der Berufsfachschule besprochen worden sei, habe er leider krankheitsbedingt gefehlt. Da Sie der zuständige Praxisanleiter für den Auszubildenden zum Notfallsanitäter sind, entscheiden Sie sich spontan, diese Themen als eine geplante Anleitung im Rahmen eines Lehrgesprächs mit Ihrem Auszubildenden am nächsten Tag zu besprechen.

Zu Beginn dieses Lehrgesprächs soll Ihr Auszubildender berichten, wie seiner Meinung nach die Finanzierung und Vergabe des Rettungsdienstes in Deutschland geregelt sind. Ihr Auszubildender vertritt die Meinung, dass nach jedem Einsatz eine Rechnung erstellt und dem Patienten zugeschickt werde. Vor 3 Jahren sei Ihr Auszubildender von einem Rettungswagen ins Krankenhaus gebracht worden und der Vater habe eine Rechnung bekommen. Damals sei Ihr Auszubildender über die private Krankenversicherung des Vaters mitversichert gewesen. Ihr Auszubildender berichtet, dass er jetzt in einer gesetzlichen Krankenkasse versichert sei, aber trotzdem für besondere Leistungen beim Arzt bezahlen müsse. Früher, als er noch über seinen Vater privat mitversichert gewesen sei, habe er diese Leistungen nicht extra bezahlen müssen. Ihr Auszubildender hat keine Kenntnis darüber, wie die Vergabe des Rettungsdienstes an die entsprechenden Hilfsorganisationen abläuft.

Sie fragen, wie die Kosten der Rettungswachen getragen werden können, wenn z. B. im ländlichen Bereich der Rettungswagen nur einen Einsatz in 24 Std. übernimmt, aber das Personal über 24 Std. bezahlt werden muss. Ihr Auszubildender kommt zu dem Schluss, dass es neben seiner Theorie bestimmt noch weitere Möglichkeiten gebe, wie der Rettungsdienst finanziert werde.

Sie fangen an, Ihrem Auszubildenden das Sozialversicherungssystem in der Bundesrepublik Deutschland zu erklären. Nachdem Sie ihm das Sozialversicherungssystem erklärt haben, gehen Sie nun näher auf das Gesundheitssystem und die Krankenversicherung in Deutschland ein.

Fragen

1. Das Sozialversicherungssystem in der Bundesrepublik Deutschland ist in fünf Bereiche unterteilt. Nennen Sie diese fünf Bereiche der Sozialversicherung. — Themenbereich 9

2. Vier der fünf Bereiche der Sozialversicherung in der Bundesrepublik Deutschland existieren schon sehr lange. Welcher Bereich der Sozialversicherung ist erst 1995 neu dazu gekommen? — Themenbereich 9

3. Es gibt zwei Möglichkeiten der Krankenversicherung in der Bundesrepublik. Erklären Sie den Unterschied zwischen einer privaten und einer gesetzlichen Krankenversicherung. — Themenbereich 9

4. Bevor Ihr Auszubildender mit der Ausbildung zum Notfallsanitäter begonnen hat, war er über seinen Vater privat krankenversichert. Warum ist er seit Beginn der Ausbildung gesetzlich krankenversichert? — Themenbereich 9

5. Wer ist für die Sicherstellung des Rettungsdienstes und des Katastrophenschutzes in der Bundesrepublik Deutschland zuständig? — Themenbereiche 6 und 9

6. Wie nennt man die besonderen medizinischen Leistungen, die Ihr Auszubildender jetzt als gesetzlich versichertes Mitglied einer Krankenkasse beim Arzt trotz gesetzlicher Krankenversicherung privat bezahlen muss? — Themenbereich 9

7. Es gibt zwei Möglichkeiten, wie der Rettungsdienst vergeben werden kann: das Konzessionsmodell und das Submissionsmodell. Was versteht man unter einem Submissionsmodell im Rahmen der Durchführung des Rettungsdienstes? — Themenbereich 9

8. Was versteht man unter einem Konzessionsmodell im Rahmen einer Ausschreibung eines Rettungswachenstandortes? — Themenbereich 9

9. Als Praxisanleiter auf einer Rettungswache sind Sie dafür zuständig, dass neben dem Lernort Rettungsdienstschule im Lernort Rettungswache sog. geplante Anleitungen stattfinden müssen. Wie viele Stunden Anleitung sollen auf der Rettungswache durch den Praxisanleiter übernommen werden? — Themenbereich 9

10. Erklären Sie, warum Patienten, die privat krankenversichert sind, eine Rechnung nach einem Einsatz privat erhalten und Patienten, die in einer gesetzlichen Krankenkasse versichert sind, nicht. — Themenbereich 9

4.2 Fallbeispiel: Einweisung eines neuen Auszubildenden

Sie haben mit Ihrem Auszubildenden zum Notfallsanitäter Nachtschicht auf einem RTW. Ihr Auszubildender befindet sich aktuell im Anfang des 2. Lehrjahrs. Vor 6 Wochen hat er seine Zwischenprüfung nach dem 1. Ausbildungsjahr erfolgreich bestanden und darf nun in Ihrem Bundesland als Mitglied der Regelbesatzung auf einem Rettungswagen eingesetzt werden.

Sie haben gerade einen Patienten mit Schlaganfall in die zuständige Stroke Unit transportiert. Es ist bereits 23 Uhr, als Sie wieder auf die Rettungswache zurückkommen. Während Sie bei Ihrem Rettungsmittel das Verbrauchsmaterial auffüllen, um die Einsatzbereitschaft wiederherzustellen, klingelt das Telefon der Rettungswache. Ihr Auszubildender geht ins Büro, um das Telefonat anzunehmen. Nachdem Sie mit dem Auffüllen fertig sind, betreten Sie das Büro, um den Einsatz im Abrechnungsprogramm abzuschließen.

Sie gehen zum QM-Wachbuch und lesen dort, dass morgen eine neue Auszubildende zum Notfallsanitäter zur Einarbeitungsschicht in die Rettungswache kommt. Während Sie den Eintrag im QM-Wachbuch lesen, bekommen Sie mit, dass Ihr Teamkollege mit einem anderen Kollegen, der bei Ihnen als Rettungssanitäter angestellt ist, telefoniert. Nach dem Telefonat schaut Ihr Auszubildender in den Dienstplan. Auf Ihre Nachfrage erwähnt er, dass der Kollege eben angerufen habe, um sich für die RTW-Schicht morgen krank zu melden.

Einige Minuten später betritt der Rettungswachenleiter, der von einem Einsatz mit dem NEF wieder eingerückt ist, das Büro. Ihr Auszubildender berichtet, dass sich ein Kollege für morgen wegen Durchfall krankgemeldet habe. Der Auszubildende bietet Ihrem Wachenleiter an, dass er morgen nach der Nachtschicht die Tagschicht des Kollegen übernehmen könne. Der Wachleiter lehnt den Vorschlag des Auszubildenden ab mit der Begründung, dass es nicht erlaubt sei, nach einer Nachschicht noch eine Tagschicht zu übernehmen.

Am nächsten Morgen klingelt die neue Auszubildende an der Tür. Sie sprechen mit ihr den QM-Laufzettel „Einarbeitungsschichten“ durch. Auf diesem Zettel steht, was die neue Auszubildende alles erledigen muss, z. B. arbeitsmedizinische Untersuchung und anstehende Unterweisungen.

Fragen

1. In welchem Gesetz ist geregelt, wer als Mitglied der Regelbesatzung auf einem Rettungswagen eingesetzt werden darf? Themenbereich 6

2. Es müssen einige Voraussetzungen erfüllt werden, um mit der Ausbildung zum Notfallsanitäter beginnen zu dürfen. Nennen Sie diese Voraussetzungen. Themenbereich 6

3. Nennen Sie die wichtigsten Gesetze und Verordnungen, aus denen hervorgeht, dass ein Auszubildender zum Notfallsanitäter an einer arbeitsmedizinischen Untersuchung teilnehmen muss. Themenbereich 6

4. Die maximalen Arbeitszeiten sind in der Europäischen Union festgelegt worden. Wie viele Stunden beträgt die maximale durchschnittliche Wochenarbeitszeit laut dem deutschen Arbeitszeitgesetz? Themenbereich 6

5. Was versteht man im Arbeitsrecht unter dem klar definierten Begriff „Arbeitsbereitschaft“? Themenbereich 6

6. Nennen Sie die wichtigsten Unterweisungen, die mit der neuen Auszubildenden im Rahmen der Einarbeitung durchgeführt werden müssen. Themenbereich 6

7. Begründen Sie anhand von rechtlichen Aspekten, warum der Wachleiter es abgelehnt hat, dass der Auszubildende die Schicht des erkrankten Kollegen übernimmt. Themenbereich 6

8. Nennen Sie die wichtigsten Pflichten, die ein Auszubildender laut Notfallsanitätergesetz während seiner Ausbildung zu erfüllen hat. Themenbereich 6

9. In einem Arbeitsvertrag zwischen Arbeitgeber und Arbeitnehmer ist eine Probezeit festgelegt. Wie lange ist die Probezeit für einen Auszubildenden laut Notfallsanitätergesetz? Themenbereich 6

10. Nennen Sie die wichtigsten Inhalte des QM-Wachbuchs, das im Rettungswachenbüro ausliegt und von den Mitarbeitern täglich gelesen werden muss. Themenbereich 6

4.3 Fallbeispiel: Der psychiatrische Notfall

Sie haben mit einem Rettungssanitäter Dienst auf einem RTW. Ihre Rettungswache befindet sich in Niedersachsen. Gerade findet dort ein externes Qualitätsmanagementaudit statt. Während der externe Auditor Ihnen ein paar Fragen zu den Kernprozessen in Ihrer Rettungswache stellt, erhalten Sie eine Alarmierung über Ihren Funkmeldeempfänger. Die **Einsatzmeldung** lautet: „psychiatrischer Notfall".

Am Einsatzort werden Sie von einem total aufgelösten Mann im Alter von ca. 30 Jahren erwartet. Der Mann berichtet Ihnen, dass seine Frau Stimmen höre, die ihr angeblich befehlen, sich das Leben zu nehmen. Er habe seine Frau dabei erwischt, wie sie sich einen Medikamentencocktail zubereitet habe. Er sei sich aber sicher, dass seine Frau nichts davon zu sich genommen habe. Er habe den Cocktail sofort entsorgt und alle Medikamente weggeschlossen und den Notruf gewählt.

Im Rahmen der weiteren Befragung erwähnt der Ehemann der Patientin, dass seine Frau schon seit ein paar Tagen komisch sei und Stimmen höre und hin und wieder Gegenstände sehe, die nicht existent seien. Der Ehemann der Patientin erwähnt, dass die Mutter der Patientin auch wegen psychiatrischen Erkrankungen in Behandlung gewesen sei. Der Ehemann sei fest davon ausgegangen, dass die Halluzinationen mit dem enormen Stress auf der Arbeit zu tun gehabt hätten.

Sie betreten zusammen mit dem Ehemann das Wohnzimmer. Auf dem Sofa sitzt eine ca. 30 Jahre alte Patientin. Die Patientin fixiert Sie mit den Augen und sagt, dass Sie bitte sofort den Raum verlassen sollen. Sie sprechen die Patientin freundlich an und erwähnen, dass ihr Ehemann sich Sorgen gemacht habe und Sie deshalb gerufen habe. Sie erklären der Patientin, dass Sie vom Rettungsdienst seien. Die Patientin bietet Ihnen nun den Nebenplatz auf dem Sofa an. Sie berichtet Ihnen, dass Sie den Auftrag von Gott erhalten habe, sich das Leben zu nehmen. Sollte sie den Suizid nicht vollziehen, würde ihrer Familie großes Unheil drohen. Deshalb habe sie sich entschieden, sich das Leben zu nehmen. Auf die Frage, ob sie mit in ein Krankenhaus wolle, verneint die Patientin.

Ihr Kollege hört das Gespräch mit der Patientin mit und geht nach draußen zum Rettungswagen. Er gibt der Leitstelle die Rückmeldung, dass es sich in diesem Fall um eine freiheitsentziehende Maßnahme handelt und die Leitstelle alles Nötige veranlassen soll.

Fragen

1. Viele Rettungswachen sind nach der DIN-EN-ISO 9001/2015 zertifiziert. Nennen Sie die beiden Kernprozesse/Hauptprozesse, die eine Rettungswache durchführt. Themenbereich 6

2. In regelmäßigen Abständen wird eine Rettungswache im Rahmen eines Audits von einem externen Auditor aufgesucht. Welche Aufgaben hat ein externer Auditor bei der Durchführung eines externen QM-Audit? Themenbereich 6

3. Eine freiheitsentziehende Maßnahme/Unterbringung ist in der Bundesrepublik Deutschland ein Eingriff in die Grundrechte eines Patienten. Wer ist für die Erstellung der gesetzlichen Rahmenbedingungen für eine freiheitsentziehende Maßnahme/Unterbringung zuständig? Themenbereich 6

4. Um eine freiheitsentziehende Maßnahme/Unterbringung rechtfertigen zu können, muss der Zustand des Patienten einigen Vorgaben entsprechen. Welchen Zustand muss ein Patient haben, damit eine freiheitsentziehende Maßnahme/Unterbringung indiziert ist? Themenbereich 6

5. Die Dauer einer zwangsweisen Unterbringung ist gesetzlich geregelt. Wie lange darf i. d. R. eine zwangsweise Unterbringung durchgeführt werden, wenn kein Richter diese Unterbringung angeordnet hat? Themenbereich 6

6. Sie als Notfallsanitäter dürfen nicht eigenständig eine freiheitsentziehende Maßnahme/Unterbringung vornehmen. Welche Personen sind an der Einsatzstelle i. d. R. notwendig (je nach Gesetzeslage in den Bundesländern), um eine freiheitsentziehende Maßnahme/Unterbringung durchzuführen, wenn kein Richter erreichbar ist? Themenbereich 6

7. Die Auswahl einer geeigneten Zielklinik gehört zu den Aufgaben eines Notfallsanitäters. In welche Klinik müssen Sie die Patientin transportieren? Begründen Sie Ihre Antwort. Themenbereich 6

8. Bei einer freiheitsentziehenden Maßnahme/Unterbringung handelt es sich um eine legale freiheitsentziehende Maßnahme. Nennen Sie Beispiele aus dem medizinischen Bereich, die neben dem Einsperren eines Patienten auch noch den Tatbestand einer Freiheitsberaubung erfüllen. Themenbereich 6

9. Ihr Teampartner ist Rettungssanitäter. Welche Ausbildungsabschnitte (mit Stundenzahl) musste er absolvieren, um Rettungssanitäter zu werden? Themenbereiche 6 und 9

10. Warum werden Patienten, die per freiheitsentziehende Maßnahme/Unterbringung eingewiesen werden, durch den Rettungsdienst und nicht durch die Polizei transportiert? Begründen Sie Ihre Antwort. Themenbereich 6

4.4 Fallbeispiel: Dokumentation im Rettungsdienst

Sie haben Dienst auf einem RTW mit einem älteren Kollegen, der bereits seit über 20 Jahren auf Ihrer Rettungswache als Rettungsassistent angestellt ist. Um 3 Uhr nachts werden Sie zu einer hilflosen Person in einer Bushaltestelle gegenüber einem Einkaufszentrum alarmiert. Die Anfahrt verläuft ohne wesentliche Komplikationen. Vor Ort finden sie einen ca. 45 Jahre alten Patienten vor. Die Polizei ist bereits vor Ort und kümmert sich um den Hund des Patienten.

Ihr Kollege hockt sich zu dem Patienten und erklärt Ihnen, dass es sich um Knut, einen stadtbekannten Alkoholiker handele. Er bittet Sie, einfach die Trage zu holen, um den „versoffenen Vogel" so schnell wie möglich in das nächste Krankenhaus der Grund- und Regelversorgung zu transportieren. Da Ihr Kollege diesen Patienten schon öfters transportiert hat, verzichtet er auf eine Ersteinschätzung oder körperlichen Untersuchung.

Sie lagern Ihren Patienten auf die Trage, um ihn in den RTW zu bringen. Als Sie den Patienten in den RTW gebracht haben, schlägt Ihr Kollege vor, dass Sie die Fahrt zur Klinik übernehmen sollten. Er werde sich um den Patienten kümmern.

Nach 10 Min. erreichen Sie die Zielklinik. Ein Krankenpfleger kommt zu Ihnen in die Rettungswagenhalle und fragt Sie, welchen Patienten Sie bringen. Er habe keine Anmeldung über das Anmeldungsprogramm IVENA erhalten. Zusammen mit Ihrem Kollegen bringen Sie den Patienten in den Behandlungsraum. Ihr Kollege macht die Übergabe. In der Übergabe erwähnt Ihr Kollege, dass es sich wieder mal um Knut handele, der eine Alkoholintoxikation habe und seinen Rausch ausschlafen müsse. Der Krankenpfleger der Notaufnahme fragt nach einem Protokoll. Ihr Kollege sagt, dass es die Mühe nicht wert sei, für einen bekannten Alkoholiker, den man regelmäßig transportiere, ein Protokoll auszufüllen. Er werde bei der Leitstelle anrufen, um den Einsatz als Fehlfahrt umdisponieren zu lassen. Dann werde das alles seine Richtigkeit haben.

Sie sind mit dieser Entscheidung nicht einverstanden und bitten Ihren Kollegen, noch ein Protokoll auszufüllen. Ihr Kollege sagt, dass für den Einsatz als Fehlfahrt kein Protokoll angefertigt werden müsse. Sie überlegen, diesen Vorfall beim Rettungswachenleiter zu melden.

Fragen

1. Bei IVENA eHealth handelt es sich um einen webbasierten interdisziplinären Versorgungsnachweis, der bereits in einigen Bundesländern genutzt wird. Nennen Sie die wesentlichen Vorteile eines webbasierten Versorgungsnachweises für den Rettungsdienst. — Themenbereich 9

2. Um eine webbasierte Anmeldung über IVENA durchzuführen, benötigt man die Option der mobilen Datenerfassung. Nennen Sie die wesentlichen Vorteile der mobilen Datenerfassung im Gegensatz zur analogen Datenerfassung. — Themenbereich 6

3. Eine lückenlose Dokumentation des Einsatzverlaufs gehört neben der Behandlung und den Transport von Notfallpatienten zu den Aufgaben im Rettungsdienst. Nennen Sie die wichtigsten relevante Inhalte einer lückenlosen Dokumentation eines Rettungsdiensteinsatzes. — Themenbereich 6

4. Damit bei Bedarf auch noch nach dem Einsatz Einsicht in ein Einsatzprotokoll erfolgen kann, müssen Einsatzprotokolle archiviert werden. Wie lange müssen Einsatzprotokolle archiviert werden? Begründen Sie Ihre Antwort anhand von rechtlichen Aspekten. — Themenbereich 6

5. In der Fallbeschreibung ist Ihr erfahrener Kollege der Ansicht, dass die Dokumentation dieses Einsatzes nicht erforderlich ist. Nennen Sie Argumente, die dafür sprechen, dass auch bei diesem Einsatz eine ausführliche Einsatzdokumentation sinnig ist. — Themenbereich 6

6. Ihr Kollege ist Rettungsassistent. Welche Ausbildungsabschnitte (mit Stundenansatz) musste er damals absolvieren? — Themenbereich 9

7. Der Zeitpunkt, wann die Einsatzdokumentation erfolgen sollte, ist festgelegt. Wann müssen Sie die Einsatzdokumentation durchführen? — Themenbereich 6

8. Sind nachträgliche Änderungen, z. B. einige Tage nach dem Einsatz, im Einsatzprotokoll zulässig? Begründen Sie Ihre Antwort auf rechtlicher Basis. — Themenbereich 6

9. Einige Personen haben das Recht, Einsicht in ein Einsatzprotokoll zu erhalten. Welche Personen dürfen Einsicht in das Protokoll nehmen? — Themenbereich 6

10. Begründen Sie, warum das Einsatzprotokoll einen sehr hohen Stellenwert als Beweismittel bei einer möglichen Gerichtsverhandlung hat? — Themenbereich 6

4.5 Fallbeispiel: Arbeitsunfall im Rettungsdienst

Sie haben Nachtschicht auf Ihrem Rettungswagen mit einem Auszubildenden im zweiten Lehrjahr. Sie nutzen die Zeit zwischen den Einsätzen, um das Kursbuch für den anstehenden ERC-Kurs zu lesen. Sie werden um 2 Uhr zu einem internistischen Notfall in eine sehr ländliche Gegend alarmiert. Das NEF ist ebenfalls auf der Anfahrt zum Einsatzort. Allerdings kommt das NEF aus dem Nachbarlandkreis und wird eine lange Anfahrt haben. Es ist dunkel und Sie haben große Probleme, die Hausnummern an den Häusern zu erkennen.

Sie stehen vor einem Bauernhof, in dem das Licht leuchtet. Um sicher zu sein, dass es sich um die korrekte Adresse handelt, bitten Sie Ihren Auszubildenden auszusteigen, um zu erkunden, ob es sich um den richtigen Einsatzort handelt. Nach ca. 30 Sek. kommt ihr Auszubildender zurück zum RTW und signalisiert Ihnen, dass dieser Bauernhof nicht der Einsatzort ist. Als Ihr Auszubildender wieder in den RTW steigt, rutscht er auf dem Trittbrett aus und stürzt auf seine rechte Hand. Er hat sich offensichtlich am rechten Handgelenk verletzt, setzt sich wieder auf seinen Sitz und hält mit der linken Hand sein verletztes rechtes Handgelenk. Der Auszubildende sagt, dass er gemerkt habe, wie es in seiner rechten Hand geknackt habe. Sie führen die Fahrt zur Einsatzstelle fort. An der Einsatzstelle angekommen, stellen Sie schnell fest, dass es sich nicht um einen kritischen Patienten handelt. Das NEF erreicht 4 Min. nach Ihnen die Einsatzstelle. Sie besprechen mit dem Notarzt und dem NEF-Fahrer, was mit Ihrem Kollegen auf der Anfahrt passiert ist. Der Notarzt schaut sich das Handgelenk an und meint, dass es sich vermutlich um eine Fraktur handele. Sie entscheiden gemeinsam, den Einsatz noch zu Ende abzuarbeiten. Der Notarzt sagt, dass er im Patientenraum alleine klarkomme und die handwerkliche Hilfe des verletzten Auszubildenden nicht brauche.

Mithilfe des NEF-Fahrers und des Notarztes übergeben Sie den Patienten in der Notaufnahme und melden sich bei der Leitstelle als nicht einsatzbereit. Sie telefonieren mit Ihrem Kollegen, der laut Dienstplan Rufbereitschaft hat und informieren ihn, dass er nun zum Dienst erscheinen müsse. Anschließend besprechen Sie mit Ihrem Auszubildenden das weitere Prozedere.

Fragen

1. Der beschriebene Unfall ist während eines Einsatzes passiert und ist demnach ein Arbeitsunfall. Definieren Sie den Begriff „Arbeitsunfall". Themenbereich 6

2. Jeder Mitarbeiter im Rettungsdienst ist entweder über eine Berufsgenossenschaft oder über eine Landesunfallkasse im Falle eines Arbeitsunfalls versichert. Nennen Sie die Aufgaben einer Berufsgenossenschaft. Themenbereich 6

3. Wer ist für die Meldung und Entrichtung der Beiträge für die Berufsgenossenschaft zuständig? Dürfen Sie als Arbeitnehmer die Berufsgenossenschaft frei wählen? Themenbereich 6

4. Nicht jeder Mediziner darf einen Patienten mit einem Arbeitsunfall behandeln. Welchen speziellen Arzt müssen Sie aufsuchen, um nach einem Arbeitsunfall behandelt zu werden? Themenbereich 6

5. Die Berufsgenossenschaften veröffentlichen Unfallverhütungsvorschriften. Nennen Sie relevante Inhalte einer Unfallverhütungsvorschrift. Themenbereich 6

6. Aufgrund bestehender Gesetze und Verordnungen sind die Arbeitgeber verpflichtet, eine Gefährdungsbeurteilung durchführen zu lassen. Was versteht man unter einer Gefährdungsbeurteilung? Themenbereich 6

7. Sollte es zu einem Arbeitsunfall kommen, sind die Träger der gesetzlichen Unfallversicherung verpflichtet, Ihnen zu helfen. Welche Ansprüche können Sie bei einem Arbeitsunfall gegenüber der zuständigen Berufsgenossenschaft bei einem Arbeitsunfall geltend machen? Themenbereich 6

8. Wie erfolgt die Meldung eines Arbeitsunfalls an die zuständige Berufsgenossenschaft? Wer ist für die Meldung des Arbeitsunfalls zuständig? Themenbereich 6

9. Viele Rettungswachen beschäftigen bzw. beauftragen eine Fachkraft für Arbeitssicherheit. Welche Aufgabe hat die Fachkraft für Arbeitssicherheit in Ihrem Betrieb? Themenbereich 6

10. Sie lesen in der Zeit zwischen den Einsätzen das ALS-Buch, weil Sie am kommenden Wochenende einen ERC/ALS-Kurs besuchen. Welche Qualifikation besitzen Sie, wenn Sie den Kurs erfolgreich bestehen? Und wie ist der Kurs aufgebaut? Themenbereich 9

4.6 Fallbeispiel: Unfall mit Sonderrechten

Sie sind um 3 Uhr nachts mit Ihrem Kollegen zu einem Verkehrsunfall alarmiert worden. Die Anfahrt zur Einsatzstelle verläuft ohne nennenswerte Komplikationen. Vor Ort finden Sie eine ca. 25 Jahre alte Patientin vor, die schwer mit dem Fahrrad gestürzt ist. Bei dem Unfall hat sich der Lenker des Fahrrads in den linken Oberbauch gedrückt. Im Rahmen der Ersteinschätzung und der Untersuchung stellen Sie ein massives C-Problem und ein bretthartes Abdomen fest. Sie entscheiden sich mit Ihrem Teamkollegen für einen schnellen Transport in den nächsten Schockraum, der sich in einem überregionalen Traumazentrum befindet. Sie weisen Ihren Kollegen an, mit Sonder- und Wegerechten zur Zielklinik zu fahren.

Sie führen eine Immobilisation der Patientin durch und leiten den Transport unverzüglich ein, um keine Zeit zu verlieren. Sie behandeln Ihre Patientin im RTW und Ihr Kollege fährt mit Sonder- und Wegerechten in die Klinik. Die Fahrzeit beträgt ungefähr 8 Min. Sie haben gerade Ihre regelmäßige Verlaufskontrolle durchgeführt und sitzen wieder angeschnallt auf dem Betreuerstuhl. Ihr Kollege fährt mit ungefähr 50 km/h und eingeschalteten Blaulicht und Martinshorn über eine rote Ampel. Plötzlich hören Sie einen lauten Knall und spüren einen mächtigen Stoß von der rechten Seite. Der Rettungswagen kommt nach ca. 15 m zum Stehen.

Sie erkundigen sich nach dem Befinden Ihres Kollegen und überprüfen, ob Ihrer Patientin etwas passiert ist. Erfreulicherweise ist Ihrer Patientin nichts passiert. Die Fixierung auf der Trage und die Halterungen für die Medizinprodukte haben funktioniert. Ihr Kollege am Steuer schaut nach dem Fahrer des anderen Unfallfahrzeugs. Er berichtet, dass es dem Fahrer gut gehe. Ihr Kollege klagt über Schmerzen im HWS-Bereich. Da Ihr RTW einen Motorschaden hat, können Sie die Einsatzfahrt nicht fortsetzen. Sie informieren die Leitstelle und fordern die Polizei und zwei weitere Rettungswagen an. Nach 5 Min. ist der erste RTW vor Ort und transportiert Ihre Patientin sicher in den Schockraum.

Bei der Unfallaufnahme durch die Polizei stellt sich heraus, dass Ihr Kollege bei Rot über die Ampel gefahren ist und der Lkw, der von rechts kam, Ihren RTW nicht rechtzeitig gesehen hat.

Fragen

1. Sie haben als Transportführer die Einsatzfahrt mit Sonder- und Wegerechten angeordnet. Können Sie als Transportführer strafrechtlich belangt werden, wenn es zu einem Unfall kommt? Themenbereich 6

2. Die Sonder- und Wegerechte sind gesetzlich in der Bundesrepublik Deutschland geregelt. In welchem Gesetz ist das Sonderrecht geregelt? Themenbereich 6

3. Müssen Sie, um Sonderrechte in Anspruch zu nehmen, das blaue Blinklicht und/oder das Martinshorn benutzen? Themenbereich 6

4. Bei Einsatzfahrten mit Sonder- und Wegerecht kommt es im Straßenverkehr hin und wieder zu gefährlichen Situationen. Dürfen Sie bei der Verwendung von Sonder- und Wegerechten andere Verkehrsteilnehmer bedrängen oder gar nötigen? Begründen Sie Ihre Antwort. Themenbereich 6

5. Existiert eine gesetzliche Vorgabe, um wie viele Stundenkilometer Sie bei einer Einsatzfahrt mit Sonderrechten die zulässige Höchstgeschwindigkeit überschreiten dürfen? Themenbereich 6

6. Das Anwenden von Sonder- und Wegerechten gehört zum täglichen Alltag eines Mitarbeiters im Rettungsdienst. Erklären Sie den Unterschied zwischen dem Sonderrecht und dem Wegerecht. Themenbereich 6

7. Sollte es zu einem Unfall mit Sonder- und Wegerechten kommen, muss geklärt sein, wer die Einsatzfahrt mit Sondersignalen empfohlen/angeordnet hat. Dürfen Sie auf dem Weg zum Einsatzort bestimmen, ob Sie die Sonder- und Wegerechte in Anspruch nehmen? Begründen Sie Ihre Entscheidung. Themenbereich 6

8. Sie wollen Ihren Patienten in ein überregionales Traumazentrum transportieren. Definieren Sie den Begriff „überregionales Traumazentrum". Themenbereich 6

9. Ihr Rettungswagen hat ein Gewicht von 4,0 t. Welche Führerscheinklasse benötigen Sie, um diesen RTW fahren zu dürfen? Themenbereich 6

10. Müssen Sie als Mitarbeiter im Rettungsdienst eine gesonderte Prüfung ablegen, um Einsatzfahrten mit Sonder- und Wegerecht durchführen zu dürfen? Begründen Sie Ihre Entscheidung. Themenbereich 6

4.7 Fallbeispiel: Gemeindenotfallsanitäter

Im Rahmen einer Dienstplanänderung sind Sie heute am 3. Januar 2025 als angehender Notfallsanitäter im 3. Ausbildungsjahr auf Ihrer Nachbarwache eingesetzt, weil es aus Krankheitsgründen zu Personalausfällen gekommen ist. Da Sie bis jetzt noch nie auf dieser Nachbarwache eingesetzt worden sind, erscheinen sie bereits 30 Min. vor Dienstbeginn, um sich mit den Kollegen und Räumlichkeiten vertraut zu machen. Sie werden von dem Kollegen Maik in Empfang genommen. Maik zeigt Ihnen die Rettungswache und die Fahrzeughalle. Die beiden RTWs und das NEF sind aktuell noch im Einsatz gebunden. In der Fahrzeughalle steht nur noch ein Rettungsmittel mit der Aufschrift Gemeindenotfallsanitäter.

Sie haben sich umgezogen und begeben sich in den Aufenthaltsraum. Der diensthabende Gemeindenotfallsanitäter Maik berichtet Ihnen bei einer Tasse Kaffee, dass es heute sein erster Dienst als Gemeindenotfallsanitäter ist. Vor 2 Wochen hat Maik die Weiterbildung zum Gemeindenotfallsanitäter erfolgreich bestanden. Ihnen ist zwar bekannt, dass ein Gemeindenotfallsanitäter seit Jahresbeginn existiert, aber sie hatten noch keine Gelegenheit, sich näher mit dem Thema zu beschäftigen. Der Funkmeldeempfänger von Maik ertönt und Maik verlässt den Aufenthaltsraum, um den Einsatz abzuarbeiten. Während Sie auf die Kollegen der Vorschicht warten, sehen Sie ein Aushang am schwarzen Brett. In diesem Aushang weist der zuständige Qualitätsmanagementbeauftragte noch mal darauf hin, welche Qualitätsmerkmale im Rettungsdienst existieren und erklärt dort die drei unterschiedlichen Bausteine des Qualitätsmanagementsystems.

Nachdem Sie mit Ihrem Teampartner den RTW gescheckt haben, begeben Sie sich an den PC im Wachbüro, um Ihre Mails zu checken. Sie haben eine E-Mail von Ihrem Klassenlehrer der Rettungsdienstschule erhalten. In dieser E-Mail werden die genauen Termine für das Examen bekannt gegeben. Im weiteren Verlauf der E-Mail wird auch der Prüfungsausschuss, der für ihr Examen zuständig ist, veröffentlicht.

Sie nutzen die Zeit bis zum ersten Einsatz, um sich die Ausbildungs- und Prüfungsverordnung anzuschauen. Während Sie im Internet recherchieren, welche Themenbereiche im welchem Teil des Examens abgeprüft werden und wie oft man die Prüfungsteile wiederholen darf, erhalten Sie einen Einsatzauftrage (Krankentransport). Auf der Anfahrt erzählen Sie ihrem Kollegen, dass die Prüfung bald ansteht.

Fragen

1. In einigen Bundesländern, wie z. B. Niedersachsen, sind seit einiger Zeit Gemeindenotfallsanitäter in den Rettungsdienst mit eingebunden. Nennen Sie drei Gründe, warum die Vorhaltung eines Gemeindenotfallsanitäter sinnvoll ist. — Themenbereich 9

2. Gemeindenotfallsanitäter werden vornehmlich zu Einsätzen der Stufe 1 und 2 des NACA-Scores alarmiert. Wozu dient der NACA-Score und was bedeuten die Stufen 1 und 2? — Themenbereich 9

3. Um Gemeindenotfallsanitäter zu werden, muss eine Weiterbildung erfolgreich abgeschlossen werden. Erklären Sie den Unterschied zwischen einer Weiterbildung und einer Fortbildung. — Themenbereich 9

4. Nennen Sie mindestens fünf Qualitätsmerkmale im Rettungsdienst. — Themenbereich 6

5. Benennen und erklären Sie die drei unterschiedlichen Qualitäten im Rettungsdienst. — Themenbereich 6

6. Welche Prüfungsabschnitte muss ein Auszubildender zum Notfallsanitäter bei der Abschlussprüfung nach der 3-jährigen Ausbildung zum Notfallsanitäter ableisten? — Themenbereich 6

7. Bei der Prüfung zum Notfallsanitäter wird z. B. in der mündlichen Prüfung der Themenbereich 7 abgeprüft. Was versteht man unter einem Themenbereich? Und wo sind die Inhalte der Themenbereiche beschrieben? — Themenbereiche 6 und 9

8. Wie oft die dürfen die einzelnen Prüfungsteile wiederholt werden, wenn die Leistung beim 1. Versuch als nicht ausreichend bewertet wird? — Themenbereich 9

9. Das Staatsexamen zum Notfallsanitäter findet an einer Rettungsdienstschule statt. Wer ist für die Zulassung zur Prüfung und die Überwachung der Prüfung zuständig? — Themenbereich 9

10. Welche Personen müssen laut Ausbildungs- und Prüfungsverordnung für Notfallsanitäter den Prüfungsausschuss bilden? — Themenbereich 9

4.8 Fallbeispiel: Patientenbeschwerde

Sie werden mit Ihrem Rettungswagen zu einem Verkehrsunfall alarmiert. Die Anfahrt zur Einsatzstelle erfolgt ohne Komplikationen. Das Wetter ist sonnig und trocken bei ungefähr 20 °C. Sie erreichen nach etwa 6 Min. die Einsatzstelle. Vor Ort sehen Sie eine ca. 25 Jahre alte Patientin, die auf dem Bürgersteig sitzt und von einem Ersthelfer betreut wird. Die Polizei ist vor Ort und sichert die Unfallstelle. Sie und Ihr Teampartner können direkt mit der Versorgung der Patientin beginnen.

Im Rahmen der **Initialbeurteilung/Untersuchung** und Erhebung der **Anamnese** stellen Sie fest, dass die Patientin von einem Pkw angefahren wurde, der in eine Hofeinfahrt abbiegen wollte. Der Pkw hatte eine Geschwindigkeit von maximal 7 km/h. Die Patientin ist dann unglücklich auf den rechten Arm gefallen und hat sich eine Unterarmfraktur zugezogen. Weitere Verletzungen können Sie während der Untersuchung nicht feststellen.

Sie entscheiden sich mit Ihrem Kollegen für das Legen eines venösen Zugangs, um ggf. eine Analgesie gemäß der SOPs der ÄLRD durchzuführen. Während Ihr Teampartner die notwendigen Materialien für den venösen Zugang vorbereitet, sprechen Sie mit der Patientin über den Zugang. Sie klären sie über die Maßnahme auf und nach einigen Zögern und Nachfragen nach Ihrer Kompetenz willigt die Patientin ein.

Sie führen nach entsprechender Vorbereitung (Desinfektion der Punktionsstelle) die Venenpunktion durch. Als Sie den Zugang gerade durch die Haut gestochen haben, zieht die Patientin (vermutlich wegen des Einstichschmerzes) den Arm weg. Sie beruhigen sie und überprüfen, ob der Zugang korrekt in der Vene liegt. Leider ist der Zugang paravenös und Sie entfernen ihn. Ihre Patientin verweigert nun den von Ihnen empfohlenen zweiten Versuch der Venenpunktion. Diesen Wunsch der Patientin akzeptieren Sie und führen die Schienung der Extremität durch. Der Transport in die nächste Klinik erfolgt ohne Komplikationen.

Eine Woche später kommt die Patientin zu Ihnen zur Rettungswache und gibt bei Ihnen eine Patientenbeschwerde ab. Ferner möchte sie das Einsatzprotokoll mit nach Hause nehmen, um es ihrem Hausarzt zu zeigen.

Fragen

1. Durch die invasive Anlage eines venösen Zugangs führen Sie eine Körperverletzung durch. In welchem Gesetz ist die Straftat „Körperverletzung“ beschrieben? — Themenbereich 6

2. Vor der Anlage des venösen Zugangs haben Sie die Patientin aufgeklärt. Beschreiben Sie Ihr Vorgehen bei einer Aufklärung für die Anlage eines venösen Zugangs. — Themenbereich 6

3. Seit 2013 ist es genau geregelt, wie ein Behandelnder seinen Patienten aufklären muss. In welchem Gesetz ist die Aufklärungspflicht geregelt? Begründen Sie, welche Unterschiede es im Rahmen der Aufklärung für eine geplante invasive Maßnahme (OP) und eine Notfallsituation gibt. — Themenbereich 6

4. Die Anlage eines venösen Zugangs und die Schienung einer Unterarmfraktur sind als eine Behandlung zu werten. Begründen Sie, warum Sie mit der Patientin keinen „Behandlungsvertrag“ wie in einem Krankenhaus abschließen müssen. — Themenbereiche 6 und 9

5. Sollte es wegen eines Behandlungsfehlers zu einem Rechtsstreit kommen, gilt in einigen Fällen die Beweislastumkehr. Was bedeutet Beweislastumkehr? Und in welchen Fällen im Rahmen eines Behandlungsfehlers gilt die Beweislastumkehr? — Themenbereiche 6 und 9

6. Ihre Patientin möchte das Einsatzprotokoll gerne von Ihnen ausgehändigt bekommen, um es mit nach Hause zu nehmen. Dürfen Sie es der Patientin aushändigen? Begründen Sie Ihre Antwort anhand von rechtlichen Bestimmungen. — Themenbereich 6

7. Sie haben die Aufklärung und den missglückten Versuch der Anlage eines venösen Zugangs sorgfältig dokumentiert. Begründen Sie, warum eine lückenlose Dokumentation dringend erforderlich ist. — Themenbereich 6

8. Ihre Patientin gibt eine Patientenbeschwerde bei Ihnen auf der Rettungswache ab. Woher können Sie erfahren, wie bei Ihnen auf der Rettungswache mit einer Patientenbeschwerde umgegangen wird? — Themenbereich 6

9. Im Rahmen des Qualitätsmanagementsystems gibt es allgemeine Regeln, wie mit einer Patientenbeschwerde verfahren werden muss. Wie lauten diese allgemeinen Regeln? — Themenbereich 6

10. Aufgrund welcher gesetzlichen Grundlage dürfen Sie Ihrer Patientin einen venösen Zugang anlegen? — Themenbereich 6

4.9 Fallbeispiel: Umgang mit Medizinprodukten

Sie haben heute Dienst mit einem Auszubildenden im dritten Lehrjahr. Als Sie morgens in die Rettungswache kommen, sehen Sie, wie die Kollegen der Vorschicht wieder einrücken. Sie übergeben Ihnen den Schlüssel und den Funkmeldeempfänger mit dem Kommentar, dass das Fahrzeug soweit einsatzbereit sei. Als Sie das Fahrzeug gemäß Verfahrensanweisung checken wollen, kommt der Auszubildende auf Sie zu und fragt, ob Sie ihm noch mal die Wirkungsweise von Ketamin erklären könnten. Er habe letzte Woche in der Rettungsdienstschule wegen Krankheit gefehlt und verstehe die Wirkungsweise von Ketamin nicht. Da Sie davon ausgehen, dass Ihr Rettungswagen einsatzbereit ist, ziehen Sie sich mit Ihren Auszubildenden in den Ausbildungsraum zurück. Sie wollen gerade mit dem Lehrgespräch beginnen, als Sie den ersten Einsatz erhalten.

Drei Stunden später haben Sie bereits zwei Krankentransporte durchgeführt. Als Sie in der Rettungswagenzufahrt die Trage Ihres RTW wieder fertig machen, erhalten Sie über den Melder eine Alarmierung zu einem Notfalleinsatz. Laut **Einsatzmeldung** handelt es sich um einen Krampfanfall. Das NEF ist mit zu der Einsatzstelle entsendet worden.

Sie erreichen als erstes Rettungsmittel die Einsatzstelle. Als Sie das Zimmer des Patienten betreten, fällt Ihnen sofort auf, dass der Patient generalisiert krampft. Sie entscheiden sich, 10 mg Dormicum® über einen MAD zu verabreichen. Ihre Maßnahme hat Erfolg und der Krampf sistiert. Während der weiteren Versorgung (Anlage eines venösen Zugangs) kommt der Notarzt zur Einsatzstelle. Sie führen eine Übergabe durch. Während der Übergabe fängt der Patient wieder an zu krampfen. Der Notarzt weist Sie an, eine Ampulle Rivotril® über den Zugang zu verabreichen. Während Sie das Medikament aufziehen, fällt Ihnen auf, dass das Medikament abgelaufen ist. Sie gehen sofort zu Ihrem RTW und holen ein neues Medikament aus dem Schrank und verabreichen es dem Patienten.

Der Patient hat sich stabilisiert und Sie leiten gemeinsam mit dem Notarzt den Transport ein. Ihr Auszubildender ist gerade damit beschäftigt, das Monitoring durchzuführen, als ihm auffällt, dass die nichtinvasive Blutdruckmessung an Ihrem EKG nicht funktioniert. Sie weisen Ihren Auszubildenden an, den Blutdruck mit der RR-Manschette aus dem Rucksack zu messen. Der weitere Verlauf des Einsatzes gestaltet sich als komplikationslos.

Fragen

1. Bei Ihrem Einsatz kommen diverse Medikamente/Arzneimittel zum Einsatz. Wie lautet die Definition für Arzneimittel? — Themenbereich 6

2. Sie verabreichen dem Patienten auf Anweisung des Notarzt Rivotril®. Erklären Sie den Unterschied zwischen der Anordnungsverantwortung und der Durchführungsverantwortung. — Themenbereich 6

3. Sie haben dem Patienten Dormicum® über einen MAD verabreicht. Die Verabreichung von Dormicum® über einen MAD ist ein Off-Label-Use. Was versteht man unter diesem Begriff? — Themenbereich 6

4. Nennen Sie die wichtigsten rettungsdienstlich relevanten Inhalte des Arzneimittelgesetzes. — Themenbereich 6

5. Beschreiben Sie, wie Medikamente auf einem Rettungswagen und in einer Rettungswache gelagert werden müssen. — Themenbereich 6

6. Im Verlauf des Einsatzes benutzen Sie einige Medizinprodukte. Nennen Sie die Geräteklassifikationen mit entsprechenden Beispielen. — Themenbereich 6

7. In der Medizinprodukteverordnung ist die Rede von Benutzern und Betreibern von Medizinprodukten. Erklären Sie den Unterschied zwischen einem Benutzer und einem Betreiber eines Medizinprodukts. — Themenbereich 6

8. Welche Aufgaben haben Sie als Benutzer eines Medizinprodukts und wo sind diese Aufgaben rechtlich verankert? — Themenbereiche 6 und 9

9. Medizinprodukte, wie z. B. Defibrillatoren oder Blutdruckmanschetten, müssen regelmäßig gewartet werden. Worin besteht der Unterschied zwischen einer sicherheitstechnischen Kontrolle und einer messtechnischen Kontrolle? — Themenbereich 6

10. In Ihrem Einsatz funktioniert die nichtinvasive Blutdruckmessung des EKGs nicht. Beschreiben Sie, wie Sie mit dem defekten Gerät umgehen. — Themenbereich 6

4.10 Fallbeispiel: Der englische Patient

Sie haben mit einem Kollegen (Rettungssanitäter) Dienst auf einem Rettungswagen in einer Außenwache in einer sehr ländlichen Gegend. Während Sie das Fahrzeug von außen waschen, erhalten Sie über den Melder einen Alarm. Auf der Anfahrt zur Einsatzstelle teilt Ihnen die Rettungsleitstelle mit, dass die Ehefrau des Patienten, die den Notruf abgesetzt habe, nur Englisch spreche. Ferner berichtet Ihnen der Disponent der Leitstelle, dass es sich um eine bewusstlose Person handele. Das zuständige NEF ist in einem anderen Einsatz gebunden. Die Leitstelle alarmiert das NEF aus dem Nachbarlandkreis. Die Anfahrt wird vermutlich 25 Min. betragen.

Als Sie an der Einsatzstelle ankommen, stellen Sie fest, dass es sich um eine Ferienwohnung handelt. Vor Ort finden Sie einen ca. 45 Jahre alten bewusstlosen Patienten vor. Im Rahmen Ihrer Untersuchung stellen Sie fest, dass es sich um eine Hypoglykämie handelt. Sie versorgen Ihren Patienten gemäß der SOPs, die vor 2 Wochen durch den ÄLRD veröffentlicht wurden, mit 8 g Glukose intervenös. Der Zustand des Patienten bessert sich und nach 5 Min. ist er wieder wach und orientiert. Nun erheben Sie die **Anamnese.** Der Patient kommt aus England und spricht nur Englisch. Sie bekommen die Information, dass er vermutlich zu viel Insulin gespritzt habe. Sie entscheiden sich, den Transport ohne Notarzt durchzuführen und bestellen das NEF wieder ab. Sie leiten den Transport in die nächste Klinik der Grund- und Regelversorgung ein. Während des Transports führen Sie eine Verlaufskontrolle durch. Sie dokumentieren ausführlich und versuchen im Gespräch mit dem Patienten, Informationen zu seiner Krankenversicherung zu erhalten.

Vor Ort werden Sie von der diensthabenden Pflegekraft und einem Assistenzarzt aus der Abteilung Innere Medizin empfangen. Sie wollen gerade mit der Übergabe beginnen, als der diensthabende Internist Sie fragt, wo der Notarzt sei, der den Zugang gelegt und das Blut abgenommen habe. Sie antworten, dass Sie entschieden hätten, den Patienten ohne Notarzt in die Klinik zu transportieren und dass Sie vor Ort eine entsprechende medikamentöse Therapie gemäß den SOPs durchgeführt hätten. Der diensthabende Internist zweifelt massiv an der Richtigkeit Ihrer Aussagen und informiert den zuständigen Oberarzt. Der Oberarzt kommt in die Notaufnahme und kündigt an, dass er sich beim Ärztlichen Leiter Rettungsdienst erkundigen werde, ob Ihre Angaben korrekt seien. Er droht Ihnen mit Konsequenzen, falls sich herausstellen sollte, dass Sie erweiterte Maßnahmen durchgeführt haben, zu denen Sie nicht befugt waren.

Fragen

1. Der Assistenzarzt in der aufnehmenden Klinik ruft seinen Oberarzt dazu, um zu klären, ob Sie die Erlaubnis haben, eine medikamentöse Therapie durchzuführen. Erklären Sie den Unterschied zwischen einem Assistenzarzt und einem Oberarzt. Themenbereich 9

2. Der Ärztliche Leiter Rettungsdienst hat für Ihren Landkreis SOPs veröffentlicht. Wofür stehen die Buchstaben SOP und welches Ziel hat eine SOP? Themenbereich 6

3. Ihr Patient kommt aus England. Wie nennt man in England einen „Notfallsanitäter“? Themenbereich 9

4. Im Rahmen der Anamnese bei Ihrem Patienten, der nur Englisch spricht, haben Sie das OPQRST-Abfrageschema benutzt. Wofür steht die Abkürzung OPQRST in Englisch? Themenbereich 9

5. Wie lautet die englische Übersetzung für das Wort „Krankenversicherung“? Themenbereich 9

6. Der Patient war bewusstlos und somit vital gefährdet. Welche Straftat (Gesetzesverstoß) hätten Sie begangen, wenn Sie ihm keine Glukose verabreicht hätten? Begründen Sie Ihre Antwort anhand eines Gesetzes. Themenbereich 6

7. Im Strafrecht wird unterschieden, ob ein Ersthelfer oder ein Notfallsanitäter keine Hilfe bei einem Notfallpatienten leistet. Wie werden Ersthelfer bestraft, die keine Erste Hilfe leisten? Begründen Sie Ihre Antwort anhand eines Gesetzes. Themenbereich 6

8. Beschreiben Sie die Ausbildungsschritte zum Arzt in der Bundesrepublik Deutschland. Themenbereich 9

9. Sie verabreichen Ihrem Patienten mit Hypoglykämie Glukose. Diese Therapie ist in der SOP Ihres Ärztlichen Leiters so festgelegt worden. Erklären Sie grob den Aufbau eines Algorithmus, der als SOP verstanden werden kann. Themenbereich 6

10. Begründen Sie anhand rechtlicher Aspekte, warum es Ihnen erlaubt ist, den Patienten auch ohne einen Notarzt in die entsprechende Zielklinik zu transportieren. Themenbereich 6

4.11 Fallbeispiel: Pandemie

Sie haben an einem Montag mit einer Kollegin (Rettungssanitäterin) Dienst auf Ihrer Rettungswache, die im ländlichen Gebiet in Niedersachsen angesiedelt ist. Gerade sitzen Sie mit Ihren Kollegen zusammen und diskutieren das neue Infektionsschutzgesetz, was heute in Kraft getreten ist, als Sie eine Alarmierung zu einem Notfalleinsatz erhalten. Unverzüglich rücken Sie gemäß der Verfahrensanweisung Notfallrettung aus. Das **Einsatzstichwort** lautet: Patient mit Atemwegsinfekt/Atemnot. Sie erreichen nach 19 Min. die Einsatzstelle. Vor Ort finden Sie eine 81 Jahre alte, weibliche Patientin vor, die laut Einweisungspapieren des Hausarztes an einem hartnäckigen Atemwegsinfekt leidet und nun zur weiteren Diagnostik stationär in der Inneren Abteilung eingewiesen werden soll. Bevor Sie die Patientin behandeln, erweitern Sie Ihre PSA.

Grund für die Erweiterung der PSA in diesem Fall ist eine SOP des ÄLRD, die aufgrund der Coronavirus-Pandemie 2020 veröffentlicht wurde. In der SOP steht, dass dieses Vorgehen gemäß der Empfehlung des Robert Koch-Instituts im kompletten Landkreis unverzüglich umzusetzen ist.

Die Angehörigen der Patientin erzählen Ihnen, dass die Patientin bereits seit 2 Jahren an einer massiven Alzheimer-Demenz leide und die Tochter der Patientin, die auch anwesend ist, die gesetzliche Betreuerin/Vormund sei. Auf Anfrage zeigt Ihnen die Tochter der Patientin die entsprechende Vollmacht, die vom örtlichen Amtsgericht ausgestellt worden ist. Neben der Vollmacht übereicht Ihnen die Tochter der Patientin auch die Patientenverfügung mit der Bitte, diese Patientenverfügung auch im Krankenhaus an das therapeutische Team zu übergeben. In der Patientenverfügung steht, dass im Fall eines Herz-Kreislauf-Stillstands keine Reanimationsmaßnahmen durchgeführt werden sollen. Die Tochter weist Sie an, diese Patientenverfügung im Fall der Fälle genauso anzuwenden.

Sie nehmen Kontakt zu der Patientin auf und erklären ihr, dass Sie sie jetzt ins Krankenhaus bringen würden, damit ihr dort vor Ort besser geholfen werden könne. Die Patientin möchte nach eigenen Aussagen nicht ins Krankenhaus und lieber zu Hause bleiben. Die Tochter/gesetzliche Betreuerin der Patientin will aber, dass Sie den Transport der Patientin in die Klinik durchführen. Nach einigen Gesprächen willigt die Patientin nun doch in den Transport ein, der ohne Komplikationen verläuft.

Während Sie die Dokumentation durchführen, fällt Ihnen auf, dass Ihre Kollegin gerade telefonisch Kontakt zum zuständigen Gesundheitsamt aufnimmt, um die vermutete Infektion mit dem neuartigen Coronavirus dort zu melden.

Fragen

1. Sie erreichen nach 19 Min. die Einsatzstelle. Haben Sie die gesetzlich vorgeschriebene Hilfsfrist für Niedersachsen eingehalten? — Themenbereich 6

2. Welche Konsequenzen werden erfolgen, wenn die gesetzlich festgelegte Hilfsfrist nicht eingehalten wurde? — Themenbereich 9

3. Begründen Sie anhand von rechtlichen Grundlagen, warum der ÄLRD bei der Erstellung der SOP zur neuen Coronavirus-Pandemie darauf verweist, dass die Vorgaben des Robert Koch-Instituts eingehalten werden sollen. — Themenbereich 6

4. Im Rahmen einer Pandemie hat die Regierung das Recht, die Grundrechte der Bevölkerung einzuschränken. Was ist unter dem Begriff „Grundrechte" zu verstehen? Und wo sind diese Grundrechte gesetzlich verankert? — Themenbereich 6

5. Im Rahmen der Gesetzgebung müssen viele Instanzen durchlaufen werden. Nennen Sie die letzte Instanz, die dafür sorgt, dass ein Bundesgesetz in Kraft treten kann. — Themenbereich 6

6. Bei der Alarmierung rücken Sie gemäß Verfahrensanweisung Notfallrettung sofort aus. Erklären Sie den Aufbau einer Verfahrensanweisung. — Themenbereich 6

7. Sie vermuten, dass Ihre Kollegin nach Ende des Infektionstransports das zuständige Gesundheitsamt darüber informieren möchte, dass Sie gerade eine Patientin transportiert haben, die sich vermutlich mit dem neuartigen Coronavirus infiziert hat. Begründen Sie anhand von rechtlichen Aspekten, ob diese Meldung an das Gesundheitsamt zulässig ist. — Themenbereich 6

8. Beschreiben Sie in Stichpunkten die wichtigsten Inhalte einer Verfahrensanweisung für einen Notfalltransport. — Themenbereich 6

9. Die Tochter der Patientin erwähnt, dass sie die gesetzliche Betreuerin Ihrer Patientin sei. Für welche Aufgabenbereiche, die für den Rettungsdienst relevant sind, kann ein gesetzlicher Betreuer bestellt werden? — Themenbereich 6

10. Begründen Sie anhand von rechtlichen Grundlagen, warum die vorliegende Patientenverfügung in diesem Fall für Sie bindend ist. — Themenbereich 6

4.12 Fallbeispiel: Datenschutz

Sie haben heute Dienst auf einer Rettungswache an der Grenze zu den Niederlanden. Sie sind pünktlich, gehen in den Umkleideraum und ziehen sich um. Bevor Sie Ihren Rettungswagen checken wollen, sehen Sie im Wachbuch, dass es bei Ihrer Hilfsorganisation eine Änderung im Organigramm geben wird. Es wird ein neuer Bereichsleiter für Ihren Rettungsdienstbereich installiert. Ferner wird darauf hingewiesen, dass die neue Online-Schulung zum Thema Umgang mit personenbezogenen Daten, die vom Datenschutzbeauftragen erstellt wurde und im Intranet zu finden ist, bis zum Ende des Jahres durchgeführt werden solle. Außerdem wird im Wachbuch noch aufgeführt, dass alle Mitarbeiter, die bis jetzt noch nicht die Rahmendienstanweisung unterschrieben haben, dies bitte bis zum Ende des Monats erledigen sollen.

Im Laufe Ihres Dienstes arbeiten Sie mit einem RTW aus den Niederlanden einen Verkehrsunfall im Grenzgebiet ab. Bei einem weiteren Patienten leiten Sie eine Analgesie mit einem neu zugelassenen Analgetikum ein, um den Patienten die Schmerzen zu nehmen.

Als Sie gegen 15:00 Uhr wieder auf der Rettungswache eintreffen, erwartet Sie der Rettungswachenleiter in seinem Büro. Er teilt Ihnen mit, dass eben die zuständige Polizeiwache angerufen habe und eine Aussage zur schweren Körperverletzung vom vergangenen Wochenende verlange, wo Sie mit dem RTW als erstes Rettungsmittel vor Ort gewesen seien und einen Patienten mit Kopfplatzwunde und diversen Prellungen in die nächste Klinik transportiert hätten. Worum es bei der Befragung gehen solle, könne der Rettungswachenleiter nicht sagen.

Sie rufen bei der zuständigen Polizeiwache an und dort wird Ihnen mitgeteilt, dass Sie bitte am nächsten Morgen um 10 Uhr auf der Polizeidienststelle erscheinen sollten, um dort Ihre Aussage zu machen. Der Polizeibeamte am Telefon erwähnt, dass es sich um eine Zeugenaussage handele und keine Anzeige gegen Sie vorliege.

Fragen

1. Beschreiben Sie den Sinn und den Aufbau eines Organigramms. — Themenbereich 6

2. Nennen Sie die Vorteile des Intranets, das genutzt wird, um betriebliche Belange im Betrieb/Rettungsdienstbereich zu kommunizieren. — Themenbereich 9

3. Beschreiben Sie den Weg der Zulassung eines neuen Medikaments. — Themenbereich 6

4. Beschreiben Sie die Durchführung von Online-Schulungen und nennen Sie die Vorteile gegenüber einer Schulung in Präsenz. — Themenbereich 9

5. Definieren Sie den Begriff „Personenbezogene Daten" und nennen Sie Beispiele für personenbezogene Daten, die eine Relevanz für den Rettungsdienst haben. — Themenbereich 6

6. Beschreiben Sie den Sinn und Zweck einer Rahmendienstvereinbarung und nennen Sie einige wichtige Inhalte. — Themenbereich 6

7. Erklären Sie das Aufgabenspektrum eines Datenschutzbeauftragten. — Themenbereich 6

8. In welchen Ausnahmefällen müssen Sie nicht als Zeuge bei der Polizei aussagen? — Themenbereich 6

9. Welche Aussagen dürfen Sie bei der Polizei tätigen, ohne gegen die Schweigepflicht zu verstoßen? — Themenbereich 6

10. Nennen Sie den wesentlichen Unterschied zwischen den rettungsdienstlichen Strukturen in Deutschland und in den Niederlanden. — Themenbereich 9

III

Mündliche Prüfung

Mündliche Prüfung

- **Themenbereich 1:** Notfallsituationen bei Menschen aller Altersgruppen sowie Gefahrensituationen erkennen, erfassen und bewerten
- **Themenbereiche 3 und 10:** Kommunikation und Interaktion mit sowie Beratung von hilfesuchenden und hilfebedürftigen Menschen unter Berücksichtigung des jeweiligen Alters sowie soziologischer und psychologischer Aspekte; in Gruppen und Teams zusammenarbeiten
- **Themenbereich 7:** Bei der medizinischen Diagnostik und Therapie mitwirken, lebenserhaltende Maßnahmen und Maßnahmen zur Abwendung schwerer gesundheitlicher Schäden bis zum Eintreffen der Notärztin oder des Notarztes oder dem Beginn einer weiteren ärztlichen Versorgung durchführen.

KAPITEL

5 Themenbereiche 1, 3, 7 und 10

✓ Die Antworten auf die Fragen der Fallbeispiele 5.1–5.11 finden Sie in ➢ Kap. 10.

5.1 Fallbeispiel: Schlaganfall

Matthias Klausmeier

Sie werden zu einem internistischen Notfall alarmiert. Die **Einsatzmeldung** lautet: „männlicher Patient mit unklarer Vigilanzminderung". Das NEF wurde nicht alarmiert. Ihr Kollege ist Rettungssanitäter mit mehrjähriger Einsatzerfahrung. Die Anfahrtszeit beträgt 10 Min. und verläuft komplikationslos. Es ist 16 Uhr an einem Sommertag bei 24 °C. Ein Krankenhaus der Grund- und Regelversorgung ist 10 Min., die Universitätsklinik als Maximalversorger 15 Min. von der Einsatzstelle entfernt.

Sie parken den RTW direkt vor dem Einfamilienhaus am Ende der Straße. An der Eingangstür des Hauses empfängt sie eine ca. 50-jährige Frau und bittet Sie, schnell nach ihrem Ehemann zu sehen. Sie wirkt sehr besorgt und aufgeregt und führt Sie zur Terrasse. Sie und ihr Mann seien dort zum Kaffeetrinken gesessen. Er habe sich so wie immer verhalten und es sei ihm gut gegangen. Plötzlich jedoch habe er seine Kaffeetasse abstellen wollen, die ihm beinahe aus der Hand gefallen sei, und er habe den restlichen Kaffee auf dem Tisch verschüttet. Er habe sie dabei ganz komisch angesehen und versucht, ihr etwas mitzuteilen. Da seine Aussprache sehr undeutlich gewesen sei, habe sie ihn nicht verstanden und sei in Panik geraten. Sie habe sofort versucht, den Hausarzt zu erreichen, leider ohne Erfolg. Daraufhin habe sie bei der Rettungsleitstelle angerufen.

Nach Erreichen der Gartenterrasse sehen Sie einen ca. 65-jährigen Mann, der in einem Gartenstuhl sitzt. Er ist nach rechts zur Seite gekippt. Offensichtlich verhinderte die Armlehne einen Sturz aus dem Stuhl. Seine Augen sind geöffnet. Er starrt an Ihnen vorbei und nimmt Ihr Herantreten nicht bewusst wahr. Aus seinem linken Mundwinkel läuft sichtbar Speichel. Atemtätigkeit ist vorhanden. Bei jeder Ausatmung ist ein dezentes Flattern der linken Wange zu sehen. Die Haut sieht rosig und trocken aus. Er ist ca. 1,75 m groß und wiegt geschätzt 80 kg. Äußerliche Besonderheiten sind außer einem dunklen Fleck zwischen den Beinen seiner Leinenhose keine erkennbar.

Auf Ihre Ansprache reagiert der Patient verzögert mit einer verwaschenen Sprache. Er ist agitiert und versucht, Ihnen etwas mitzuteilen. Wegen der Sprachstörung können Sie ihn nicht verstehen.

Ihre **Initialbeurteilung** ergibt folgenden Befund: reichlich Speichelansammlung im Mundraum, Atemfrequenz ca. 20/Min., auskultatorisch beidseits basal und apikal vesikuläres Atemgeräusch, SpO_2 92 %, Thoraxexkursion beidseits symmetrisch und regelmäßig, Halsvenen unauffällig, Radialispuls normofrequent, rhythmisch, gut tastbar, Haut warm, trocken und rosig, Rekap.-Zeit 2 Sek., Vigilanzminderung bei GCS 11, Pupillen anisokor, li. > re. mit verzögerter Reaktion auf Lichteinfall, asymmetrische Körperhaltung bei unkontrolliertem

Harnabgang. Ihr Kollege erhebt parallel die **Vitalzeichen und Messwerte:** RR 260/100 mmHg, normofrequenter Sinusrhythmus bei 94/Min., Pulsfrequenz 94/Min., Atemfrequenz 22/Min.

Durch Ihre weiterführende **Anamnese** erhalten Sie folgende Informationen:

- **A:** bekannte Allergie gegen Aspirin®, Penicillin und Diclofenac
- **M:** Esidirix® und Delix®
- **P:** Hypertonie seit 20 Jahren
- **L:** 2 Tassen Kaffee und ein Stück Marmorkuchen vor 30 Min.; unauffälliges Stuhl- und Miktionsverhalten
- **E:** Patient hat seit Tagen Kopfschmerzen; aktueller Zustand trat vor 15 Min. auf.
- **R:** Rauchen (20 Zigaretten/d)

Bei der Neubeurteilung stellen Sie fest, dass der Patient zunehmend eintrübt. Es sind außerdem schnarchende Atemgeräusche zu hören.

Fragen

1. Nennen Sie drei Differenzialdiagnosen, die Sie nach der Initialbeurteilung in Betracht ziehen. Themenbereich 1

2. Nennen Sie einen weiteren Messwert, den Ihr Kollege zur Beurteilung der Differenzialdiagnosen erheben muss. Themenbereich 1

3. Erklären Sie die pathophysiologische Bedeutung der Körpertemperatur und des Blutzuckers bei einem Schlaganfall. Themenbereich 1

4. Nennen und erklären Sie den Unterschied zwischen qualitativen und quantitativen Bewusstseinsstörungen. Themenbereich 1

5. Nennen und erklären Sie den Test, der bei der weiterführenden Anamnese bei Patienten mit Verdacht auf Schlaganfall durchgeführt werden soll. Themenbereich 1

6. Nennen Sie drei Ausdrucksmittel der nonverbalen Kommunikation und erklären Sie, welche für Ihren Patienten am besten geeignet ist, um mit Ihnen zu kommunizieren. Themenbereich 3

7. Nennen Sie drei Grundsätze, die in der Kommunikation mit sprachgestörten Patienten zu beachten sind. Themenbereich 3

8. Nennen Sie die vier Basisregeln der Psychischen Ersten Hilfe (PEH) und ermitteln Sie, welche der Regeln für Ihre Situation besonders geeignet sind. Themenbereich 3

9. Der Patient trübt zunehmend ein und entwickelt eine Ateminsuffizienz. Erklären Sie, welche Konsequenzen sich daraus für die weitere Therapie ergeben. Themenbereich 7

Themenbereich 7

10. Beschreiben Sie die Therapieempfehlung zur Behandlung der Hypertonie bei Ihrem Patienten nach aktueller Leitlinie der DGN.

Themenbereich 7

11. Nennen Sie drei Maßnahmen, die Sie auf der gelähmten Seite des Patienten nicht durchführen. Begründen Sie Ihre Antwort.

Themenbereich 7

12. Begründen Sie, ob bei Ihrem Patienten die Gabe von Sauerstoff indiziert ist oder nicht.

Themenbereich 7

13. Nennen Sie vier Medikamente, die Sie zur Durchführung einer Notfallnarkose für den Notarzt vorbereiten.

Themenbereich 10

14. Begründen Sie, welche der beiden zur Verfügung stehenden Kliniken für den Patienten geeignet ist und welche Fachdisziplinen zur weiteren Behandlung des Patienten benötigt werden.

Themenbereich 10

15. Welche zeitlichen Informationen spielen bei der Anmeldung des Patienten in der Zielklinik eine wichtige Rolle? Begründen Sie Ihre Antwort.

5.2 Fallbeispiel: Thoraxtrauma

Sven Heiligers

An einem warmen Sommertag in den Sommerferien werden Sie mit Ihrem RTW zu einem Hausunfall alarmiert. Die Anfahrt findet mit Sondersignal statt, der Einsatzort befindet sich in einem etwas abseits gelegenen Neubaugebiet und die Anfahrt dauert etwa 10 Min. Das nächste Krankenhaus ist ein überregionales Traumazentrum und in 8 Min. Fahrzeit erreichbar. Nach Erreichen der Einsatzstelle bietet sich Ihnen folgendes Bild: Sie sehen ein freistehendes, zweigeschossiges Einfamilienhaus im Rohbau, ein Lastenaufzug steht am Gebäude. Auf dem Erdboden liegt eine Leiter und neben dem Motorblock des Lastenaufzugs ein Mann im Arbeitsanzug im Alter von ca. 35 Jahren auf dem Rücken. Eine weinende junge Frau steht daneben und winkt hektisch in Ihre Richtung.

Sie begeben sich unverzüglich mit Ihrem Material zu der am Boden liegenden Person. Die Frau schreit Sie an und fordert Sie auf etwas zu tun, ihr Mann sei am Sterben.

Sie beginnen umgehend mit der Beurteilung des Unfallmechanismus und erfragen kurz die Geschehnisse. Die Frau berichtet, dass ihr Mann die Dachrinne befestigen wollte. Sie habe kurz etwas fragen wollen und dann habe er das Gleichgewicht verloren und sei von der Leiter auf den Motorblock des Lastenaufzugs gestürzt. Sie mache sich Vorwürfe und äußert, dass sie an allem schuld sei.

Ihre **Initialbeurteilung** vom Zustand des Patienten ist kritisch: Er ist somnolent, blass und stöhnt. Atmung sehr schnell und flach, Atemweg scheinbar bedroht, aktuell aber frei. Thoraxexkursion sind nur marginal feststellbar. Die Auskultation ergibt ein vesikuläres Atemgeräusch auf der rechten und kein Atemgeräusch auf der linken Seite. Dort sehen Sie eine massive Prellmarke über der kompletten Thoraxseite. Der Thorax ist dort instabil und krepitiert bei Palpation. Halsvenen imponieren, prall gefüllt. Mittlerweile hat Ihr Teampartner dem Patienten eine High-Flow-Maske mit 15 l Sauerstoff pro Minute aufgesetzt. Die Sauerstoffsättigung zeigt „signal low". Peripherer Puls nicht tastbar, Haut kalt und schweißig. Zentraler Puls schwach und sehr schnell tastbar. Signifikante Blutungen existieren keine und auch die großen Blutungsräume sind zunächst ohne pathologischen Befund. Sie entscheiden sich aufgrund der akuten Situation für eine Entlastungspunktion und führen diese erfolgreich durch. Nach Überprüfung des Erfolgs der Maßnahme wird der Patient etwas wacher. Die GCS steigt von 7 auf 12 Punkte. Die Pupillen sind weit, reagieren aber prompt auf Licht. Er reagiert auf Ansprache und bewegt auf Aufforderung alle Extremitäten. Die Sauerstoffsättigung zeigt jetzt einen Wert von 90 %. Ein Notarzt befindet sich auf Anfahrt und Sie entscheiden sich für einen schnellen Transport mit vorheriger Immobilisation in den RTW.

Fragen

Themenbereich 1

1. Warum ist die Beurteilung des Unfallmechanismus ein wesentlicher Bestandteil Ihres Vorgehens? Welche Verletzungen erwarten Sie und worauf achten Sie im Zusammenhang mit der Einsatzstelle? Begründen Sie.

Themenbereich 1

2. Warum wird die initiale Beurteilung im Fall nach Beurteilung des Kreislaufs unterbrochen? Erklären Sie die Vorgehensweise im ABCDE und verwenden Sie hier die Begriffe „Behandlung im Ablauf" und „Reassessment".

Themenbereich 1

3. Beschreiben Sie die Pathophysiologie des Spannungspneumothorax und unterscheiden Sie zum Pneumothorax.

Themenbereich 1

4. Welche Gefahren ergeben sich aus Ihrer Entscheidung, die Entlastungspunktion durchzuführen und wie können Sie die Entscheidung rechtfertigen?

Themenbereich 1

5. Was sollten Sie im Anschluss an den Einsatz zwingend durchführen?

Themenbereich 3

6. Die Situation ist dramatisch. Welche Möglichkeiten haben Sie, der Ehefrau Hilfestellung zukommen zu lassen?

Themenbereich 3

7. Welche Gefahren ergeben sich aus einem so komplexen Einsatz für das Einsatzteam und wie können Sie dazu beitragen, einen Patientenschaden zu vermeiden?

Themenbereich 3

8. Worauf achten Sie in Anwesenheit der Ehefrau speziell in Ihrem Kommunikationsverhalten während der Behandlung? Begründen Sie Ihre Antwort.

Themenbereich 7

9. Warum zeigt die Sauerstoffsättigung keinen Wert an? Welche weiteren Limitationen der Messung kennen Sie, nennen Sie mindestens zwei weitere Möglichkeiten.

Themenbereich 7

10. Welche Maßnahmen sind hier im Initialablauf noch erforderlich, auch wenn sie im Text nicht genannt sind? Begründen Sie.

Themenbereich 7

11. Nennen Sie alle erforderlichen Befunde, die eine Thoraxpunktion rechtfertigen, und begründen Sie.

Themenbereich 7

12. Beschreiben Sie das korrekte Vorgehen und die Durchführung der Entlastungspunktion sowie einen potenziellen Fehler.

Themenbereich 7

13. Der eingesetzte Notarzt will eine Thoraxdrainage legen. Nennen Sie die benötigten Materialien und beschreiben Sie kurz die Durchführung.

14. Nach dem Transport in die Klinik steht die Übergabe im Schockraum an. Nennen Sie zwei Übergabe-Akronyme und beschreiben Sie kurz den Ablauf einer optimalen Übergabe. Themenbereich 10

15. Innerhalb eines Teams ist Kommunikation immer wieder eine Fehlerursache. Nennen Sie fünf Leitsätze oder Hilfsmittel, die zur Fehlervermeidung beitragen. Themenbereich 10

5.3 Fallbeispiel: Leitsymptom „Akuter Thoraxschmerz"

Matthias Klausmeier

Sie werden zu einem internistischen Notfall alarmiert. Die **Einsatzmeldung** lautet: „Thoraxschmerz". Das NEF des benachbarten Rettungsdienstbereichs wurde parallel alarmiert und hat eine Anfahrtszeit von 15 Min. Ihre Anfahrtszeit beträgt 5 Min. und verläuft ohne Komplikationen. Ihr RTW ist zusätzlich mit einem Rettungssanitäter und einem Notfallsanitäter im 2. Ausbildungsjahr besetzt. Es ist Freitagnachmittag um 17 Uhr. Ein Krankenhaus der Grund- und Regelversorgung ist 5 Min., die Universitätsklinik als Haus der Maximalversorgung 15 Min. entfernt.

Sie parken den RTW direkt vor einem Zweifamilienhaus. Nach Verlassen des RTW ruft Ihnen ein Mann aus einem geöffneten Fenster im 1. Stock zu und bittet Sie, direkt nach oben zu kommen.

Der ca. 30-jährige Mann nimmt Sie an der Wohnungstür in Empfang. Hinter ihm sehen Sie zwei Kleinkinder im Alter von ca. 3 und 5 Jahren. Sie wirken verängstigt und halten ihre Kuscheltiere krampfhaft fest.

Der Mann berichtet aufgeregt, dass seine 30-jährige Frau plötzlich aus heiterem Himmel keine Luft mehr bekommen habe und sich ihre Lippen blau verfärbt hätten. Sie sei immer gesund gewesen und nehme keine Medikamente ein.

Die Patientin sitzt im Wohnzimmer aufrecht in einem Sessel. Sie hat die Augen geöffnet und nimmt Ihr Herantreten wahr. Sie hat die Arme aufgestützt und ringt massiv nach Luft. Ihre Atmung ist deutlich beschleunigt. Pathologische Atemgeräusche sind auf die Distanz nicht zu hören. Ihre Haut ist blass und kaltschweißig. Ihr Gesicht und die Lippen sind ausgesprochen zyanotisch. Die Frau bittet Sie spontan um Hilfe, da sie keine Luft mehr bekomme. Sie zeigt eine ausgeprägte Sprechdyspnoe.

Ihre **Initialuntersuchung** ergibt folgenden Befund: freie Atemwege, deutlich gestaute Halsvenen, Lippen- und Gesichtszyanose, Tachypnoe, Orthopnoe, auskultatorisch apikal und basal vesikuläres Atemgeräusch, symmetrische Thoraxexkursionen, SpO_2 82 %, Haut blass und kaltschweißig, deutliche Zyanose der Akren, Radialispuls tachykard, rhythmisch, schwach tastbar, Rekap.-Zeit 4 Sek., GCS 15 bei deutlicher Agitiertheit, Pupillen isokor, beidseits prompte Reaktion auf Lichteinfall, das T-Shirt ist am Brustkorb schweißgetränkt.

Während Sie Ihren Kollegen die ersten Interventionen anweisen, erheben Sie die weiterführende **Anamnese und Untersuchung:** Die Patientin hat keine Allergien oder Medikamentenunverträglichkeiten. Sie nimmt die Pille und gelegentlich Ibuprofen bei Kopfschmerzen. Sie hat keine diagnostizierten Krankheiten. Sie hat vor 3 Std. Mittag gegessen. Sie saß auf der Couch und hat den Kindern vorgelesen, als plötzlich die Atemnot begann. Sie raucht nicht und trinkt nur am Wochenende Alkohol.

Der Rettungssanitäter teilt Ihnen die **Vitalzeichen und Messwerte** mit: AF 36/Min., Puls 136/Min., rhythmisch, schlecht tastbar, RR 80/60 mmHg, EKG Sinustachykardie in den Extremitätenableitungen, Brustwandableitungen stehen noch aus, KKT 36,5 °C, SpO_2 84 % bei 15 l O_2 über Sauerstoffmaske mit Reservoir, BZ 88 mg/dl.

Während Sie das OPQRST-Schema anwenden möchten, ergreift die Patientin Ihren Arm und sackt in sich zusammen. Der Ehemann schaut Sie entsetzt an und fragt, was mit seiner Frau passiert sei. Die beiden Kinder klammern sich an den Mann und beginnen zu weinen.

Fragen

1. Nennen Sie drei Differenzialdiagnosen, die Sie nach der Initialbeurteilung in Betracht ziehen. Themenbereich 1
2. Die Patientin zeigt im EKG einen tachykarden Sinusrhythmus mit gestauten Halsvenen. Nennen Sie drei weitere mögliche EKG-Veränderungen, die als Zeichen einer Rechtsherzbelastung auf ein akutes Cor pulmonale hinweisen können. Themenbereich 1
3. Welche Symptome Ihrer Patientin sind typisch für die Differenzialdiagnose Lungenarterienembolie? Themenbereich 1
4. Welche Komplikation erwarten Sie nach dem Zusammensacken der Patientin? Begründen Sie Ihre Antwort anhand der pathophysiologischen Schwere des Krankheitsbildes. Themenbereich 1
5. Erklären Sie, welchen Effekt die hochdosierte Sauerstoffgabe in der Lunge der Patientin hat. Themenbereich 1
6. Der eingetroffene Notarzt bittet Sie, sich bis zum Eintreffen der Notfallseelsorge um den Vater und die Kinder zu kümmern. Nennen Sie die Basiskompetenzen, die Sie im Rahmen einer Gesprächsführung umsetzen sollten. Themenbereich 3
7. Nennen und erklären Sie drei Techniken der Gesprächsführung, die Sie anwenden. Themenbereich 3
8. Das 5-jährige Kind sagt Ihnen unter Tränen, dass es am Zustand der Mutter schuld sei. Wie erklären sich diese Denk- und Verhaltensweise des Kindes? Themenbereich 3
9. Welche weiterführende Therapie wird nach aktuellen Leitlinien ergänzend zur Reanimation bei Verdacht auf LAE frühzeitig empfohlen? Themenbereich 7
10. Welche Auswirkungen hat die Durchführung der Therapie aus der vorherigen Frage auf den weiteren Einsatzablauf? Themenbereich 7

Themenbereich 7

11. Nennen Sie zwei Katecholamine, die Sie für den Notarzt richten, und erklären Sie deren korrekte Vorbereitung.

Themenbereich 7

12. Nach Intubation und Beatmung schließen Sie die Kapnometrie an. Wie hoch ist der physiologische $etCO_2$ und welche Werte erwarten Sie bei Ihrer Patientin? Begründen Sie Ihre Antwort.

Themenbereich 7

13. Die Patientin soll unter Reanimation aus dem 1. Stock zum RTW transportiert werden. Welche Technik der Thoraxkompression bietet sich als effektivste Maßnahme dafür an?

Themenbereich 10

14. Welche Informationen sind bei der Übergabe der Patientin im Schockraum relevant, wenn sie unter Reanimationsmaßnahmen transportiert wurde?

Themenbereich 10

15. Das Schockraumteam bittet Sie um eine standardisierte Übergabe der Patientin. Nach welchem Schema soll die Übergabe erfolgen? Erklären Sie das Schema und seine einzelnen Punkte.

5.3.1 Fallbeispiel 5.3: Leitsymptom „Akuter Thoraxschmerz" (Baden-Württemberg)

Sie werden mit dem Einsatzstichwort „Thoraxschmerz" zusammen mit dem NEF aus dem benachbarten Rettungsdienstbereich zu einer Privatadresse in guter Wohngegend disponiert. Der Ehemann der Patientin hat den Notruf mit dem Hinweis abgesetzt, dass seine Ehefrau keine Luft mehr bekomme und schon blau im Gesicht sei. Nach kurzer Anfahrtszeit finden Sie eine ca. 30-jährige Frau vor, die sehr schnell atmet und im Gesicht zyanotisch ist. Sie bittet Sie unter Sprechdyspnoe unaufgefordert um Hilfe. Der besorgte Ehemann steht im Raum und hält seine beiden 3- und 5-jährigen Kinder im Arm. Analysieren und bewerten Sie die geschilderte Situation.

5.4 Fallbeispiel: Leitsymptom „Dyspnoe“

Matthias Klausmeier

Sie werden zu einem internistischen Notfall alarmiert. Die **Einsatzmeldung** lautet: „20-jährige Frau mit akuter Atemnot“. Das NEF ist in einem anderen Einsatz gebunden. Die Anfahrtszeit beträgt 8 Min. und verläuft ohne Komplikationen. Ihr RTW ist zusätzlich mit einem Rettungssanitäter besetzt, der über mehrjährige Einsatzerfahrung verfügt. Es ist 22:30 Uhr an einem warmen Sommerabend bei 24 °C. Ein Krankenhaus der Grund- und Regelversorgung ist 5 Min., die Universitätsklinik als Haus der Maximalversorgung 12 Min. entfernt.

Sie parken den RTW direkt vor dem Einfamilienhaus. An der Eingangstür empfängt Sie ein ca. 50-jähriger Mann mit den Worten, dass es seiner Tochter schlecht gehe, da sie keine Luft bekomme. Er wirkt ruhig und gefasst. Er bittet Sie, ihm ins Obergeschoss zu folgen. Die Einsatzstelle ist sicher. Im Haus sind keine Auffälligkeiten festzustellen.

Im 1. Stockwerk betreten Sie das Zimmer der jungen Frau. Sie sitzt weinend auf einem Stuhl und wird von ihrer sichtlich besorgten Mutter betreut. Die junge Frau nimmt Ihr Herantreten wahr. Sie zeigt eine auffallend schnelle Atmung. Pathologische Atemgeräusche sind auf Distanz nicht hörbar. Die Atemtätigkeit ist deutlich gesteigert. Die Patientin zeigt in dem normal temperierten Zimmer eine rosige und trockene Haut. Ihre Hände sind verkrampft. Sie wirkt extrem unruhig bis panisch und ringt nach Luft.

Bei Ihrer Vorstellung gelingt es der Patientin nicht, Ihre Hand zu greifen. Sie versucht mit Ihnen verbal zu kommunizieren, was jedoch aufgrund der Tachypnoe nicht möglich ist.

Ihre **Initialbeurteilung** ergibt folgenden Befund: freie Atemwege, AF ca. 40/Min., rhythmisch, symmetrische Thoraxexkursionen, auskultatorisch apikal und basal vesikuläres Atemgeräusch, SpO_2 99 %, Halsvenen unauffällig, Haut rosig, warm und trocken, Radialispuls tachykard, rhythmisch, gut tastbar, Rekap.-Zeit < 2 Sek., GCS 15, Pupillen isokor, beidseits prompte Reaktion auf Lichteinfall, deutliches Kribbeln und Taubheitsgefühl in den Händen, keine weiteren Auffälligkeiten an der Patientin oder ihrem Umfeld.

Ihr Kollege erhebt parallel die **Vitalzeichen und Messwerte:** AF 42/Min., Puls 140/Min., rhythmisch, gut tastbar, RR 140/80 mmHg, EKG Sinustachykardie bei 140/Min. in den Extremitätenableitungen, KKT 37,0 °C, BZ 94 mg/dl.

Ihr Kollege erhebt bei der Mutter die **Anamnese:** Die Tochter hat keine Allergien oder Medikamentenunverträglichkeiten, sie nimmt regelmäßig nur die Pille, Vorerkrankungen sind keine bekannt, sie hat vor 2 Std. mit den Eltern zu Abend gegessen und ein Glas Rotwein getrunken. Die Atemnot sei plötzlich im Laufe einer Auseinandersetzung zwischen ihr und ihrem Vater aufgetreten. Sie raucht nicht und trinkt auch nur gelegentlich Alkohol. Familiäre Prädispositionen sind nicht bekannt.

Während es Ihnen gelingt, die junge Frau etwas zu beruhigen, schaltet sich der Vater in das Geschehen ein. Er steckt sich eine Zigarette an und brüllt unverhofft seine Tochter an. Sie sei an diesem Zustand selbst schuld. Die Trennung ihres Freundes sei vorprogrammiert gewesen. Dieser Bastard tauge nichts und wolle seine Tochter nur schamlos ausnutzen.

Die Mutter Ihrer Patientin beginnt zu weinen und fleht ihren Mann an, mit den Schuldzuweisungen aufzuhören.

Der Zustand Ihrer Patientin verschlechtert sich abrupt unter den geschilderten Ereignissen. Die Atemnot und die Unruhe nehmen schlagartig dramatisch zu.

Fragen

Themenbereich 1

1. Nennen Sie zwei Differenzialdiagnosen, die mit den Leitsymptomen einer extremen Tachypnoe bei vesikulärem Atemgeräusch einhergehen.

Themenbereich 1

2. Welche der beiden Differenzialdiagnosen entspricht dem klinischen Bild Ihrer Patientin? Begründen Sie Ihre Antwort anhand der Symptomatik.

Themenbereich 1

3. Beschreiben Sie zwei pathophysiologische Komplikationen, die das Krankheitsbild Ihrer Patientin prägen.

Themenbereich 1

4. Beschreiben Sie den Effekt der elementaren Basismaßnahme zur Akutbehandlung der Patientin.

Themenbereich 1

5. Bewerten Sie den Grad der Eigengefährdung für Ihren Kollegen und Sie anhand der geschilderten Einsatzsituation.

Themenbereich 3

6. Ihre Basisbehandlung wird durch die Anwesenheit des Vaters negativ beeinträchtigt. Welche kommunikative Interaktion wählen Sie in dieser Situation? Begründen Sie Ihre Antwort.

Themenbereich 3

7. Beschreiben Sie eine mögliche Strategie, wenn der Angehörige trotz Ihres Versuchs der kommunikativen Interaktion die Patientin weiterhin beschimpft und beschuldigt.

Themenbereich 3

8. Entwickeln Sie eine Lösung der Situation, wenn der Vater der Patientin oder dem Rettungsdienstpersonal Gewalt androht.

Themenbereich 7

9. Welche weiterführende therapeutische Maßnahme ist zur Durchbrechung der Situation notwendig, wenn sowohl verbale als auch Basismaßnahmen keinen Behandlungseffekt zeigen?

Themenbereich 7

10. Beurteilen Sie die Notwendigkeit eines peripheren Venenzugangs in der Frühphase der Patientenversorgung.

Themenbereich 7

11. Nennen und erklären Sie zwei materielle Möglichkeiten, mit denen eine Rückatmungstherapie durchgeführt wird.

Themenbereich 7

12. Erklären Sie, wann Sie in diesem Einsatz die Indikation zur Notarztnachalarmierung als gegeben sehen.

13. Wie wäre der $etCO_2$ bei einem Patienten, der eine kompensatorische Hyperventilation zeigt? Nennen Sie zwei Krankheitsbilder, die durch eine kompensatorische Hyperventilation charakterisiert sein können. Themenbereich 7

14. Nennen Sie drei Grundsätze eines guten Übergabegesprächs. Themenbereich 10

15. Sie transportieren die Patientin nach erfolgreicher Behandlung in die Klinik. Begründen Sie bei der Übergabe, warum Sie diese Entscheidung getroffen haben. Themenbereich 10

5.4.1 Fallbeispiel 5.4: Leitsymptom „Dyspnoe" (Baden-Württemberg)

Sie werden als einziges Rettungsmittel mit dem **Einsatzstichwort** „Dyspnoe" zu einer Privatadresse in sehr guter Wohngegend disponiert. Es ist 20 Uhr an einem warmen Sommerabend. Eine 20-jährige Frau, die bei ihren Eltern wohnt, ringt massiv nach Luft und nimmt Ihr Herantreten wahr. Ihre Haut ist rosig und trocken. Pathologische Atemgeräusche sind auf Distanz nicht hörbar. Die Mutter betreut die Patientin. Während Ihrer Untersuchung steckt sich der Vater eine Zigarette an und beschimpft seine Tochter übel. Sie sei selbst daran schuld, dass sich dieser Bastard von Freund von ihr getrennt habe.
Analysieren und bewerten Sie die geschilderte Situation.

5.5 Fallbeispiel: Unklare Synkope

Sven Heiligers

Sie werden mit der **Einsatzmeldung** „Synkope“ in eine Altbausiedlung nahe dem Stadtzentrum alarmiert. Die Leitstelle meldet, dass die Tochter den Notruf abgesetzt habe, weil es ihrem 66 Jahre alten Vater nicht gut gehe. Die Anfahrt erfolgt mit Sondersignal und Sie brauchen ca. 9 Min. bis an die Einsatzstelle. Ein Notarzt wurde nicht mit alarmiert.

Der Einsatzort ist ein großzügig geschnittenes Zweifamilienhaus und am Gartentor erwartet Sie bereits die Tochter des Patienten. Auf dem Weg ins Haus erzählt sie Ihnen, dass der Vater schon einen Herzinfarkt gehabt habe, dies aber schon ein paar Jahre zurückliege und es ihm eigentlich gut gehe. Seit einiger Zeit sei er etwas vergesslich, dies sei aber laut Hausarzt altersbedingt.

Ihr Patient befindet sich halbsitzend im Wohnzimmer auf einem Sessel. Gefahren existieren für Sie keine und auch in der Umgebung sehen Sie nicht Auffälliges.

Im ersten Eindruck wirkt der Patient zwar sehr blass und etwas schweißig, jedoch begrüßt er Sie mit einem freundlichen „guten Abend“ und wirkt allseits orientiert. Sie schätzen ihn daher zunächst als nichtkritisch ein und beginnen mit der **Initialbeurteilung:** Den freien Atemweg haben Sie bereits gedanklich bei der Begrüßung abgehakt und stellen nun fest, dass die Atemfrequenz doch deutlich höher ist. Kein Distanzrasseln oder andere Atemnebengeräusche, keine Dyspnoe. Die Sauerstoffsättigung leitet jedoch nur ein unzuverlässiges Signal ab und zeigt ab und an Werte zwischen 83 % und 96 %. Auskultatorisch vesikuläres Atemgeräusch beidseits. Sie tasten den peripheren Puls des Patienten und können zunächst keine Pulswelle ertasten. Erst beim zweiten Versuch auf der anderen Seite und mit etwas mehr Zeit für die Kontrolle stellen Sie einen tastbaren, aber sehr langsamen, schwachen und regelmäßigen Puls fest. Haut schweißig und kühl, Rekap.-Zeit ca. 4 Sek.

Sie bitten Ihren Teampartner nun, die Defi-Patches als schnelle Ableitung zu positionieren und einen vaskulären Zugang zu legen. Weiterhin kommunizieren Sie kurz die Situationsänderung und stufen den Patienten nun als kritisch krank ein. Die **neurologische Beurteilung** zeigt: ab und an schläfriger Patient, kurzzeitig auch keine Reaktion auf Ansprache. Pupillen seitengleich und Reaktion auf Licht. BZ 122 mg/dl.

Keine Stauungszeichen, keine Thrombose- oder Infektzeichen. Körpertemperatur 36,8 °C. Sie bleiben bei Ihrer Einschätzung und sehen sich durch das angefertigte 12-Kanal **EKG** bestätigt: AV-Block 3 Grades mit 33/Min.

Ihr Teampartner hat bereits einen Venenzugang gesichert und beginnt nach kurzer Absprache mit den Vorbereitungen für die leitliniengerechte Behandlung. Ein Notarzt wird angefordert, dieser wird vermutlich aber mindestens 20 Min. Anfahrtszeit benötigen.

Die Tochter berichtet, dass dies plötzlich und vor ca. 30 Min. angefangen habe. Ihr Vater sei beim Aufstehen aus dem Sessel plötzlich weiß wie eine Wand geworden und sei dann kurzzeitig nicht ansprechbar gewesen. Im Liegen sei es dann etwas besser geworden. Der Patient verneint Schmerzen jeglicher Art.

Auf Nachfrage räumt er ein, dass er sich schlecht fühle und bittet Sie um eine Spritze, damit es wieder besser gehe und er Fußball schauen könne. In ein Krankenhaus müsse er nicht und lehne dies auch ab.

Das parallel erfolgte und vollständige **Monitoring** ergibt folgende Befunde und Werte: EKG AV-Block 3. Grades, HF 33/Min., SpO_2: zwischen 83 % und 96 %, NIPB: 79/50 mmHg.

Folgende weiteren Befunde ergeben sich: keine Allergien, Medikation: ASS 100, Metoprolol, Simvastatin. Ein alter Arztbrief, den die Tochter jetzt zu Ihnen bringt, formuliert folgende Diagnosen: Z. n. Myokardinfarkt vor 7 Jahren und Stent-Implantation, arterielle Hypertonie, beginnende vaskuläre Demenz, Hypercholesterinämie.

Das Abendessen wurde noch mit gutem Appetit eingenommen und ein Bier dazu getrunken. Das Risikoprofil ergibt sich aus den Vorerkrankungen.

Fragen

1. Der Patient zeigt einen AV-Block 3. Grades. Beschreiben Sie die entsprechende Charakteristik und erläutern Sie die anderen Formen der AV-Blockierung. — Themenbereich 1
2. Begründen Sie Ihre Entscheidung, den Patienten nach der C-Beurteilung als kritisch einzustufen. — Themenbereich 1
3. Welche Aufgabe übernimmt der AV-Knoten in der Reizleitung am Herzen? Erläutern Sie kurz. — Themenbereich 1
4. Welche Gefahr besteht bei diesem Patienten und was bereiten Sie vor, um entsprechend reagieren zu können. — Themenbereich 1
5. Nennen Sie mindestens vier weitere Differenzialdiagnosen, die Ihnen vor Eintreffen an der Einsatzstelle durch den Kopf gegangen sind. — Themenbereich 1
6. Der Patient lehnt eine Krankenhauseinweisung ab, was könnten Gründe dafür sein? Nennen Sie mindestens drei. — Themenbereich 3
7. Wie begegnen Sie den in Frage 6 genannten Gründen im Umgang mit Ihrem Patienten? Beschreiben Sie jeweils kurz Ihr Vorgehen. — Themenbereich 3
8. Was ist in der Kommunikation mit älteren Menschen unbedingt zu vermeiden? Nennen Sie drei Punkte und Sie erläutern diese kurz. — Themenbereich 3
9. Die ERC Leitlinien definieren Instabilitätskriterien. Nennen Sie diese. — Themenbereich 7
10. Welche Basis- und Dokumentationsmaßnahmen im Hinblick auf die Rhythmusstörung ergreifen Sie als Notfallsanitäter? — Themenbereich 7

Themenbereich 7

11. Nennen Sie zwei relevante Medikamente, die im ERC-Algorithmus zur frequenzsteigernden Therapie empfohlen werden, inklusive Dosierung und ggf. Maximaldosis laut Algorithmus.

Themenbereich 7

12. Moderne Schrittmacher-Defibrillator-Einheiten sind i. d. R. mit verschiedenen Modi ausgestattet. Bennen Sie diese Modi und beschrieben Sie diese.

Themenbereich 7

13. Beschreiben Sie das korrekte Anlegen des Schrittmachers, den Einstellvorgang am Gerät und nennen Sie die nötige notärztliche Therapie bei einem wachen Patienten und die Erfolgskontrolle des funktionierenden Pacings.

Themenbereich 10

14. Erklären Sie das 10-für-10-Prinzip am vorliegenden Fall.

Themenbereich 10

15. Ihr Teampartner hat zunächst ein Medikament falsch zubereitet. Da es rechtzeitig bemerkt wurde, ist kein Schaden entstanden. Wie sieht der optimale Umgang mit dieser Situation aus?

5.6 Fallbeispiel: Einsetzende Geburt

Matthias Klausmeier

Sie werden zu einem gynäkologischen Notfall alarmiert. Die **Einsatzmeldung** lautet: „einsetzende Geburt, 38 SSW“. Das NEF ist in einem anderen Einsatz gebunden. Die Anfahrtszeit beträgt 8 Min. und verläuft ohne Komplikationen. Ihr RTW ist mit einem Rettungssanitäter und einem Notfallsanitäter am Ende des 2. Ausbildungsjahrs besetzt. Es ist 12:30 Uhr an einem Sommertag bei 28 °C. Ein Krankenhaus der Grund- und Regelversorgung mit Gynäkologie ist 10 Min., die Universitätsklinik mit Gynäkologie und Pädiatrie 15 Min. entfernt.

Sie parken den RTW direkt vor dem Mehrfamilienhaus. Die Wohnung der Patientin befindet sich im 3. Stock ohne Aufzug. Bereits im Treppenhaus hören Sie die Patientin unter Wehen schreien.

Die Wohnungstür steht offen. Eine Frauenstimme bittet Sie, schnell in das erste Zimmer rechts zu kommen. Die Wohnung wirkt einfach und unaufgeräumt. Die Luft riecht stark nach Tabakrauch. Gefahren sind keine feststellbar. Im Wohnzimmer treffen Sie auf die Patientin und eine weitere Frau, die sich als die Nachbarin und Freundin der Patientin vorstellt.

Die ca. 30-jährige Patientin befindet sich in sitzender Position mit angezogenen Beinen auf einer ausgeklappten Schlafcouch. Sie ist mit einem T-Shirt und einem Slip begleitet. Die Nachbarin spricht beruhigend auf sie ein. Noch bevor Sie sich vorstellen und erste Fragen stellen können, setzt bei der Patientin erneut Wehentätigkeit ein. Sie schreit dabei und presst anschließend gut sichtbar in den Bauch hinein.

Die Wehe dauert etwa 60 Sek. an. Direkt danach teilt Ihnen die Patientin mit, dass sie sofort in den Kreißsaal der Universitäts-Frauenklinik müsse. Sie habe mit einer Hebamme der Klinik telefoniert und ihr die Situation geschildert. Daraufhin sei sofort ein Notfalltransport bei der Rettungsleitstelle angefordert worden.

Ihre Patientin weist Sie darauf hin, dass sie heroinabhängig und momentan in einem Methadonprogramm sei. Außerdem sollen Sie und Ihre Kollegen sich besonders schützen, da bei ihr Hepatitis C festgestellt worden sei.

Der Rettungssanitäter hat in der Zwischenzeit den Mutterpass studiert, der auf dem Wohnzimmertisch liegt. Er teilt Ihnen mit, dass sich die Frau in der 38. SSW befinde und vorgestern das letzte Mal zur Kontrolle bei ihrem Gynäkologen gewesen sei. Das Kind befinde sich in Schädellage. Zwei regelgerechte Geburten hätten bereits stattgefunden. Außer den von der Patientin genannten Komplikationen sei im Mutterpass noch eine Thrombozytopenie vermerkt.

Die Nachbarin erklärt Ihnen, dass die Hebamme der Klinik ihr am Telefon noch eine wichtige Sache mitgeteilt habe. Falls es doch vor Erreichen der Klinik zur Geburt käme, solle der Rettungsdienst unbedingt vermeiden, dass die Nachgeburt abgehe.

Erneut setzen bei der Patientin Presswehen ein. Sie schreit, dass sie das Kind nicht mehr halten könne und jetzt auf die Welt bringen werde. Die Nachbarin fragt Sie, was mit den beiden anderen Kindern der Patientin passieren solle. Sie seien 7 und 8 Jahre alt und befänden sich momentan in der 10 Min. entfernten

Schule. Sie hätten bis 13 Uhr Schule. Seit 2 Wochen würden die Kinder von ihr in die Schule gebracht und mittags wieder abgeholt.

Fragen

Themenbereich 1

1. Welche Gefährdung besteht für Sie und Ihre Teampartner in der geschilderten Situation? Nennen Sie Schutzmaßnahmen, die Sie ergreifen.

Themenbereich 1

2. Leiten Sie ab, welche pathophysiologischen Komplikationen sich aus der Thrombozytopenie entwickeln können.

Themenbereich 1

3. Nennen Sie die Werte der Sauerstoffsättigung, die bei Neugeborenen mit Spontanatmung nach aktueller Leitlinie akzeptabel sind.

Themenbereich 1

4. Nennen Sie die beiden ersten Maßnahmen am Neugeborenen, die Sie nach der Geburt durchführen sollen.

Themenbereich 1

5. Nennen Sie die drei Kriterien des Neugeborenenalgorithmus zur ersten Beurteilung der Vitalfunktionen.

Themenbereich 3

6. Entwickeln Sie einen Lösungsansatz für die beiden Kinder, die sich noch in der Schule befinden.

Themenbereich 3

7. Erörtern Sie die Option, die Nachbarin in den Ablauf der Notgeburt Ihrer Patientin zu integrieren.

Themenbereich 3

8. Die Hebamme aus der Klinik ruft erneut bei der Patientin an. Erklären Sie, ob und welche Informationen Sie zur aktuellen Situation ermitteln möchten.

Themenbereich 7

9. Erklären Sie, welche Maßnahmen vor der Notgeburt bei der Mutter durchzuführen sind.

Themenbereich 7

10. Nennen Sie die apparative Diagnostik, die bei Neugeborenen mit insuffizienter oder fehlender Atmung frühzeitig verwendet werden soll.

Themenbereich 7

11. Nennen Sie zwei Besonderheiten, die nach aktuellen Leitlinien bei der Beatmung von Neugeborenen mit Atemstillstand zu beachten sind.

Themenbereich 7

12. Nennen Sie das Equipment, das Sie für eine Notgeburt in der Wohnung vorbereiten.

Themenbereich 7

13. Nach der Geburt beurteilen Sie das versorgte Kind komplett. Nennen Sie das Beurteilungsschema und beschreiben Sie die einzelnen Beurteilungskriterien.

14. Nennen Sie die Informationen, die Sie einem hinzugezogenen Notarzt bei der Übergabe mitteilen würden. Themenbereich 10

15. Erörtern Sie, welche weiteren Fachdienste Sie außer dem Notarzt zu Ihrem Einsatz hinzuziehen könnten. Themenbereich 10

5.7 Fallbeispiel: Leitsymptom „Bewusstseinsstörung"

Matthias Klausmeier

Sie werden zu einem internistischen Notfall alarmiert. Die **Einsatzmeldung** lautet: 14-jähriger Junge mit unklarer Bewusstseinsstörung. Das NEF ist parallel alarmiert und wird etwa 10 Min. nach Ihnen eintreffen. Ihre Anfahrtszeit beträgt 4 Min. und verläuft ohne Komplikationen. Es ist 14:30 Uhr an einem Herbsttag bei 18 °C. Ihr RTW ist mit einem erfahrenen Rettungssanitäter besetzt. Ein Krankenhaus der Grund- und Regelversorgung ist 5 Min., die Universitätsklinik als Maximalversorger 10 Min. entfernt.

Sie parken den RTW direkt vor dem Mehrfamilienhaus. Die Wohnung befindet sich im 2. Stock. Ein Aufzug ist vorhanden, kann aber nicht zur Aufnahme einer Fahrtrage erweitert werden. Eine ca. 45-jährige Frau öffnet Ihnen die Wohnungstür und bittet Sie herein. Sie teilt Ihnen mit, dass ihr Sohn seit Tagen kränklich und abgeschlagen sei. Er leide an einer Grippe und sei auch schon beim Hausarzt der Familie gewesen. Er nehme seit 3 Tagen Grippostad® und Aspirin Plus C® ein, ohne dass eine Besserung eingetreten sei. Er habe sich nach dem spärlichen Mittagessen wieder hingelegt. Vor 20 Min. habe sie nochmal nach ihrem Sohn geschaut und festgestellt, dass er ganz schwer atme und nicht mehr wach werde. Die letzten Tage habe er nur viel getrunken, aber kaum etwas gegessen.

Sie finden einen 14-jährigen Jungen vor, der in seinem Bett liegt. Die Einsatzstelle ist sicher und die Umgebung weist keine Auffälligkeiten auf. Der Junge nimmt Ihr Herantreten nicht wahr. Er atmet regelmäßig, ausreichend tief und schnell. Die Haut sieht blass aus und ist trocken.

Ihre **Initialbeurteilung** ergibt folgenden Befund: freie Atemwege, trockene und blasse Schleimhäute, deutlicher Geruch der Ausatemluft, Halsvenen nicht sichtbar, Tachypnoe, Hyperpnoe, symmetrische Thoraxexkursionen, auskultatorisch beidseits apikal und basal vesikuläres Atemgeräusch, SpO_2 95 %, Haut blass, trocken, Hautturgor etwas herabgesetzt, Radialispuls tachykard, rhythmisch, mäßig tastbar, Rekap.-Zeit 3 Sek., GCS 3, Pupillen mittelweit mit leicht verzögerter Reaktion auf Lichteinfall, Patient hat eingenässt.

Die weiterführende **Anamnese** mit den Eltern ergibt folgende Informationen: bisher kerngesunder Junge ohne Allergien, keine Vorerkrankungen und Dauermedikation bis auf die aktuelle Behandlung der Grippe. Er hat in den letzten Tagen viel getrunken, aber wenig gegessen. Die Grippe hat ihn ziemlich mitgenommen. Er betreibt semiprofessionellen Leistungssport als Fußballer (Juniorenauswahl), trinkt keinen Alkohol und raucht nicht. Laut Aussage der Mutter hat er durch die Grippe in den letzten Tagen einiges an Gewicht verloren.

Ihr Kollege teilt Ihnen die **Vitalzeichen und Messwerte** mit: AF 36/Min., ausreichend tief, Puls 140/Min., rhythmisch, mäßig tastbar, EKG mit Sinustachykardie in den Extremitätenableitungen synchron zum Puls, RR 80/60 mmHg, SpO_2 95 %, KKT 36,3 °C, BZ 464 mg/dl.

Die besorgten Eltern fragen Sie, ob der Zustand ihres Sohnes die Folge der Grippe sein könne. Als Sie daraufhin anhand der erhobenen Untersuchungsergebnisse Ihre Verdachtsdiagnose äußern, wirken die Eltern geschockt und sind fassungslos. Der Vater des Jungen reagiert als erster und stellt Ihren Verdacht eindeutig in Frage. Er äußert die Befürchtung, dass Sie sich irren müssten und wohl offensichtlich keine Ahnung hätten. Er fordert Sie auf, weitere Maßnahmen an seinem Jungen bis zum Eintreffen eines kompetenten Arztes zu unterlassen.

Fragen

1. Bei Ihrem Patienten liegt eine diabetische Entgleisung vor. Nennen Sie die wesentlichen Aufgaben der beiden wichtigsten Hormone zur Regulation des Blutzuckers. Themenbereich 1

2. Sie vermuten bei Ihrem Patienten einen Diabetes mellitus als Ursache der Notfallsituation. Beschreiben Sie Form und Ursache, die dem Notfallbild zugrunde liegen. Themenbereich 1

3. Nennen und beschreiben Sie die Form des Komas, die bei Ihrem Patienten vorliegt. Themenbereich 1

4. Der Patient hat ein ausgeprägtes C-Problem. Erläutern Sie die auslösende Pathophysiologie dieser Störung. Themenbereich 1

5. Erklären Sie, warum eine präklinische Insulingabe für den Patienten gefährlich werden kann und deshalb kontraindiziert ist. Themenbereich 1

6. Der Vater bittet Sie, die weitere Behandlung bis zum Eintreffen des Notarztes zu unterlassen. Beschreiben Sie die „Vier Seiten dieser Nachricht". Themenbereich 3

7. Bei dem Vorwurf des Vaters an Sie und Ihren Partner könnte eine latente Form der Aggression vermutet werden. Nennen Sie drei Verhaltensregeln, die Sie in der geschilderten Situation einhalten. Themenbereich 3

8. Analysieren Sie, wie die Reaktion der Eltern zustande kommen kann. Themenbereich 3

9. Beschreiben Sie Ihre Therapie des B- und C-Problems bis zum Eintreffen des Notarztes. Themenbereich 7

10. Der Notarzt bittet Sie um eine Kontrollblutzuckermessung aus der Venenverweilkanüle. Stellen Sie dar, welche Voraussetzung Ihr Gerät dafür erfüllen muss. Themenbereich 7

11. Welche Vorbereitungen treffen Sie für den Notarzt zur Atemwegssicherung? Begründen Sie Ihre Antwort. Themenbereich 7

Themenbereich 7

12. Begründen Sie, warum eine Volumentherapie mit Kochsalzinfusionen (z. B. NaCl 0,9 %) kontraindiziert ist.

Themenbereich 7

13. Erklären Sie, warum die Überwachung des $etCO_2$ bei Ihrem Patienten einen wichtigen Bestandteil des Monitorings darstellt.

Themenbereich 10

14. Beschreiben Sie Ihre Übergabe an den Notarzt bezüglich der Patientensituation.

Themenbereich 10

15. Beschreiben Sie Ihre Übergabe an den Notarzt hinsichtlich der Problematik mit den Eltern.

5.8 Fallbeispiel: Sepsis

Sven Heiligers

Die **Einsatzmeldung** auf Ihrem Pager lautet: „unklare Vigilanzminderung". Die Einsatzadresse ist Ihnen als das städtische Männerwohnheim bekannt. Die Anfahrt erfolgt ohne Sonderrechte. Es ist kurz nach 21 Uhr an einem kühlen Winterabend. Sie erreichen nach 5 Min. den Einsatzort und werden vom Pförtner in das Zimmer des Patienten geführt. Dieser liegt nackt bis auf eine Shorts auf seinem Bett, die Augen sind geöffnet, aber er reagiert nicht auf Ansprache. Die Atmung ist auffällig schnell, der Mund steht offen und Sie sehen trockene, spröde Schleimhäute. Insgesamt macht er einen eher ungepflegten Eindruck und hat eingenässt.

Der Pförtner erzählt Ihnen parallel, dass der Herr vor einigen Tagen schon bei einem Arzt gewesen sei, weil er schlecht Luft bekommen und ständig gehustet habe. Er habe ihn zuletzt vorgestern gesehen. Dies sei unüblich, da er jeden Tag zur selben Zeit das Haus verlasse.

Auf dem Nachttisch liegt ein Rezept für ein Antibiotikum. Sie beginnen mit der **Initialbeurteilung** und schätzen den Atemweg als frei, aber aufgrund der Vigilanzminderung als bedroht ein. AF ca. 26/Min., SpO_2 84 %, auskultatorisch grobblasige Rasselgeräusche über beiden Lungen. Eine obere Einflussstauung ist nicht erkennbar und die Atmung ist eher flach. Peripherer Puls nur sehr schwach tastbar, Frequenz schnell und rhythmisch. Rekap.-Zeit 5 Sek., Haut extrem warm und trocken. Eine Blutung ist nicht ersichtlich. GCS 10 Punkte (A: 4, V: 2, M: 4), Pupillen seitengleich weit und prompte Reaktion auf Licht. BZ 155 mg/dl, Zungenbiss nicht erkennbar.

Die gemessene Temperatur beträgt 39,8 °C und Sie sehen einen Eimer neben dem Bett, in dem sich offensichtlich mit grünlich-gelbem Sekret getränkte Taschentücher befinden. Sie definieren den Mann als kritisch krank und haben parallel schon 15 l Sauerstoff pro Minute über eine High-Flow-Maske verabreicht. Sie bitten nun Ihren Kollegen, einen vaskulären Zugang zu legen und eine Infusion anzuschließen. Eine schnelle körperliche Untersuchung ergibt keinen Hinweis auf ein Sturzereignis oder ein Trauma anderer Genese. Am Gesäß des Patienten sind leichte Druckstellen zu erkennen. Da sich das Zimmer im Dachgeschoss befindet, ein großes Fenster hat und nur über eine sehr schmale Wendeltreppe erreichbar ist, alarmieren Sie sofort die Feuerwehr mit Drehleiter und den Notarzt nach. Das weitere **Monitoring** wird parallel angeschlossen und ergibt folgendes Bild: EKG Sinustachykardie 150/Min., SpO_2 84 %, RR/NIPB 70/40 mmHg, $etCO_2$ nasal 25 mmHg, AF 26/Min.

Eine **Anamnese nach OPQRST** ist aufgrund der schlechten Vigilanz und der Unkenntnis des Pförtners bis auf die vorhandenen Informationen nicht möglich. Auch die **SAMPLER-Anamnese** ist in Bezug auf Allergien, Medikamente, Vorerkrankungen, Nahrungsaufnahme und Ausscheidungen nicht aussagekräftig. Lediglich Nikotin- und Alkoholabusus werden als Risikofaktoren identifiziert.

Fragen

Themenbereich 1

1. Welche Hinweise in der Situationsbeurteilung und Beschreibung sowie im Ersteindruck deuten auf ein septisches Krankheitsbild hin? Begründen Sie.

Themenbereich 1

2. Nennen Sie drei Differenzialdiagnosen, an die Sie in diesem Fall denken.

Themenbereich 1

3. Welche Definition und Eskalationen der Sepsis kennen Sie? Erläutern Sie die Einteilung.

Themenbereich 1

4. Im Rahmen der Pathophysiologie der Sepsis kommt es zu multifaktoriellen Veränderungen. Nennen Sie die fünf wichtigsten Veränderungen und erläutern Sie diese kurz.

Themenbereich 3

5. Sie dringen im Rahmen Ihrer Tätigkeit regelmäßig in den persönlichen Bereich des Patienten vor. Nennen Sie die drei unterschiedlichen Bereiche/Zonen und grenzen Sie diese voneinander ab.

Themenbereich 3

6. Was sollten Sie im Umgang mit Abhängigkeitskranken beachten? Nennen Sie zwei typische Verhaltensmuster von Abhängigen.

Themenbereich 3

7. Nennen Sie drei Beispiele der „Sozialnot", die zum Patienten passen, und erläutern Sie diese kurz.

Themenbereich 7

8. Welche Basis- und erweiterte Maßnahmen sollten Sie im Rahmen der Akutbehandlung des Sepsis-Patienten initial ergreifen? Begründen Sie Ihre Auswahl.

Themenbereich 7

9. Sie sollen auf Weisung des Notarztes Blutkulturen abnehmen. Beschreiben Sie Ihr Vorgehen.

Themenbereich 7

10. Im Rahmen der Narkoseeinleitung kommen Medikamente zum Einsatz, die kreislaufwirksam sein können. Mit welcher typischen Komplikation rechnen Sie bei diesem Patienten und welche Maßnahmen können hilfreich sein? Begründen Sie.

Themenbereich 7

11. Die endtidale CO_2-Messung zeigt einen Wert von 25 mmHg. Was schlussfolgern Sie daraus? Erklären Sie Ihre Vermutung.

Themenbereich 7

12. Die Volumentherapie ist eine wichtige Säule der Sepsistherapie. Wieviel Volumen sollte der Patient bekommen und welche Infusionslösungen sollten zum Einsatz kommen?

13. Warum sind eine gute Organisation und Übergabe bei dieser Verdachtsdiagnose so wichtig? Was sollte in der Übergabe formuliert werden? Erläutern Sie. Themenbereich 10

14. Worauf ist zu achten, wenn Sie eine Drehleiter zur Menschenrettung alarmieren wollen? Wer ist Ihr Ansprechpartner nach Eintreffen der Feuerwehr? Themenbereich 10

5.9 Fallbeispiel: Verbrennung mit Inhalationstrauma

Sven Heiligers

Sie befinden sich an einem warmen Spätsommertag auf der Rückfahrt vom Krankenhaus zu Ihrer Rettungswache, als Sie die Leitstelle anspricht. Sie erhalten einen Folgeauftrag zu einem Notfalleinsatz mit der **Einsatzmeldung:** „Grillunfall, 10-jähriger Junge betroffen". Das nächstgelegene, einsatzbereite NEF ist ebenfalls alarmiert und wird ca. 15 Min. nach Ihnen eintreffen. Der Einsatzort befindet sich in einem Dorf Ihres Rettungsdienstbereichs und Sie erreichen den Einsatzort nach ca. 3 Min. Anfahrt. Das nächste Krankenhaus der Grund- und Regelversorgung befindet sich in 10 km Entfernung, ein Krankenhaus der Maximalversorgung mit pädiatrischer Fachabteilung ist in 20 Min. erreichbar. Kinderverbrennungsbetten sind in einer Universitätsklinik in 90 km Entfernung vorhanden.

Sie werden schon auf der Straße durch eine junge Frau, offensichtlich die Mutter, in Empfang genommen. Sie wirkt sehr gefasst und führt Sie um das Haus in den Garten. Dabei berichtet sie, dass die Familie geplant habe zu grillen. Der Ehemann und die Kinder hätten den Grill vorbereitet, während sie im Haus Salat zubereitet habe. Plötzlich habe sie den gellenden Schrei ihres Sohnes gehört und ihr Mann habe um Hilfe gerufen. Der Junge habe offenbar Brennspiritus in den Grill gespritzt und sei durch die Stichflamme in Brand gesetzt worden. Mit einem Eimer Wasser habe sie ihn dann gelöscht.

Sie erreichen den Garten und werden durch den anwesenden Ehemann sofort angeschrien, Sie sollten sich beeilen und seinem Sohn helfen. Dieser liegt mit einer nassen Jeans und einem verbrannten T-Shirt auf einer Gartenliege, weint, hat offenbar starke Schmerzen, zittert und hat Angst. Als Sie sich ihm nähren, schreit er nach seiner Mutter und dreht sich von Ihnen weg. Die Haare und Augenbrauen sind im vorderen Kopfteil fast vollständig verbrannt, im Gesicht sehen Sie Blasen und Ruß. Beide Arme und die vordere Thoraxpartie sind ebenfalls stark gerötet, mit Blasen und weißlich grundierten Flächen übersäht. Während Sie diese Eindrücke aufnehmen, hören Sie immer wieder den Vater, wie er mit sich selbst spricht und sich für alles verantwortlich mache, weil er kurz nicht auf den Jungen geachtet habe.

Sie stufen den Jungen im Ersteindruck als kritisch krank ein und beginnen umgehend mit der **Initialbeurteilung.** Ihr Teampartner, ein 19-jähriger Rettungssanitäter, ist sichtlich geschockt und wartet auf Ihre Anweisungen. Sie beurteilen:

- **A:** inspiratorischer Stridor, leicht geschwollene Zunge und Ruß im Rachen
- **B:** inspiratorischer Stridor, Tachypnoe bei AF ca. 35/Min., Thoraxhebung seitengleich und symmetrisch, SpO_2 96 %, auskultatorisch ist die Lunge seitengleich belüftet. Sie verabreichen Sauerstoff 15 l/Min. über eine High-Flow-Maske.
- **C:** Puls gut, regelmäßig und kräftig tastbar, Frequenz 140/Min., Rekap.-Zeit 3 Sek., Haut kalt und nass

- **D:** Der Junge ist wach, adäquat und altersentsprechend im Verhalten, die Pupillen sind weit und lichtreagibel.
- **E:** massives Muskelzittern, Verbrennungen zweiten und teilweise auch dritten Grades an Kopf, Gesicht, Oberkörper und an beiden Armen

Sie ordnen einen Wärmeerhalt mit der Foliendecke an, bleiben bei Ihrer Einschätzung und fordern über das digitale Funkgerät einen RTH nach. Die Leitstelle hinterfragt diese Alarmierung und verlangt eine Begründung und Rückmeldung. Sie beginnen die weitere Versorgung, bestehend aus Wundversorgung, Schmerztherapie und Vorbereitungen für die notärztliche Therapie.

Fragen

1. Wodurch ist dieses Kind zunächst am stärksten bedroht? Begründen Sie Ihre Antwort. — Themenbereich 1
2. Was verstehen Sie unter der „Handregel"? Wie wird sie angewendet und wofür wird sie eingesetzt? — Themenbereich 1
3. Ab wieviel Prozent verbrannter Körperoberfläche sollten Kinder in einem spezialisierten Zentrum behandelt werden? — Themenbereich 1
4. Nennen Sie die Verbrennungsgrade und unterscheiden Sie diese anhand der Symptome. — Themenbereich 1
5. Definieren Sie den Begriff „Inhalationstrauma" und nennen Sie wichtige Symptome jeweils. — Themenbereich 1
6. Wie gehen Sie während der Behandlung mit dem Kind um und welche Strategien können Sie anwenden? — Themenbereich 3
7. Wie gehen Sie in der Notfallsituation mit dem Vater um, der sich verantwortlich fühlt? — Themenbereich 3
8. Welche zwei einfachen Maßnahmen sollten Sie zeitnah nach Ihrem Eintreffen durchführen, um eine schlechtere Prognose zu vermeiden? Begründen Sie Ihre Entscheidung. — Themenbereich 7
9. Eine Wundversorgung sollte im Verlauf ebenfalls durchgeführt werden. Wie sieht diese aus und was sollte nicht verwendet werden? — Themenbereich 7
10. Der eingetroffene Notarzt möchte etwas gegen die Schmerzen geben, ist aber komplett unerfahren und bittet Sie um Hilfe. Welchen Applikationsweg und welche Medikation inklusive Dosierung schlagen Sie vor? — Themenbereich 7
11. Nach erfolgreicher Anlage eines i. v.-Zugangs sollte der Patient Flüssigkeit erhalten. Wieviel geben Sie in der ersten Stunde insgesamt? — Themenbereich 7

Themenbereich 7

12. Aufgrund des Inhalationstraumas soll das Kind intubiert werden. Welche Tubusgröße bereiten Sie vor, welche Atemfrequenz und welche Höhe des AZV stellen Sie am Beatmungsgerät ein?

Themenbereich 10

13. Sie haben einen RTH nachgefordert. Was gilt es, bei der Zusammenarbeit zu beachten?

Themenbereich 10

14. Die Leitstelle ist Ihrer Nachforderung nicht sofort nachgekommen und verlangt eine Rückmeldung. Nennen Sie fünf Aufgaben einer Leitstelle.

5.10 Fallbeispiel: Säuglingsreanimation nach Misshandlung

Matthias Klausmeier

Sie werden zu einem pädiatrischen Notfall gerufen. Die **Einsatzmeldung** lautet: Kreislaufstillstand bei einem 6 Monate alten Säugling. Das NEF ist parallel alarmiert und kommt aus dem benachbarten Rettungsdienstbereich mit einer Anfahrtszeit von ca. 12 Min. Ihre Anfahrtszeit beträgt 5 Min. und verläuft ohne Komplikationen. Es ist 20 Uhr an einem Sommertag bei 24 °C. Ihr RTW ist mit einem Rettungssanitäter besetzt, der über 3 Monate Einsatzerfahrung verfügt. Ein Krankenhaus der Grund- und Regelversorgung ist 8 Min., die Universitätsklinik als Haus der Maximalversorgung 12 Min. entfernt.

Sie parken den RTW direkt vor dem Mehrfamilienhaus. Die Wohnung befindet sich im Erdgeschoss. Ein ca. 35-jähriger Mann empfängt Sie an der Wohnungstür mit einer brennenden Zigarette in der Hand und bittet Sie, in das Kinderzimmer zu gehen. Die Wohnung wirkt einfach, aber aufgeräumt. Auffallend ist der ausgeprägte Geruch nach Tabakrauch. Der Mann macht einen sehr gefassten Eindruck und berichtet Ihnen, dass mit dem Säugling irgendetwas nicht in Ordnung sei.

Sie treten in ein spartanisch und lieblos ausgestattetes Kinderzimmer. Dort steht eine ca. 30-jährige Frau am Wickeltisch und weint. Der Säugling liegt auf dem Wickeltisch und sieht blau und blass aus. Er hat die Augen halb geöffnet und interagiert nicht mit der Mutter. Bewegungen oder Atemtätigkeit sind nicht feststellbar. Die Mutter berichtet Ihnen, dass ihr Kind anscheinend nicht mehr atme. Sie bittet Sie, ihrem Kind schnell zu helfen.

Ihre **Initialbeurteilung** ergibt folgenden Befund: freie Atemwege, keine Atmung, kein tastbarer Brachialispuls, GCS 3.

Sie beginnen unverzüglich mit den BLS-Maßnahmen der Säuglingsreanimation. Beim Entkleiden des Kindes fällt Ihnen auf, dass der Säugling deutlich sichtbare Hämatome an der Innenseite beider Oberarme hat.

Die Mutter überlässt Ihnen kommentarlos das Kind und zieht sich in eine Ecke des Raumes zurück. Der Vater erscheint erneut rauchend im Kinderzimmer und fragt, ob es mit dem Säugling ein ernsthaftes Problem gebe. Er erwarte, dass Sie dem Kind unverzüglich helfen und die Situation in den Griff bekommen.

Ihre BLS-Maßnahmen lassen sich ohne Komplikationen durchführen. Bei näherer Betrachtung des Kindes fällt Ihnen auch auf, dass der Säugling gut sichtbare Hautfalten am Bauch hat. Der Strampler und der Schlafsack, in den das Kind eingepackt war, sind sehr schmutzig. Die Mutter steht nach wie vor in der Ecke des Raumes und weint still, ohne etwas zu sagen.

Der Vater will nun von Ihnen wissen, ob es nicht besser sei, das Kind schnell einzupacken und mit ins Krankenhaus zu nehmen. Dort könne man ihm sicher besser helfen als hier vor Ort.

Als Sie die Eltern befragen, was denn genau vor diesem Ereignis mit dem Säugling passiert sei, reagieren beide sehr unterschiedlich. Die Mutter wirkt sehr verunsichert und schaut permanent zu ihrem Mann, ohne eine Antwort zu geben. Der Ehemann erklärt Ihnen ungeduldig, dass das Kind im Laufe des Nachmittags vom Wickeltisch gefallen sei. Daher kämen auch die blauen Flecken. Er fordert Sie nun sehr harsch auf, endlich etwas für sein Kind zu tun, anstatt unnötige Fragen zu stellen.

Fragen

Themenbereich 1

1. Nennen Sie Symptome und Verletzungszeichen, die auf eine Kindsmisshandlung hinweisen.

Themenbereich 1

2. Welche pathophysiologische Störung vermuten Sie anhand der Hautfalten am Bauch? Übertragen Sie, welche Bedeutung Ihr Verdacht auf den Reanimationsablauf hat.

Themenbereich 1

3. Nennen Sie den BLS-Algorithmus der Säuglingsreanimation nach aktuellen Leitlinien.

Themenbereich 1

4. Welche Methode der Thoraxkompression wenden Sie an? Begründen Sie Ihre Antwort.

Themenbereich 1

5. Nennen Sie zwei Medikamente mit empfohlener Dosierung, die Sie für den erweiterten Ablauf der Säuglingsreanimation zur i. v.- oder i. o.-Applikation vorbereiten.

Themenbereich 3

6. Wie bewerten Sie das Verhalten des Vaters gegenüber Ihnen und Ihren Kollegen? Beschreiben Sie die Kommunikation, die Sie mit dem Vater führen.

Themenbereich 3

7. Wie bewerten Sie die Kommunikation zwischen den Eltern? Welche Rückschlüsse können Sie daraus gewinnen?

Themenbereich 3

8. Nennen Sie zwei Elemente, die Sie in der Kommunikation mit den Eltern vermeiden sollten. Begründen Sie Ihre Antwort.

Themenbereich 7

9. Ab welchem Grenzwert spricht man bei Säuglingen von einer Hypoglykämie? Nennen Sie die empfohlene Dosierung für Glukose zur Behandlung einer Hypoglykämie bei Kindern.

Themenbereich 7

10. Nennen Sie die Formel zur Berechnung der Infusionsmenge, die bei hypovolämischem Schock verabreicht wird.

Themenbereich 7

11. Erklären Sie, mit welcher Beatmungs- und Thoraxkompressionsfrequenz Säuglinge nach endotrachealer Intubation behandelt werden.

Themenbereich 7

12. Mit welcher Energie werden Säuglinge bei Vorliegen eines defibrillationsfähigen Rhythmus defibrilliert?

13. Welche Form der Defibrillation empfehlen die Fachgesellschaften nach aktuellen Leitlinien bei Säuglingen und Kindern und in welcher Position sind die Klebeelektroden anzubringen? Themenbereich 7

14. Welche Informationen zur gesamten Situation geben Sie an den Notarzt weiter, während sich beide Eltern im Raum befinden? Begründen Sie Ihre Antwort. Themenbereich 10

15. Erläutern Sie, warum bei diesem Einsatz eine vollständige Dokumentation in einem durch Sie erstellten Einsatzprotokoll von großer Wichtigkeit ist. Themenbereich 10

5.11 Fallbeispiel: Fremdkörperaspiration

Sven Heiligers

Sie werden an einem Samstagmorgen mit Ihrem RTW zu einem pädiatrischen Notfall in einer Reihenhaussiedlung Ihres Einsatzgebiets alarmiert. Die Leistelle teilt Ihnen mit, dass die Mutter als Anruferin sehr aufgeregt gewesen sei, das Kind sich wohl verschluckt habe und jetzt blau anlaufen würde. Aufgrund freier Ressourcen fahren Sie und Ihr Kollege, ohne Notarzt. Ihre Anfahrtszeit beträgt etwa 6 Min., das nächste Krankenhaus mit pädiatrischer Fachabteilung ist in 35 Min. Fahrzeit erreichbar. Das Kind ist laut Leitstelle ca. 18 Monate alt.

Bei Eintreffen an der Einsatzstelle steht bereits die Haustür offen. **Ersteindruck:** Bei Betreten des Wohnzimmers sitzt ein agitierter Junge, ausschließlich mit einer Windel bekleidet, im Hochstuhl am Esstisch und hat eine Schüssel mit selbstgemachtem Kartoffelbrei vor sich. Er reagiert nicht auf Ihr Eintreffen. Schon auf den ersten Blick nehmen Sie wahr, dass der Junge massive Einziehungen zeigt, und hören einen massiven Stridor. Weiterhin sehen Sie, dass der Bauch sich ruckartig und synchron zu den Atembemühungen bewegt. Das Hautbild ist sehr blass, gräulich und der Kopf wippt nach vorne und hinten. Ihr Kollege fordert umgehend einen Notarzt nach und die Leitstelle teilt Ihnen mit, dass dieser eine Anfahrtszeit von mind. 20 Min. benötige. Gleichzeitig wird auch der nächststehende, am Krankenhaus mit der Kinderklinik stehende RTH alarmiert – dieser benötigt in der Regel 25 Min.

Aufgrund Ihres ersten Eindrucks werden Sie sofort tätig und beginnen umgehend mit den entsprechenden, leitliniengerechten Maßnahmen zur Fremdkörperentfernung. Alle Maßnahmen, um den Fremdkörper zu fördern, scheitern jedoch und das Kind verliert das Bewusstsein. Verständlicherweise ist die ebenfalls anwesende Mutter verzweifelt, aufgelöst und nimmt die Dramatik der Situation wahr. Sie versucht, während Sie das Kind auf den Boden legen, ständig den Jungen anzufassen und schreit Sie und das Kind nahezu hysterisch an, doch etwas zu tun. Parallel zu Ihren Maßnahmen am nun bewusstlosen Kind versuchen Sie nach Möglichkeit, die Mutter entsprechend zu beruhigen. Im Rahmen der weiteren Versorgung sind Ihnen umfassende SOPs an die Hand gegeben worden. So dürfen Sie im Rahmen der Leitlinienempfehlung diese vollständig abarbeiten und einen Gefäßzugang etablieren, sollte dies erforderlich sein.

Fragen

1. Erläutern Sie Ihren Ersteindruck anhand des pädiatrischen Beurteilungsdreiecks. — Themenbereich 1
2. Welche Umstände sollten Sie immer auf ein mögliches Fremdkörpergeschehen hinweisen oder daran denken lassen? — Themenbereich 1
3. Wie beurteilen Sie die im Fall geschilderten Symptome und welche anderen Verhaltens- und Symptomkomplexe sind in diesem Zusammenhang denkbar? — Themenbereich 1
4. Beschreiben und erklären Sie die anatomischen und physiologischen Besonderheiten des Kindes, die relevanten Einfluss auf Ihre Maßnahmen und Therapie haben. — Themenbereich 1
5. Welche Vorüberlegungen treffen Sie im Zusammenhang mit dieser Einsatzmeldung auf der Anfahrt? Nennen Sie mindestens fünf. — Themenbereich 1
6. Welche Möglichkeiten bleiben Ihnen in der geschilderten Situation, um die Mutter entsprechend emotional aufzufangen? — Themenbereich 3
7. Ist ein Isolieren der Mutter von ihrem Kind eine statthafte Maßnahme oder sollte sie anwesend bleiben? Begründen Sie. — Themenbereich 3
8. Wie kommunizieren Sie die aktuelle Situation gegenüber der Mutter bezüglich Verlauf und Ernsthaftigkeit? — Themenbereich 3
9. Beschreiben Sie den Ablauf Fremdkörperaspiration gemäß ERC Leitlinien bei einem Säugling. — Themenbereich 7
10. Beschreiben Sie den Ablauf Fremdkörperaspiration gemäß ERC Leitlinien bei einem Kind. — Themenbereich 7
11. Welche Maßnahme führen Sie nach Einsetzen der Bewusstlosigkeit durch und wie hängt diese mit dem Alter des Kindes zusammen? — Themenbereich 7
12. Welche invasive Maßnahme steht ggf. zur Fremdkörperentfernung zur Verfügung? Beschreiben Sie Ihr Vorgehen. — Themenbereich 7
13. Welche Risiken bestehen nach Manövern zur Fremdkörperentfernung und was sollte im Anschluss daran immer erfolgen? — Themenbereich 7
14. Welche Optionen können Sie ggf. überdenken und bezüglich des RTH mit der Leitstelle kommunizieren? — Themenbereich 10
15. Warum ist eine parallele Alarmierung eines boden- und luftgebundenen Systems bei spezifizierten Indikationen unter Umständen eine gute Strategie? Begründen Sie. — Themenbereich 10

IV Praktische Prüfung

KAPITEL

6 Trainingsfälle für die praktische Prüfung

6.1 Pädiatrischer Notfall

Matthias Klausmeier

➤ Tab. 6.1, ➤ Tab. 6.2.

Tab. 6.1 Dokumentation: Trainingsfall pädiatrischer Notfall

Einsatzmeldung (Szene)	Pädiatrischer Notfall. 5-jähriger Junge mit Atemnot. Mittwoch, 21:00 Uhr bei 8 °C. Das NEF befindet sich parallel auf der Anfahrt. Pädiatrische Klinik 10 Min. von der Einsatzstelle entfernt. Ihre Anfahrtszeit beträgt 6 Min. ohne Komplikationen.
Sicherheit und Situation an der Einsatzstelle	Einfamilienhaus in guter Wohngegend. Die Einsatzstelle ist sicher. Keine Auffälligkeiten im Haus. Der Vater nimmt Sie in Empfang, die Mutter ist bei dem Jungen im Kinderzimmer.
Patientensimulation	Juniorpuppe, 5 Jahre; evtl. blass schminken
Ersteindruck/Pädiatrisches Beurteilungsdreieck (PBD)	• **A** – Äußeres Erscheinungsbild: weinender Junge, im Bett sitzend, schaut Sie ängstlich an, lässt sich von der Mutter trösten. • **B** – Belüftung/Atemarbeit: aufrechter Oberkörper, Tachypnoe, deutlich hörbarer inspiratorischer Stridor, erhöhte Atemarbeit, bellender Husten • **C** – Circulation/Hautfarbe: blasse und trockene Haut, keine Zyanose
Initialbeurteilung: ABCDE-Schema	• **A:** freie Atemwege • **B:** Tachypnoe, inspiratorischer Stridor, thorakale Einziehungen, SpO_2 92 %, Lunge beidseits ausreichend belüftet • **C:** Blässe, Tachykardie, trockene, warme Haut, Rekap.-Zeit 2 Sek., RR 100/70 mm Hg • **D:** GCS 15, agitiert, Pupillen isokor • **E:** KKT 37,8 °C; Schleimlöser und Hustensaft stehen neben dem Bett.
Erweiterte Beurteilung: SAMPLER-Anamnese/ OPQRST-Anamnese Vitalzeichen/Messwerte	• **S (OPQRST):** Kind wurde um 19:30 Uhr ins Bett gebracht und schlief unruhig ein. Vor wenigen Minuten weinend mit akuter Atemnot aufgewacht. • **A:** keine • **M:** Mucosolvan®, Prospan® und Wick VapoRub® • **P:** seit 4 Tagen grippaler Infekt. Vor 2 Tagen deshalb Besuch beim Kinderarzt und Verordnung der aktuellen Medikamente. • **L:** wenig Abendbrot vor 2 Std., wenig getrunken • **E:** vor 25 Min. weinend mit akuter Atemnot aufgewacht • **R:** keine

Tab. 6.2 Kompetenzbereiche: Trainingsfall pädiatrischer Notfall

Kompetenzbereich	Erwartungen
Persönliche Kompetenz	Ruhiges Auftreten, klare Teamkommunikation, eigene Grenzen einschätzen, klare Rollenverteilung im Team, CRM-Leitsätze
Sozialkompetenz	Aufbau einer Vertrauensbasis, Empathie, Ängste nehmen durch Erklären der Handlung, geduldiges und freundliches Auftreten
Methodenkompetenz	Altersadaptierte Kommunikation mit dem Kind, Kind aufrecht sitzend bei der Mutter belassen, den Eltern alle Maßnahmen und den Ablauf erklären und sie einbeziehen
Fachkompetenz	Korrekter Ersteindruck und Einschätzung nach dem ABCDE-Schema, Sammeln von Differenzialdiagnosen, erweiterte Beurteilung und fokussierte Untersuchung, Durchführen der korrekten Interventionen, Gabe der indizierten Medikamente mit korrekter Dosierung, Unterlassen unnötiger und zielführender Untersuchungen, korrekte Übergabe an den Notarzt, Einschätzen der Notwendigkeit eines Kliniktransports

6.2 CAST-Szenario

Sven Heiligers

➤ Tab. 6.3, ➤ Tab. 6.4.

Tab. 6.3 Dokumentation: Trainingsfall CAST-Szenario

Einsatzmeldung (Szene)	Person nicht ansprechbar in einem Einkaufszentrum, Telefonreanimation läuft. 17:30 Uhr an einem Wintertag, es liegt Schnee. Anfahrtszeit 7 Min., Maximalversorger in 15 Min. Patient ca. 50 Jahre alt.
Sicherheit und Situation an der Einsatzstelle	Großes Einkaufszentrum, viele Besucher, im Eingangsbereich liegt der Patient und wird von einem jungen Mann reanimiert. Die Einsatzstelle ist sicher.
Patientensimulation	Erwachsenenpuppe, Notfallrucksack, Absaugeinheit, Sauerstoff, EKG-Defi-Einheit Voreinstellungen: Kammerflimmern, ggf. $etCO_2$ bei 16 mmHg
Initialbeurteilung: ABC-Schema	• **A:** frei • **B:** keine Atmung, Zyanose • **C:** pulslos
CPR	Bis Defibrillator zur Verfügung steht
Rhythmusanalyse 1	VF (Kammerflimmern)
Defibrillation + 2 Min. CPR	Atemwegssicherung mit i-Gel (ERC) oder SGA (AHA), ggf. Feedbacksystem, $etCO_2$-Messung, Venenzugang

Tab. 6.3 Dokumentation: Trainingsfall CAST-Szenario *(Forts.)*

4 H und HITS	• Hypoxie, Hypovolämie, Hypothermie, Hyper- oder Hypokaliämie • Herzbeuteltamponade (denke an Ultraschall), Intoxikation, thromboembolisches Ereignis, Spannungspneumothorax
Rhythmusanalyse 2	Asystolie, 1 mg Adrenalin i. v.
2 Min. CPR	Fremdanamnese: Ein zufällig Anwesender kennt den Patienten und erzählt: Er habe eine dialysepflichtige Niereninsuffizienz und gehe alle 3 Tage zur Dialyse. Medikation kenne er nicht, der Patient trage auch nichts bei sich. → Überdenke 4 H und HITS, Natriumbikarbonat bei Verdacht auf Hyperkaliämie.
Rhythmusanalyse 3	Vfib
Defibrillation + 2 Min. CPR	Anstieg etCO_2
Rhythmusanalyse 4	ROSC
Post-Resuscitation-Care	• **A:** gesichert mit LT • **B:** beidseits vesikuläres AG, SpO_2 nicht messbar, Halsvenen flach, etCO_2 26 mmHg • **C:** peripherer Puls nicht tastbar, zentral schnell und flach tastbar, Breitkomplex-Tachykardie im EKG, RR 70/40 mmHg, Rekap.-Zeit > 4 Sek. • **D:** GCS 3, Pupillen weit, aber lichtreagibel, BZ 100 mg/dl • **E:** Gefäßshunt am linken Unterarm, guter EZ und AZ **Weitere Maßnahmen:** • 12-Kanal-EKG → Breitkomplextachykardie • Ggf. Kardioversion • Volumengabe vs. Katecholamine (Perfusor?) • Voranmeldung im KH • Transportvorbereitung • Narkose durch den Notarzt bei zunehmender Unruhe des Patienten

Tab. 6.4 Kompetenzbereiche: Trainingsfall CAST-Szenario

Kompetenzbereich	Erwartungen
Persönliche Kompetenz	Ruhiges Auftreten, klare Teamkommunikation, eigene Grenzen einschätzen, klare Rollenverteilung im Team, CRM-Leitsätze
Sozialkompetenz	Empathie gegenüber dem Ersthelfer, Einbinden der Zuschauer für Sichtschutz, Kommunikation mit den Zuschauern, Respekt gegenüber dem Patienten, sachgerechte Ausdrucksweise und Situationsbewusstsein
Methodenkompetenz	Leitliniengerechte Behandlung, korrekte Durchführung der Einzelmaßnahmen wie CPR, etCO_2-Messung etc.
Fachkompetenz	Erkennen der Situation, der Situationsänderungen und leitliniengerechtes Umdenken und Handeln, Hyperkaliämie diskutieren und behandeln, Post-Resuscitation-Care, Klinikauswahl etc.

6.3 Atemnot

Matthias Klausmeier

➤ Tab. 6.5, ➤ Tab. 6.6.

Tab. 6.5 Dokumentation: Trainingsfall Atemnot

Einsatzmeldung (Szene)	Internistischer Notfall im Pflegeheim. 80-jährige Patientin mit Atemnot und Vigilanzminderung. Montagmorgen, 10:00 Uhr, 24 °C. Anfahrtszeit 8 Min., komplikationslos. Das NEF ist in einem anderen Einsatz gebunden. Regelversorger 10 Min., Maximalversorger 15 Min. entfernt.
Sicherheit und Situation an der Einsatzstelle	Bekanntes Pflegeheim mit großen Aufzügen. Die Einsatzstelle ist sicher. Pflegerin nimmt Sie in Empfang und bringt Sie in ihr unauffälliges Zimmer.
Patientensimulation	Weibliche Mime, blasse, trockene, stehende Hautfalten bei Exsikkose, trockene Schleimhäute, somnolent, Rückenlage
Ersteindruck	Patientin reagiert nicht auf das Herantreten, Augen öffnen auf Ansprache. Tachypnoe, blasse, exsikkierte Haut, Vigilanzminderung, leichte Lippenzyanose.
Initialbeurteilung: ABCDE-Schema	• **A:** freie Atemwege, trockene Schleimhäute • **B:** Halsvenen unauffällig, Tachypnoe, SpO_2 88 %, auskultatorisch apikal rechts grobes Rasselgeräusch, insgesamt exspiratorischer Stridor; verlängertes Exspirium • **C:** Puls tachykard, arrhythmisch, mäßig tastbar; Haut warm, blass, trocken mit stehenden Hautfalten; Rekap.-Zeit 2–3 Sek. • **D:** GCS 14 (3–5–6); Pupillen isokor, Reaktion auf Lichteinfall prompt; sensomotorisch ohne Auffälligkeiten • **E:** KKT 39,2 °C; am ganzen Körper Zeichen der Exsikkose; das Zimmer ist unauffällig.
Erweiterte Beurteilung: SAMPLER-Anamnese/ OPQRST-Anamnese Vitalzeichen/Messwerte	• **S (OPQRST):** Somnolenz, Tachykardie, Arrhythmie, Tachypnoe, Hyperthermie, Exsikkose • **A:** keine • **M:** Sultanol®, Spiriva®, Metformin®, Beloc zok mite®, Tromcardin® • **P:** COPD, Vorhofflimmern, Diabetes Typ 2, Hypertonie • **L:** Abendessen gestern um 18:00 Uhr, heute noch nichts • **E:** Patientin klagt über Luftnot seit 1 Std. und steht nicht auf. • **R:** siehe M **EKG:** TAA bei VHF, Brustwandableitungen ohne Zeichen für STEMI HF 137/Min., AF 32/Min., PF 128/ Min., RR 150/90 mmHg, KKT 39,2 °C, SpO_2 unter O_2-Gabe angestiegen.

Tab. 6.6 Kompetenzbereiche: Trainingsfall Atemnot

Kompetenzbereich	Erwartungen
Persönliche Kompetenz	Ruhiges Auftreten, klare Teamkommunikation, eigene Grenzen einschätzen, klare Rollenverteilung im Team, CRM-Leitsätze
Sozialkompetenz	Aufbau einer Vertrauensbasis, Empathie, Ängste nehmen durch Erklären der Handlung geduldiges und freundliches Auftreten.
Methodenkompetenz	Angepasste Kommunikation, Beachtung altersspezifischer Besonderheiten wie Hör- und Sehminderung, respektvoller Umgang, Pflegerin zur Fremdanamnese und ggf. Behandlung miteinbeziehen
Fachkompetenz	Korrekter Ersteindruck und Einschätzung nach dem ABCDE-Schema, Sammeln von Differenzialdiagnosen, erweiterte Beurteilung und fokussierte Untersuchung, Durchführen der korrekten Interventionen, Gabe der indizierten Medikamente mit korrekter Dosierung, Unterlassen unnötiger und zielführender Untersuchungen, Entscheidung zur Notarztnachalarmierung fällen und ggf. korrekte Übergabe, korrekte Auswahl der geeigneten Zielklinik

V

Lösungen

KAPITEL

7 Antworten: Themenbereiche 2 und 4

Antworten zu Fallbeispiel ➢ 2.1: Infektion

Matthias Thöle

1. Die **Erweiterung der persönlichen Schutzausrüstung** ist die erste Maßnahme, die bei einem Infektionstransport durchgeführt wird. Soweit es möglich ist, werden Ausrüstungsgegenstände, die nicht benötigt werden, aus dem RTW entnommen und an einem Platz außerhalb des Patientenraums gesichert. Der Patient wird über die Maßnahme aufgeklärt. Dann folgen: Durchführung des Infektionstransports unter Berücksichtigung des Infektionsschutzes und Übergabe mit anschließender Händedesinfektion und Desinfektion des Rettungsmittels. Am Ende wird der Einsatz dokumentiert.

DGUV Regel 105-003
AWMF S1 Leitlinie 029-029
Notfallsanitäter Heute, Kap. 16

In einigen Rettungsdienstbereichen existieren **SOPs/Algorithmen,** wie ein Infektionstransport durchgeführt wird. Ziel eines Infektionstransports ist es, die Infektionskette zu unterbrechen. Je nach Übertragungsweg, müssen **unterschiedliche Hygienemaßnahmen** durchgeführt werden.

2. Sämtliche relevanten Informationen zur Tragedauer und korrekten Sitz einer FFP3-Maske erhalten Sie in der **TRBA 250 im Anhang 7.** Außerdem wird im Anhang 7 der TRBA 250 der Unterschied zwischen einem normalen Mund-Nasen-Schutz und dem partikelfilternden Mund-Nasen-Schutz erläutert.

TRBA 250 Anhang 7
DGUV Regel 112–190
Arbeitsmedizinische Vorsorgeuntersuchung G26
Notfallsanitäter Heute, Kap. 41

Partikelfiltrierende Mund-Nasenschutz-Masken sind Atemschutzgeräte, die nach der europäischen **Norm DIN EN 149** geprüft sind. FFP-Masken weisen nur einen geringfügig erhöhten Atemwiderstand auf. Deshalb gehören die FFP-Masken zu den Atemschutzgeräten 1. Mitarbeiter, die diese Masken im Dienst tragen müssen, benötigen eine entsprechende **arbeitsmedizinische Untersuchung.**

3. Bei einer **aktiven Impfung** werden abgeschwächte bzw. abgetötete Erreger verabreicht. Das Immunsystem benötigt eine gewisse Zeit, um die entsprechenden Antikörper zu produzieren und zu speichern. Bei einer **passiven Impfung** werden bereits fertige Antikörper verabreicht. Die verabreichten Antikörper können ihre Wirkung sofort zur Entfaltung bringen. Allerdings ist der Impfschutz nur auf ein paar Wochen begrenzt.

STIKO
Arbeitsmedizinische Vorsorgeuntersuchung G42
Notfallsanitäter Heute, Kap. 16

Eine **Impfung gegen Tuberkulose** ist zwar theoretisch möglich, wird aber nicht mehr empfohlen. Die Ständige Impfkommission des Robert Koch-Instituts in Berlin gibt in regelmäßigen Abständen Impfempfehlungen heraus, nach denen man sich richten sollte. Die gängigen Impfungen werden von den Krankenkassen bezahlt. Bei Impfungen, die aufgrund einer Tätigkeit im Rettungsdienst notwendig sind (z. B. Hepatitis A und B) trägt der Arbeitgeber die Kosten der Impfung. Im Rahmen der COVID-19-Pandemie kommt seit 2021 ein neues Impfverfahren zum Einsatz. Die neuen mRNA-Impfstoffe basieren auf Boten-Ribonukleinsäure und stimulieren die körpereigene Immunantwort. Diese Impfstoffe enthalten verkürzte mRNA, die für ein verkürztes Virusprotein kodiert, welches so in den menschlichen Zellen hergestellt werden kann. Der Körper bildet dann gegen dieses Virusprotein Antikörper.

Landesrettungsdienstgesetze
Aufgaben ÄLRD

4. Wenn sich sämtliche Rettungswachen im Landkreis, unabhängig davon, ob es sich um eine Hilfsorganisation, Berufsfeuerwehr oder private Anbieter handelt, an den Desinfektionsplan des ÄLRD halten, kann die Leitstelle die anfallenden Infektionstransporte wesentlich besser disponieren, weil dieser **Desinfektionsplan** dann für alle Rettungswachen gleich ist. Das heißt, dass alle Anbieter identische Verfahren zur Desinfektion der Fahrzeuge anwenden und es somit nicht zu unterschiedlichen Einwirkzeiten/Ausfallzeiten der Rettungsmittel kommt.

Sollte ein einheitlicher Desinfektionsplan nicht vorhanden sein, müssen die Leitstellendisponenten bei jedem Infektionstransport **unterschiedliche Desinfektionszeiten** einplanen. Da in den meisten Bundesländern der ÄLRD für die medizinische Qualität des Rettungsdienstes verantwortlich ist, gehört es zu den Aufgaben des ÄLRD, solche Desinfektionspläne/SOPs zu erstellen und zu veröffentlichen.

RKI
TRBA 250 Inhalt 3
Biostoffverordnung
Notfallsanitäter Heute, Kap. 16

5. Neben der Tröpfcheninfektion gibt es noch eine **Kontaktinfektion** und eine **Schmierinfektion.** Bei diesen Übertragungswegen handelt es sich um eine **direkte Übertragung** (ohne Zwischenwirt). Außerdem gibt es noch den **indirekten Übertragungsweg.** In diesem Fall ist der Überträger entweder ein Zwischenwirt (Zecke) oder die Erreger sind auf einem anderen Medium zu finden (Staub bei Hanta-Virus) und gelangen so in den menschlichen Körper.

Es ist wichtig, den **Übertragungsweg** der Infektion zu kennen. Nur wenn der Übertragungsweg klar ist, können gezielte Maßnahmen eingeleitet werden, um sich als Rettungsdienstpersonal vor einer Übertragung zu schützen. In den Desinfektionsplänen sind im Normalfall die Übertragungswege beschrieben. So kann auch im Einsatz geschaut werden, welcher Übertragungsweg in Betracht kommt.

TRBA 250
Biostoffverordnung

6. Die **vier Risikostufen** definieren die möglichen Gefahren, die für Mitarbeiter im Gesundheitsdienst und für die Bevölkerung von einem Biostoff (Mikroorganismus) ausgehen können. Das *Mycobacterium tuberculosis* ist laut TRBA 250 der **Risikogruppe 3** zuzuordnen, weil dieser Erreger bei Menschen eine schwere Erkrankung hervorrufen kann und es zur Verbreitung in der Bevölkerung kommen kann. Eine Therapie ist aber möglich.

Biologische Arbeitsstoffe werden in **vier Risikostufen** eingeteilt. Die **Risikostufe 1** bedeutet, dass eine Erkrankung beim Menschen unwahrscheinlich ist. „Stoffe" der **Risikogruppe 4** können schwere Erkrankungen hervorrufen, für die eine wirksame Vorbeugung oder Behandlung nicht möglich ist. Zur Risikostufe 4 gehören z. B. virusbedingte hämorrhagische Fieber wie Ebola.

7. Ein **Infektionsschutzset** besteht im Normalfall aus folgenden Bestandteilen:
   - 1 Schutzanzug DIN 14126 (mit Füßlingen und Haube)
   - 1 Atemschutz (FFP2; FFP3)
   - 2 Paar Schutzhandschuhe
   - 1 Schutzbrille
   - 1 Entsorgungsbeutel
   - Überziehschuhe
   - Pflaster (zum Abkleben der Übergangsstelle zwischen Handschuh und Infektionsschutzanzug)

DGUV Regel 105-003
Notfallsanitäter Heute, Kap. 16
RKI

Es ist sinnvoll, solche Infektionsschutzsets im Rettungsmittel vorzuhalten, um auf eventuelle Einsatzlagen entsprechend reagieren zu können. Die Benutzung der Überziehschuhe ist hygienisch zwar sinnvoll, aber aufgrund der erhöhten Rutschgefahr auch zu vernachlässigen. Es muss zwingend darauf geachtet werden, dass **mindestens drei Sets** auf dem Rettungsmittel vorgehalten werden, weil der Fahrer während der Fahrt zur Zielklinik keinen Infektionsschutzanzug tragen soll.

8. Als mögliche **Zielklinik** kommt eine Klinik mit einer **Isolationsstation** in Betracht. Leider verfügen immer weniger Kliniken über eine separate Isolationsstation. Deshalb wäre eine Klinik mit einer internistischen Abteilung (am sinnvollsten mit Pulmologie) und die Vorhaltung eines Einzelzimmers als mögliches Zielkrankenhaus ausreichend.

RKI/KRINKO
Biostoffverordnung
TRBA 250
Beschluss des Ausschusses für biologische Arbeitsstoffe 610
Notfallsanitäter Heute, Kap. 25

Der Patient mit einer **offenen Lungentuberkulose** muss von einem Internisten behandelt werden. Der Patient muss zwingend isoliert werden (Einzelzimmer). In einigen Kliniken gibt es spezielle **Isolationsstationen,** die für die Versorgung von Patienten mit einer offenen Lungentuberkulose gut ausgestattet sind. In Deutschland gibt es ein paar Spezialkliniken, die sich auf die Behandlung von Patienten mit einer offenen Lungentuberkulose spezialisiert haben.

9. Eine **Schlussdesinfektion** wird nach jedem Infektionstransport durchgeführt und auch entsprechend dokumentiert. Bei dieser Art der Desinfektion müssen Desinfektionsmittel angewendet werden, die in der VAH-Liste gelistet sind. Bei einer **behördlich angeordneten Desinfektion** müssen Desinfektionsmittel verwendet werden, die auf der Liste des RKI (Robert Koch-Institut) aufgeführt sind.

Regeln der VAH
RKI-Liste
IfSG
Notfallsanitäter Heute, Kap. 16

Die behördlich angeordnete Entseuchung und Entwesung, wie sie im Infektionsschutzgesetz aufgeführt sind, finden bei einer **Infektionskrankheit** statt, die **meldepflichtig** ist. Wenn der Patient beim Gesundheitsamt gemeldet wird, kann diese Behörde die Entseuchung und Entwesung anordnen. Im Regelfall werden bereits bei der Erstellung der Desinfektionspläne bei solchen Infektionsfahrten bewusst nur Desinfektionsmittel vorgeschrieben, die auf der RKI-Liste aufgeführt sind.

RKI
VAH-Liste
Notfallsanitäter Heute, Kap. 16

10. Die vier Bereiche des **Sinneskreises der Desinfektion** lauten: Temperatur, Chemie, Mechanik und Zeit. Mit „Zeit" ist die Einwirkzeit gemeint.

Diese vier Bereiche beschreiben, welche Maßnahmen notwendig sind, um eine gute Desinfektion zu erhalten. **Hitze** ist ein wichtiger Punkt. Bakterien werden bei einer Temperatur von über 41 °C zerstört (Eiweißdenaturierung). Es gibt viele Chemikalien, die gegen Mikroorganismen wirken (Formaldehyd, Alkohol). Wenn das Desinfektionsmittel über **Mechanik** (Scheuer/Wischdesinfektion) angewendet wird, ist die Desinfektion suffizienter.
Die **Einwirkzeit** ist abhängig von der Konzentration der Desinfektionsmittellösung. Je höher die Konzentration, desto geringer ist die Einwirkzeit.

Antworten zu Fallbeispiel ➢ 2.2: Verkehrsunfall mit eingeklemmter Person

Matthias Klausmeier

DGU S3 Leitlinie Polytrauma/Schwerverletzten-Behandlung
DV 100
DGKM
Notfallsanitäter Heute, Kap. 46

1. Es handelt sich um eine **abgeschlossene Lage.**
   Bei der Ankunft sichern Sie durch Abstellen des RTW die Einsatzstelle ab. Zum Arbeiten am Pkw ist eine weitere Absicherung nicht notwendig, da das Fahrzeug von der Straße abkam und gegen einen Baum prallte. Die beteiligten Personen sind alle erfasst und befinden sich im Fahrzeug. Rauch- oder Brandentwicklung sind ebenfalls nicht feststellbar.

Bei einer **abgeschlossenen Lage** ist nicht mit einer weiteren Verschlimmerung zu rechnen. Bei einer **dynamischen Lage** muss jedoch mit einer Verschlimmerung der Einsatzsituation und weiteren Verletzten gerechnet werden (z. B. ungesicherte Einsatzstelle, Umherlaufen von Menschen im Gefahrenbereich).

DGU S3 Leitlinie Polytrauma/Schwerverletzten-Behandlung
DBRD Muster-Algorithmen
DGAI Handlungsempfehlung Tourniquet
Notfallsanitäter Heute, Kap. 24, 31

2. Das **ABCDE-Schema** ändert sich in die X-ABCDE-**Vorgehensweise.**
   Die Stillung der lebensbedrohlichen Blutung am rechten Bein ist die lebensrettende **Schlüsselintervention,** die unmittelbar nach Feststellung durchgeführt werden muss.
   Bei einer offenen Unterschenkelfraktur mit starker Blutung stellt die Abbindung mit einem Tourniquet die Therapie der Wahl dar. Die Anlage ist dann korrekt, wenn die Blutung steht. Das Fehlen des peripheren Pulses stellt nach aktueller Handlungsempfehlung nicht die Grundlage einer korrekten Anlage dar. Einige der betroffenen Patienten können trotz fehlendem Extremitätenpuls eine weiterhin bestehende, wenn auch geringere Blutung haben. Die Anlage erfordert eine entsprechende Konsequenz des Helfers. Empfohlen wird, die Anlage in Kursen gegenseitig

an Teilnehmern zu trainieren. Ein korrekt angelegtes Tourniquet ist für den Patienten äußerst schmerzhaft und erfordert im Weiteren eine suffiziente Analgosedierung. Um das Gebiet der Ischämie so gering wie möglich zu halten, wird die Abbindung etwa eine Handbreit oder ca. 5 cm proximal der Blutung angelegt.

Die DGAI hat ergänzend zur S3 Leitlinie Polytrauma/Schwerverletzten-Behandlung im Oktober 2016 eine **Handlungsempfehlung zur prähospitalen Anwendung von Tourniquets** veröffentlicht. Darin werden Indikationen, Komplikationen, Nebenwirkungen und Kontraindikationen genannt und der Algorithmus zur Anlage und Konversion dargestellt.

3. Die **technische Rettung** aus einem **Pkw** kann in zwei mögliche Varianten eingeteilt werden:
   - Sofortige Rettung
   - Schnelle (zeitkontrollierte) Rettung

   Für die Beifahrerin, die kritisch und nicht eingeklemmt ist, stellt die schnelle Rettung (Rapid Extrication) die Methode der Wahl dar.

DGU S3 Leitlinie Polytrauma/Schwerverletzten-Behandlung
Merkblatt 06/01 Technisch-medizinische Rettung nach Verkehrsunfällen, vfdb
Notfallsanitäter Heute, Kap. 25

Generell orientiert sich die **Indikation zur Immobilisation der Halswirbel- und Wirbelsäule** am Zustand des Patienten. Besteht für den Patienten akute Lebensgefahr (z. B. Brand des Pkws), soll die Rettung unter Verzicht auf Immobilisation **sofort** erfolgen (z. B. durch den Rautek-Rettungsgriff). Bei kritischen Patienten, die eine zeitnahe Behandlung benötigen, wird durch Anwendung der **schnellen (zeitkontrollierten) Rettung** die Manipulation der Halswirbel- und Wirbelsäule minimiert. Hierzu eignet sich die Technik der schnellen Rettung mit dem Spineboard und der Rettungsboa. Dabei ist die Immobilisation der HWS mittels Zervikalstütze obligater Standard.
Bei unkritischen Patienten wird die **schonende Rettung** als Teil der schnellen (zeitkontrollierten) Rettung durchgeführt, bei welcher der Patient strikt immobilisiert wird. Die Rettung kann dann z. B. durch Abnahme des Daches durch die Feuerwehr mit anschließender Rettung mittels KED erfolgen.

4. Bei **unkontrollierbaren Blutungen** sollte eine Volumentherapie eingeleitet werden, die in reduzierter Form den Kreislauf auf niedrig-stabilem Niveau halten kann und dabei die Blutung nicht verstärkt. Diese Form des volumenspezifischen Schockmanagements wird auch als **permissive oder kontrollierte Hypotension bezeichnet.**

   Je nach Art des Traumas werden für die Präklinik zwei Strategien unterschieden:
   - Bei Traumapatienten mit unkontrollierbaren Blutungen wird ein Blutdruck von 80–90 mmHg angestrebt (permissive Hypotension oder sog. „Überlebensblutdruck").
   - Bei Traumapatienten mit Hypoperfusion und einem begleitenden Schädel-Hirn-Trauma oder Wirbelsäulentrauma sollte die Volumentherapie so gestaltet werden, dass eine Normotension erreicht wird. Unkontrollierbare Blutungen nach innen limitieren häufig diese Strategie. In diesen Fällen ist als minimaler Kompromiss für eine ausreichende zerebrale Perfusion ein systolischer Blutdruck ≥ 90 mmHg zu erreichen.

DGU S3 Leitlinie Polytrauma/Schwerverletzten-Behandlung
DGAI S3 Leitlinie Intravasale Volumentherapie beim Erwachsenen
Notfallsanitäter Heute, Kap. 25, 31

Infusionslösungen der Wahl sind nach aktuellen Leitlinienempfehlungen **balancierte Vollelektrolytlösungen.** Sollte damit die Kreislaufstabilisierung nicht gelingen, können als Ultima Ratio auch **kolloidale Infusionen** zur Anwendung kommen. Falls zeitgerecht verfügbar sind Blutersatzprodukte (Erythrozytenkonzentrate, tiefgefrorenes Plasma, Fibrinogen und Kalzium) bei schwerer und unkontrollierbarer Hämorrhagie anzuwenden. In jedem Fall soll die zielgerichtete Infusionstherapie den raschen Transport in die geeignete Klinik nicht verzögern.

DBRD Muster-Algorithmen
DIVI S3 Leitlinie Analgesie Sedierung und Delirmanagement in der Intensivmedizin
Notfallsanitäter Heute, Kap. 17, 21

5. Als **Pflichtanamnese** sind folgende Punkte **vor der Applikation eines Analgetikums** zu erheben:
   - Symptome
   - Allergien
   - Medikamente
   - Patientenvorgeschichte
   - Letzte Mahlzeit
   - Ereignis, das zum Trauma geführt hat
   - Risikofaktoren und Kontraindikationen für eine Analgesie

   Zur **Pflichtdokumentation** zählen die folgenden Punkte:
   - Größe des Patienten
   - Körpergewicht
   - Schmerzstärke nach NRS (0–10)

   Generell gilt vor der Medikamentenapplikation die Anwendung der modifizierten 6R-Regel:
   - Richtiger Patient
   - Richtiges Medikament
   - Richtige Dosierung
   - Richtige Konzentration
   - Richtige Applikationsart
   - Richtiger Zeitpunkt

Durch die **sorgfältige Anamnese** können potenzielle Behandlungsfehler (z. B. bekannte Unverträglichkeiten gegen ein Medikament) vermieden werden. Die **Pflichtdokumentation** schafft Transparenz anhand der NRS-Einschätzung für die Indikation und die daraus resultierende Dosierung, die gewählt wurde.

DGU S3 Leitlinie Polytrauma/Schwerverletzten-Behandlung
DGKM
ERC Leitlinien: Traumatischer Kreislaufstillstand
Notfallsanitäter Heute, Kap. 23, 31

6. Der Fahrer des Pkw zeigt durch **Bewusstlosigkeit, Atem- und Kreislaufstillstand** die Notwendigkeit einer sofortigen Behandlung an. Die lebensrettende Therapie durch CPR wäre aufgrund der vorhandenen Personalressource durchaus möglich. Da der Patient jedoch eingeklemmt und nur in den Bereichen Kopf und Hals zugänglich ist, können die sofortige Rettung und die Einleitung von Reanimationsmaßnahmen nicht durchgeführt werden. Ohne freien Zugang ist der Patient leider nicht zu retten.

Aktuelle Untersuchungen an verstorbenen Traumapatienten zeigen, dass bei bis zu 13 % der Betroffenen ein **unbehandelter Spannungspneumothorax** die Todesursache darstellt. Daraus resultiert einerseits, dass gerade bei Traumapatienten nach reversiblen Ursachen gesucht werden muss. Aktuelle Empfehlungen nationaler und internationaler Traumakonzepte sprechen deshalb die Empfehlung aus, bei Reanimation von Traumapatienten eine **beidseitige Minithorakotomie des Thorax** als Schlüsselintervention abzuwägen. Die **beidseitige Nadeldekompression** kann durch das Rettungsdienstpersonal zur initialen Überbrückung der Minithorakotomie schnell und sicher durchgeführt werden. Zur begleitenden Reanimation muss der Patient allerdings frei zugänglich sein.

7. Da es sich um eine kritische Patientin handelt, sind ggf. weitere invasive Maßnahmen wie z. B. eine Intubationsnarkose ggf. indiziert. Diese können durch das parallel alarmierte NEF abgedeckt werden. Für den zeitkritischen Transport zum Maximalversorger von 15 Min. scheint die Alarmierung durchaus überlegenswert. Ferner könnte der Patient durch den RTH in ein überregionales Traumazentrum transportiert werden, sofern es in vertretbarer Zeit angeflogen werden kann.

DGU S3 Leitlinie Polytrauma/Schwerverletzten-Behandlung
Notfallsanitäter Heute, Kap. 52

Generell muss an eine frühzeitige Nachalarmierung gedacht werden, um einen Vorteil für die Patientin zu erlangen. Ebenso sind die **Landemöglichkeiten des RTH** in unmittelbarer Nähe der Einsatzstelle zu prüfen, um einen effektiven Zeitvorteil zu haben. Die meist kürzeren Transportzeiten des RTH müssen eventuellen Verzögerungen durch Landung und Umlagerung der Patienten gegenübergestellt werden.

8. Die **NEXUS-Studie** nennt fünf Kriterien, bei deren Fehlen eine Verletzung der Halswirbelsäule unwahrscheinlich ist:
   - Bewusstseinsstörung
   - Neurologisches Defizit
   - Wirbelsäulenschmerzen oder Muskelhartspann
   - Intoxikation
   - Extremitätentrauma/weitere, vom HWS-Trauma ablenkende Verletzung

DGU S3 Leitlinie Polytrauma/Schwerverletzten-Behandlung
Notfallsanitäter Heute, Kap. 31

In dieser Studie konnte durch Anwendung der 5 Kriterien eine Sensitivität von 95 % bei mit einem negativen Vorhersagewert von 99,5 % erzielt werden. Die **NEXUS-Kriterien** sind einfach zu merken und daher in der Präklinik einfach anwendbar. Weitere Studien führten zu ähnlichen Vorhersagewerten, weshalb eine Übertragung der Kriterien auf mögliche Brust- oder Lendenwirbelsäulenverletzungen aus der Sicht der S3 Leitlinie der DGU gerechtfertigt ist. Aktuell empfiehlt sich neben den NEXUS-Kriterien die Anwendung der Entscheidungshilfe zur prähospitalen Wirbelsäulenimmobilisation **(Immo-Ampel).**

9. Kriterien des **Monitorings** sind:
   - EKG
   - SpO_2
   - Blutdruck

DBRD Muster-Algorithmen
Notfallsanitäter Heute, Kap. 17

Esketamin hemmt am Herzmuskel die Wiederaufnahme von Katecholaminen und führt darüber zu einer sympathoadrenergen Reaktion mit Anstieg der Herzfrequenz und des Blutdrucks. Deshalb ist eine Überwachung der Herzfrequenz und des Blutdrucks obligater Standard. Hohe Dosierungen bzw. eine durch Hypovolämie reduziertes Kreislaufvolumen können bei sehr hoher Dosierung eine Atemdepression hervorrufen. Aus diesem Grund erfolgt eine kontinuierliche Überwachung der Sauerstoffsättigung, die durch eine Sauerstoffgabe vor Applikation ergänzt wird.

CRM-Leitsätze
Notfallsanitäter Heute, Kap. 7

10. Der **Auszubildende** ist offensichtlich überfordert und stark belastet. Es erscheint sinnvoll, ihn sukzessive aus dem Einsatzgeschehen auszugliedern, ohne ihn dabei zu isolieren. Durch Reevaluierung der Situation und Achten auf effektive Teamarbeit wird Ihnen bewusst, dass er besondere Aufmerksamkeit benötigt. Klären Sie mit ihm, ob und welche Aufgaben er in der aktuellen Situation wahrnehmen kann. Mit Eintreffen weiterer Hilfskräfte ist eine eventuelle Entbindung aus dem Einsatzgeschehen mit Betreuung durch Kollegen möglich. Eine **Nachsorge** durch ein Kriseninterventionsteam (KIT) oder Notfallseelsorge ist sicherzustellen, um einer posttraumatischen Belastungsstörung (PTBS) vorzubeugen bzw. diese zu behandeln.

Die **CRM-Leitsätze** nach Rall und Gaba bilden für den Teamleiter und alle Beteiligten eine gute Grundlage, um mit schwierigen und belastenden Einsatzsituationen umzugehen. Sowohl die Bedürfnisse des Patienten als auch die des Rettungsdienstfachpersonals werden dabei berücksichtigt.

LITERATUR

Rall M, Koppenberg J, Hellmann L, Henninger M: Crew Resource Management (CRM) und Human Factors. In: Moecke H, Marung H, Oppermann S (Hrsg.): Praxishandbuch Qualitäts- und Risikomanagement im Rettungsdienst, S. 151. MVV Medizinisch Wissenschaftliche Verlagsgesellschaft, 2013.

Antworten zu Fallbeispiel ➢ 2.3: Leitsymptom „Thoraxschmerz"

Matthias Klausmeier

AHA/ERC Leitlinien
ESC/DGK Pocket-Leitlinie Akutes Koronarsyndrom
DGK S3 Leitlinie Infarktbedingter kardiogener Schock
DBRD Muster-Algorithmen
Notfallsanitäter Heute
Kap. 27, 32

1. Mögliche lebensbedrohliche **Differenzialdiagnosen** mit dazugehörigen Leitsymptomen bei Thoraxschmerz – die **„Big Five“:**
   - **Akutes Koronarsyndrom (ACS):** dumpfe, diffuse retrosternale Schmerzen ggf. mit Ausstrahlung in den Hals, Rücken, Oberbauch, Arme; OMI/STEMI-Zeichen im EKG
   - **Fulminante Lungenarterienembolie (LAE):** plötzliche, massive Atemnot, persistierende Zyanose trotz Sauerstoffgabe; evtl. SIQIII-Zeichen im EKG; eher lokal abgrenzbare thorakale Schmerzen (somatischer Schmerz)
   - **Akutes Aortensyndrom (AAS)/Thorakale Aortendissektion (TAA):** plötzlicher, messerstichartiger Vernichtungsschmerz, scharf abgrenzbar, Schmerzausstrahlung zwischen die Schultern, RR-Differenz > 20 mmHg zwischen beiden Armen (Typ Stanford A: ca. 15 % der

Patienten), ggf. Radialis- oder Carotispuls einseitig schwächer oder nicht tastbar
- **(Spannungs)pneumothorax:** fehlendes Atemgeräusch auf der betroffenen Seite, Dyspnoe, Tachypnoe, atemabhängiger Thoraxschmerz, Zyanose, akute Vigilanzminderung, obere Einflussstauung, fehlender Radialispuls (obstruktiver Schock)
- **Boerhaave-Syndrom:** Mackler-Trias: explosionsartiges Erbrechen, ggf. mit Hämatemesis, starker Retrosternalschmerz (Vernichtungsschmerz), Haut- und Medialstinalemphysem; Dyspnoe, Tachypnoe, Tachykardie, Hypotension, Blässe, Kaltschweißigkeit, verlängerte Rekap.-Zeit

Weitere nicht lebensbedrohliche Differenzialdiagnosen:
- **Pleuritis:** starker atemabhängiger Brustschmerz, Fieber, pulmonale Erkrankung (z. B. Pneumonie), typische pulmonale Reibegeräusche bei der Auskultation
- **Interkostalneuralgie:** bewegungsabhängige, starke Schmerzen im Brust- und Rückenbereich; paravertebraler Druckschmerz, atemabhängiger gürtelförmiger Schmerz, Begleiterkrankungen (Herpes Zoster, Pneumonie, Tuberkulose), Erkrankungen der Wirbelsäule

Im **Secondary Survey** werden die Differenzialdiagnosen durch die fokussierte Untersuchung anhand der entsprechenden Leitsymptome überprüft. Ziel ist es, den Trichter mit Differenzialdiagnosen sinnhaft zu leeren, um die wahrscheinlichste Verdachtsdiagnose zu fassen.

AHA/ERC Leitlinien
ESC/DGK Leitlinie Akutes Koronarsyndrom
DBRD Muster-Algorithmen
Notfallsanitäter Heute, Kap. 20, 27

2. Das **MONA-Schema** wird beim akuten Koronarsyndrom (ACS, AKS) angewendet. Die Abkürzung steht für die Medikamente, die verabreicht werden:
   - **M:** Morphin und Antiemetikum
   - **O:** Oxygen
   - **N:** Nitrat (Glyceroltrinitrat)
   - **A:** Acetylsalicylsäure (ASS) und Heparin

Vor der **Morphingabe** soll bei fehlender Kontraindikation ein **Antiemetikum** verabreicht werden. Dimenhydrinat, Ondansetron und Granisetron sind typische Vertreter dieser Wirkstoffgruppe, die im Rettungsdienst häufig zur Anwendung kommen. Granisetron ist gegenüber Ondansetron als 5HT3-Rezeptor-Antagonisten zur Behandlung von Übelkeit und Erbrechen außerhalb einer Chemotherapie zugelassen. Im Gegensatz zu Dimenhydrinat besitzt es keine sedierende Nebenwirkung.

Die Gabe von **Glyceroltrinitrat** wird in den aktuellen Leitlinien ESC/DGK bei symptomatischer Herzinsuffizienz empfohlen. Konkret handelt es sich dabei um Anzeichen einer **dekompensierten Linksherzinsuffizienz mit drohendem (Pulmonalstau) oder eingetretenem Rückwärtsversagen,** das charakteristisch mit den Zeichen des kardialen Lungenödems einhergeht. Bei kardialem Lungenödem mit adäquater Organperfusion spricht man von Patienten, die „warm und feucht" sind. Bei begleitender Kreislaufinsuffizienz mit Hypoperfusion (kardiogener Schock) erfolgt eine Einteilung in die Kategorie „kalt und feucht". Die routinemäßige Vorlastsenkung bei akutem Myokardinfarkt wird nicht empfohlen.

AHA/ERC Leitlinien
DBRD Muster-Algorithmen
ESC/DGK Leitlinie Akutes Koronarsyndrom
Notfallsanitäter Heute, Kap. 27

3. Für die **Differenzialdiagnose „STEMI"** müssen folgende Veränderungen im EKG erfüllt sein: ST-Strecken-Hebungen in zwei benachbarten Ableitungen nach ESC Leitlinie:
   - ST-Strecken-Hebungen in V_2–V_3:
     - Männer < 40 Jahre: ≥ 0,25mV
     - Männer > 40 Jahre: ≥ 0,20 mV
     - Frauen: ≥ 0,15 mV
   - ST-Strecken-Hebungen ≥ 0,1 mV in zwei benachbarten Ableitungen aller anderen Ableitungsabschnitte außer V_2 und V_3 (Extremitäten-, Brustwandableitungen)
   - Vermutlich oder sicher neu aufgetretener Linksschenkelblock
   - ST-Strecken-Senkung in V_1–V_3: zusätzlich V_7–V_9 ableiten
   - V_7–V_9: Verdacht auf STEMI bei ST-Strecken-Hebung ≥ 0,05 mV
   - ST-Strecken-Hebung in II, III, aVF: zusätzlich V_{3R}–V_{6R} ableiten
   - V_{3R}–V_{6R}: Verdacht auf STEMI bei ST-Strecken-Hebung ≥ 0,05 mV

   Die ST-Strecken-Hebungen Ihres Patienten in den Ableitungen II, III und aVF deuten auf einen **inferioren Hinterwandinfarkt** hin. Zur Abklärung eines Rechtsherzinfarkts werden V_{3R}–V_{6R} abgeleitet. Die Hebung in V_1 und V_2 deutet auf eine Lokalisation im Septumbereich bzw. der rechten Vorderwand hin.

ESC Leitlinien vereinfachen die **Kriterien zur Diagnose eines STEMI:**
- ST-Strecken-Hebungen von > 0,2 mV in ≥ 2 zusammenhängenden Brustwandableitungen
- ST-Strecken-Hebungen > 0,1 mV in ≥ 2 zusammenhängenden Extremitätenableitungen
- (Vermutlich) neuer Linksschenkelblock

AHA/ERC Leitlinien
DBRD Muster-Algorithmen
ESC/DGK Leitlinie Akutes Koronarsyndrom
Notfallsanitäter Heute, Kap. 20, 21, 27

4. **Morphin** stellt aktuell das Mittel der Wahl zur Analgesie bei kardialen Notfallpatienten dar. Einige Kriterien müssen für Notfallsanitäter erfüllt sein, um Morphin nach Algorithmus verabreichen zu können:
   - Schmerzstärke nach NRS ≥ 4
   - Sauerstoffgabe und SpO_2-Überwachung
   - EKG- und Blutdrucküberwachung
   - Absaug- und Beatmungsbereitschaft herstellen: Absaugpumpe, Beatmungsbeutel mit passender Maske, Guedel-Tubus, supraglottische Atemwegshilfe (z. B. Larynxmaske)
   - Verdünnung: 10 mg Morphin auf 10 ml mit NaCl 0,9 % aufziehen (1 ml = 1 mg)

   Kontraindikationen für die Applikation von Morphin sind:
   - Morphinunverträglichkeit
   - Atemdepression
   - MAO-Hemmer in der Dauermedikation bis vor 14 Tagen/mögliches Auslösen eines Serotonin-Syndroms)
   - Ileus
   - Akutes Abdomen
   - Asthma bronchiale bzw. Asthmaanfall

- COPD; exazerbierte COPD
- Kolikartige Schmerzen (spasmogene Wirkung durch Tonuszunahme der glatten Muskulatur)
- Respiratorische Insuffizienz (z. B. exazerbierte COPD)
- Bewusstseinsstörung (GCS < 14)
- Schmerzstärke nach NRS < 4

Morphin verursacht durch Histaminausschüttung eine Vasodilatation mit Blutdruckabfall. Außerdem kann es durch Dämpfung des Atemzentrums eine Atemdepression hervorrufen. Deshalb sind die **Sauerstoffgabe** und **Messung der Sauerstoffsättigung** ebenso wie die **Überwachung von EKG** und **Blutdruck** obligater Standard.

5. Unter der Abkürzung **OMI** versteht man einen **okklusiven Myokardinfarkt.** Auch wenn diese Begrifflichkeit in den aktuellen ESC Leitlinien zum akuten Koronarsyndrom namentlich nicht genannt ist, wird die Problematik sehr wohl thematisiert. Nicht alle Patienten mit einem diagnostizierten Myokardinfarkt zeigen im EKG eine ST-Streckenhebung. Daraus erwächst das Problem, dass Patienten ohne Zeichen von ST-Streckenhebung, jedoch klinischer Symptomatik nicht primär einer Koronarintervention zugewiesen werden. Zeigen Patienten Zeichen einer ST-Streckensenkung, ist nicht automatisch von einem NSTEMI auszugehen. Aus diesen Gründen ist es zielführend, bei der Interpretation des 12-Kanal-EKG nicht nur nach Zeichen der ST-Streckenhebungen oder -senkungen zu suchen, sondern gezielt Hinweise für ein Hochrisiko-EKG zu suchen, bei dem es sowohl zu ST-Streckenhebungen als auch -senkungen kommt. Diese sind im Kontext zur klinischen Symptomatik zu bewerten und als Grundlage für den Verdacht eines okklusiven Myokardinfarktes zu interpretieren.

AHA/ERC Leitlinien
ESC/DGK Leitlinie Akutes Koronarsyndrom
ESC/DGK Leitlinie Akute und chronische Herzinsuffizienz
DBRD Muster-Algorithmen
Notfallsanitäter Heute, Kap. 20, 27

Zeichen für ein Hochrisiko-EKG bei Verdacht auf OMI

- De-Winter-Zeichen:
  - Prominente T-Wellen in V_1–V_6
  - Aszendierende ST-Streckensenkungen ≥ 0,1 mV
  - Hinweis auf relevante Stenose des Ramus interventricularis anterior (RIVA)
- Hauptstamm-EKG (Stenose der linken Koronararterie vor der Aufzweigung)
  - ST-Streckenhebung in aVR ≥ 0,05 mV
  - ST-Streckensenkungen in mindestens 6 Ableitungen
- Posteriorer Infarkt:
  - ST-Streckenhebungen in V_7–V_9 ≥ 0,05 mV
- Shark-Fin-Sign (Hinterwandinfarkt; häufig post-Arrest/peri-Arrest)
  - Verschmelzung des QRS-Komplexes mit der ST-Strecke
  - Massive ST-Streckenveränderung
- Wellens-Zeichen Typ A
  - Biphasische T-Welle in V_2 und V_3
  - Hinweis auf relevante RIVA Stenose bzw. vorübergehenden vollständigen Verschluss der RIVA aufgrund der Ruptur einer arteriosklerotischen Plaque
- Wellens-Zeichen Typ B
  - Tief invertierte (umgekehrte) T-Welle
  - Hinweis auf relevante RIVA Stenose

- Modifizierte Sgarbossa Kriterien (Standardreferenz):
  - Sgarbossa I: konkordante ST-Streckenveränderungen, in Verbindung mit einem Linksschenkelblock (LSB) oder Schrittmacherrhythmus
  - Sgarboassa II: konkordante ST-Streckenveränderungen, in Verbindung mit einem LSB oder Schrittmacherrhythmus
  - Sgarbossa III: diskordante ST-Streckenveränderungen, ≥ 25 % der S-Zacke
- Barcelona-Kriterien:
  - Diskordante ST-Streckenveränderung
  - ≥ 0,1 mV bei QRS-Komplex ≤ 0,6 mV
  - Unsicheres Zeichen
- Rechtsventrikulärer Infarkt:
  - ST-Streckenhebung ≥ 0,05 mV in V_{3R} und V_{4R} (rechtspräkordiale Ableitungen)

AHA/ERC Leitlinien
ESC/DGK Leitlinie Akutes Koronarsyndrom
Notfallsanitäter Heute, Kap. 27

6. **ST-Strecken-Hebungen** in den **Ableitungen II, III und aVF** weisen auf einen **inferioren Hinterwandinfarkt** hin, der auch die rechte Herzhälfte betreffen kann. Außerdem muss die Hebung in V_1 als direkter Hinweis für einen rechtsventrikulären Vorderwandinfarkt bewertet werden. Zur sicheren Abklärung einer Rechtsherzbeteiligung sollten darum die Ableitungen V_{3R}–V_{4R} für die rechte Anterolateralwand bzw. V_{7R}–V_{9R} für die rechte Hinterwand abgeleitet werden.

Die **Vorlastsenkung durch Glyceroltrinitrat** ist bei **Rechtsherzinfarkten kontraindiziert.** Notfallsanitäter müssen deshalb bei Verdacht auf ACS vor der Applikation prüfen, ob es im EKG Zeichen einer Rechtsherzbeteiligung gibt.

AHA/ERC Leitlinien
ESC/DGK Leitlinie Akutes Koronarsyndrom
Notfallsanitäter Heute, Kap. 23, 27

7. Der Patient, der sich im ROSC (Return of spontaneous circulation; Wiedererlangen eines Spontankreislaufs) befindet oder unter Reanimation transportiert wird, sollte direkt in ein **Herzkatheterlabor** transportiert werden. Aktuelle Daten zeigen, dass dadurch die Letalität um bis zu 50 % reduziert werden kann.

Die aktuellen Reanimationsleitlinien von AHA, ERC, ESC und DGK betonen noch stärker die **Notwendigkeit einer vordringlichen Koronarangiografie** (Herzkatheteruntersuchung) und primäre **perkutaner koronarer Intervention (PCI)** nach außerklinischem Kreislaufstillstand mit vermuteter kardialer Ursache. Auch bei diesen Patienten ist eine **Zeit von < 90 Min.** das erklärte Ziel.

AHA/ERC Leitlinien
DBRD Muster-Algorithmen
Notfallsanitäter Heute, Kap. 20, 27

8. Dosierung für **Medikamente** bei **Verdacht auf ACS** im Rahmen der erweiterten und heilkundlichen Maßnahmen:

Medikament	**Dosierung**
Acetylsalicylsäure (ASS)	75–250 mg i. v.
Heparin	70–100 IE/kg KG; max. 5.000 I. E.
Morphin	2 mg titriert bis max. 10 mg
Glyceroltrinitrat	0,4–1,2 mg
Ondansetron	4 mg
Granisetron	1–3 mg bzw. 10–40 µg/kg KG

Die o.g. **Dosierungsangaben** stellen die maximale **Höchstdosis** dar, die von Notfallsanitätern verabreicht werden soll. Zu beachten ist, dass einige Medikamente unter engmaschiger Kontrolle und Neubeurteilung titriert verabreicht werden. Eine SOP, eine Handlungsempfehlung oder ein lokales Protokoll der verantwortlichen Standortleiter klären das genaue Prozedere.

9. Symptome, die auf eine **thorakale Aortendissektion** hinweisen, sind:
   - Akuter Vernichtungsschmerz, der teilweise in den Brustkorb oder zwischen die Schulterblätter wandert
   - Evtl. Schmerzausstrahlung in das Abdomen
   - Neurologische Symptome, wenn hirnversorgende Gefäße beteiligt sind: Schwindel, Vigilanzminderung, Symptome eines Schlaganfalls
   - RR-Differenz > 20 mmHg zwischen beiden Armen (ca. 15 % der Patienten bei Stanford A Dissektionen)
   - Ggf. Radialis- und/oder Carotispuls einseitig schwächer tastbar oder fehlend

   Acetylsalicylsäure wäre als Bestandteil des MONA-Schemas kontraindiziert, da es die Blutung durch die Dissektion über den Wirkmechanismus der Thrombozytenhemmung verstärken würde.
   Das **Antikoagulans Heparin** wäre ebenfalls kontraindiziert, da es durch Bindung an Antithrombin III direkt die Wirkung der Gerinnungsfaktoren II, IX, X, XI und XII unterbindet und die Gerinnung hemmt.

DGG S2k Leitlinie Typ B Aortendissektion
Notfallsanitäter Heute, Kap. 27

Zur sicheren Festlegung der Verdachtsdiagnose ist es unerlässlich, die zuvor gefassten **Differenzialdiagnosen** anhand ihrer Leitsymptome sorgfältig durch eine **fokussierte Untersuchung** zu bewerten. Nur so kann eine fehlerhafte medikamentöse Therapie vermieden werden.

10. Die verzweifelte Ehefrau braucht Ihre Zuwendung und Betreuung. Versuchen Sie, die Dame in das Geschehen zu integrieren und erklären Sie ihr, was Sie mit ihrem Ehemann tun und wie Sie ihm helfen. Vergewissern Sie sich, dass die aktuellen Eindrücke für die Ehefrau keine zusätzliche Belastung darstellen. In diesem Fall wäre es sinnvoller, sie aus dem aktiven Geschehen herauszulösen. Sobald weitere Einsatzkräfte vom NEF eintreffen, ist eine individuelle Betreuung der Ehefrau möglich und angezeigt. Darüber hinaus sollten Sie sich zeitnah um die **Nachalarmierung eines Notfallseelsorgers, Notfallnachsorgedienstes** oder eines **Kriseninterventionsteams (KIT)** kümmern.

PSNV App
PSNV – Praxisbuch Krisenintervention
BBK – PSNV
Notfallsanitäter Heute, Kap. 9, 12

Über die **Rettungsleitstelle/Integrierte Leitstelle** lässt sich klären, welche Optionen in Ihrem Rettungsdienstbereich zur Verfügung stehen.

Antworten zu Fallbeispiel ➢ 2.4: Busunfall mit MANV

Matthias Klausmeier

DGU S3 Leitlinie Polytrauma/Schwerverletzten-Behandlung
Notfallsanitäter Heute, Kap. 46
DGKM
FwDV 100

1. Es wird das **MELDEN-Schema** abgewendet:
   - **M:** Meldender – Funkrufname des Rettungsmittels
   - **E:** Einsatzstelle – genaue Lokalisation
   - **L:** Lagemeldung – genaue Beschreibung der Einsatzlage mit Anzahl der Beteiligten
   - **D:** Durchgeführte Maßnahmen – z. B. die Lageerkundung auf Sicht, Vorsichtung nach PRIOR
   - **E:** Eingesetzte Einsatzmittel – sind die alarmierten Einsatzkräfte ausreichend für die Lage?
   - **N:** Nachforderung – welche weiteren Einsatzkräfte werden noch benötigt (z. B. Feuerwehr)?

Das **MELDEN-Schema** dient der strukturierten Rückmeldung an die Rettungsleitstelle. Wird das Schema konsequent angewendet, ist die Wahrscheinlichkeit, wesentliche Informationen bei der Übermittlung zu vergessen, eher gering.

AAO der lokalen Rettungsleitstelle/Integrierten Leitstelle
Notfallsanitäter Heute, Kap. 46

2. Nach Eingang eines Notrufs in der Rettungsleitstelle (RLST) oder Integrierten Leitstelle (ILST) legt die **Alarm- und Ausrückeordnung (AAO)** fest, mit welchen Rettungsmitteln in welcher Art und Weise auf die gemeldete Einsatzlage reagiert wird. In der AAO sind die entsprechenden Einsatzstichwörter hinterlegt, die vom Disponenten ausgewählt werden müssen. Je nach ausgewähltem Stichwort schlägt der Einsatzleitrechner die dafür passenden Einsatzfahrzeuge vor. Die Einsatzstichwörter sind in aller Regel auch den anfahrenden Einsatzkräften bekannt, um sich auf die Einsatzlage vor Ort einstellen zu können.

Da sich der Disponent zur initialen Einschätzung der Einsatzlage nur auf die Angaben des Anrufers verlassen kann, ist eine **qualifizierte Rückmeldung** des **zuerst eintreffenden Rettungsmittels** unerlässlich. Nur so können weitere notwendige Rettungskräfte zeitnah nachalarmiert werden

FwDV 100
DGU S3 Leitlinie Polytrauma/Schwerverletzten-Behandlung
DGKM
Notfallsanitäter Heute, Kap. 46

3. Der **Führungsvorgang** besteht grundsätzlich aus drei Elementen:
   - Lagefeststellung
   - Planung
   - Befehlsgebung

   Um die Einsatzlage bei Ihrem Busunfall konkret beurteilen zu können, wenden Sie die vier **Phasen der Lageerkundung** an:
   - **Frontalansicht:** verschafft einen ersten Eindruck über die Schadenslage und erfasst die Kinematik des Schadensereignisses.
   - **Befragung beteiligter Personen:** Es kann z. B. schnell erfasst werden, wie viele Personen sich in dem Bus vor dem Ereignis befanden und wie es überhaupt zum Unfallereignis kam.
   - **Zugangsmöglichkeiten prüfen:** Die Notwendigkeit weiterer Einsatzkräfte und Rettungsmittel (z. B. technische Rettung) wird überprüft.

- **Rundumansicht um das Schadensobjekt:** erfolgt zum Schluss, um das gesamte Ausmaß des Schadens sowie noch weitere mögliche Komplikationen während der Rettungsaktion im Vorfeld sicher einschätzen zu können.

Nicht immer ist das gesamte Spektrum der Einsatzlage über eine **Rundumsicht** einfach abschätzbar. Größere und unübersichtliche Einsatzlagen limitieren die Möglichkeiten der Lageerkundung. **Luftaufnahmen** durch **Hubschrauber oder Drohnen** können dabei eine hilfreiche Unterstützung sein.

4. Das **Gefahrenschema** bzw. die **Gefahrenmatrix (4A, 1C, 4E)** wird bei der Erkundung der Schadenslage zur Beurteilung der Gefahren angewendet:
   - **A**temgifte: möglich durch Verdampfen brennbarer Flüssigkeiten im Motorraum
   - **A**usbreitung: unwahrscheinlich, da keine Gefahrengüter transportiert werden
   - **A**ngstreaktion/Panik: aufgrund der hohen Anzahl an Betroffenen/Verletzten durchaus möglich und zu erwarten
   - **A**tomare Gefahren: keine Gefahren
   - **C**hemische Gefahren: keine Gefahren
   - **E**xplosion: eher unwahrscheinlich; ein Brand im Motorraum wäre wahrscheinlicher.
   - **E**rkrankung/Verletzung: sehr wahrscheinlich und eine hohe Anzahl betreffend
   - **E**lektrizität: keine Gefahren
   - **E**insturz: Ein weiteres Abrutschen des Busses ist potenziell möglich.

FwDV 100
DGU S3 Leitlinie Polytrauma/Schwerverletzten-Behandlung
DGKM
Notfallsanitäter Heute, Kap. 46

Die **Gefahrenmatrix** dient im Rahmen der Erkundung der Schadenslage zur Erfassung potenziell möglicher Gefahren an der Einsatzstelle. Je nachdem, welche Ergebnisse diese Beurteilung bringen, können Maßnahmen geplant oder angewandt werden, um anstehende oder eingetretene Gefahren abzuwenden.

5. Der **PRIOR-Algorithmus** wurde durch die Deutsche Gesellschaft für Katastrophenmedizin (DGKM) und das Bundesamt für Bevölkerungsschutz und Katastrophenhilfe (BBK) zur Vorsichtung durch Rettungsdienstpersonal entwickelt. Das Akronym **PRIOR** steht für **Pr**imäres **R**anking **z**ur **I**nitialen **O**rientierung **i**m **R**ettungsdienst.
   Zuerst wird nach Algorithmus die Einsatzstelle auf eine CBRN-Lage bzw. MANV-Lage überprüft, um den notwendigen Eigenschutz zu beachten. Weiter erfolgt die Kontrolle nach dem **ABCDE-Schema:**
   - **A:** Ist der Patient bewusstlos/benötigt einfache Atemwegsmaßnahmen/blutet er?
   - **B:** Hat der Patient eine Atemstörung?
   - **C:** Hat der Patient eine lebensbedrohliche Blutung?
   - **D:** Hat der Patient eine Bewusstseinsstörung?
   - **E:** Hat der Patient starke Schmerzen am Körperstamm?

BBK
DGKM
Notfallsanitäter Heute, Kap. 46

- Ist der Patient liegend? Kann er ohne fremde Hilfe aufstehen und gehen?

Je nach Ergebnis der Sichtung erfolgt eine Einteilung in die **Kategorien rot, gelb oder grün.**

Die Vorgehensweise ist ähnlich der bei einem Notfalleinsatz. Zuvor wird jedoch geprüft, ob eine CBRN- oder MANV-Lage vorliegt. Keineswegs ersetzt die **Vorsichtung nach PRIOR** durch einen Notfallsanitäter die **ärztliche Sichtung** durch einen NA/LNA.

FwDV 100
DGU S3 Leitlinie Polytrauma/Schwerverletzten-Behandlung
DGKM
Notfallsanitäter Heute, Kap. 46

6. Die **vier Phasen eines Großschadensereignisses** sind:
   - **Selbstorganisationsphase (Chaosphase):** Der ersteintreffende Notarzt übernimmt folgende Aufgaben: Lageerkundung, Gefahrenanalyse, evtl. Transportstopp veranlassen, Rückmeldung an RLS, Alarmierung weiterer Einsatzkräfte, Patientensichtung mit Vergabe Sichtungskategorie, Einleitung erster Rettungs- und Versorgungsmaßnahmen, Einteilung der Rettungskräfte, Raumordnung (vorhandene und nachkommende Einsatzkräfte).
   - **Rettungsphase:** Der ersteintreffende Notarzt/LNA übernimmt folgende Aufgaben: Organisation der Rettungsmaßnahmen in Absprache mit OrgLRD/Führungskraft, Patientensammelstelle/Rettungsmittelhalteplatz festlegen, Sichtung, regelmäßige Rückmeldung an RLS veranlassen, weitere Einsatzkräfte und Material nachfordern, freie Behandlungsplätze in den Krankenhäusern abfragen.
   - **Versorgungsphase:** Der LNA übernimmt folgende Aufgaben: Organisation und Überwachung der medizinischen Versorgung, Zuteilung der Patienten in freie Kliniken, Dokumentation, Kontakt zur TEL/ÖEL/RLS herstellen und optimieren, Abschätzen der weiteren Schadensentwicklung, abschließende Lagebeurteilung.
   - **Klinikphase:** Der LNA kann als Berater der Leitstelle bzw. der Kliniken folgende Aufgaben übernehmen: Koordination evtl. notwendiger Weiterverlegungen, Nachweis weiterer Behandlungskapazitäten, Angehörige informieren, Einsatzauswertung mit allen Beteiligten.

Kann der **ersteintreffende NA** die **Selbstorganisationsphase** professionell übernehmen, wird der gesamte nachfolgende Einsatzablauf besser strukturiert. Das wirkt sich auch positiv auf die Prognose der betroffenen Patienten aus.

TRBA 250
DGKM
Notfallsanitäter Heute, Kap. 16

7. Helm, Spritzschutzbrille für die Augen, möglichst schnittfeste Handschuhe, schwer entflammbare Einsatzjacke, Sicherheitsschuhe (S3).

Bei dieser Einsatzsituation werden neben der üblichen **PSA** (Einsatzjacke, Einsatzhose, Handschuhe, Schutzbrille) zusätzlich **schnittfeste Handschuhe** und ein **Helm** benötigt. Gerade bei **instabilen Einsatzlagen** und/oder der **technischen Rettung** sind diese beiden Elemente der Schutzausrüstung unerlässlich.

8. **Aufgaben an der Einsatzstelle:**
   - **LNA:**
     - Lageerkundung
     - Lagebeurteilung
     - Rückmeldung
     - Lagebewältigung
     - Beratung einer Einsatzleitung
   - **OrgLRD:**
     - Beurteilung der Schadenslage unter taktischen Aspekten
     - Platz für die Patientenablage bestimmen
     - Behandlungsplatz festlegen
     - Organisation und Abtransport der Rettungsmittel in die ausgewählten Kliniken
     - Beachtung der UVV
     - Assistenz und Beratung des LNA

DGU S3 Leitlinie Polytrauma/Schwerverletzten-Behandlung
Notfallsanitäter Heute, Kap. 46

Beide Aufgabenträger haben ihre jeweils **klar zugewiesenen Aufgabenbereiche,** für die sie in der jeweiligen Einsatzlage verantwortlich sind.

9. Folgende Punkte werden bei Registrierung von Patienten im Großschadensfall erfasst:
   - Name und Vorname
   - Alternativ bei nicht auskunftsfähigen Patienten: eindeutige Nummerierung
   - Geschlecht
   - Art und Ausmaß der Verletzung
   - Durchgeführte Versorgungsmaßnahmen
   - Aufenthaltsort bzw. Lage des Patienten während des Schadensereignisses

DGKM
DGU S3 Leitlinie Polytrauma/Schwerverletzten-Behandlung
Notfallsanitäter Heute, Kap. 46

Für die **Registrierung** sind generell drei Regeln zu beachten:
- Die Registrierung beginnt immer am Auffindeort des Patienten.
- Die Registrierung ist immer mit Hilfeleistungen gekoppelt, keine isolierte Maßnahme.
- Wann immer möglich, sollen die Patienten so schnell wie möglich ihre Angehörigen informieren.

10. Das **ersteintreffende Rettungsmittel** hat die Aufgabe, neben der Absicherung der Einsatzstelle die Schadenslage hinsichtlich möglicher oder bestehender Gefahrenpotenziale (CBRN-Lage) zu beurteilen. Anschließend erfolgt nach Beachtung des Eigenschutzes und Wahl notwendiger Schutzmaßnahmen die Vorsichtung nach dem PRIOR-Schema. Erst dann ist es dem Notfallsanitäter möglich, nach Feststellung der Patientenzahl und ihrer Sichtungskategorie die qualifizierte Rückmeldung an die Leitstelle zu geben, um weitere Einsatzkräfte nachzufordern.

PRIOR-Algorithmus BBK/DGKM
Notfallsanitäter Heute, Kap. 46

Ein **Wechseln in das Versorgungsschema** der individuellen Notfallmedizin vor Abschluss einer kompletten Vorsichtung wäre falsch und hätte ggf. fatale Folgen – einige der Patienten blieben unentdeckt oder bekämen erst viel zu spät qualifizierte Hilfe. Dem menschlich mehr als verständlichen Wunsch des Mannes kann aus einsatztaktischen Gründen zu diesem Zeitpunkt leider nicht entsprochen werden.

Antworten zu Fallbeispiel ➤ 2.5: Hypoglykämie

Matthias Klausmeier

DBRD Muster-Algorithmen
AMLS, EPC, GEMS, PHTLS, TECC
Notfallsanitäter Heute, Kap. 17

1. Das **ABCDE-Schema:** Initialbeurteilung, Primary Survey, Primary Assessment.
   - **A** – Airway – Atemwege: Kontrolle des Mund-Rachen-Raums; ggf. Immobilisation der HWS
   - **B** – Breathing – Belüftung der Lungen: Beurteilung der Halsvenen (evtl. erst bei C), Einschätzen der Atemfrequenz, Kontrolle der Atemtiefe und Atemrhythmik, pulmonale Auskultation, Kontrolle der Sauerstoffsättigung, Inspektion und Palpation des Thorax
   - **C** – Circulation – Kreislauf- und Blutungskontrolle: periphere bzw. zentrale Pulskontrolle auf Frequenz (einschätzen), Rhythmus und Qualität, Beurteilung von Hautfarbe, Hautfeuchte, -temperatur und Rekap.-Zeit, ggf. Kontrolle der Blutungsräume Abdomen, Becken und Oberschenkel
   - **D** – Disability – Defizite in der Neurologie: Beurteilung nach GCS bzw. AVPU/WASB, Pupillenlichtreaktion, einfacher Neurostatus, ggf. Blutzuckertest (internistischer Patient; vorgezogen aus der erweiterten Beurteilung: Vitalzeichen und Messwerte)
   - **E** – Exposure and Environment – Entkleidung des Patienten, Wärmeerhalt, Eindrücke aus der Umgebung, Temperaturkontrolle und Wärmeerhalt, weitere Hinweise erfassen

Das **ABCDE-Schema** wird zur strukturierten Beurteilung des Patienten angewandt. Ohne lebensrettende Interventionen kann es innerhalb von ca. 60 Sek. durchlaufen werden. Das Schema folgt dem Grundsatz, zuerst das zu behandeln, was zuerst tötet.

AHA/ERC Leitlinien
DBRD Muster-Algorithmen
Notfallsanitäter Heute, Kap. 25

2. Stabile Seitenlage.

Die Patientin ist bewusstlos. Durch Ausfall der Schutzreflexe besteht ein erhöhtes Aspirationsrisiko. Da keine Hinweise für ein Trauma bestehen und die Patientin keine Interventionen benötigt, die nur in Rückenlage durchzuführbar sind (z. B. Beatmung), wird sie nach der ABCDE-Untersuchung in die **stabile Seitenlage** gebracht.

DBRD Muster-Algorithmen
DGKJ S2k Leitlinie Medikamentensicherheit bei Kindernotfällen
DDG S3-Leitlinie Therapie des Typ-1-Diabetes
Notfallsanitäter Heute, Kap. 20, 30

3. 8 bzw. 10 g Glukose i. v. in einer 1:1-Verdünnung: Glukose 40 % auf 20 % verdünnt bzw. Glukose 50 % auf 25 % verdünnt. Die Deutsche Diabetes Gesellschaft empfiehlt in ihrer S3 Leitlinie zur Therapie des Typ-1-Diabetes bei Patienten mit Hypoglykämie, die bewusstlos sind und einen i. v.-Zugang haben, die Gabe von 50 ml G 40 % (= 20 g) als Bolusgabe.

Hochprozentige Glukose besitzt eine hohe Zähflüssigkeit und eine reduzierte Fließfähigkeit. Sie kann deshalb nur langsam intravenös verabreicht werden. Je geringer der Durchmesser der Venenverweilkanüle ist, die gelegt wurde, umso langsamer lässt sich die Glukose applizieren. Außerdem verursacht hochprozentige Glukose eine starke Venenreizung, die sehr schmerzhaft sein kann. Weitere mögliche Komplikationen sind eine Venenentzündung oder eine Venenperforation. Aus diesen Gründen wird Glukose im Rettungsdienst auf eine Konzentration von 20 % reduziert.
Bei **Kindern** ist die Glukosegabe über einer Konzentration von 20 % obsolet und gilt als Kunstfehler. Einige Fachgesellschaften empfehlen bei Kindern die Applikation von Glukose mit einer Konzentration von 10 %. Die Dosis der zu verabreichenden Glukose wird auch durch lokale Protokolle und SOPs der ÄRLD bzw. verantwortlichen ärztlichen Standortleiter geregelt.

4. Kontrollmessung des BZ aus kapillarem Mischblut nach 2–3 Min. und erneute Gabe von 8 bzw. 10 g Glukose bzw. 20 g (DDG S3-Leitlinie Therapie des Typ-1-Diabetes) i. v. als 20 % ige Konzentration.

DDG S3-Leitlinie Therapie des Typ-1-Diabetes
DBRD Muster-Algorithmen
Notfallsanitäter Heute, Kap. 20, 30

Bei **schwerer Hypoglykämie** kann eine einmalige Gabe von Glukose nicht ausreichend sein, um die Patienten zu stabilisieren. In diesen Fällen erfolgt eine erneute Gabe in gleicher Dosierung. Kann auch diese weitere Gabe den Blutzuckerwert nicht ausgleichen und die Patienten stabilisieren, wird nach weiteren Ursachen der Hypoglykämie gesucht und ggf. ein Notarzt nachalarmiert.

5. Weiterführende Anamnese nach dem **SAMPLER-Schema:**
   - **S** – Symptome und Befunde (Tachypnoe, Tachykardie, Blässe, Kaltschweißigkeit, Bewusstlosigkeit, Hypoglykämie)
   - **A** – Allergien und Medikamentenunverträglichkeiten
   - **M** – Medikation: aktuell und dauerhaft (Lantus, Actrapid)
   - **P** – Patientenvorgeschichte: Erkrankungen, Operationen (Diabetes mellitus Typ 1)
   - **L** – Nahrungs- und Flüssigkeitsaufnahme; Stuhl- und Miktionsverhalten; Sexualanamnese
   - **E** – Ereignisse (plötzliches Unwohlsein und anschließendes Kollabieren der Patientin)
   - **R** – Risikofaktoren: Alkohol-, Nikotin-, Drogenabusus; familiäre Disposition, Vorerkrankungen (in diesem Fall stellt der bekannte Diabetes mellitus einen Risikofaktor dar)

DBRD Muster-Algorithmen
AMLS, EPC, GEMS
Notfallsanitäter Heute, Kap. 17

Das **SAMPLER-Schema** dient zur strukturierten und vollständigen Erfassung aller relevanten Informationen zur Anamnese der Vorerkrankungen. Es stellt eine wesentliche Ergänzung zum ABCDE-Schema und der weiterführenden Untersuchung der Patienten dar. Bei Leitsymptomen wie z. B. Schmerz wird beim S in der SAMPLER-Anamnese zur Präzisierung zusätzlich das **OPQRST-Schema** zur Ermittlung der aktuellen Anamnese angewandt.

6. Einmalhandschuhe, Schutzbrille, Gesichtsmaske.
   Offene Hautpartien, Mikroeinrisse der Haut oder Wunden als Folge einer Nadelstichverletzung stellen die potenziellen Übertragungswege für

TRBA 250
IfSG
Notfallsanitäter Heute, Kap. 16, 41

übertragene Infektionen im Rettungsdienst dar. **HIV und Hepatitis** sind dabei die führenden Infektionserkrankungen, wobei die Hepatitis signifikant häufiger auftritt.

Generell müssen alle zur Verfügung stehenden Schutzmaßnahmen bei Bedarf genutzt werden. Routinemäßig sind das beim Legen eines Venenzugangs die **Schutzhandschuhe.** Bei unruhigen Patienten und spritzenden Wunden müssen darüber hinaus auch eine **Schutzbrille** und ein **Mundschutz** verwendet werden, um einen ausreichenden Schutz vor Infektionen zu gewährleisten. Venenverweilkanülen mit integriertem Stichschutz minimieren ebenfalls das Verletzungsrisiko.

DBRD Muster-Algorithmen
Notfallsanitäter Heute, Kap. 20

7. Kontrolle der korrekten Lage der Venenverweilkanüle durch **Rücklaufprobe bei Infusionssystemen ohne Rückschlagventil** vor Applikation der Glukose:
   - Infusionssystem an der Venenverweilkanüle anschließen
   - Geschlossene Infusion unter das Niveau der punktierten Vene halten
   - Rückfluss von Blut in das Infusionssystem abwarten
   - Infusion mit langsamem Fluss starten
   - Fließeigenschaften der Infusion und Einstichstelle der Vene beobachten
   - Gabe der Glukose in entsprechender Menge und Konzentration

   Werden Venenverweilkanülen mit Rückschlagventil verwendet, kann die Rücklaufprobe durch Tiefhalten der Infusion unter das Venenniveau nicht durchgeführt werden.

Die **paravenöse Applikation von Glukose ins Gewebe** kann schwerwiegende Komplikationen bis zur Nekrosebildung des betroffenen Gebiets verursachen.
Bei Verwendung von Infusionssystemen mit Rückschlagventil kann die klassische Rücklaufprobe nicht durchgeführt werden. Die Punktionsstelle und die Läufigkeit der balancierten VEL müssen sorgfältig beobachtet und bewertet werden.

Notfallsanitäter Heute, Kap. 25

8. Es bieten sich mehrere Optionen an. Diese hängen allerdings vom Zustand und der Kooperationsfähigkeit der Patientin als auch von den lokalen Bedingungen an der Einsatzstelle ab.
   Befindet sich im Gebäude ein Aufzug, kann die Patientin auf einem Stuhl sitzend zur Trage im Erdgeschoss transportiert werden. Ist der Aufzug ausreichend groß für eine Fahrtrage, kann diese idealerweise zur Patientin in den 2. Stock gebracht werden. Fehlt ein Aufzug im Gebäude, kann der Transport zum RTW im Tragestuhl oder dem Tragetuch erfolgen.

Welche **Transportoption** gewählt wird, hängt immer vom aktuellen Zustand des Patienten und seiner Kooperationsfähigkeit ab. Darum ist die Aufklärung des Patienten Teil des Entscheidungsprozesses.

DGAI S1 Leitlinie Atemwegsmanagement
Notfallsanitäter Heute, Kap. 18

9. Möglichkeiten zur **Atemwegssicherung:**
   - Stabile Seitenlage
   - Absaugbereitschaft
   - Orotrachealtubus: z. B. Guedel-Tubus
   - Nasopharyngealtubus: z. B. Wendl-Tubus

Das **Atemwegsmanagement** folgt generell einer Eskalationsstufe und ist situationsbedingt zu bewerten. **Stabile Seitenlage** und **Absaugbereitschaft** sind in diesem Fall obligater Standard. Sie können im Weiteren durch die Einlage eines Oro- oder Nasopharyngealtubus ergänzt werden. Weiterführende Maßnahmen wie supraglottischer Atemweg oder endotracheale Intubation sind zu diesem Zeitpunkt nicht indiziert.

10. Zum Erreichen des Ausbildungsziels im § 4 NotSanG sind erweiterte und heilkundliche Maßnahmen des Notfallsanitäters in der Ausbildung verankert. Die Anwendung im Notfall ist Bestandteil der Berufsausübung, die von den Bundesländern geregelt wird. Dazu werden ÄLRD oder ärztliche Standortleiter beauftragt, standardisierte Handlungsanweisungen (SOP) vorzugeben und deren Anwendung zu überprüfen und zu verantworten. Diese zeitlich vorweggenommene **Delegation heilkundlicher Maßnahmen durch den Notfallsanitäter** entscheidet im konkreten Fall, ob und wann ein Notarzt zur Behandlung hinzugezogen wird.

DBRD Muster-Algorithmen
Notfallsanitäter Heute, Kap. 1

Einige Handlungsanweisungen sehen die **Nachalarmierung des Notarztes** bei **Hypoglykämie** vor, wenn die 1- bis 2-malige Gabe von Glukose keine Stabilisierung des Patienten erzielen konnte. In der konkreten Fallbeschreibung ist das lokale Protokoll entscheidend.

11. Die Patientin beruft sich auf das **Patientenrechtegesetz im BGB (§630a–f):** Die Behandlung und der daraus notwendige Transport in die Klinik kann seitens der Patientin jederzeit ohne Angaben von Gründen widerrufen werden.

Patientenrechtegesetz
Notfallsanitäter Heute, Kap. 1, 57

Voraussetzung zum Widerruf ist dabei, dass die Patientin im **Vollbesitz ihrer geistigen Fähigkeiten** ist, um eine juristisch einwandfreie Willenserklärung abgeben zu können.

Antworten zu Fallbeispiel ➢ 2.6: Akutes Lungenödem

Matthias Klausmeier

1. **Differenzialdiagnosen** beim Leitsymptom „brodelnde und rasselnde Atemgeräusche“:
   - Kardiales Lungenödem
   - Bronchitis
   - Aspiration
   - Asthma bronchiale
   - Pneumonie

ESC/DGK Leitlinie Akute und chronische Herzinsuffizienz
DBRD Muster-Algorithmen
Notfallsanitäter Heute, Kap. 27, 28

Nach dem **ABCDE-Schema** wird festgelegt, ob der Patient kritisch oder nichtkritisch ist. Anhand der **erfassten Leitsymptome** werden mögliche Differenzialdiagnosen in den Trichter gepackt. Die fokussierte Untersuchung soll dabei helfen, den Trichter nach dem Ausschlussverfahren zu leeren. So kann es gelingen, vom Leitsymptom über mögliche Differenzialdiagnosen aus dem Trichter hin zur wahrscheinlichen Verdachtsdiagnose zu gelangen.

DBRD Muster-Algorithmen
ESC/DGK Leitlinie Akute und chronische Herzinsuffizienz
Notfallsanitäter Heute, Kap. 25, 27

2. Der Patient, der eine dekompensierte Linksherzinsuffizienz mit Rückwärtsversagen als kardiales Lungenödem präsentiert, soll möglichst in die **„Herzbettlage"** gebracht werden.
   Bei dieser Diagnose wird der Patient mit aufrechtem Oberkörper und herabhängenden Beinen gelagert. Dadurch wird der venöse Rückstrom zum Herzen reduziert und die Vorlast gesenkt. Zusätzlich wird die erschwerte Atemtätigkeit durch die Oberkörperhochlagerung erleichtert. Eine ausreichende Vigilanz als Ausdruck einer guten zerebralen Perfusion und eine adäquate Kreislauffunktion sind bei dieser Lagerung unbedingte Voraussetzungen.
   Bei Ihrem Patienten ist anhand der Befunde bei B und C eine Herzbettlage möglich und anzuwenden.

Befindet sich ein Patient bei **Linksherzdekompensation** im **kardiogenen Schock,** wäre die Herzbettlagerung kontraindiziert. Diese Patienten werden in Rückenlage mit 15–30° erhöhtem Oberkörper gelagert.

Muster-Algorithmen DBRD
ESC/DGK Leitlinie Akute und chronische Herzinsuffizienz
Notfallsanitäter Heute, Kap. 27

3. Bei den beiden nicht medikamentösen Behandlungsoptionen handelt es sich um die **CPAP-Therapie** und die **NIV-Beatmung:**
   - Bei der Behandlung mit **CPAP** (Continuous Positive Airway Pressure) erhält der Patient über eine dicht sitzende Maske einen hohen Sauerstoff-Flow von 25–30 l/Min. bei kontinuierlich positivem Atemwegsdruck. Voraussetzung dafür ist neben der ausreichenden Vigilanz und Kooperation des Patienten eine Spontanatmung mit ausreichendem Tidalvolumen.
   - Die **NIV-Beatmung** als nichtinvasive Ventilation bietet den Patienten eine steuerbare Druckunterstützung (Pressure Support) und einen positiv endexspiratorischen Druck (PEEP). Sie kann bei Patienten mit schwerer Atemnot und drohender respiratorischer Insuffizienz auch dann angewandt werden, wenn der Patient bereits ein reduziertes Tidalvolumen zeigt. Wie bei der CPAP-Therapie bedarf es einer guten Kooperation und ausreichenden Vigilanz der Patienten.

Alle im Rettungsdienst gängigen Beatmungsgeräte bieten die Möglichkeit der NIV-Beatmungstherapie. Der Patient kann dabei gezielte Unterstützung beim Beatmungsdruck und dem endexspiratorischen Druck erhalten. Vor allem Patienten mit reduziertem Tidalvolumen und drohender respiratorischer Erschöpfung profitieren deutlich von dieser Beatmungstherapie.

DBRD Muster-Algorithmen
ESC/DGK Leitlinie Akute und chronische Herzinsuffizienz
Notfallsanitäter Heute, Kap. 20, 27

4. Glyceroltrinitrat und Furosemid:
   - **Glyceroltrinitrat** ist ein Stickstoffdonator. Es bewirkt dadurch eine Weitstellung der Kreislaufvenen mit vermindertem venösem Rückstrom und Blutdruckabfall sowie eine Dilatation der Koronararterien mit Verbesserung der koronaren Durchblutung.
   - **Furosemid** ist ein Schleifendiuretikum. Es hemmt die Natriumrückresorption in der Henle-Schleife und begünstigt dadurch eine forcierte Diurese. Unter vermehrter Ausscheidung von Kalium wird der Effekt nach ca. 20–30 Min. erreicht. Durch Weitstellung der Kreislaufvenen verursacht es ebenfalls eine Vorlastsenkung des Herzens. Die Gabe

von Furosemid wird zunehmend kritisch gesehen, da der therapeutische Effekt der forcierten Diurese spät einsetzt und nur bei hypervolämisierten Patienten sinnvoll ist. Ergänzend zur Vorlastsenkung durch Glyceroltrinitrat soll in diesen Fällen die NIV-Therapie zur Akutbehandlung durchgeführt werden.

Da beide Medikamente eine **Vorlastsenkung** bewirken, spricht man von einer **Kumulation.** Der von beiden Medikamenten durchaus gewünschte Effekt muss aber bei der Dosierung berücksichtigt werden, um eine Überdosierung zu vermeiden. Zur sofortigen Wirkung wirkt die Vorlastsenkung durch Glyceroltrinitrat mit anschließender NIV-Beatmung deutlich schneller als der diuretische Effekt durch Furosemid.

5. Die respiratorische Therapie der Wahl stellt die **NIV-Beatmung** dar.
   - **Indikationen:**
     - Akuter Asthmaanfall, kardiales Lungenödem, exazerbierte COPD
     - SpO_2 < 90 % trotz Sauerstoffgabe > 6 l/Min.
     - Atemfrequenz > 25/Min.
     - Einsatz der Atemhilfsmuskulatur
     - Interkostale/juguläre Einziehungen
   - **Kontraindikationen:**
     - Bewusstlosigkeit
     - Unzureichende Kooperationsfähigkeit des Patienten
     - Atemwegsverlegung (z. B. Schaum in den Atemwegen bei kardialem Lungenödem)
     - Gesichtsschädeltrauma
     - Pneumothorax
     - Akutes/unklares Abdomen

Muster-Algorithmen DBRD
DGP S3 Leitlinie Nichtinvasive und invasive Beatmung
Notfallsanitäter Heute, Kap. 19

Die **NIV-Therapie** erfordert die unbedingte **Kooperation des Patienten.** Die Entscheidung muss zeitgerecht fallen und der Patient muss geduldig angeleitet werden. Als letzte Methode bei fehlender Kooperationsmöglichkeit steht die medikamentöse Anxiolyse zur Wahl.

6. Da der Patient akut sauerstofftherapiepflichtig ist, kann er verständlicherweise keine FFP2-Maske zum Schutz vor einer Tröpfcheninfektion erhalten. Ihr Kollege und Sie sollten jedoch jetzt unverzüglich **FFP3-Masken** anlegen, um sich vor einer möglichen Tröpfcheninfektion zu schützen. Der Ehefrau bieten Sie eine FFP2-Maske an, nachdem sie entsprechend aufgeklärt wurde. Außerdem sollten Sie und Ihr Kollege einen **Einmalschutzkittel** anlegen.

IfSG
RKI
TRBA 250
Notfallsanitäter Heute, Kap. 16

MRSA überträgt sich hauptsächlich durch Hautkontakt. In Ihrem Fall besteht jedoch ein erhöhtes Risiko durch Luftübertragung. Deshalb muss ein Schutz durch Anlage von Masken und Schutzkitteln erfolgen.

7. **Desinfektionsmaßnahmen bei MRSA:**
   - Desinfektion aller Geräte, Flächen, Materialien und Instrumente, die mit dem Patienten in Kontakt waren

IfSG
Desinfektionsplan
Notfallsanitäter Heute, Kap. 16, 41

- Einmalartikel als infektiöses Material fachgerecht entsorgen
- Waagrechte Oberflächen des RTW nach Patiententransport mit einem Flächendesinfektionsmittel desinfizieren (Wischdesinfektion)
- Hygienische Händedesinfektion des Personals zum Abschluss

Achten Sie darauf, dass **Umluft** und die **Klimaanlage im RTW ausgeschaltet** sind, wenn Sie Ihren Patienten mit MRSA in den Atemwegen in die Klinik transportieren.

DBRD Muster-Algorithmen
ESC/DGK Leitlinie Akute und chronische Herzinsuffizienz
Notfallsanitäter Heute, Kap. 25, 27

8. Nach Stabilisierung des Patienten wäre es sinnvoll, ihn in der **Herzbettlage** ins Erdgeschoss zu transportieren. Dazu bietet sich der Transport des wachen Patienten im Tragestuhl an. So kann die Vorlast weiterhin gesenkt und das Herz entlastet werden. Außerdem befindet sich der Patient in einer stabilen Position, die den Transport im Treppenhaus erleichtert. Bewusstseinszustand und die Kreislaufsituation des Patienten lassen diese Vorgehensweise zu. Alternativ wäre ein Transport im Sitzgriff oder im Tragetuch denkbar, die aber beide deutlich weniger Komfort für den Patienten bieten.

Der **Transport des Patienten zum Fahrzeug** ist einerseits von der **aktuellen Situation** und andererseits von seiner **Kooperationsbereitschaft** abhängig. Beides muss bei Ihrer Entscheidung unbedingt berücksichtigt werden.

AHA/ERC Leitlinien
ESC/DGK Leitlinie Akutes Koronarsyndrom
Notfallsanitäter Heute, Kap. 27

9. Der Patient erhält innerhalb der ersten 10 Min. der Versorgung ein **12-Kanal-EKG.** Die klinischen Symptome machen die Differenzialdiagnose ACS absolut notwendig. Deshalb muss frühzeitig durch EKG-Diagnostik die **Differenzierung in STEMI/OMI** oder **NSTEMI-ACS/NOMI** erfolgen.

Hauptauslöser für das **kardiale Lungenödem im Rettungsdienst** ist eine dekompensierte Linksherzinsuffizienz mit Rückwärtsversagen, die durch einen akuten Myokardinfarkt entsteht.

DBRD Muster-Algorithmen
Notfallsanitäter Heute, Kap. 17, 27

10. Aus dem Entlassungsbrief geht hervor, dass Ihr Patient wegen Hypertonie, Herzschwäche und zu hohem Cholesterin in der Klinik war. Die Differenzialdiagnosen **Hypertonie** und **Herzinsuffizienz** gehören deshalb in den Trichter. In der weiterführenden Anamnese und Untersuchung (Secondary Survey) werden speziell die Punkte Hypertonie und Herzinsuffizienz näher untersucht:
    - Auskultatorische Blutdruckmessung
    - Inspektion und Palpation der Extremitäten hinsichtlich peripherer Ödeme
    - Inspektion und Palpation des Abdomens: Asziteszeichen, Spidernävi, Stauungsleber?

Die **Angaben des Patienten oder Angehöriger** und die Informationen aus dem **Entlassungsbrief** der Klinik enthalten wichtige Details für die **SAMPLER-Anamnese** und die fokussierte Untersuchung des Patienten.

Antworten zu Fallbeispiel ➢ 2.7: Intensivtransport

Matthias Klausmeier

Notfallsanitäter Heute, Kap. 19, 25

1. Formen des Sekundäreinsatzes:
   - **Dringlicher Sekundäreinsatz:**
     - Akute Lebensgefahr für den Patienten
     - Die Durchführung des Einsatzes muss mit der gleichen Geschwindigkeit wie bei einem Primäreinsatz erfolgen.
     - Die Durchführung des Einsatzes muss unter den gleichen Bedingungen wie ein Primäreinsatz erfolgen.
     - Begleitung durch einen intensivmedizinisch erfahrenen Notarzt
   - **Nichtdringlicher Sekundäreinsatz:**
     - Keine akute Lebensgefahr für den Patienten
     - Verlegung erfolgt aus diagnostischen Gründen (z. B. CT, MRT).

Bei **Sekundäreinsätzen** handelt es sich um Transporte von Notfall- oder Nichtnotfallpatienten aus einem Krankenhaus in ein anderes Krankenhaus. Ziel ist es, die für den Notfallpatienten oder Nichtnotfallpatienten diagnostischen und therapeutischen Notwendigkeiten optimal anzuwenden.

DGAI S1 Leitlinie Atemwegsmanagement
Notfallsanitäter Heute, Kap. 19

2. **DOPES** ist ein Akronym, das dazu dient, mögliche Ursachen für Komplikationen bei der Beatmung auf der Grundlage einer strukturierten Fehlersuche zu finden:
   - **D** – Dislokation des Tubus: Wurde der Tubus z. B. bei der Umlagerung des Patienten vom Beatmungsschlauch diskonnektiert?
   - **O** – Obstruktion des Tubus: Kam es durch Blut oder Sekret zu einer partiellen oder kompletten Verlegung des Tubus? Wurde der Tubus oder der Beatmungsschlauch komprimiert oder abgeknickt?
   - **P** – Pneumothorax und andere pulmonale Störungen: Verursachte ein Pneumothorax oder ein Bronchospasmus einen plötzlichen Anstieg der Beatmungsdrücke?
   - **E** – Equipmentversagen: Führte z. B. eine Entleerung der Sauerstoffflasche zum Ausfall des Beatmungsgeräts?
   - **S** – Stomach: Wurde der Patient zuvor mit einer Beutel-Masken-Beatmung behandelt, die zu einem luftgefüllten Magen mit Zwerchfellhochstand führte und jetzt höhere Beatmungsdrücke erfordert?

Das **DOPES-Schema** soll immer dann abgearbeitet werden, wenn es unter Beatmung plötzlich zu nicht erklärbaren Störungen und Komplikationen kommt. Währenddessen müssen die ausreichende Ventilation und Oxygenation des Patienten gewährleistet sein. Eine sofortige manuelle Beutel-Masken-Beatmung muss zur Überbrückung bis zur Fehlerlösung gesichert sein.

Notfallsanitäter Heute, Kap. 52, 53

3. Kriterien für die **Auswahl des Transportmittels für einen Intensivtransport:**
   - Art und Schwere der vitalen Bedrohung des Patienten
   - Entfernung der beiden Krankenhäuser
   - Witterungsbedingungen

Jeder **Intensivtransport** muss zum Wohl der Patienten gut geplant und vorbereitet werden. Dazu zählt auch die Wahl des geeigneten Transportmittels unter den Gesichtspunkten der Wirtschaftlichkeit und Notwendigkeit für den Patienten.

DIN ISO EN 1789
Notfallsanitäter Heute, Kap. 53

4. **Medizingeräte-Standard** für die Verlegung eines intensivpflichtigen Beatmungspatienten:
   - EKG-Monitor mit der Möglichkeit der 12-Kanal-Diagnostik und der invasiven Blutdruckmessung
   - Automatisch oszillometrische nichtinvasive Blutdruckmessung
   - Beatmungsgerät mit der Möglichkeit für differenzierte klinische Beatmungsmuster
   - Perfusoren
   - Kapnografie
   - Transkutaner Schrittmacher
   - Transportable BGA

Die **Ausstattung eines Intensivtransportwagens (ITW)** geht deutlich über die gesetzlichen Vorgaben zur Ausstattung einer Typ-C-Ambulanz hinaus und wird auch durch die lokalen Regelungen (z. B. ECMO) mitbestimmt.

Notfallsanitäter Heute, Kap. 25

5. Das **Transportrisiko** für kritisch kranke Patienten kann durch folgende Organisationspunkte **reduziert** werden:
   - Indikation für die Verlegung
   - Herstellung der Transportfähigkeit
   - Absprache der Kliniken durch den verlegenden und den aufnehmenden Arzt
   - Anmeldung des Transports bei der Rettungsleitstelle
   - Auswahl des geeigneten Rettungsmittels unter Berücksichtigung relevanter Aspekte (z. B. Wetter, Uhrzeit, Transportlänge)

Durch das **systematische Abarbeiten** der o. g. Punkte lässt sich das Transportrisiko für den kritischen Patienten deutlich reduzieren und der Transport beschleunigen.

DGAI S1 Leitlinie Prähospitale Notfallnarkose beim Erwachsenen
DGU S3 Leitlinie Polytrauma/Schwerverletzten-Behandlung
Notfallsanitäter Heute, Kap. 22

6. **Narkose- und Intubationsnotwendigkeit** vor Patiententransport bei:
   - Vigilanzminderung
   - Drohende oder manifeste respiratorische Insuffizienz
   - Drohende oder manifeste Schockzustände
   - Nicht oder unzureichend beherrschbare Schmerzzustände
   - Polytrauma
   - Schweres isoliertes Trauma mit vitaler Bedrohung (z. B. SHT)
   - Intoxikationen mit Auswirkungen auf die Oxygenation und/oder Ventilation

Neben den o. g. Punkten spielen die räumlichen Gegebenheiten während des Transports ebenfalls eine entscheidende Rolle für die Indikation und Beatmung.

7. Folgende Faktoren limitieren die Transportfähigkeit von Intensivpatienten:

Notfallsanitäter Heute, Kap. 25

Limitierende Faktoren der Transportfähigkeit	Minimalmaßnahmen, um die Transportfähigkeit wiederherzustellen
Respiratorische Insuffizienz bei Spontanatmung	Narkose, Intubation und Beatmung
Unbehandelter Pneumothorax unter Beatmung	Thoraxdrainage
Akute unbehandelte Kreislaufinsuffizienz	Volumentherapie, Katecholamintherapie
Inadäquate Analgesie	Analgosedierung, Narkose
Nicht stabilisierte Extremitätentraumata	Reposition, Extension, Immobilisation

Jeder noch so gut geplante und professionell durchgeführte **Intensivtransport** stellt eine enorme **Belastung für den kritischen Patienten** dar. Deshalb müssen alle Möglichkeiten, die Transportfähigkeit des Patienten zu optimieren, konsequent ermittelt und genutzt werden.

8. **Erster CRM-Leitsatz:** Kenne deine Arbeitsumgebung.
   Ihr Kollege hätte folgende Voraussetzungen schaffen müssen:
   - Einweisung in die Fahrzeugtechnik und die Arbeitsplatzbedingungen im ITW
   - Unterweisung in die Geräte des ITW
   - Einweisung in die Medizingeräte nach MPBetreibV
   - Schulung und Simulation von Intensivtransporten
   - Schulung im Bereich Crew Ressource Management (CRM)

CRM-Leitsätze

Voraussetzungen für einen sicheren Umgang mit einweisungspflichtigen Medizinprodukten sind eine **optimale Schulung** und das **simulierte Training.** Zur Fehlervermeidung und effektiven Teamkommunikation dienen die CRM-Leitsätze, die idealerweise in einer Weiterbildung trainiert werden.

9. **Unmittelbare Handlungsweise** am Patienten:
   - Sofortige Entfernung des Beatmungsschlauchs vom Endotrachealtubus
   - Manuelle Beutel-Masken-Beatmung mit Sauerstoff
   - Zwischenzeitliche Fehleranalyse am Beatmungsgerät
   - Durchführung einer Funktionskontrolle am Beatmungsgerät nach Vorgabe des Herstellers
   - Wiederaufnahme der maschinellen Beatmung nach Analyse und Beseitigung des auslösenden Gerätefehlers z. B. durch Wechsel der leeren Sauerstoffflasche

   Um die Ventilation, Oxygenierung und Abatmung von Kohlendioxid kontinuierlich zu gewährleisten, muss **sofort** eine alternative Entscheidung getroffen werden. Die manuelle Beatmung ermöglicht diese

CRM-Leitsätze
DGAI S1 Leitlinie Atemwegsmanagement
Notfallsanitäter Heute, Kap. 18, 19

Voraussetzungen und ist schnell durchführbar. Außerdem verschafft sie Zeit zur korrekten Fehleranalyse und Fehlerbeseitigung am Beatmungsgerät.

Bei **Anwendung eines differenzierten Atemwegsmanagements** durch maschinelle Beatmung müssen für unerwartete Situationen immer **Rückfallebenen** zur Verfügung stehen. Die **manuelle Beutel-Masken-Beatmung** muss für solche Situationen griffbereit und rasch durchführbar sein. Hilfreich ist dafür auch das **HAND-Schema:**

- **H** – Patient „an die Hand" nehmen
- **A** – Absaugen
- **N** – Neue Einstellungen
- **D** – Diagnostik

MPBetreibV
Notfallsanitäter Heute, Kap. 57

10. Die Vorgehensweise des Kollegen ist in keinem Fall ausreichend und akzeptabel. § 4 Abs. 2 und 3 MPBetreibV schreibt zwingend eine Einweisung bestimmter Medizinprodukte wie z. B. Beatmungsgeräte, Perfusoren, Defibrillatoren oder Säuglingsinkubatoren zur rechtmäßigen und fachgerechten Anwendung durch das Rettungsdienstpersonal vor. Die Einweisung erfolgt entweder durch den Hersteller oder eine vom Hersteller eingewiesene Person (Medizinproduktebeauftragter).
Die Einweisung muss im Medizinproduktebuch dokumentiert werden.

Zur **sicheren Anwendung eines Beatmungsgeräts** im Intensivtransport, das über differenzierte Beatmungsmöglichkeiten verfügt, ist eine mündliche Schnellunterweisung weder ausreichend noch rechtlich vertretbar. Nur der sichere Umgang mit bekannten Geräten bedeutet auch Sicherheit für Patienten und Rettungsdienstmitarbeiter.

LITERATUR

Rall M, Koppenberg J, Hellmann L, Henninger M: Crew Resource Management (CRM) und Human Factors. In: Moecke H, Marung H, Oppermann S (Hrsg.): Praxishandbuch Qualitäts- und Risikomanagement im Rettungsdienst. S. 151. MVV Medizinisch Wissenschaftliche Verlagsgesellschaft, 2013.

Antworten zu Fallbeispiel ➢ 2.8: Brand im Einfamilienhaus

Matthias Klausmeier

DBRD Muster-Algorithmen
Initiale Herangehensweise nach EPC
Notfallsanitäter Heute, Kap. 17, 35

1. Die drei Kinder sind im Ersteindruck als **kritisch** einzustufen. Das Husten und die Rußspuren im Gesicht weisen auf ein potenzielles A- und B-Problem hin. Da die Kinder zittern, muss bei einer Außentemperatur von 4 °C auch von einem E-Problem als Folge einer möglichen Hypothermie ausgegangen werden.

Für den Ersteindruck und die Ersteinschätzung eignet sich bei Kindern sehr gut das **Pädiatrische Beurteilungsdreieck (PBD):** Beurteilt werden die Kriterien des **äußeren Erscheinungsbildes,** die **Atmung** mit Atemarbeit und die **Hautfarbe** zur Einschätzung der Kreislauffunktion.

2. Die Leitsymptome der Rußspuren im Gesicht und das Husten sind deutliche Hinweiszeichen für ein mögliches **Inhalationstrauma.** Beide müssen durch das **ABCDE-Schema** näher überprüft werden:
   - **A:** Rußspuren im Mund-Rachen-Raum und in der Nase; Rötung und Schwellung der Schleimhäute im Mund-Rachen-Raum; Abhusten von rußigem Sekret
   - **B:** Atemnot, Tachypnoe, inspiratorischer und/oder exspiratorischer Stridor, produktiver oder unproduktiver Reizhusten, Brodeln und/oder Rasselgeräusche bei der Auskultation, verminderte Sauerstoffsättigung, Zyanose
   - **C:** Tachykardie, Blässe, Hypotension z. B. als Folge der Hypoxie
   - **D:** Verminderung der Vigilanz als Folge einer zerebralen Hypoxie
   - **E:** Rußspuren auf der Kleidung und im Gesicht als Ausdruck einer Rauchexposition

DBRD Muster-Algorithmen
Initiale Herangehensweise nach AMLS, EPC, PHTLS
Notfallsanitäter Heute, Kap. 17, 42

Eine **Verschlechterung des Patientenzustands** bei Verdacht auf Inhalationstrauma muss frühzeitig erkannt werden, um ein eskalierendes Atemwegsmanagement zeitnah anzuwenden. Deshalb sind die **regelmäßige Neubeurteilung** und **das engmaschige Monitoring** wesentliche Bestandteile in der Beurteilung dieser Patienten.

3. Indikationen für den primären **Transport in eine Verbrennungsklinik:**
   - Patienten mit mehr als 10 % zweitgradig verbrannter KOF
   - Patienten mit drittgradig verbrannter KOF
   - Verbrennungen an Körperstellen mit der Notwendigkeit plastischer Chirurgie: Gesicht, Hals, Hände, Füße, Genitalien, große Gelenke, Achseln
   - Verbrennungen durch Elektrizität oder Blitzschlag
   - Verätzungen durch Chemikalien
   - Inhalationstrauma
   - Verbrennungspatienten mit Begleiterkrankungen oder Verletzungen, die die Behandlung erschweren
   - Verbrennungspatienten die eine spezielle psychologische, psychiatrische oder physische Betreuung benötigen
   - Verbrennungen bei Kindern, die eines oder mehrere der o. g. Kriterien erfüllen

DGVS2k Leitlinie Behandlung thermischer Verletzungen des Erwachsenen
DGKCH S2k Leitlinie Behandlung thermischer Verletzungen im Kindesalter
Notfallsanitäter Heute, Kap. 42

Bei kritischen Patienten mit **thermomechanischem Kombinationstrauma** liegt die Behandlungspriorität in der **Traumaversorgung.** Diese Patienten werden in die nächste dafür geeignete Klinik transportiert, auch wenn diese kein Verbrennungszentrum vorhält.

4. Gehen Sie nach einer **strukturierten Herangehensweise** vor:
   - Begeben Sie sich nach Übernahme des Kindes in den RTW.
   - Ersteinschätzung des Säuglings durch das Pädiatrische Beurteilungsdreieck (PBD)
   - Kontrolle der Atemwege

AHA/ERC Leitlinien
DBRD Muster-Algorithmen
Notfallsanitäter Heute, Kap. 23

- 5 initiale Beatmungen mit Sauerstoff nach Feststellen des Atemstillstands
- 15 Thoraxkompressionen nach Feststellen des Kreislaufstillstands
- Anbringen der Fast-Patch-Elektroden zur Rhythmusdiagnostik und Defibrillation bei Indikation
- Ersteintreffenden Notarzt für die erweiterten Reanimationsmaßnahmen hinzuziehen

Der **Algorithmus der AHA** sieht wie bei Erwachsenen den Beginn der Reanimation bei Kindern mit Thoraxkompressionen vor. Dadurch wird für alle Patientengruppen eine standardisierte Vorgehensweise vermittelt. Nach aktuellen Leitlinien gibt es für keine der beiden Vorgehensweisen eine Evidenz für ein besseres Outcome. Ihr lokales Protokoll entscheidet, nach welcher Fachgesellschaft Sie die Reanimation durchführen sollen.

FwDV 100
DGKM
Notfallsanitäter Heute, Kap. 46

5. Nach Ankunft an der Einsatzstelle melden Sie sich als erstes beim **Einsatzleiter der Feuerwehr.** Informieren Sie sich, ob und wie viele weitere Personen sich noch in dem brennenden Haus befinden. Weiterhin ist es wichtig, wie viele Personen insgesamt aus dem Haus evakuiert wurden.

Die **Technische Einsatzleitung (TEL)** setzt sich insgesamt aus den Einsatzleitern der Feuerwehr, der Polizei, dem LNA und dem OrgLRD zusammen.

DGKCH S2k Leitlinie Behandlung thermischer Verletzungen im Kindesalter

6. **Erstickungsgase:**
   - Kohlenmonoxid
   - Kohlendioxid
   - Zyanide

Kohlenmonoxid steht bei Rauchgasinhalationen im Fokus, da es bei tödlichen Verläufen die Hauptnoxe darstellt.

DGKCH S2k Leitlinie Behandlung thermischer Verletzungen im Kindesalter
DGV S2k Leitlinie Behandlung thermischer Verletzungen des Erwachsenen
DGAI S1 Leitlinie Prähospitale Notfallnarkose beim Erwachsenen
Notfallsanitäter Heute, Kap. 22, 42

7. Wenn bei Patienten mit schwerem Inhalationstrauma unter engmaschiger Überwachung folgende Komplikationen eintreten, wird die Indikation zur Narkose und Intubation großzügig gestellt:
   - Zunehmender in- oder exspiratorischer Stridor trotz eingeleiteter Therapie mit Sauerstoff und Medikamenten
   - GCS < 9 in Verbindung mit Zeichen der respiratorischen Insuffizienz
   - Schwere respiratorische Insuffizienz mit einer Atemfrequenz > 29/Min. trotz Sauerstoffgabe
   - Toxisches Lungenödem mit progressiver Entwicklung einer respiratorischen Insuffizienz
   - Zunehmende Schwellung im Pharynx- und Larynxbereich mit Entwicklung einer respiratorischen Insuffizienz

Die **Indikation** zur **tiefen Analgosedierung und Narkose mit Intubation** und **maschineller Beatmung** soll grundsätzlich kritisch bewertet. Eine großzügige Indikation allein aufgrund des Verdachts auf ein Inhalationstrauma bei einem sonst respiratorisch stabilen Patienten soll aufgrund der Hypothermiegefahr unterbleiben. Die **Entscheidung zur RSI (Rapid Sequence Induction; Intubationsnarkose eines nicht nüchternen Patienten)** wird durch den Notarzt stets unter Berücksichtigung der **Transportzeit** und möglicher **Transportkomplikationen** getroffen. Stellvertretend seien dafür die beschränkten Behandlungsmöglichkeiten im RTH genannt.

8. Zur Behandlung eignet sich der **Algorithmus Bronchoobstruktion/obstruktive Atemwegserkrankung** Erwachsener oder Kind.
   - Medikamente und Dosierungen beim Erwachsenen:
     - z. B. Salbutamol: 2,5–5 mg inhalativ zur Vernebelung
     - z. B. Methylprednisolon: 1 mg/kg KG bzw. 50–100 mg i. v.
   - Medikamente und Dosierungen bei Kindern:
     - z. B. Salbutamol 1,25–2,5 mg inhalativ zur Vernebelung
     - z. B. Methylprednisolon: 2 mg/kg KG i. v.
     - z. B. Prednison: 100 mg rektal als Suppositorium

DBRD Muster-Algorithmen
DGP S2k-Leitlinie zur fachärztlichen Diagnostik und Therapie von Asthma
Notfallsanitäter Heute, Kap. 28, 42

Die **Dosierungen** können je nach Fachgesellschaft variieren. Maßgebend sind die Dosierungen, die in den jeweiligen SOPs oder Handlungsempfehlungen ausgewiesen sind.

9. Die Beurteilung und Überwachung des Patienten durch die **Pulsoxymetrie** muss kritisch bewertet werden. Bei Inhalation von Rauchgasen steht v. a. die Noxe Kohlenmonoxid im Fokus. **Kohlenmonoxid** besitzt eine ca. 200-fach höhere Affinität an das Hämoglobinmolekül als Sauerstoff. Das so entstandene COHb verhindert die Entstehung einer Zyanose, die bei desoxygeniertem Hämoglobin auftritt. Die Folge sind falsch hohe Werte trotz bestehender Hypoxie.

DGKCH S2k Leitlinie Behandlung thermischer Verletzungen im Kindesalter
DGV S2k Leitlinie Behandlung thermischer Verletzungen des Erwachsenen
Notfallsanitäter Heute, Kap. 17, 40, 42

Bei Verdacht auf eine **Intoxikation mit dem geruch- und farblosen Gas Kohlenmonoxid** spielt der **Eigenschutz** eine große Rolle. CO-Warner helfen, das Rettungsdienstpersonal vor möglichen Intoxikationen zu schützen.

10. Der Begriff **„Psychosoziale Notfallversorgung (PSNV)"** beinhaltet die Gesamtstruktur und Maßnahmen der Prävention sowie kurz-, mittel- und langfristigen Versorgung im Kontext zu belastenden Notfällen bzw. Einsatzsituationen.
    Die **übergreifenden Ziele der PSNV** sind:
    - Prävention von psychosozialen Belastungsfolgen
    - Früherkennung von psychosozialen Belastungsfolgen nach belastenden Notfällen bzw. Einsatzsituationen
    - Bereitstellung adäquater Unterstützung und Hilfe für betroffene Personen und Gruppen zur Erfahrungsverarbeitung
    - Angemessene Behandlung von Traumafolgestörungen und – bezogen auf die Einsatzkräfte – einsatzbezogene psychische Fehlbeanspruchungsfolgen

BBK Psychosoziale Notfallversorgung: Qualitätsstandards und Leitlinien Teil I und II 2012
SbE-Bundesvereinigung nach belastenden Einsätzen e. V.
Notfallsanitäter Heute, Kap. 7
DIN 13050: 2015-04

Psychische Anzeichen einer Stressbelastung können sein:
- Gefühl der Überwältigung
- Starke Angst
- Zorn
- Außergewöhnliche Erregung
- Denkblockade
- Tunnelblick
- Schwierigkeiten oder Unfähigkeit in der Entscheidungsfindung
- Irrationale Verhaltensweise: Durchführung von unwichtigen oder nebensächlichen Tätigkeiten

Neben den **psychischen Anzeichen** spielen auch **körperliche Anzeichen** (z. B. Blässe, Schwitzen, trockener Mund, Tachykardie oder schnelles Sprechen) eine wichtige Rolle beim Erkennen einer starken Stressbelastung. Es ist wichtig, die Anzeichen wahrzunehmen, um auch nach den CRM-Leitsätzen entsprechend zu reagieren. Sobald als möglich soll der Teampartner abgelöst und durch psychosoziale Einsatzbegleitung bzw. psychosozialen Unterstützung (PSU) betreut werden. Eine weitere mögliche Betreuung kann im Anschluss durch das Konzept des **Critical Incident Stress Management (CISM)** bzw. das in Deutschland bekanntere Konzept der **Stressbearbeitung nach belastenden Ereignissen (SbE)** erfolgen.

Antworten zu Fallbeispiel ➢ 2.9: Nichtkritischer Traumapatient

Matthias Klausmeier

DGU S3 Leitlinie Polytrauma/Schwerverletzten-Behandlung
Notfallsanitäter Heute, Kap. 31

1. Nach aktueller Leitlinie wird als Transportmittel der **Rettungshubschrauber** favorisiert. Mit ihm kann der Patient schnell und vor allem sehr schonend transportiert werden.
   Die Zielklinik der Wahl sollte bei nichtkritischen Traumapatienten ein **Traumazentrum mit Wirbelsäulenchirurgie** sein. Bei kritischen Patienten bleibt es bei der Maxime, die nächste geeignete Klinik für den Patienten zu wählen.

Ob der **Hubschrauber** für den Patienten tatsächlich von Vorteil ist, muss in jedem Einzelfall geprüft werden. Frühzeitige Nachalarmierung, günstige Landemöglichkeiten und kurze Wege zum Patienten sind dabei entscheidende Aspekte.
Das **Traumazentrum mit Wirbelsäulenchirurgie als Zielklinik** ermöglicht eine frühzeitige Dekompression des Rückenmarkkanals. Davon profitiert der Patient nachweislich.

DGU S3 Leitlinie Polytrauma/Schwerverletzten-Behandlung
Notfallsanitäter Heute, Kap. 25, 31

2. Der Patient ist **nichtkritisch,** da keine lebensbedrohlichen Komplikationen mit der Notwendigkeit sofortiger lebensrettender Interventionen bestehen. Deshalb kann eine gut geplante und schonende Immobilisation erfolgen. Nach aktuellem Stand der Datenlage bietet die **Vakuummatratze** die effektivste Möglichkeit der Ganzkörperimmobilisation. Die **Umlagerung mit der Schaufeltrage** in die Vakuummatratze stellt für Ihren Patienten die Methode der Wahl dar.

Gerade bei einem nichtkritischen Traumapatienten soll die **Umlagerung** so **schonend** wie möglich erfolgen. Eine vorausgehende Analgesie des Patienten durch Sie oder den Notarzt gehört zum Standard einer qualifizierten Versorgung.

3. Der **neurogene Schock** wird durch eine traumatische oder pharmakologische Blockade des sympathischen Nervensystems ausgelöst. Deshalb dominieren bei betroffenen Patienten die Symptome, die einer **gesteigerten parasympathischen Stimulation** zuzuordnen sind: Bradypnoe, bradykarder, eher schwach tastbarer Radialispuls, Hypotonie, blasse und trockene Haut, ggf. Hypothermie sowie eine reduzierte Vigilanz sind typische Symptome eines neurogenen Schocks.
   Die Symptome Ihres Patienten widersprechen dem Bild eines neurogenen Schocks: Tachykarder Puls, warme, rosige Haut, Warmschweißigkeit, Rekap.-Zeit < 2 Sek., Normotonie und eine Sinustachykardie im EKG deuten weder auf eine Kreislaufinsuffizienz noch auf eine Blockade des sympathischen Nervensystems hin.

DGU S3 Leitlinie Polytrauma/Schwerverletzten-Behandlung
IAG Schock der DIVI Empfehlungen zur Diagnostik und Therapie der Schockformen
Notfallsanitäter Heute, Kap. 32

Bei **kritischen Traumapatienten mit Kreislaufinsuffizienz** steht die Suche nach lebensbedrohlichen Blutungen als Ursache im Vordergrund.

4. Nach dem Pyramidenprozess und der Änderungen des BtMG und der BtMVV 2023 stehen dem Notfallsanitäter sowohl Morphin, Fentanyl als auch Esketamin/Ketamin zur Verfügung. Sie besitzen die pharmakologische Potenz, bei Patienten mit Schmerzen eine effektive Analgesie zu erreichen:
   - **Ketamin/Esketamin** kann als Medikament aus der Gruppe der Anästhetika in drei verschiedenen Variationen angewendet werden: In geringer Dosierung wirkt es rein analgetisch, in mittlerer Dosierung bewirkt es eine dissoziative Anästhesie und in hoher Dosierung eine Narkose. Da als Nebenwirkung Halluzinationen und heftige Träume auftreten können, wird es in der Notfallmedizin in Kombination mit einem Sedativum eingesetzt.
   - **Morphin** aus der Gruppe der Opiate hat eine ausgeprägte analgetische Wirkung. Durch zentrale Dämpfung und Wirkung am Atemzentrum ist eine Atemdepression als Nebenwirkung früher erreicht als bei Ketamin/Esketamin, bei dem dieser Effekt erst in narkotischer Dosis zu erwarten ist.
   - **Fentanyl** aus der Gruppe der Opioide ist ein μ-Rezeptor-Agonist und weist eine 100–125-fach stärkere analgetische Potenz als Morphin aus. Der Wirkungseintritt erfolgt nach 1–2 Min., die Wirkung hält ca. 30 Min. an. Neben einer Atemdepression bei hoher Dosierung ist zu beachten, dass sich die Wirkdauer bei mehrfacher Applikation über einen längeren Zeitraum deutlich verlängert (kontextsensitive Halbwertszeit).

DBRD Muster-Algorithmen
DBRD Medikamentenbuch zu den Muster-Algorithmen
DGU S3 Leitlinie Polytrauma/Schwerverletzten-Behandlung
Notfallsanitäter Heute, Kap. 21, 31

Da bei Ihrem Patienten die Möglichkeit einer aufsteigenden Querschnittsymptomatik besteht, sollte dem **weniger atemdepressiven Ketamin/Esketamin** der Vorzug gegeben werden. Die konkrete Vorgehensweise kann durch das lokale Protokoll des ÄLRD geregelt werden. Da die möglichen halluzinatorischen Effekte besonders die Ausleitungsphase von Esketamin betreffen, kann die Applikation des Sedativums auch unmittelbar nach der Esketamingabe erfolgen. In einigen europäischen Ländern erfolgt die Gabe von Esketamin in analgetischen Dosen als Monotherapie ohne zusätzliche Gabe eines Sedativums.

Notfallsanitäter Heute, Kap. 15

5. Da der **Eigenschutz der Helfer** als auch des Patienten und Umstehender höchste Priorität hat, muss vor Betreten der Einsatzstelle unmissverständlich geklärt werden, wo das Pferd momentan ist. Nur so ist ein sicheres und effektives Arbeiten am Patienten möglich. Sie als Teamleiter sollten deshalb den Pferdepfleger vor Betreten der Pferdekoppel dazu befragen. Das weitere Vorgehen hängt dann davon ab, ob die Einsatzstelle sicher ist oder nicht.

Zu den originären Aufgaben des verantwortlichen **Teamleiters** gehört es, für die **Sicherheit aller am Einsatzgeschehen Beteiligten** zu sorgen. Aus diesem Grund muss der Verbleib des Pferdes vor Betreten der Szene geklärt sein.

DGU S3 Leitlinie Polytrauma/Schwerverletzten-Behandlung
DBRD Muster-Algorithmen
Notfallsanitäter Heute, Kap. 31

6. Die **Inspektion und Palpation der Wirbelsäule:** Eine gezielte körperliche Untersuchung der Wirbelsäule und ihrer Funktionen soll bei den Patienten durchgeführt werden.
   Die **Inspektion** hat zum Ziel, Verletzungen und/oder Deformitäten zu finden und zu sehen. Die **Palpation** soll dazu dienen, Druck- oder Klopfschmerzen bzw. eine Stufenbildung oder tastbare Lücken zwischen den Dornfortsätzen der Wirbelsäule festzustellen.

Da fehlende Rückenschmerzen kein Ausschlusskriterium für ein relevantes **Wirbelsäulentrauma** sind, stellen die **Inspektion** und die **Palpation** zwei elementare Untersuchungskriterien zur Festlegung der Verdachtsdiagnose dar. **„Check the back"** muss erfolgen, bevor der Patient in Rückenlage vollständig gelagert bzw. immobilisiert wird.

DGU S3 Leitlinie Polytrauma/Schwerverletzten-Behandlung
Notfallsanitäter Heute, Kap. 31

7. Die Angaben des Patienten legen die Vermutung nahe, dass es im Spinalkanal aufgrund des Traumas zu einer **Raumforderung mit Ödembildung** gekommen ist. Dieses Ödem scheint sich aufsteigend auszudehnen, weshalb der Patient nun auch Parästhesien in den Armen angibt.
   Bei Patienten, die nichtkritisch sind und keine anderen lebensrettenden intraoperativen Interventionen benötigen, sollte ein primärer Transport in ein Traumazentrum mit geeigneter Wirbelsäulenchirurgie erfolgen.

Nach aktueller Datenlage kann der Patient möglicherweise von einer **frühzeitigen Dekompression** der Wirbelsäule innerhalb der ersten 72 Std. nach dem Trauma profitieren.

8. **Kontraindikationen** Anlage einer **Zervikalstütze:**
   - Schädel-Hirn-Trauma mit Hirndrucksymptomatik und Verdacht auf Halswirbelsäulentrauma
   - Vorbestehende degenerative Erkrankung der Wirbelsäule (z. B. Morbus Bechterew)

DGU S3 Leitlinie Polytrauma/Schwerverletzten-Behandlung
Notfallsanitäter Heute, Kap. 31

Beim **Schädel-Hirn-Trauma** muss die **Anlage einer Zervikalstütze** kritisch abgewogen werden, um einen möglichen Hirndruckanstieg zu verhindern bzw. einem bereits bestehenden Hirndruck nicht weiter Vorschub zu leisten. Bei **degenerativer Vorerkrankung des Patienten** ist der Nutzen einer Zervikalstütze hinsichtlich ihres gewünschten Effekts kritisch zu hinterfragen bzw. als Kontraindikation zu bewerten. In beiden Fällen bietet sich die **Ganzkörperimmobilisation in einer Vakuummatratze** unter Nutzung zusätzlicher Kopffixierungssysteme als sinnvolle Alternative an.

9. Die manuelle In-Line-Stabilisierung (MILS) der Halswirbelsäule bei Traumapatienten, die beim A des ABCDE-Schemas durchgeführt wird, kann durch die Anlage einer Zervikalstütze nicht aufgehoben werden. Die alleinige Anlage einer Zervikalstütze führt zu einer **ungenügenden Immobilisation der Halswirbelsäule,** da eine Restbeweglichkeit erhalten bleibt. Diese wird durch Verfahren wie Umlagerung oder Patiententransport mit Akzeleration und Dezeleration mitunter deutlich gesteigert. Es ist notwendig, die manuelle In-Line-Stabilisierung bis zur vollständigen Ganzkörperimmobilisation aufrechtzuerhalten.

DGU S3 Leitlinie Polytrauma/Schwerverletzten-Behandlung
Notfallsanitäter Heute, Kap. 31

Die effektivste Form zur **Immobilisation der Halswirbelsäule** stellt die **Ganzkörperimmobilisation** dar. Dabei wird der Patient beispielsweise in der Vakuummatratze oder auf dem Spineboard unter Verwendung von Kopffixiersystemen und Gurtsystemen am ganzen Körper immobilisiert. Bei korrekter Anwendung der Methode ist der Immobilisationsgrad genauso hoch wie bei zusätzlicher Anlage einer Zervikalstütze. Deren Anlage ist bei SHT mit Hirndruckzeichen oder degenerativen Erkrankungen der Halswirbelsäule kritisch abzuwägen bzw. kontraindiziert.

10. Der Wunsch und das Bedürfnis des Patienten, so rasch wie möglich Klarheit über seine aktuelle Gesundheitslage zu bekommen, sind mehr als verständlich. Trotzdem ist eine konkrete Beantwortung der Frage durch Sie als Notfallsanitäter nicht zielführend und hilfreich. Selbst ärztliches Personal, das durch die Approbation und das Heilpraktikergesetz zur Diagnosestellung juristisch legitimiert ist, würde ohne bildgebende Diagnostik zu diesem Zeitpunkt keine verbindliche Aussage zur Prognose des Patienten treffen. Darüber hinaus können bestimmte pathophysiologische Abläufe trotz Bildgebung dazu führen, dass eine eindeutige Aussage zu einem frühen Zeitpunkt nicht möglich ist.
    Eine **zielführende Kommunikation mit dem Patienten** soll empathisch, aufmerksam, geduldig und verständnisvoll sein. Es ist sinnvoll, dem Patienten zu verdeutlichen, dass sein Wunsch nach einer konkreten Aussage verständlich, aber durch Sie und den Zeitpunkt der Situation nicht möglich ist. Vermitteln Sie dem Patienten das Gefühl, dass Sie für

Notfallsanitäter Heute, Kap. 9

ihn da sind und alles Notwendige und Mögliche für ihn tun. **Authentizität und Plausibilität** sind Merkmale, die dem Patienten mehr helfen als irreführende oder falsche Versprechen. Eine Verharmlosung der Situation ist genauso wenig hilfreich wie eine unnötige Dramatisierung.

Handlungskompetenz des Notfallsanitäters bedeutet in dieser Situation, eine konkrete Frage des Patienten aus den o. g. Gründen zu diesem Zeitpunkt nicht beantworten zu können. Keinesfalls ist dies mit Inkompetenz oder mangelndem Verantwortungsbewusstsein zu verwechseln.

Antworten zu Fallbeispiel ➤ 2.10: Kritischer Traumapatient

Matthias Klausmeier

DGU S3 Leitlinie Polytrauma/Schwerverletzten-Behandlung
DGAI S1 Leitlinie Atemwegsmanagement
Notfallsanitäter Heute, Kap. 18, 31

1. Zur **Beseitigung des A-Problems** bieten sich strukturiert folgende Möglichkeiten an:
   - Sofortiger Log-Roll, um die Flüssigkeit aus dem Mundraum ablaufen zu lassen
   - Absaugung des Mund-Rachen-Raums mit einem (starren) Absaugkatheter und geeigneter Absaugpumpe
   - Einlegen eines Naso- bzw. Oropharyngealtubus zur weiteren Atemwegssicherung

Der Patient benötigt zur **Schaffung eines freien Atemwegs** eine sofortige Intervention. Nach Freimachen der Atemwege durch Absaugung steht weiterhin das Freihalten der Atemwege im Fokus. Dies erfolgt durch einen Naso- oder Oropharyngealtubus. Eine supraglottische Atemwegshilfe ist aufgrund noch erhaltener Schutzreflexe und Spontanatmung kontraindiziert. Neben der Bereithaltung eines Beatmungsbeutels als Rückfallebene für den Notfallsanitäter sollte für den Notarzt zeitnah eine Intubationsnarkose als RSI (Rapid Sequence Induction; Intubationsnarkose eines nicht nüchternen Patienten) vorbereitet werden.

DGU S3 Leitlinie Polytrauma/Schwerverletzten-Behandlung
DBRD Muster-Algorithmen
Notfallsanitäter Heute, Kap. 31

2. Verdachtsdiagnose: **Spannungspneumothorax.** Leitsymptome sind:
   - **A:** Trachealverschiebung (nicht zwingend)
   - **B:** gestaute Halsvenen
   - **B:** fehlendes Atemgeräusch auf der verletzten Thoraxseite
   - **C:** fehlender Radialispuls (obstruktiver Schock)
   - **D:** akute Vigilanzminderung (zerebrale Ischämie und Hypoxie)

Bei spontanatmenden Patienten mit Thoraxtrauma und Ventilmechanismus entwickelt sich ein **Spannungspneumothorax** seltener und langsamer als bei beatmeten Patienten. Eine lückenlose Überwachung des Patienten ist deshalb dringend geboten.

DGU S3 Leitlinie Polytrauma/Schwerverletzten-Behandlung
DBRD Muster-Algorithmen
Notfallsanitäter Heute, Kap. 31

3. Lebensrettende **Nadel- oder Thoraxdekompression:** Nach aktuellen Untersuchungen ist es sinnvoll, die Nadeldekompression mit einer mindestens 8 cm langen Venenverweilkanüle/Entlastungsnadel mit der Grö-

ße 14 G oder 12 G durchführen. Aufgrund der geringeren Risiken und der hohen Erfolgsrate wird derzeit durch aktuelle Traumakonzepte (z. B. ATLS oder PHTLS) die Entlastung im 5. ICR in der vorderen Axillarlinie (AAL) am oberen Rand der unteren Rippe empfohlen. Dazu sollen dafür zugelassene atraumatische Entlastungsnadeln mit Rückschlagventil (z. B. Pneumodart®) verwendet werden. Stehen diese nicht zur Verfügung, sollte mit einer aufgesteckten 5-ml-Spritze punktiert werden, die mit 2 ml Kochsalzlösung gefüllt ist. Nach der Punktion erfolgt die Aspiration von Luft in die Spritze als Nachweis der korrekten Verdachtsdiagnose und Lage im Pleuraraum. Alternativ zur Spritze wird nach ATLS-Konzept ein Dreiwegehahn verwendet, der nach Punktion zur Entweichung der Luft geöffnet wird.

Zur Entlastungspunktion werden Dekompressionsnadeln mit einer Länge von 8 cm (14 G) verwendet, die idealerweise atraumatisch sind. Eine intrathorakale Organverletzung durch den scharf geschliffenen Stahlmandrin einer herkömmlichen Kanüle ist nicht möglich. Die Punktion kann rasch erfolgen, da das Aspirieren von Luft und das Entfernen des Stahlmandrins bei diesen Nadeln entfallen. Das Entweichen von Luft wird durch ein Ventil visualisiert.

4. Nach Durchführung der Nadeldekompression muss eine **Neubeurteilung** des Patienten nach dem **ABCDE-Schema** erfolgen. Daran ausgerichtet wird die Effektivität der Maßnahme beurteilt:
   - **A:** keine Veränderung zum vorangegangenen Zustand
   - **B:** Halsvenenstauung rückläufig, Besserung der Zyanose und der Sättigung, hörbare Atemgeräusch auf der verletzten Seite
   - **C:** tastbarer Radialispuls, Verkürzung der Rekap.-Zeit
   - **D:** Besserung der Vigilanz

DGU S3 Leitlinie Polytrauma/Schwerverletzten-Behandlung
DBRD Muster-Algorithmen
Notfallsanitäter Heute, Kap. 17, 31

Die **alleinige Auskultation des Patienten** ist ein **unzureichendes Kriterium.** Neben der verbesserten Ventilation müssen sich auch die Zeichen des obstruktiven Schocks und der Vigilanzminderung zurückbilden, sofern keine andere pathophysiologische Begründung dafür besteht.

5. **Schlüsselinterventionen** bei **C-Problem:**
   - Anlage einer Beckenschlinge nach **S-KIPS Schema:**
     - **S** – Schockzeichen bei der C-Kontrolle im ABCDE
     - **K** – Kinematik
     - **I** – Inspektion (Prellmarken, Hämatome im Genitalbereich)
     - **P** – Palpation (vorsichtig lateral; nicht routinemäßig; Expertise)
     - **S** – Schmerzen des Patienten
   - Volumentherapie mit balancierten Vollelektrolytinfusionen

   Zur Minimierung der unkontrollierten inneren Blutungen werden beide Maßnahmen als lebensrettende Schlüsselinterventionen durchgeführt. Ziel ist es, den Kreislauf des Patienten auf niedrig-stabilem Niveau zu halten und die Blutung dabei nicht zu verstärken.

DGU S3 Leitlinie Polytrauma/Schwerverletzten-Behandlung
DGAI S3 Leitlinie Intravasale Volumentherapie beim Erwachsenen
DBRD Muster-Algorithmen
Notfallsanitäter Heute, Kap. 31

Ziel der Behandlung ist es, den Patienten mit einer Kreislauffunktion in der Klinik zu übergeben, die ein Überleben möglich erscheinen lässt. Dabei ist stets zu berücksichtigen, ob der Patient zusätzlich **Zeichen für ein Schädel-Hirn-Trauma** hat. In diesen Fällen ist das angestrebte Blutdruckniveau höher zu wählen.

DGU S3 Leitlinie Polytrauma/Schwerverletzten-Behandlung
DGAI S1 Leitlinie Die intraossäre Infusion in der Notfallmedizin
DBRD Muster-Algorithmen
Notfallsanitäter Heute, Kap. 20

6. Die **intraossäre Punktion** stellt in folgenden Situationen eine gute Alternative dar:
   - 2 erfolglose Punktionsversuche peripherer Venen
   - Fehlende Venendarstellung bei Kreislaufzentralisation

   Der Punktionsort der ersten Wahl nach Handlungsempfehlung der DGAI ist die proximale Tibia. Allerdings bietet die **Punktion des proximalen Humerus** gegenüber den anderen Punktionsstellen klare Vorteile:
   - Höhere Durchflussrate gegenüber den anderen Punktionsstellen
   - Schnelleres Einbringen der Infusionen in den zentralen Kreislauf
   - Punktion und Medikation insgesamt weniger schmerzhaft
   - Kürzere Einbringzeit für Medikamente (z. B. Analgetika, Narkotika, Relaxanzien)

Zu beachten ist die **korrekte Positionierung des Patientenarms** und die **Bohrung im 45°-Winkel,** um nicht in die Epiphysenfuge zu gelangen. Bei Ihrem Patienten ist eine Nadel mit 45 mm Länge obligater Standard.

DGU S3 Leitlinie Polytrauma/Schwerverletzten-Behandlung
DGAI Handlungsempfehlung zur prähospitalen Anwendung von Tourniquets
DBRD Muster-Algorithmen
Notfallsanitäter Heute, Kap. 24, 31

7. Einsatz eines **Tourniquets:**
   - **Indikationen:**
     - Amputationsverletzung proximal des Handgelenks oder Fußes
     - Multiple Blutungen an Extremitäten, die insgesamt einen ausgeprägten Blutverlust verursachen
     - Schwere Blutungen an Extremitäten bei gleichzeitigem kritischen A-, B- oder C-Problem
     - Ineffektive Blutstillung durch einen Druckverband
     - Versorgung einer Extremitätenblutung unter schlechten Lichtverhältnissen
     - Schwere Extremitätenblutungen bei einer Vielzahl von Verletzten
     - Schwere Extremitätenblutungen bei Zeitdruck unter Gefahrensituationen
   - **Komplikationen:**
     - Verstärkung der Blutung durch venöse Stauung bei unzureichender Knebelung
     - Schmerzen (Erfordernis einer anschließenden Analgosedierung!)
     - Schädigung von Haut, Nerven, Gefäßen und Muskeln
     - Ischämie an der abgebundenen Extremität mit Gefahr der Bildung von Nekrosen
     - Entstehung eines Kompartmentsyndroms
   - **Nebenwirkungen, abhängig von:**
     - Anlagedauer
     - Anlageort
     - Aufgewendetem Knebeldruck

- Qualität und Art des Tourniquets
- Fehlerhafter Anwendung

Wann immer möglich und indiziert, sollte versucht werden, eine lebensbedrohliche Blutung mit weniger invasiven Mitteln zu stoppen. Ein Großteil solcher Blutungen kann im Rettungsdienst durch korrekte Anlage eines Druckverbands gestillt werden. Die DGU S3-Leitlinie Polytrauma/Schwerverletzten-Behandlung von 2022 empfiehlt folgende Vorgehensweise:

1 Manuelle Kompression
2 Kompressionsverband (Druckverband, Notverband), wenn möglich in Kombination mit einem Hämostyptikum
3 Tourniquet

Besteht die Möglichkeit dieser Vorgehensweise jedoch nicht, treten die genannten Komplikationen in den Hintergrund: **Life before limb!**
Nach Anlage eines Tourniquets kann im weiteren Verlauf die Blutungsstillung durch weniger invasive Maßnahmen, wie z. B. einen Druckverband durch Konversion des Tourniquets, durchgeführt werden. Die Entscheidung dazu ist abhängig von der Teamressource, der anstehenden Transportzeit und weiteren notwendigen lebensrettenden Schlüsselinterventionen.

8. Bei Patienten, die außer unkontrollierbaren inneren Blutungen ein Schädel-Hirn-Trauma erlitten haben, sollte idealerweise eine **Normotension** erzielt werden. Häufig ist dieses Ziel jedoch ohne weitere Verstärkung der Blutung durch Applikation großer Mengen balancierter Infusionslösungen kaum oder gar nicht erreichbar. Um eine ausreichende zerebrale Perfusion zu gewährleisten, soll ein systolischer Blutdruck um 90 mmHg als unterster Kompromiss erzielt werden.
   Bei **hämorrhagischem Schock** entwickelt sich als Folge des gestörten Gleichgewichts zwischen Blutgerinnung und Gerinnselauflösung bei ca. 20 % der unkontrolliert blutenden Patienten eine Hyperfibrinolyse. Diese soll die Gerinnselbildung an den blutenden Arealen vermindern, wodurch sich die Intensität der Blutung verstärkt. Die frühzeitige Gabe von Tranexamsäure tritt diesem Mechanismus entgegen. Plasminogen bindet an die Fibrinoberfläche der Thromben an und wird dadurch in aktives Plasmin umgewandelt. Tranexamsäure bildet mit Plasminogen einen Komplex. Dadurch wird die Bindung von Plasminogen an die Bindungsstellen der Thrombozyten blockiert. Die Aktivierung von Plasminogen zu Plasmin unterbleibt. Die Spaltung von Fibrin wird gehemmt und die Intensität der Blutungen reduziert.

DGU S3 Leitlinie Polytrauma/Schwerverletzten-Behandlung
DBRD Muster-Algorithmen
Notfallsanitäter Heute, Kap. 31, 32

In vielen Rettungsdienstbereichen wird präklinisch 1 g **Tranexamsäure** als Kurzinfusion über 10 Min. verabreicht. Ein weiteres Gramm erhält der erwachsene Patient in den nächsten 8 Std. ab Erreichen des Schockraums. Kinder ab dem 1. Lebensjahr erhalten 20 mg/kg KG ebenfalls als Kurzinfusion. Die Gabe soll nicht liberal, sondern bei bestehender unkontrollierter Hämorrhagie mit einem vermuteten Blutverlust von mehr als 1.500 ml (hämorrhagischer Schock Klasse III) erfolgen. Dann ist eine möglichst frühzeitige Applikation anzustreben. Eine Gabe, die 3 Std. nach Blutungsbeginn erfolgt, ist wahrscheinlich mit einer höheren Mortalität der Patienten assoziiert. Konkrete Details zur präklinischen Anwendung von Tranexamsäure regeln die lokalen Protokolle.

DGU S3 Leitlinie Polytrauma/Schwerverletzten-Behandlung
Notfallsanitäter Heute, Kap. 25, 31, 53

9. Die **Immobilisation des Patienten** auf einem **Spineboard** wäre eine mögliche Option. Kritische Patienten mit unkontrollierbaren inneren Blutungen haben neben der Behandlungs- auch eine **Transportpriorität.** Die Behandlung der lebensbedrohlichen Störungen der Vitalfunktionen hat absolut Vorrang und darf durch eine zeitaufwändige Immobilisation nicht verzögert werden.
Je kritischer und transportdringlicher ein Traumapatient ist, umso weniger Zeitaufwand darf die Immobilisation in Anspruch nehmen. Unbestritten stellt die Immobilisation auf einer **Vakuummatratze** derzeit die effektivste Form der Immobilisation dar. Sie ist jedoch zusammen mit der Schaufeltrage aufwändiger und erfordert eine ausreichende Teamressource. Ist die Transportzeit zur Klinik gering, der Patient zeitkritisch und sind weitere Helfer in kurzer Zeit nicht verfügbar, stellt das Spineboard eine sinnvolle Alternative für diese Situation dar. Sinnvoll kann auch der Einsatz einer Kombination aus Schaufeltrage und Spineboard zur Lagerung in der Vakuummatratze sein.

Nach aktueller Datenlage gibt es keine Evidenz für oder gegen die Durchführung einer Immobilisation, da randomisiert-kontrollierte Studien fehlen. Unbestritten ist, dass nicht kontrollierbare, schwere innere Blutungen intraoperativ zeitnah gestoppt werden müssen. Deshalb muss der Zeitaufwand für eine Immobilisation immer unter Berücksichtigung des Patientenzustands und seiner Behandlungs- und Transportdringlichkeit erfolgen. **Die Behandlung von ABC-Problemen hat Vorrang vor Maßnahmen der Immobilisation!**
Ein wertvolles Tool als Entscheidungshilfe zur Immobilisation von Traumapatienten stellt die **Immo-Ampel** dar:

- **Empfehlung zur Ganzkörperimmobilisation:**
  - Offensichtliche Schwerverletzung
  - SHT mit GCS $\leq$ 12
  - Peripheres neurologisches Defizit
  - Behandlungsbedürftiger Wirbelsäulenschmerz NRS $\geq$ 5
- **Empfehlung zur Bewegungseinschränkung bei $\geq$ 1 Punkt aus den 4 S:**
  - **S**turz > 3 m
  - **S**chwere Rumpfverletzung
  - **S**upraklavikuläre Verletzung
  - **S**eniorität (> 65 Jahre)
- **Keine Empfehlung zur Immobilisation:**
  - Isoliert penetrierendes Trauma

BBK Psychosoziale Notfallversorgung: Qualitätsstandards und Leitlinien Teil I und II
Notfallsanitäter Heute, Kap. 9, 12

10. Die Ehefrau des Patienten befindet sich in einer **psychischen Ausnahmesituation.** Ihre Forderungen an Sie unterstreichen ihren Gemütszustand. Sinnvoll wäre es, die Ehefrau bei ihrem Mann zu lassen, um ihm weitere Zuwendung zu geben. Andererseits müssen Sie kritisch abwägen, ob ihr diese emotionale Belastung momentan zumutbar ist. Ein **Herauslösen aus der Situation** wäre dann sinnvoll und vertretbar, wenn die Ehefrau ihre Hilfeleistungen in irgendeiner Form verzögert oder verhindert. Anderenfalls sollte geprüft werden, ob durch das Erklären Ihrer Behandlung und eine verbale Zuwendung eine situativ stabile psychische Lage der Ehefrau erreicht werden kann.

Für die weitere Betreuung der Ehefrau muss unbedingt gesorgt werden. Hier empfiehlt sich die frühzeitige **Alarmierung eines Kriseninterventionsteams (KIT)** oder eines **Notfallseelsorgers.** Bedenken Sie auch die Belastung für sich und Ihre Teamkollegen – auch **professionelle Helfer** brauchen psychische Betreuung und **Nachsorge.**

Antworten zu Fallbeispiel ➢ 2.11: Häuslicher Sturz

Matthias Klausmeier

1. Der einfachste Lösungsansatz wäre das Wechseln der Batterien, um das Hörgerät wieder einsatzbereit zu machen. Sollte diese schnelle Lösung nicht möglich sein, wäre die Anwendung eines Stethoskops für den Patienten eine weitere Option. In diesem Fall hat der Patient eventuell die Möglichkeit, Sie besser zu verstehen. Die Toleranz und Akzeptanz seitens des Patienten sind für diese Methode unbedingt erforderlich.

GEMS-Kurskonzept
Notfallsanitäter Heute, Kap. 9

Patientenkommunikation mit dem Stethoskop:
1. Patienten mit ruhiger und tiefer Stimme über die geplante Maßnahme aufklären
2. Stethoskop-Oliven vorsichtig in die Ohren des Patienten einführen
3. Über die Membran des Stethoskops mit dem Patienten kommunizieren
4. Sprachklang und Sprachlautstärke situativ nach Patientenfeedback adaptieren
5. Stethoskop-Membran immer vorsichtig ablegen, nicht fallen lassen!

2. Der **GEMS-Diamant** ist ein Akronym zur Beurteilung des Patienten sowie seiner aktuellen Lebens- und Wohnsituation. Dessen Anwendung ist nicht einmalig, sondern begleitet den kompletten Einsatz von der Alarmierung bis zur Übergabe des Patienten. Die meisten Informationen werden zu Beginn des Einsatzes bei Erfassung der Situation und dem Ersteindruck über den Patienten erhoben. Weitere Informationen und Details ergeben sich in aller Regel über die Initial- und erweiterte Beurteilung. Die Eigen- und Fremdanamnese (Angehörige, Nachbarn, Hausarzt, Pflegeteam etc.) liefern dabei wesentliche Informationen:

GEMS-Kurskonzept
Prüfungswissen Notfallsanitäter, Kap. 2

Akronym	Bedeutung	Relevanz in Ihrer Einsatzsituation
G	**G**eriatrischer Patient	• Alter des Patienten? • Multimorbidität vorhanden? • Alterstypisch erhöhte Vulnerabilität? • Verlust von Autonomie und Selbstständigkeit vorhanden?
E	**E**indrücke an der Einsatzstelle	• Ist die Wohnung sauber und aufgeräumt? • Gibt es Anzeichen für einen Abusus (Alkohol, Nikotin, Drogen)? • Ist die Wohnung gut beleuchtet? • Gibt es Gefahren (z. B. Stolperfallen)? • Wie ist die Temperatur vor Ort? • Gibt es olfaktorische Anzeichen (Urin, Fäkalien)? • Hinweise auf Polypharmazie?

M	**M**edizinische Beurteilung	• Medizinisch-neurologisches Problem? • Traumatologisches Problem? • Psychiatrisches Problem? • Soziales Problem? • Interdisziplinäres Problem? • Hinweise auf Multimorbidität? • Hinweise auf Polypharmazie? • Sind anatomisch-physiologische Besonderheiten erkennbar?
S	**S**oziale Beurteilung	• Lebt der Patient alleine? • Sind Angehörige, Freunde, Nachbarn, Betreuer oder der Pflegedienst anwesend? • Hinweise auf eine Depression oder Suizidgedanken? • Hinweise auf Missbrauch oder Vernachlässigung des Patienten?

Der **GEMS-Diamant** wird mit Eintritt in die Situation erstmalig umfänglich angewendet. Da auch während der folgenden Beurteilung und Behandlung weitere Informationen gewonnen werden, begleitet er den kompletten Einsatz von Anfang bis zum Ende.

GEMS-Kurskonzept
Prüfungswissen Notfallsanitäter, Kap. 2

3. **Stürze** sind bei geriatrischen Patienten die Hauptursache für ein Trauma. Werden die Patienten in der Initialbeurteilung als **nichtkritisch** eingestuft, erfolgt wie bei allen anderen Traumapatienten anschließend die erweiterte Beurteilung. Die aktuelle Anamnese und Patientenvorgeschichte umfassen bei geriatrischen Patienten das **SAMPLER-Schema.** Es beinhaltet im Gegensatz zum üblichen SAMPLE-Schema bei Trauma bewusst den Zusatz der Risikofaktoren, da diese in der Sturzanamnese geriatrischer Patienten eine wesentliche Rolle spielen können. Das **S** im SAMPLER umfasst bei internistisch-neurologischen Patienten die Leitsymptome. Diese werden in der aktuellen Anamnese des **OPQRST-Schemas** konkreter beurteilt. Bei **nichtkritischen geriatrischen Sturzpatienten** wird der Sturz anamnestisch im **SPLATT-Schema** konkreter hinterfragt und beurteilt. Dadurch können rezidivierende Stürze demaskiert und die Ursache der Stürze besser beurteilt werden. Im Idealfall lassen sich Präventivmaßnahmen zur Vermeidung künftiger Stürze entwickeln und können mit dem Patienten oder Angehörigen/Betreuern/Pflegediensten besprochen werden.

Akronym	Bedeutung	Relevanz in Ihrer Einsatzsituation
S	**S**ymptomes (Symptome)	• Welche Symptome zeigt der Patient? – Offenes Trauma? – Blutung? – Fehlstellung? – Bewegungseinschränkung? – Schmerzen? – Hypothermiezeichen? – Stuhl- und Harninkontinenz?
P	**P**revious Falls (vorangegangene Stürze)	• Sind diesem Sturz weitere Stürze vorangegangen? – Wie viele? – In welchem Zeitraum?
L	**L**ocation of Fall (Ort des Sturzes)	• Wo fand der Sturz statt? • Gibt es am Sturzort Hinweise für den Sturz (Flokati-Teppiche)? • Ist der Sturzort identisch mit dem Auffindeort?
A	**A**citivity of Fall (Aktivität zum Zeitpunkt des Sturzes)	• Was hat der Patient unmittelbar vor dem Sturz gemacht? – Gang zur Küche, um Kaffee zu holen (Kaffeetasse!)? – Schneller Toilettengang? • Kann sich der Patient an die Aktivität und den Sturz erinnern?
T	**T**ime of Fall (Zeitpunkt des Sturzes)	• Wann genau war der Sturz? – Liegezeit? – Liegetrauma? – Druckstellen? – Hypothermie? – Inkontinenz?
T	**T**rauma – physical or psychological (Trauma – physisch oder psychisch)	• Welche Verletzung bzw. Verletzungen wurden durch den Sturz verursacht? • Wurde der Sturz durch eine psychologische Barriere aufgrund vorangegangener Stürze verursacht? – Erhöhte Sturzangst aufgrund vorangegangener Stürze? – Sturzangst und ungeeignetes Schuhwerk?

Das **SPLATT-Schema** ist ein wichtiger Bestandteil in der erweiterten Beurteilung **nichtkritischer geriatrischer Sturzpatienten.** Es dient neben der Konkretisierung der aktuellen Einsatzsituation vor allem auch der möglichen Prävention und Vermeidung künftiger Sturzgeschehen.

4. **Ungeeignete Immobilisationstechniken** wären bei diesem Patienten mit **Morbus Bechterew** die Immobilisation mit einer **HWS-Orthese** und dem **Spineboard.** Bei Morbus Bechterew, einer chronisch rheumatischen Erkrankung, kommt es über entzündliche Prozesse zu einer zunehmenden Verknöcherung der Wirbelsäule. Eine Verletzung der HWS kann sich bei diesen Patienten durch die Anlage einer steifen Orthese verschlechtern und wird deshalb nicht empfohlen. Vielmehr werden die Patienten bei entsprechender Indikation in manueller Inlineposition des Kopfes gehalten. In der Vakuummatratze erfolgt dann eine endgültige

DGU S3 Leitlinie Polytrauma/Schwerverletzten-Behandlung
GEMS-Kurskonzept
Notfallsanitäter Heute, Kap. 25, 31, 53

Fixierung des Kopfes durch entsprechende Kopffixierungssysteme bzw. in die Vakuummatratze integrierte Fixierungssysteme des Kopfes. Die **Schaufeltrage** stellt aktuell die effektivste Möglichkeit einer Ganzkörperimmobilisation von Traumapatienten dar. Sie ist schonend und bietet einen kompletten Kontakt zur Wirbelsäule. Diese Voraussetzungen erfüllt ein starres Spineboard nicht. Zum Vollkontakt müssen evtl. zusätzliche Tücher anmodelliert werden bzw. der Vollkontakt unterbleibt. Durch degenerative Rigidität des Thorax kann es durch korrekte Anlage der Fixiersysteme (Gurte, Fixierspinne) zu einer mechanischen Auslösung bzw. Verstärkung einer respiratorischen Insuffizienz kommen. Durch die altersbedingte Abnahme der Haut und Gewebeperfusion erhöht sich das Risiko, dass sich auch bei kurzen Transportzeiten Dekubiti ausbilden. Nach dem aktuellen Stand stellt die Vakuummatratze das Immobilisationsgerät der ersten Wahl dar. Bei einem nichtkritischen geriatrischen Traumpatient ohne Transportpriorität steht die schonende Immobilisation mit Schaufeltrage und Vakuummatratze im Vordergrund.

Die **Vakuummatratze** stellt nach aktuellem Stand das beste Tool zur Immobilisation der Wirbelsäule dar. Bei Patienten mit anatomischen Besonderheiten der Halswirbelsäule ist die Anlage einer HWS eventuell schädlich bzw. nicht möglich und wird nicht empfohlen. Bei **Schädelhirntrauma mit Hirndrucksymptomatik** ist die Anlage kritisch abzuwägen. Eine manuelle HWS-Immobilisation mit anschließender Kopffixierung in der Vakuummatratze ist dazu die Alternative bei gleichem Effekt. Da aktuell keine eindeutige Evidenz für oder gegen die HWS-Orthese existiert, wird die Vorgehensweise eventuell in Ihrem lokalen Protokoll geregelt sein.

DGSS Beurteilung von Schmerzen bei Demenz
DBRD Muster-Algorithmen
Notfallsanitäter Heute, Kap. 21

5. Die Bemessung des Schmerzes bei nichtkommunikativen Demenzpatienten ist auf die Beobachtung des Schmerzverhaltens angewiesen. Skalen zur Selbsteinschätzung des Schmerzes wie VAS, VRS oder NRS sind bei diesen Patienten nicht sicher anwendbar. Für diese Patienten empfiehlt sich die Fremdeinschätzung mit der **Skala zur Beurteilung von Schmerzen bei Demenz (BESD),** die von der **PANAID** (Pain Assessment in Advanced Dementia)-Skala ins Deutsche übersetzt wurde. Durch die BESD-Skala kann im Rettungsdienst die Schmerzintensität besser beurteilt und die Patienten können adäquater analgesiert werden. Die Beurteilung nach BESD-Skala umfasst fünf Kriterien. Es werden pro Kriterium 0 bis 2 Punkte vergeben:
   - Atmung
   - Negative Lautäußerung
   - Gesichtsausdruck
   - Körpersprache
   - Trost

Nach aktuellen Untersuchungen erhalten **Demenzpatienten mit Schmerzen** deutlich weniger Schmerzmittel, als sie tatsächlich bräuchten. Die Anwendung der BESD kann dieses Problem reduzieren und eine zielgerichtete Analgesie sicherstellen. Es gilt die Empfehlung, dass bei 0 Punkten Schmerz nicht ausgeschlossen, bei 1 Punkt möglich und bei 2 Punkten wahrscheinlich ist. Das Punktergebnis der BESD darf keinesfalls mit dem Ergebnis der Skalen bei Selbsteinschätzung gleichgestellt werden. Eine sorgfältige Patientenbeobachtung und -beurteilung sind bei Demenz zwingend erforderlich.

6. Auf nationaler Ebene gilt der Konsens der DGG, DGGG für die Definition eines **geriatrischen Patienten:**
   - Höheres Lebensalter (70 Jahre und älter)
   - Geriatrie-typische Syndrome: Geriatrie-typische Multimorbidität. Die geriatrietypische Multimorbidität ist vorrangig vor dem Alter.

   Oder 80 Jahre oder älter mit der alterstypischen Vulnerabilität:
   - Auftreten von Komplikationen und Folgeerkrankungen
   - Gefahr der Chronifizierung
   - Erhöhtes Risiko des Verlustes der Autonomie mit Verschlechterung des Selbsthilfestatus

   Auf europäischer Ebene gilt der **Konsens der EUGMS:**
   - Älter als 80 Jahre
   - Verletzlichkeit (frailty)
   - Risiko der Chronifizierung
   - Risiko, die Autonomie und Selbstständigkeit zu verlieren

DGG
EUGMS

Auch wenn in den Definitionen das Alter eine Rolle spielt, ist es nicht das alleinig entscheidende Kriterium. **Jüngere Patienten mit Multimorbidität** und **Verlust der Selbstständigkeit** erfüllen ebenso wesentliche Kriterien der Definition geriatrischer Patienten.

7. **Grapefruit** beeinflusst die Pharmakokinetik vieler Arzneistoffe. Der wichtigste Mechanismus ist die irreversible **Hemmung des Cytochrom-P450-Isoenzyms CYP3A4** in der Darmwand. Dieses Enzym katalysiert den oxidativen Metabolismus vieler Arzneistoffe bei der Absorption über die Darmschleimhaut und ist somit für den intestinalen oder präsystemischen First-Pass-Effekt verantwortlich. Wird das Enzym durch Grapefruitsaft inaktiviert, verringert dies den intestinalen First-Pass-Effekt und die Bioverfügbarkeit des Arzneistoffs nimmt zu. Dadurch kann auch bei korrekter Einnahme der Medikamente in exakt vorgegebener Dosierung eine deutliche Wirkungsverstärkung resultieren. Dies erklärt die Hypotonie ihres Patienten, auch wenn er das Antihypertonikum in verordneter Menge und Dosierung eingenommen hat.

Notfallsanitäter Heute, Kap. 20

Bereits ein Glas Grapefruitsaft (200 ml) kann eine klinisch relevante Interaktion hervorrufen. Menge und Dauer der Grapefruiteinnahme sind in der Anamnese unbedingt abzuklären.

8. In der **Kommunikation mit dementen Patienten** sind folgende Punkte zu beachten:
   - Ruhe und Sicherheit vermitteln
   - Die Betroffenen ernst nehmen
   - Nicht auf Defizite hinweisen
   - Menschen mit Demenz mit Respekt und Wertschätzung behandeln
   - Wann immer möglich, Vertrautes ansprechen (z. B. Beruf, Musik, Literatur)
   - Ausreichende Helligkeit im Raum sicherstellen

DGN S3 Leitlinie Demenz
DAlzG Wissenswertes zur Kommunikation und zum Umgang mit Menschen mit Demenz
GEMS-Kurskonzept
Notfallsanitäter Heute, Kap. 9

- Sicherstellen, dass Hör- und Sehhilfen vorhanden sind
- Andere Störquellen beseitigen
- Den dementen Patienten zuwenden
- Blickkontakt sicherstellen und vergewissern, dass der Patient die Ansprache versteht
- Langsam sprechen
- Einfache, kurze Sätze verwenden, die nur eine Information enthalten
- Benennen, was gerade getan wird
- Immer nur eine Frage auf einmal stellen
- Keine „Wieso-Warum-Weshalb"-Fragen stellen
- Zeit zum Antworten lassen
- Das „Abfragen" von Fakten (z. B. Datum) vermeiden
- Wiederholen von Aussagen, ohne diese abzuwandeln
- Benutzen Sie, wenn möglich, die vertraute Sprache – z. B. den Dialekt
- Unterstreichen Sie Worte durch Mimik und Gestik
- Gut zuhören

Die **Beachtung der Kommunikationsregeln** ermöglicht und vereinfacht eine effektive Kommunikation mit dementen Patienten. **Empathie, Einfühlungsvermögen und Geduld** sind dabei wesentliche Grundvoraussetzungen für ein positives Gelingen.

GEMS-Kurskonzept
DGN S3 Leitlinie Demenz
Elsevier Emergency, 1. Jahrgang, Ausgabe 4/2020
Notfallsanitäter Heute, Kap. 9, 17, 33, 40

9. Bei den **3 Ds** handelt es sich um die Differenzialdiagnosen **Demenz, Delir und Depression.**

Beurteilung	Delir	Demenz	Depression
Beginn	Plötzlich	Schleichend	Meist langsam
Bewusstsein	Gestört	Klar	Klar
Symptomatik	Tachypnoe, Tachykardie, Tremor, Schwitzen	Meist keine	Meist keine
Kognition	Gestört	Global gestört	Meist normal
Psychomotorik	Gesteigert oder reduziert	Meist gleich	Eher reduziert

Delir ist eine primär interdisziplinäre Diagnose, der viele Ursachen zugrunde liegen können. Hilfreich ist dabei das Akronym **DELIRIUMS:**

- **D**rogen und Toxine
- **E**motional (psychisch oder seelisch bedingt)
- **L**ow pO_2 (COPD, Herzinsuffizienz, akuter Myokardinfarkt, Pneumonie etc.)
- **I**nfektion, Sepsis
- **R**etention von Urin und/oder Stuhl
- **I**ctal (Krampfanfall)
- **U**nterernährung (Malnutrition)/Dehydratation
- **M**etabolismus: Elektrolyte, Schilddrüse
- **S**ubdurales Hämatom

DGPPN S3 Leitlinie Unipolare Depression
Elsevier Emergency, 1. Jahrgang, Ausgabe 4/2020
Notfallsanitäter Heute, Kap. 39

10. Aufgrund der Äußerung des Patienten, wie traurig er wegen des Verlusts seiner Ehefrau und der Einsamkeit sei, muss von einer **Depression** aus-

gegangen werden. Diese zählt zu den **affektiven Störungen.** Affektivität bezeichnet das gesamte Gefühls- und Gemütsleben und setzt sich aus Stimmung, Emotion und Motivation zusammen. Die Differenzierung in kurzfristige Affekte wie Zorn, Freude, Hass oder Wut muss anamnestisch von den langfristigen Affekten, wie der Stimmungslage, abgegrenzt werden. Die Entwicklung einer Depression verläuft allmählich und die Patienten zeigen keine spezifisch klinische Symptomatik oder Veränderungen ihrer kognitiven Fähigkeiten. Häufig dominieren eine ausgeprägte Hemmung des Antriebs und eine gedrückte Stimmung, die mit einer inneren Leere kombiniert ist. Die Angaben Ihres Patienten sind unbedingt ernst zu nehmen. Eine potenzielle **Suizidgefahr** muss bedacht werden und in einem empathischen Patientengespräch (auch durch die weiterbehandelnde Klinik) abgeklärt werden.

Zur Bestimmung der Leitsymptome einer Depression empfiehlt sich die Regel **„Denk an viermal S-S-S-S“:**
- **Denk**störungen
- **An**triebsstörungen
- **S**chlafstörungen
- **S**timmungsstörungen
- **S**uizidgefahr
- **S**omatische Begleitsymptome

KAPITEL

8 Antworten: Themenbereich 7

Sven Heiligers

Antworten zu Fallbeispiel ➢ 3.1: Laryngotracheobronchitis

DBRD Muster-Algorithmen
Notfallsanitäter Heute, Kap. 35

1. Sie sollten Folgendes bereits auf der Anfahrt besprechen und ggf. notieren:
   - **Vorüberlegungen:**
     - Alter des Kindes
     - Berechnung Normalgewicht des Kindes mithilfe der Formel: (Lebensalter + 4) × 2
     - Normale Atemfrequenz
     - Normale HF
     - (Minimaler) systolischer Blutdruck mithilfe der Formel: 90 + (Lebensalter × 2) oder minimaler systolischer Blutdruck: 70 + (Lebensalter × 2)
     - Korrekte Adrenalindosis: 0,01 mg/kg KG
     - Defibrillationsenergie: 4 J/kg KG
     - Tubusgröße mithilfe der Formel: $\frac{\text{Lebensalter}}{4} + 4$
     - Korrekte Amiodarondosierung: 5 mg/kg KG
   - **Berechnungen:**
     - Das Alter des Kindes geht aus dem Fall hervor. Das Kind ist 3 Jahre alt.
     - Normalgewicht: (3 Jahre + 4) × 2 = 14 kg
     - AF: 20–30/Min.
     - HF: 80–100 bpm
     - Normaler systolischer Blutdruck: 90 + (3 Jahre × 2) = 96 mmHg
     - Minimal systolischer Blutdruck: 70 + (3 Jahre × 2) = 76 mmHg
     - Dosis Adrenalin: 0,14 mg
     - Defibrillationsenergie: 56 J. Je nach eingesetztem Gerät muss die Energie in der Voreinstellung am Gerät ggf. aufgerundet werden.
     - Tubusgröße: $\frac{3\text{Jahre}}{4} + = 4{,}75$
       Hier sollte also ein Tubus der Größe 4,5 und 5,0 vorbereitet werden.
     - Amiodaron: 5 × 14 kg = 70 mg

DBRD Muster-Algorithmen
Notfallsanitäter Heute, Kap. 35

2. Das **Pädiatrische Beurteilungsdreieck** dient zur ersten schnellen Einschätzung des kranken Kindes. Es werden rein visuell die folgenden Parameter beurteilt, um festzustellen, wo sofortige Intervention zur Abwendung akuter Lebensgefahr nötig ist:

- **Atmung und Atemarbeit:** Bellender Husten, inspiratorischer Stridor und Einsatz der Atemhilfsmuskulatur sind relevante Anzeichen für eine respiratorische Störung.
- **Hautkolorit und Hautperfusion:** Das Kind ist blass, dies sollte ebenfalls als Hinweis auf eine schwerwiegende Störung gewertet werden.
- **Allgemeinzustand:** Der Allgemeinzustand ist reduziert. Das Kind ist eher ruhig und ängstlich.

DBRD Muster-Algorithmen
Notfallsanitäter Heute, Kap. 35

3. Als erste und wichtige Maßnahme bieten Sie dem Kind **Sauerstoff** über eine High-Flow-Maske an.
Weiterhin kann hier schon die **Gabe von Adrenalin** über ein Verneblersystem in Betracht gezogen werden.

DBRD Muster-Algorithmen
Notfallsanitäter Heute, Kap. 35

4. Typischerweise sind **Einziehungen** an folgenden Körperregionen zu beobachten:
   - Jugulum
   - Interkostal
   - Xyphoidal
   - Subklavikular
   - Sternal

   Einziehungen sollten immer als Zeichen der drohenden respiratorischen Erschöpfung gewertet werden und der professionelle Helfer sollte entsprechende Vorbereitungen treffen.

DBRD Muster-Algorithmen
Notfallsanitäter Heute, Kap. 35

5. Die **funktionelle Residualkapazität** ist bei Kindern aufgrund ihres hohen Sauerstoffbedarfs und dem daraus resultierenden hohen Atemminutenvolumen sehr klein. Sie haben dementsprechend wenige Reserven und tolerieren Hypoventilation nur in sehr geringem Maße.
Auch die nur **schwach entwickelte Interkostalmuskulatur** sowie das **weiche und flexible Thoraxskelett** führen dazu, dass die Kinder schnell respiratorisch erschöpfen und ggf. Unterstützung benötigen.
Weiterhin ist der **Querschnitt des luftleitenden Systems** deutlich geringer als der eines Erwachsenen. Dies führt dazu, dass eine Reduktion des Querschnitts um die Hälfte, z. B. im Rahmen einer Schwellung, den Atemwegswiderstand um das 16-Fache erhöht (s. Hagen-Poiseuille-Gesetz).
Weiterhin sollte bekannt sein, dass der **kindliche Kehlkopf** deutlich höher sitzt als bei einem Erwachsenen. Die Zunge ist groß und die Epiglottis u-förmig. Durch den großen Kopf ist, je nach Alter des Kindes, die Neutralposition zum Freimachen und ggf. Beatmen des Kindes nur durch eine Unterlage unter die Schulterpartie zu erreichen.

DBRD Muster-Algorithmen
KINDERSICHER
Notfallsanitäter Heute, Kap. 35

6. **Normwerte:**
   - **Herzfrequenz:**
     - Neugeborene: 120–180
     - Säugling: 100–140
     - Kleinkind: 90–120

- **Atemfrequenz:**
  - Neugeborene: 30–60
  - Säugling: 30–60
  - Kleinkind: 20–30

7. Die Verdachtsdiagnose **Laryngotracheobronchitis** sollte gestellt werden. Durch den Notfallsanitäter können 4 mg **Adrenalin** inhalativ verabreicht und bei Bedarf wiederholt werden. Hier bestehen im Notfall keine Kontraindikationen. Als Nebenwirkungen können hier eine Verstärkung der Unruhe und das Auftreten eines Tremors genannt werden. Weiterhin kann der Notfallsanitäter 100 mg **Prednisolon** als Zäpfchen verabreichen. Auch hier bestehen im Notfall keine Kontraindikationen. Durch den Notarzt können ggf. **Kortikoide** intravenös verabreicht werden und bei schweren Verläufen die Narkoseeinleitung, Intubation und Beatmung durchgeführt werden.

DBRD Muster-Algorithmen
Notfallsanitäter Heute, Kap. 35

8. Mögliche **Differenzialdiagnosen** sind hier:
   - Asthma bronchiale
   - Laryngotracheobronchitis
   - Epiglottitis
   - Bronchitis
   - (Fremdkörper-)Aspiration

   Die Arbeitsdiagnose **Laryngotracheobronchitis** begründet sich durch die im Fall klassisch dargestellten Symptome. Bellender Husten, inspiratorischer Stridor, das Fehlen von Schluckstörungen und ein normaler Speicherfluss sowie das Auftreten in der Nacht sind klare Hinweise. Das Kind ist in der typischen Altersklasse und durch eine gute Anamnese sind andere Vorerkrankungen als Ursache auszuschließen.

DBRD Muster-Algorithmen
Notfallsanitäter Heute, Kap. 35

9. Alternative Zugangswege:
   - **Nasale Applikation** über einen **MAD®:**
     - **Vorteile:** wenig invasiv, schnell verfügbar, gut erlernbar, geringer Trainingsaufwand
     - **Nachteile:** Bioverfügbarkeit 50 %, Menge pro Nasenloch beschränkt auf 1 ml im Optimalfall, eine freie Nase ist Voraussetzung, Sekrete und eine laufende Nase können limitieren.
   - **Intraossärer Zugang:**
     - **Vorteile:** schnell verfügbar, steht immer zur Verfügung, gut erlernbar, mittlerer Trainingsaufwand
     - **Nachteile:** wirkt hochinvasiv, Hemmschwelle ist häufig und unbegründet hoch, Volumentherapie nur begrenzt möglich, mehrere Punktionsorte und Nadelgrößen müssen bekannt sein.

DBRD Muster-Algorithmen
Notfallsanitäter Heute, Kap. 35

10. Die Einziehungen und der Einsatz der Atemhilfsmuskulatur sind ein deutliches Zeichen der respiratorischen Erschöpfung.
    Die SpO_2 von 90 % zeigt an, dass das Kind hypoxisch ist.
    Der inspiratorische Stridor in Kombination mit Giemen/expiratorischer Stridor im Auskultationsbefund sind Zeichen eines schweren Verlaufs des Anfalls (➢ Tab. 8.1).

DBRD Muster-Algorithmen
Konsentierte Stellungnahme zur Atemwegsmanagement mit supraglottischen Atemwegshilfen in der Kindernotfallmedizin
Notfallsanitäter Heute, Kap. 35

Tab. 8.1 Stadien der LTB

Stadium	Symptome
1	Bellender Husten, Heiserkeit, leiser inspiratorischer Stridor (bei Erregung)
2	Inspiratorischer Stridor in Ruhe, beginnende Dyspnoe, leichte juguläre Einziehungen
3	Dyspnoe in Ruhe, ausgeprägte thorakale Einziehungen, Blässe, Agitation, Tachykardie
4	Hochgradige Dyspnoe mit respiratorischer Insuffizienz, Zyanose, Bradykardie, Somnolenz

Anmerkung: Die Intubation ist bei diesem Krankheitsbild nur selten nötig. Hier sind die genannten Symptome jedoch ein deutlicher Hinweis auf einen unüblich schweren Verlauf. Zusammen mit der Transportzeit können die Intubation und Narkoseeinleitung gerechtfertigt sein.

Antworten zu Fallbeispiel ➢ 3.2: Hypertensiver Notfall

DBRD Muster-Algorithmen
DGK und DHL Pocket-Leitlinie Arterielle Hypertonie
ESC Guideline
Nationale Versorgungsleitlinie Hypertonie
Notfallsanitäter Heute, Kap. 27, 33

1. Der **hypertensive Notfall (hypertensive emergency)** wird als plötzlicher, starker Blutdruckanstieg (> 180 mmHg systolisch/110 mmHg diastolisch) mit Zeichen eines Organschadens (Störung lebenswichtiger Organsysteme) beschrieben.
   Die **hypertensive Krise (hypertensive urgency)** wird beschrieben als plötzlicher und starker Blutdruckanstieg (> 180 mmHg systolisch/110 mmHg diastolisch) ohne Zeichen eines akuten Organschadens. Der Patient zeigt eindeutig Symptome, die nach dieser Beschreibung dem hypertensiven Notfall zugeordnet werden müssen. Eine Störung des ZNS ist mit einer **Fazialisparese** gegeben. Die Sprache ist verwaschen und er klagt über Kopfschmerzen. Dies wird als Störung lebenswichtiger Organsysteme gewertet.

DBRD Muster-Algorithmen
Notfallsanitäter Heute, Kap. 27, 33

2. Mit folgenden **Komplikationen** ist zu rechnen:
   - Vollbild eines **Schlaganfalls/blutig oder unblutig:** Aufgrund des enorm hohen Blutdrucks kann es zur Ruptur eines Hirngefäßes kommen, dies würde einen blutigen Schlaganfall nach sich ziehen. Durch eine Plaqueruptur oder Embolie ist ein unblutiger Schlaganfall möglich.
   - **Bewusstseinsstörung**
   - **Akutes Koronarsyndrom:** Die Hypertonie führt zu einem gesteigerten Sauerstoffbedarf am Myokard. Außerdem nimmt die Wandspannung des Herzmuskels zu und es kommt zu einer Störung der Mikrozirkulation. Dies erklärt die u. U. auftretenden Symptome im Sinne eines ACS.
   - **Kardiale Dekompensation mit Lungenödem:** Durch die Arbeit des Herzens gegen einen massiv erhöhten arteriellen Widerstand und die bereits beim ACS angeführten Punkte kann es ggf. zu kardialer Dekompensation mit Lungenödem kommen.

- Gegebenenfalls **Aortendissektion** in der Folge eines hypertensiven Notfalls: Sie erklärt sich über mögliche, intravasale Verwirbelungen des Blutes, die das Gefäßendothel mechanisch schädigen können und so zu einer Dissektion oder Gefäßruptur führen.
- **Augenschäden:** durch den erhöhten Blutdruck kann es zu Netzhautblutungen kommen. Ein erhöhter Hirndruck kann zu einem Papillenödem führen. Bei beidem kann es zur Erblindung kommen.

3. Im Rahmen der neurologischen Untersuchung sollten das BE-FAST-Schema, die Pupillomotorik, der Blutzucker und die GCS überprüft werden. Ebenso kann bei der fokussierten Untersuchung ein Finger-Nase-Versuch durchgeführt werden, auf einen Zungenbiss und Einnässen geachtet werden und darauf, ob sich Meningismus-Zeichen auslösen lassen.

DBRD Muster-Algorithmen
S2e Leitlinie Akuttherapie des ischämischen Schlaganfalls
Notfallsanitäter Heute, Kap. 27, 33

4. Die **arterielle Hypertonie** ist definiert als Krankheitsbild mit dauerhaft erhöhten Blutdruckwerten > 140 mmHg systolisch oder > 90 mmHg diastolisch. Die Werte müssen an 2 Tagen mit 3 Messungen validiert werden.

DBRD Muster-Algorithmen
DGK und DHL Pocket-Leitlinie Arterielle Hypertonie
ESC Guideline
Nationale Versorgungsleitlinie Hypertonie
Notfallsanitäter Heute, Kap. 27, 33

5. Folgende **Basismaßnahmen** werden durch den Notfallsanitäter durchgeführt:
   - Patientenbetreuung und Beruhigung
   - Notarztalarm
   - Oberkörperhochlagerung oder Herzbettlagerung
   - Ggf. Sauerstoffgabe
   - Monitoring, zusätzlich mit 12-Kanal-EKG
   - Versuchen herauszufinden, ob die Hypertonie Ursache oder Symptom ist (z. B. schmerzbedingt oder als Teil des Cushing-Reflex)

DBRD Muster-Algorithmen
Notfallsanitäter Heute, Kap. 27, 33

6. Das hier gesuchte Phänomen ist der **Cushing-Reflex.** Dieser geht einher mit: Hypertonie, Bradykardie, pathologische Atemmuster (Cheyne-Stoke-Atmung/Biot-Atmung).
   Der Patient im Fall zeigt keine Bradykardie und auch die veränderte Atmung ist hier eher nicht feststellbar.

DBRD Muster-Algorithmen
Notfallsanitäter Heute, Kap. 27, 33

7. Der **Blutdruck** sollte innerhalb der ersten Stunde nur um maximal **25 % vom Ausgangswert** gesenkt werden. So sehen es die aktuellen Empfehlungen vor.
   Eine Senkung über diesen Grad hinaus kann u. U. zu einer Durchblutungsstörung des Gehirns oder der Nieren führen. Die gestörte Autoregulation des Blutdrucks ist eine Erklärung für diese potenzielle Gefahr.

DBRD Muster-Algorithmen
DGK und DHL Pocket-Leitlinie Arterielle Hypertonie
ESC Guideline
Nationale Versorgungsleitlinie Hypertonie
Notfallsanitäter Heute, Kap. 27, 33

8. Die **NIBP-Messung** wird häufig nicht korrekt durchgeführt. Der erste Wert sollte immer auskultatorisch gemessen werden. Sie ist grundsätzlich am sitzenden oder besser liegenden Patienten durchzuführen. Die Manschettenbreite sollte ca. 2/3 der Länge des Oberarms entsprechen.

DBRD Muster-Algorithmen
Notfallsanitäter Heute, Kap. 17

Die richtige Manschettengröße ist entscheidend für einen validen Messwert: Eine zu große Manschette führt zu erniedrigten Blutdruckwerten und eine zu kleine zu erhöhten Werten. Die Bekleidung ist vorher vollständig zu entfernen. Das Schlauchsystem sollte nicht aufgerollt oder geknickt sein. Die Manschette sollte frei von Falten und sollte vorher ganz entleert sein und möglichst eng anliegen. Die Manschette sollte auf Herzhöhe sitzen und der Blutdruckapparat sollte intakt sein.

DBRD Muster-Algorithmen
Notfallsanitäter Heute, Kap. 27, 33

9. Anwendung/Grenzwerte **Urapidil:**
   - ABCDE-Beurteilung und Basismaßnahmen
   - Blutdruck systolisch > 180 mmHg oder Blutdruck diastolisch > 110 mmHg → ja
   - Klinisch beschwerdefrei? Hypertensive Blutdrucklage einziges Symptom → ja → keine Urapidil-Therapie und Verweis auf ambulanten Versorgungsbereich
   - Zeichen einer Organdysfunktion, z. B. Lungenstauung mit Dyspnoe, Angina Pectoris oder positiver BE-FAST-Test? → ja →ggf. Algorithmus kardiales Lungenödem/ACS/Schlaganfall

   Wenn keine Unverträglichkeit gegen Urapidil besteht:
   - Anwendung von Urapidil: Applikation von 10 mg langsam i. v.
   - Kontrolle nach 3 Min.
   - Blutdruck nach Kontrolle systolisch um 25 % vom Ausgangswert gesenkt → ja → keine weitere Anwendung von Urapidil
   - Blutdruck nach Kontrolle systolisch um 25 % vom Ausgangswert gesenkt → nein → erneut 10 mg Urapidil applizieren
   - Bei Schlaganfall erst bei RR > 220 mmHg (syst.) und/oder 120 mmHg (diast.) senken. Hier sollte der Blutdruck in 5–10 mmHg Schritten gesenkt werden und die Grenze von 180–200 mmHg (syst.) nicht unterschritten werden.
   - Besondere RR-Zielwerte bei ACS und kardiales Lungenödem: RRsyst < 140 mmHg

Notfallsanitäter Heute, Kap. 27, 33

10. Nitrate sind nicht für die Senkung des Blutdrucks empfohlen. Das Nebenwirkungsprofil umfasst Kopfschmerzen, Schwindel und Flush. Dies sind Symptome, die der Patient z. T. schon geäußert hat und die durch die Gabe von Nitraten ggf. verstärkt werden können.

Antworten zu Fallbeispiel ➤ 3.3: Schwere anaphylaktische Reaktion

DBRD Muster-Algorithmen
AHA/ERC Leitlinien
S2k Leitlinie zu Akuttherapie und Management der Anaphylaxie
Notfallsanitäter Heute, Kap. 32

1. Mittel der ersten Wahl ist neben der **hochdosierten Sauerstoffgabe** hier die konsequente Gabe von **0, 5 mg Adrenalin** intramuskulär.
   Die Patientin ist bereits im Primary Survey als kritisch einzuschätzen. Das signifikante B- und C-Problem sind ursächlich für das D-Problem.

2. **Stadieneinteilung Anaphylaxie:**
   - **Stadium 1:** leichte Allgemeinsymptome wie Juckreiz, Hautrötung, Flush und Urtikaria. Auch ein Angioödem kann auftreten.
   - **Stadium 2:** alle Symptome des Stadiums 1 plus Kreislauf- und Atemwegsreaktion wie Hypotonie, Tachykardie und Dyspnoe. Weiterhin sind hier noch Übelkeit und Erbrechen zu nennen.
   - **Stadium 3:** alle Symptome der Stadien 1 und 2 plus Schocksymptome mit Bronchospasmus und ggf. Zyanose
   - **Stadium 4:** Herz-Kreislauf-Stillstand, Apnoe

   Die Patientin weist alle Symptome des **anaphylaktischen Schocks** auf und ist somit dem Stadium 3 zuzuordnen.

DBRD Muster-Algorithmen
AHA/ERC Leitlinien
S2k Leitlinie zu Akuttherapie und Management der Anaphylaxie
Notfallsanitäter Heute, Kap. 32

3. Der Auskultationsbefund deutet auf eine schwere **Bronchospastik** hin. Neben der intramuskulären Adrenalingabe kann diese noch zusätzlich inhalativ verabreicht werden. Hierfür 4 mg Adrenalin pur mit Sauerstoff vernebeln. Bei vorwiegender bronchialer Obstruktion kann die zusätzliche Applikation von β_2-Sympathomimetika – wie beispielsweise inhalatives Salbutamol oder subkutan verabreichtes Terbutalin – eine effektive bronchodilatatorische Wirkung erzielen

DBRD Muster-Algorithmen
AHA/ERC Leitlinien
S2k Leitlinie zu Akuttherapie und Management der Anaphylaxie
Notfallsanitäter Heute, Kap. 32

4. Der Punktionsort wird in der Akutmedizin meist der Oberschenkel sein. **Der M. vastus lateralis** ist der zu punktierende Muskel. Dazu wird das Bein leicht angewinkelt. Beide Hände umfassen den Oberschenkel unterhalb des Hüftgelenks und oberhalb des Kniegelenks so, dass die Daumen auf der Außenseite des Oberschenkels zueinander zeigen. Die Mitte zwischen den aufgelegten Händen ist der Punktionsort. Dieser wird desinfiziert und es wird senkrecht durch die Haut in den Muskel eingestochen. Ein Aspirationsversuch, um eine intravasale Lage auszuschließen, wird nicht mehr empfohlen. Der Wirkstoff wird dann langsam über etwa 10 Sek. appliziert.

   Eine alternative Technik ist die **intramuskuläre Injektion in den M. deltoideus,** die meist am sitzenden Patienten erfolgt. Die Nadel wird senkrecht zur Haut etwa drei Querfinger unterhalb des Acromions in die Muskelhauptmasse gesetzt. Aufgrund der geringen Muskelmasse eignet sich diese Stelle nur für kleine Volumina bis maximal 2 ml.

DBRD Muster-Algorithmen
AHA/ERC Leitlinien
S2k Leitlinie zu Akuttherapie und Management der Anaphylaxie
Notfallsanitäter Heute, Kap. 32

5. Aufgrund des B- und C- Problems und dem daraus resultierenden D-Problem mit Vigilanzminderung sollte auch die **Intubation durch den Notarzt** durchgeführt werden. Als Rückfallebene sollten noch **extraglottische Atemwegshilfen** und als Eskalationsstrategie ein **Koniotomie-Set** vorgehalten werden. Ebenfalls sollte eine Reanimationsbereitschaft hergestellt werden. Die Defibrillationselektroden müssen angebracht und **Adrenalin** in Reanimationsdosierung kann vorbereitet werden. All diese Maßnahmen müssen im Team kommuniziert und vorbereitet werden.

DBRD Muster-Algorithmen
AHA/ERC Leitlinien
S2k Leitlinie zu Akuttherapie und Management der Anaphylaxie
Notfallsanitäter Heute, Kap. 32

DBRD Muster-Algorithmen
AHA/ERC Leitlinien
S2k Leitlinie zu Akuttherapie und Management der Anaphylaxie
Notfallsanitäter Heute, Kap. 32

6. Das Medikament ist **Adrenalin.**
   - **Intramuskuläre Gabe:** Im Rahmen der Anaphylaxie wird es zunächst und in der Akutsituation als Mittel der Wahl intramuskulär appliziert. Dosis: 0,5 mg i. m. Durch die intramuskuläre Gabe ist der Wirkungseintritt zwar etwas verzögert, die Wirkdauer des Medikaments aber deutlich länger im Vergleich zur intravenösen Applikation.
   - **Intravenöse Gabe:** Bei einem erfahrenen Anwender oder bei Versagen der Standardtherapie kann auch die intravenöse Gabe als Alternative gewählt werden. Hier empfehlen die ERC Leitlinien 2025, eine Dosierung von 50 µg langsam i. v. zu spritzen. In der S2k Leitlinie zu Akuttherapie und Management der Anaphylaxie wird eine Dosierung von 1 µg/kgKG für die intravenöse Gabe genannt. Bei der intravenösen Applikation ist Erfahrung im Umgang mit Adrenalin zwingend erforderlich. Es handelt sich um ein hochpotentes Katecholamin, das auch in geringen Dosen schwerwiegende Komplikationen wie z. B. Herzrhythmusstörungen generieren kann. Dieser Applikationsweg sollte demnach nur durch einen Arzt genutzt werden, der Erfahrung im Umgang mit Katecholaminen hat.
   - **Inhalative Gabe:** Bei Larynxödem und/oder Bronchospastik kann Adrenalin inhalativ verabreicht werden. Dies darf jedoch keinesfalls als Ersatz für die systemische Gabe von Adrenalin betrachtet werden. Es hilft lediglich, eine weitere Schwellung im Bereich der oberen Luftwege zu verhindern und ggf. eine bestehende Schwellung zu reduzieren. Weiterhin ist es bronchodilatatorisch wirksam.

DBRD Muster-Algorithmen
AHA/ERC Leitlinien
S2k Leitlinie zu Akuttherapie und Management der Anaphylaxie
DGAI S1 Leitlinie Atemwegsmanagement
Notfallsanitäter Heute, Kap. 32

7. Sollte eine **Narkoseeinleitung** und **Atemwegssicherung** nötig sein, so muss diese Entscheidung **schnell** und **effektiv** getroffen werden. Jede Verzögerung kann die Durchführung dieser Maßnahme erschweren, ja sogar unmöglich machen.
   Durch die mögliche Schwellung der oberen Atemwege kann u. U. eine verzögerte Entscheidung für die Intubation schwerwiegende Folgen haben und ein Zugang zur Trachea durch die Schwellung nicht mehr oder nur sehr schwer möglich sein.
   Hier gilt es, sich entsprechend vorzubereiten. Entsprechende Tubusgrößen auch kleineren Lumens sollten vorbereitet werden. Die Videolaryngoskopie mit Bougie sollte bereits beim ersten Intubationsversuch benutzt werden, um den First Pass Success zu erhöhen. Auch das Set für den chirurgischen Atemweg sollte in unmittelbarer Nähe und einsatzklar sein. Alternativen wie z. B. die Jet-Ventilation können im schlimmsten Fall lebensrettend sein.

DBRD Muster-Algorithmen
AHA/ERC Leitlinien
S2k Leitlinie zu Akuttherapie und Management der Anaphylaxie
Notfallsanitäter Heute, Kap. 32

8. Die Patientin zeigt, wie für den **anaphylaktischen Schock** üblich, eine schwere und akute Verteilungsstörung des zirkulierenden Blutvolumens. Ursache ist hier eine Antigen-Antikörper-Reaktion. Das Antigen ist das Kontrastmittel, das hier in einer IgE- unabhängigen **Sofortreaktion** dazu führt, dass Antikörper freigesetzt werden. Diese sind für die Freisetzung einer Reihe von **Mediatoren** aus Basophilen und Mastzellen verantwort-

lich. Diese Mediatoren sind Histamin, Serotonin, Bradykinin, Prostaglandine und SRS-A:
- **Histamin** führt zu Vasodilatation, Bronchialobstruktion sowie erhöhter Membranpermeabilität und daraus resultierender Flüssigkeitsverschiebung nach intrazellular.
- **Serotonin** führt über Konstriktion der Arteriolen an Lunge und Niere zu einer Minderperfusion dieser Organe. Weiterhin wirkt es an den Arteriolen der Skelettmuskulatur dilatativ.
- **Bradykinin** führt ebenfalls zu einer Vasodilatation vor allem der Arterien und kleinen Arteriolen in der Peripherie.
- **Prostaglandine** sind hauptsächlich für die Hautreaktionen verantwortlich. Sie verursachen Juckreiz, Quaddeln und Rötung. Aufgrund der Freisetzung von Prostaglandinen ist außerdem eine vermehrte Schleimsekretion zu beobachten.
- **SRS-A** ist verantwortlich für die erhöhte Gefäßdurchlässigkeit, den Bronchospasmus und die Schleimhautödeme.

9. Der anaphylaktische Schock ist ein **distributiver Schock,** also eine schwere Verteilungsstörung. Es kommt zu einer arteriellen und venösen Vasodilatation, sodass das Preload sinkt und das Herz-Zeit-Volumen drastisch reduziert wird. Durch die erhöhte Kapillar- und Zellmembranpermeabilität gelangt Wasser ins Interstitium und führt zu Ödemen und somit zu einer Mikrozirkulationsstörung. Es handelt sich also nicht um einen tatsächlichen Blutverlust, sondern um einen relativen Volumenmangel.

DBRD Muster-Algorithmen
AHA/ERC Leitlinien
S2k Leitlinie zu Akuttherapie und Management der Anaphylaxie
Notfallsanitäter Heute, Kap. 32

10. Durch den **Notarzt** können **weitere Medikamente** eingesetzt werden:
    - H_1-Rezeptorenblocker, z. B. Dimetinden 0,1 mg/kg KG (Fenistil®) intravenös
    - H_1-Rezeptorenblocker, z. B. Clemastin 0,05 mg/kg Kg (Tavegil®) intravenös
    - H_2-Rezeptorenblocker, z. B. Ranitidin 50 mg intravenös
    - Glukokortikoide, z. B. Solu-Decortin® H 500–1.000 mg intravenös
    - Bronchospasmin 0,09 mg i. v.

DBRD Muster-Algorithmen
AHA/ERC Leitlinien
S2k Leitlinie zu Akuttherapie und Management der Anaphylaxie
Notfallsanitäter Heute, Kap. 32

LITERATUR

Sepah Y, Samad L, Altaf A et al.: Aspiration in injections: should we continue or abandon the practice? F1000Res. 2014 Jul 10; 3: 157.

Antworten zu Fallbeispiel ➢ 3.4: Leitsymptom „Dyspnoe"

1. Dieser Patient ist als **kritisch krank** einzuschätzen. Der Einsatz der Atemhilfsmuskulatur, die Unfähigkeit ganze Sätze zu sprechen (Sprechdyspnoe), die Tachypnoe und die sehr leisen Atemgeräusche unter Auskultation sind in Kombination mit der Sauerstoffsättigung unter 90 % die Red Flags.

DBRD Muster-Algorithmen
S3-Leitlinie Nationale VersorgungsLeitlinie COPD
Notfallsanitäter Heute, Kap. 28

DBRD Muster-Algorithmen
S3-Leitlinie Nationale VersorgungsLeitlinie COPD
Notfallsanitäter Heute, Kap. 28

2. Die Verdachtsdiagnose ist durch einen **Infekt akut-exazerbierte COPD.** Der Patient ist starker Raucher, die schlanke Körperform und der Fassthorax sind charakteristisch für dieses Krankheitsbild. Auch die vom Hausarzt verwendete Erklärung „chronische Bronchitis" ist ein häufig verwendetes Synonym für das Krankheitsbild COPD.

DBRD Muster-Algorithmen
S3-Leitlinie Nationale VersorgungsLeitlinie COPD
Notfallsanitäter Heute, Kap. 28

3. Der Patient sollte aufgrund der B-Problematik hochdosiert Sauerstoff erhalten. Schließlich zeigt er deutliche Zeichen einer akuten respiratorischen Störung und Hypoxie. Nach Re-evaluation der Verdachtsdiagnose und der Therapie ist eine Reduktion des Sauerstoffangebots angezeigt, ebenso der Wechsel auf eine Nasenbrille, sobald der Sauerstoff-Flow unter 6 l/Min. fällt. Dies begründet sich durch das hohe Risiko dieser Patientengruppe, durch einen kontinuierlichen Anstieg des Kohlendioxids in eine **CO_2-Narkose** zu kommen. Durch die massive Schwellung und Obstruktion des luftleitenden Systems ist die Ausatmung massiv erschwert und das anfallende CO_2 kann nicht vollständig abgeatmet werden. Ebenso wird diskutiert, dass bei COPD-Patienten der Sauerstoffpartialdruck der führende Atemantrieb ist und nicht mehr das steigende CO_2, da hier bereits eine Gewöhnung an hohe Werte stattgefunden hat. Somit kann bei einem ansteigenden pO_2 die Atemarbeit reduziert sein und das pCO_2 gefährlich ansteigen.

DBRD Muster-Algorithmen
S3-Leitlinie Nationale VersorgungsLeitlinie COPD
Notfallsanitäter Heute, Kap. 28

4. **Endtidale CO_2-Messung:**
   - **Vorteile:** Der Einsatz der Kapnografie zur Messung des endexspiratorischen CO_2 ($EtCO_2$), auch am wachen Patienten, bietet vielfältige Anwendungsmöglichkeiten. Sie erlaubt eine Echtzeitbeurteilung der Atmung, des Stoffwechsels und der Kreislaufsituation. Auch kann bei Verwenden einer kapnografischen Messeinheit über das Kapnogramm eine Aussage über den Zustand der Atemwege gezeigt werden (z. B. „Haifischflosse" bei Bronchokonstriktion).
   - **Nachteile:** Die Kapnografie dient nicht der exakten Bestimmung des $paCO_2$. Sie ist außerdem nicht durchführbar, wenn der Patient Sauerstoff über eine Maske bekommt und parallel die Messung über die Nase erfolgt.

   Für die exakte Bestimmung des $paCO_2$ muss eine Blutgasanalyse durchgeführt werden.

DBRD Muster-Algorithmen
S3-Leitlinie Nationale VersorgungsLeitlinie COPD
Notfallsanitäter Heute, Kap. 28
Gelbe Liste – Salbutamol
Fachinformation Atrovent®
250 µg/2 ml Fertiginhalat
Lösung für einen Vernebler

5. Indiziert sind hier:
   - Sauerstoff
   - **Beta-2-Sympathomimetika** (z. B. Salbutamol®): Salbutamol® ist ein selektiver Beta-2-Adrenozeptor-Agonist (Sympathomimetikum), der an die Beta-2-Rezeptoren der glatten Bronchialmuskulatur bindet. Dies führt über eine intrazelluläre Signalweiterleitung zu einer Senkung der Kalziumkonzentration in den Muskelzellen und damit zur Entspannung der glatten Muskulatur (Bronchodilatation). Gleichzeitig werden bronchokonstriktive Substanzen wie Histamin gehemmt und die Degranulation von Mastzellen reduziert. In höheren Dosierungen

kann Salbutamol® auch Beta-1-Rezeptoren stimulieren, was kardiale Nebenwirkungen wie Tachykardie zur Folge haben kann. Die bronchodilatatorische Wirkung setzt rasch ein (innerhalb von 5–10 Min.) und hält etwa 4–6 Std. an. Als Kontraindikationen von Salbutamol sind zu erwähnen: Überempfindlichkeit gegenüber dem Wirkstoff oder Bestandteilen des Präparats, bei gleichzeitiger Einnahme nichtselektiver Betablocker sowie bei schweren kardialen Erkrankungen (z. B. frischer Myokardinfarkt, tachykarde Arrhythmien, hypertrophe obstruktive Kardiomyopathie), unbehandeltem Bluthochdruck, Phäochromozytom und Aneurysmen.
- **Parasympatholytika** (z. B. Atrovent®): Ipratropiumbromid ist ein Anticholinergikum aus der Gruppe der Bronchodilatatoren, das durch Blockade muskarinerger Rezeptoren eine vagal vermittelte Bronchokonstriktion hemmt. Es verhindert den Acetylcholin-induzierten Anstieg der intrazellulären Kalziumkonzentration in den Bronchialmuskelzellen und führt so zu einer lokal wirksamen Bronchodilatation. Die Wirkung ist auf die Lunge beschränkt und systemische Effekte sind gering. Als Kontraindikationen sind hier die Allergie gegen den Wirkstoff oder Atropinderivate zu nennen.

Auch unterscheidet der Algorithmus nicht zwischen Beta-2-Sympathomimetika und Parasympatholytika. Relevante Nebenwirkungen spielen im Notfall eine untergeordnete Rolle.

DBRD Muster-Algorithmen
S3-Leitlinie Nationale VersorgungsLeitlinie COPD
Notfallsanitäter Heute, Kap. 28

6. Algorithmus obstruktiver Atemweg
   - **Basismaßnahmen:**
     - Vollständiges Monitoring
     - Sauerstoffgabe
     - Lippenbremse
     - Anleitung zum Einsatz der Atemhilfsmuskulatur
   - **Weitere Maßnahmen:**
     - Venöser Zugang
     - Kristalloide Infusion
     - Prednisolonäquivalent 40–100 mg i. v.
     - Ggf. NIV- oder CPAP-Therapie

DBRD Muster-Algorithmen
Notfallsanitäter Heute, Kap. 19, 28

7. CPAP- und NIV-Therapie:
   - **Indikationen Krankheitsbilder:** akut exazerbierte COPD, kardiale Dekompensation mit Lungenödem, evtl. Pneumonie, Prä-Oxygenierung, Erschöpfung der Atemhilfsmuskulatur mit einhergehender respiratorischer Insuffizienz, neuromuskuläre Erkrankungen
   - **Indikationen klinisch-apparative Untersuchung:** SpO_2 < 90 % trotz Sauerstoffgabe > 6 l/Min., AF > 25/Min., Einsatz der Atemhilfsmuskulatur, Einziehungen
   - **Kontraindikationen:** absolut: Kreislauf- und Atemstillstand, Schnappatmung, Bewusstlosigkeit, verlegte Atemwege, nichthyperkapnisches Koma, schwere gastrointestinale oder pulmonale Blutungen, Ileus

- **Relativ:** unkontrollierte Agitiertheit, hyperkapnisch bedingtes Koma, akutes/unklares Abdomen, massive Sekretmengen, Gesichtsschädeltrauma, schwere Hypoxämie, hämodynamische Instabilität

DBRD Muster-Algorithmen
Leitlinie nichtinvasive Beatmung als Therapie der akuten respiratorischen Insuffizienz
S3-Leitlinie Nationale VersorgungsLeitlinie COPD
Notfallsanitäter Heute, Kap. 19, 28

8. **Einsatz eines NIV-Systems:** Nach Feststellung der Indikation und Ausschluss der Kontraindikationen sollte der Patient zunächst aufgeklärt werden. Die Auswahl der korrekten Maskengröße ist obligat. Einstellungen am Respirator: FiO_2 1,0; no Air Mix. PEEP 5 mbar. Die Maske zunächst manuell dicht auf das Gesicht des Patienten halten. Sollte der Patient dies tolerieren, Druckunterstützung hinzunehmen, initial 5 mbar und ggf. Steigerung bis maximal 10 mbar. PEEP ebenfalls bis maximal 10 mbar steigern. Der Patient soll kontinuierlich beobachtet und überwacht werden und dementsprechende Anpassung der Beatmungsparameter.

DBRD Muster-Algorithmen
Leitlinie nichtinvasive Beatmung als Therapie der akuten respiratorischen Insuffizienz
S3-Leitlinie Nationale VersorgungsLeitlinie COPD
Notfallsanitäter Heute, Kap. 28
S3-Leitlinie Nationale VersorgungsLeitlinie Asthma

9. Die **chronisch obstruktive Lungenerkrankung (COPD)** ist eine häufige, vermeidbare und behandelbare Erkrankung, die durch anhaltende Atemwegsobstruktion gekennzeichnet ist. Diese Obstruktion ist in der Regel **fortschreitend** und geht mit einer chronischen Entzündungsreaktion der Atemwege und der Lunge einher, die durch die Exposition gegenüber schädlichen Partikeln oder Gasen ausgelöst wird – typischerweise Zigarettenrauch. Die **klinische Ausprägung** umfasst Symptome wie Husten, Auswurf und Atemnot. Eine Exazerbation der COPD ist definiert als eine akute Verschlechterung der Atemwegssymptomatik, die über die typischen Tagesschwankungen hinausgeht und in der Regel eine Änderung der Medikation notwendig macht. Sie kann durch verschiedene Auslöser – z. B. Infektionen auftreten.
Asthma ist definiert als eine heterogene, multifaktorielle, chronisch entzündliche Erkrankung der Atemwege, die typischerweise mit bronchialer Hyperreagibilität und/oder einer variablen Atemwegsobstruktion einhergeht. Diese Obstruktion ist in der Regel **reversibel,** kann jedoch bei längerem Krankheitsverlauf zu einer fixierten Atemwegsobstruktion führen. **Charakteristische Symptome** sind anfallsartige Atemnot, pfeifende Atemgeräusche (Giemen), Brustenge und Husten, die insbesondere nachts oder in den frühen Morgenstunden auftreten können. Die Symptomatik kann durch verschiedene Faktoren wie Allergene, körperliche Anstrengung oder kalte Luft ausgelöst oder verstärkt werden.

DBRD Muster-Algorithmen
Leitlinie nichtinvasive Beatmung als Therapie der akuten respiratorischen Insuffizienz
S3-Leitlinie Nationale VersorgungsLeitlinie COPD
Notfallsanitäter Heute, Kap. 20, 28

10. **Typische Medikamente** durch den **Notarzt** sind:
    - Intravenöse Prednisolonäquivalente 40–100 mg
    - Intravenöse Beta-2-Sympathomimetika, z. B. 0,09 mg Bronchospasmin®
    - Magnesium 2 g langsam intravenös
    - Terbutalin 0,25–0,5 mg s. c.
    - Morphin zur Linderung der Atemnot
    - Es-Ketamin intravenös als Narkotikum, wenn eine Intubation notwendig wird

LITERATUR

Boermans M: $EtCO_2$: ein Vitalwert mit Potenzial [Bachelorrbeit]. Höhere Fachschule Medi, Bern, 2020.

Antworten zu Fallbeispiel ➢ 3.5: Leitsymptom „Krampfanfall"

DBRD Muster-Algorithmen
DGN S2k-Leitlinie Erster epileptischer Anfall und Epilepsien im Erwachsenenalter
Leitlinie Status epilepticus im Erwachsenenalter
Notfallsanitäter Heute, Kap. 33
ILAE-Klassifikation der Epilepsien: Positionspapier der ILAE-Kommission für Klassifikation und Terminologie

1. Die Internationale Liga gegen Epilepsie (ILAE) hat 2017 eine aktualisierte Klassifikation epileptischer Anfälle veröffentlicht, die eine präzisere und einheitlichere Beschreibung ermöglicht. Diese Klassifikation unterteilt Anfälle hauptsächlich nach ihrem Beginn in drei Kategorien:
   - **Fokale Anfälle:** Diese beginnen in einer umschriebenen Region einer Gehirnhälfte. Sie werden weiter nach dem Bewusstseinszustand während des Anfalls unterschieden:
     - **Fokale Anfälle mit erhaltenem Bewusstsein:** Der Betroffene bleibt während des Anfalls bei Bewusstsein.
     - **Fokale Anfälle mit eingeschränktem Bewusstsein:** Es tritt eine Bewusstseinseintrübung oder -veränderung auf.
     - **Fokale Anfälle mit Übergang zu bilateralen tonisch-klonischen Anfällen:** Der Anfall beginnt fokal und breitet sich dann auf beide Hirnhemisphären aus, was zu einem generalisierten Anfall führt.
   - **Generalisierte Anfälle:** Diese betreffen von Beginn an beide Hirnhemisphären und führen typischerweise zu einem vollständigen Bewusstseinsverlust. Sie werden in motorische und nicht-motorische (Absencen) Anfälle unterteilt
     - **Motorische Anfälle:** Dazu gehören tonisch-klonische Anfälle (früher als Grand Mal bezeichnet), klonische, tonische, myoklonische Anfälle und andere.
     - **Nicht-motorische Anfälle (Absencen):** kurze Bewusstseinsverluste, oft begleitet von subtilen motorischen Symptomen wie Augenlidflattern
   - **Anfälle unbekannten Ursprungs:** Wenn der Beginn des Anfalls nicht bestimmt werden kann, wird er in diese Kategorie eingeordnet. Auch hier kann eine weitere Unterteilung in motorische und nicht-motorische Anfälle erfolgen.

   Nach dieser Definition hat der Patient einen generalisierten Anfall mit motorischer Beteiligung.

DBRD Muster-Algorithmen
DGN S2k-Leitlinie Erster epileptischer Anfall und Epilepsien im Erwachsenenalter
Notfallsanitäter Heute, Kap. 33

2. Folgende **Ursachen** können einen **Krampfanfall** erklären:
   - Schädigung des Gehirns, wie z. B. bei Schlaganfall
   - Vaskuläre Störungen
   - Substanzkonsum oder -entzug (Drogen, Alkohol)
   - Hypoxische Hirnschäden (Z. n. Kreislaufstillstand, Schädel-Hirn-Trauma)
   - Stoffwechselstörungen (Hypoglykämie, Elektrolytstörungen, Dehydration)
   - Genetische Disposition

   Ausschließen kann der Notfallsanitäter hier zunächst nur die Hypoglykämie. Weitere Diagnostik und eine körperliche Untersuchung sind notwendig, um weitere Ursachen auszuschließen oder zu erkennen.

DBRD Muster-Algorithmen
International League Agains Epilepsy (ILAE)
Leitlinie Status epilepticus im Erwachsenenalter
Notfallsanitäter Heute, Kap. 33

3. Ja, der Patient befindet sich im **Status epilepticus.**
   Ein **Status epilepticus** liegt vor, wenn die typische Dauer eines epileptischen Anfalls überschritten wird. Aus diesem Grund wurde von der ILAE der **Zeitpunkt T1** als Schwelle zur Diagnose festgelegt: Bei **bilateral tonisch-klonischen Anfällen** liegt T1 bei **5 Min.,** bei **fokalen Anfällen mit oder ohne Bewusstseinsstörung** sowie bei **Absencen** bei **10 Min.** Wird diese Zeit überschritten, sollte der Anfall als Status epilepticus behandelt werden.
   Darüber hinaus definiert die ILAE einen zweiten Zeitpunkt, **T2,** ab dem ein erhöhtes Risiko für **dauerhafte neuronale Schäden** besteht. Für **tonisch-klonische Anfälle** liegt T2 bei etwa **30 Min.,** für **fokale Anfälle** und **Absencen** meist bei **60 Min.** oder mehr. T2 markiert somit den Zeitpunkt, an dem der Anfall nicht nur therapiert, sondern unbedingt kontrolliert sein sollte, um bleibende Schädigungen zu vermeiden.

DBRD Muster-Algorithmen
DGN S2k-Leitlinie Erster epileptischer Anfall und Epilepsien im Erwachsenenalter
Leitlinie Status epilepticus im Erwachsenenalter
Notfallsanitäter Heute, Kap. 20, 33

4. Als **Applikationswege** für die Durchbrechung des **Krampfanfalls** kommen infrage:
   - **Intranasal/bukkal/rektal:** Der Applikationsweg über die Schleimhäute (nasal, bukkal, rektal) ist im Notfall schnell und mit einer Ausnahme auch gut erreichbar. Die Maßnahmen sind gut und schnell erlern- und trainierbar. Der Zeitpunkt bis zum Wirkungseintritt ist i. d. R. deutlich länger als bei der intravenösen Medikamentengabe. Sekrete und Blutungen z. B. aus der Nase können nachteilig wirken. Für die **bukkale Applikation** muss man in die Mundhöhle des Patienten. Dies birgt das Risiko einer Verletzung des Helfers.
     Die **rektale Gabe** sollte **kritisch überdacht** werden. Wird das Medikament zu tief rektal eingeführt, muss es erst über die Pfortader zur Leber und braucht länger, bis es wirken kann. Außerdem dringt man in diesem Fall tief in die Intimsphäre des Patienten ein. Ausreichend andere Alternativen stehen zur Verfügung.
   - **Intravenös:** Bei liegendem Gefäßzugang ist dieser sicher die erste Wahl. Der Wirkeintritt ist schnell und der Zugang meist gut auch im Krampf erreichbar. Weiterhin ist eine sichere Dosierung möglich. Dahingegen wird das Legen eines intravenösen Gefäßzugangs im Krampfanfall nicht oder nur sehr schwer möglich sein.
   - **Intramuskulär:** Vor allem die Applikation mittels fertigen Injektors ist der intravenösen Gabe nicht unterlegen. Es ermöglicht eine rasche Intervention, da die geeigneten Muskelgruppen (z. B. M. deltoideus) gut zugänglich sind und die Maßnahme gut erlernbar ist. Ein potenzieller Nachteil der intramuskulären Injektion besteht darin, dass die Absorption des Medikaments durch die Muskelmasse und die Durchblutung des Injektionsbereichs beeinflusst werden kann, was zu einer variablen Wirkstoffaufnahme führen könnte.

DBRD Muster-Algorithmen
DGN S2k-Leitlinie Erster epileptischer Anfall und Epilepsien im Erwachsenenalter
Leitlinie Status epilepticus im Erwachsenenalter
Notfallsanitäter Heute, Kap. 18, 20, 33

5. Als Notfallsanitäter stehen folgende Möglichkeiten zur Verfügung:
   - Schutz vor Verletzungen
   - Freimachen und Freihalten der Atemwege
   - Sauerstoffgabe über Maske

- Nasale Gabe von 10 mg Midazolam der 15 mg/3 ml-Lösung, also 2 ml auf beide Nasenlöcher verteilt
- Intravenöse Gabe von 5 mg Midazolam, bei rezidivierendem oder fortbestehendem Krampfanfall ist nach 5 Min. eine einmalige Wiederholung der Dosis möglich.
- Nach Krampfdurchbrechung soll ein sicherer Aspirationsschutz ggf. durch die stabile Seitenlage erfolgen.
- Ein vollständiges Monitoring sollte erfolgen.
- BZ-Messung
- Anamnese und Ursachensuche

6. Maßnahmen zum (dauerhaft) **Offenhalten der Luftwege:**
   Überstrecken des Kopfes (Reklinieren): Eine Hand wird an den Haaransatz und die andere Hand an das Kinn des Patienten gelegt und schließlich der Kopf nach hinten bewegt, dabei wird das Kinn angehoben.
   - **Esmarch-Handgriff:** Der Unterkiefer wird durch Anheben in den Kieferwinkeln nach vorne geschoben und der Luftweg geöffnet.
   - **Guedel-Tubus:** Mund öffnen. Korrekte Größe wählen → Abmessen Mund- bis Kieferwinkel. Mit der Spitze und flachen Öffnung in Richtung des harten Gaumens einführen und in einer fließenden Bewegung um 180° in den Oropharynx eindrehen.
   - **Wendl-Tubus:** korrekte Größe wählen → Abmessen Nasenspitze bis Kieferwinkel, Größe des Nasenlochs? Tubus mit Gleitmittel versehen. Nasenspitze nach kranial ziehen und den Tubus mit der abgeschrägten Seite zum Septum zeigend in die Nase einführen. Dabei sollte der Tubus in den unteren Nasengang geführt werden. Mit leichten Drehbewegungen am Nasenboden einführen.

DBRD Muster-Algorithmen
DGN S2k-Leitlinie Erster epileptischer Anfall und Epilepsien im Erwachsenenalter
Leitlinie Status epilepticus im Erwachsenenalter
Notfallsanitäter Heute, Kap. 18, 33

7. Die **Seitenlage** ist als Aspirationsschutz sicher die beste Wahl, wenn ein schwerwiegendes Trauma ausgeschlossen werden kann. Als Alternative steht nur die Herstellung der Absaugbereitschaft unter kontinuierlicher Beobachtung des Patienten zur Diskussion. Hier besteht jedoch immer die Gefahr der stillen Aspiration. Dieses Risiko ist nicht 100 % auszuschließen und diese Variante sollte nur unter strenger Abwägung des Risiko-Nutzen-Profils angewendet werden.

DBRD Muster-Algorithmen
DGN S2k-Leitlinie Erster epileptischer Anfall und Epilepsien im Erwachsenenalter
Leitlinie Status epilepticus im Erwachsenenalter
Notfallsanitäter Heute, Kap. 25, 33

8. Für den Notfallsanitäter ist im Algorithmus zunächst nur **Midazolam** als Sedativum vorgesehen. Lokale Protokolle können ggf. weitere Medikamente beinhalten.
   - **Wirkungen:** anxiolytisch, sedierend, amnestisch, zentral muskelrelaxierend, antikonvulsiv, hypnotisch
   - **Nebenwirkungen:** Atemdepression, Blutdruckabfall, anterograde Amnesie, paradoxe Erregung
   - **Kontraindikationen:** Überempfindlichkeit gegen Benzodiazepine, schwere Atemdepressionen, Myasthenia gravis, Engwinkel-Glaukom, Schwangerschaft, Intoxikationen mit Alkohol, Drogen, Medikamenten

DBRD Muster-Algorithmen
DGN S2k-Leitlinie Erster epileptischer Anfall und Epilepsien im Erwachsenenalter
Leitlinie Status epilepticus im Erwachsenenalter
Notfallsanitäter Heute, Kap. 20, 33

DBRD Muster-Algorithmen
DGN S2k-Leitlinie Erster epileptischer Anfall und Epilepsien im Erwachsenenalter
Leitlinie Status epilepticus im Erwachsenenalter
Notfallsanitäter Heute, Kap. 31, 33

9. Nach dem beschriebenen Sturz vom Stuhl des Restaurants ist zwingend eine **körperliche kraniokaudale Untersuchung** nötig. Es gilt, ggf. Verletzungen zu erkennen, die durch den Sturz verursacht wurden. Mutmaßlich ist dieser Patient ohne Abwehrreaktion und ungeschützt auf den Boden aufgeschlagen.

DBRD Muster-Algorithmen
DGN S2k-Leitlinie Erster epileptischer Anfall und Epilepsien im Erwachsenenalter
Leitlinie Status epilepticus im Erwachsenenalter
Notfallsanitäter Heute, Kap. 18, 19, 20, 22, 33

10. Bei persistierendem Krampfanfall wird durch den Notarzt eine **Intubationsnarkose** durchgeführt. Folgende Medikamente sind hier laut der aktuellen Leitlinie zu bevorzugen:
    - Midazolam 0,2 mg/kg i. v. als Bolus
    - Propofol 2 mg/kg i. v. als Bolus
    - Oder Thiopental 5 mg/kg KG i. v. (z. B. Trapanal®)
    - Suxamethonium 1 mg/kg KG i. v. (z. B. Lysthenon®)
    - Fentanyl 0,1–0,2 mg i. v.

LITERATUR

Karow T: Allgemeine und spezielle Pharmakologie und Toxikologie. Thomas-Karow-Verlag, 2023/24.

Antworten zu Fallbeispiel ➢ 3.6: Sturz vom Mountainbike

DBRD Muster-Algorithmen
Notfallsanitäter Heute, Kap. 17, 24, 31

1. Untersuchung und Beurteilung von **Traumapatienten:**
   - Szenenbeurteilung
   - Situationsbeurteilung
   - Sicherheit von Einsatzstelle, Patient und Helfern
   - Erster Eindruck des Patienten erheben und kommunizieren (kritisch vs. unkritisch)
   - Beurteilung und Intervention nach X-ABCDE:
   - Da die Kopfplatzwunde stark blutet und auch diese zu einem signifikanten Blutverlust führen kann, muss diese als erstes versorgt werden.
     - Der Kopf wird in Neutralposition fixiert, da der Unfallmechanismus eindeutig mit einer schweren Verletzung der HWS einhergehen kann und der Patient bewusstlos ist. Zusätzlich wird der Esmarch-Handgriff durchgeführt, um das schnarchende Atemgeräusch durch eine Verlegung der Luftwege zu beheben.
     - Eine SpO_2 von 90 % ist unzureichend. Hinzu kommen Zeichen einer drohenden Hypoxie. Diese muss umgehend mittels hochdosierter Sauerstoffgabe ausgeglichen werden.
     - Hypoxie, Hypovolämie und Hypotension sind besonders in diesem Fall zu vermeiden. Neben dem schweren Unfallmechanismus ist die Bewusstlosigkeit ein weiterer Indikator für eine lebensbedrohliche Verletzung oder Verletzungen mit Schädel-Hirn-Trauma. Ein vaskulärer Zugang ermöglicht ggf. frühzeitige Intervention und eine angepasste Flüssigkeitsgabe bei Notwendigkeit.
     - Da kein Hinweis auf eine Blutung in andere große Körperregionen besteht, wird auf die Anlage einer Beckenschlinge verzichtet.

- Deutliche Defizite in den neurologischen Funktionen werden durch die Pupillendifferenz und GCS 3 sichtbar. Weitere Unterstützung, z. B. für die Sicherung des Atemwegs, wurde mit dem Rettungshubschrauber angefordert.
- Das vollständige Entkleiden dient dem Auffinden weiterer Verletzungen oder Hinweise auf Verletzungen (z. B. Prellmarken). Wichtig ist danach, vor allem bei Traumapatienten, dass diese vor dem Auskühlen geschützt werden.

2. Aufgrund des neurologischen Defizites mit Bewusstseinsverlust und Verlust der Schutzreflexe kann es jederzeit wieder zu einer Verlegung der Atemwege kommen. Falls das Offenhalten der Atemwege durch den modifizierten Esmarch-Handgriff nicht ausreichend ist, kann zusätzlich ein Guedel- oder ein Wendl-Tubus eingeführt werden. Weiter muss bedacht werden, dass es aufgrund der erloschenen Schutzreflexe jederzeit zu einer Aspiration kommen kann. Somit sollte bis zur endgültigen Sicherung des Atemwegs, mittels endotrachealer Intubation eine Absaugbereitschaft hergestellt werden.

DBRD Muster-Algorithmen
DGU S3 Leitlinie Polytrauma/Schwerverletzten-Behandlung
Leitlinie Schädel-Hirn-Trauma im Erwachsenenalter
Notfallsanitäter Heute, Kap. 18, 31

3. Folgende Symptome unterstreichen die akut lebensbedrohliche Situation des Patienten:
   - Langsame Atmung, pathologisches Atemmuster und Anisokorie: In Kombination sind dies **typische Zeichen für einen erhöhten intrakraniellen Druck (ICP).** Durch den steigenden ICP kann es zu einer Einklemmung (Herniation) kommen. Diese wird in eine obere und eine untere Einklemmung unterschieden. Während bei der **oberen Einklemmung** Hirnmasse in Richtung des Kleinhirnzelts gedrückt wird, kommt es bei der **unteren Einklemmung** zur Verschiebung von Kleinhirnanteilen in Richtung des Foramen magnum. Hier werden Teile der Medulla oblongata komprimiert, in der das Atem- und Kreislaufzentrum beheimatet ist. Die untere Einklemmung ist akut lebensbedrohlich.
   - Eine **Anisokorie** entsteht durch die Kompression des N. oculomotorius. Steigt der Hirndruck weiter an, entwickelt sich im Verlauf eine beidseitig fixierte Mydriasis, gefolgt von einer Entrundung der Pupillen, die eine ovale oder unregelmäßige Form annehmen können.
   - SpO_2 nur 90 %, d. h., der Patient hat eine Hypoxämie.
   - Bestehende **Cushing-Triade** mit Bradykardie, Hypertonie und pathologischer (verlangsamter) Atmung. Aufgrund des erhöhten ICP kommt es zu einer Reduktion des kranialen Perfusionsdrucks (CPP) und somit zu einer zerebralen Ischämie und Hypoxie. Reflektorisch wird der Sympathikus aktiviert, der Blutdruck steigt und die dadurch aktivierten Barorezeptoren im Sinus caroticus führen zu einer Bradykardie.

DBRD Muster-Algorithmen
DGU S3 Leitlinie Polytrauma/Schwerverletzten-Behandlung
Leitlinie Schädel-Hirn-Trauma im Erwachsenenalter
Notfallsanitäter Heute, Kap. 17, 18, 31, 33

DBRD Muster-Algorithmen
DGU S3 Leitlinie Polytrauma/Schwerverletzten-Behandlung
Leitlinie Schädel-Hirn-Trauma im Erwachsenenalter
Notfallsanitäter Heute, Kap. 31, 33

4. Überprüft werden im Rahmen der **Glasgow Coma Scale** das Öffnen der Augen, die beste verbale Reaktion und die beste motorische Antwort.
   - **Augen öffnen:**
     - 4 Punkte: spontan
     - 3 Punkt: auf Ansprache
     - 2 Punkte: auf Schmerzreiz
     - 1 Punkt: kein Augenöffnen
   - **Beste verbale Antwort:**
     - 5 Punkte: konversationsfähig, orientiert
     - 4 Punkte: konversationsfähig, desorientiert
     - 3 Punkte: inadäquate Worte
     - 2 Punkte: unverständliche Laute
     - 1 Punkt: keine
   - **Beste motorische Antwort:**
     - 6 Punkte: auf Aufforderung
     - 5 Punkte: gezielte Reaktion auf Schmerzreiz
     - 4 Punkte: ungezielte Reaktion Schmerzreiz
     - 3 Punkte: Beugesynergismen
     - 2 Punkte: Strecksynergismen
     - 1 Punkt: keine Reaktion

DBRD Muster-Algorithmen
DGU S3 Leitlinie Polytrauma/Schwerverletzten-Behandlung
Leitlinie Schädel-Hirn-Trauma im Erwachsenenalter
Notfallsanitäter Heute, Kap. 31, 33

5. Typische **Symptome eines erhöhten Hirndrucks** umfassen Kopfschmerzen sowie Übelkeit und Erbrechen. Auch psychiatrische Auffälligkeiten können auftreten. Bei chronischem Hirndruck zeigt sich häufig eine Antriebsstörung oder eine allgemeine Verlangsamung. In manchen Fällen lässt sich eine Stauungspapille nachweisen. Quantitative Bewusstseinsstörungen reichen vom Zustand der Somnolenz im kompensierten Stadium bis hin zu Sopor oder Koma. Im Koma treten zunehmend ungerichtete Abwehrreaktionen auf Schmerzreize auf, gelegentlich auch pathologische Synergismen. Charakteristisch ist zudem das Auftreten der Cushing-Triade. Eine einseitige Mydriasis (Anisokorie) mit fortschreitender Abschwächung bis zum Ausfall des Pupillenreflexes kann beobachtet werden. Zusätzlich kann eine Diplopie auftreten.
   Im **terminalen Stadium** zeigen sich charakteristische Symptome wie eine Cheyne-Stokes-Atmung sowie der Verlust der Pupillenreaktion. Zudem kommt es zu Streckstellungen der Extremitäten. Im weiteren Verlauf kann eine Atemlähmung auftreten, die schließlich im Hirntod mündet.
   Bei diesem Patienten ist die **Cushing-Triade** sichtbar: Bradykardie, Hypertonie und pathologisches Atemmuster.

DBRD Muster-Algorithmen
DGU S3 Leitlinie Polytrauma/Schwerverletzten-Behandlung
Leitlinie Schädel-Hirn-Trauma im Erwachsenenalter
Notfallsanitäter Heute, Kap. 25, 31

6. Durch die Anlage eines **starren HWS-Immobilisationskragens** kann es durch die Kompression venöser Gefäße zu einer Abflussstörung mit daraus resultierender Erhöhung des ICP kommen.
   Als **Alternative** kommt die dauerhafte manuelle Fixierung des Kopfes genauso infrage wie die Lagerung ohne HWS-Immobilisationskragen auf eine Vakuummatratze mit Kopffixiersystem oder das Spineboard. Beides

ist bei korrekter Durchführung ebenso effektiv wie die Kombination mit einem HWS-Immobilisationskragen. Ein HWS-Immobilisationskragen kann während der Rettung angelegt werden, sollte jedoch im Verlauf überdacht und ggf. wieder entfernt werden, um die oben genannten Komplikationen zu vermeiden.

7. Eine **SpO_2 unter 90 %** soll laut Leitlinienempfehlung vermieden werden. Auch nur kurze Phasen von Hypoxie verschlechtern nachweislich das Outcome. Das Ziel sollte eine Normoxämie sein. Hier sollte zunächst Sauerstoff über eine High-Flow-Maske angeboten werden. Eine Intubation ist angezeigt bei einer insuffizienten Spontanatmung und bei Bewusstlosigkeit mit suffizienter Spontanatmung, um sekundäre Schäden im Gehirn durch eine Hypoxämie zu vermeiden.

DBRD Muster-Algorithmen
DGU S3 Leitlinie Polytrauma/Schwerverletzten-Behandlung
Leitlinie Schädel-Hirn-Trauma im Erwachsenenalter
Notfallsanitäter Heute, Kap. 17, 18, 31

8. Um die Atemfrequenz und Oxygenierung zu optimieren, steht dem Notfallsanitäter die assistierte Beatmung mittels **Beatmungsbeutel** zur Verfügung. Diese Maßnahme sollte nur dann durchgeführt werden, wenn eine ausreichende Ventilation nicht mehr gewährleistet ist. So ist eine fortbestehende SpO_2 unter 90 % trotz 15 l Sauerstoff pro Minute über eine **High-Flow-Maske** eine Indikation. Sollte das Tidalvolumen nicht ausreichen – zu erkennen an einer gut sichtbaren Hebung des Thorax während der Inspiration – ist eine Unterstützung der Atmung ebenfalls nötig.
   Starre Parameter können hier nicht allein die Indikation bestimmen. Eine AF über 30/Min. wird z. B. häufig als Indikation genannt. Wenn darunter jedoch die Oxygenierung gut ist, gibt es keinen Grund, diesen Patienten mit Beutel-Maske zu beatmen. Eine gute klinische Beurteilung ist zielführend und muss durchgeführt werden.

DBRD Muster-Algorithmen
DGU S3 Leitlinie Polytrauma/Schwerverletzten-Behandlung
Leitlinie Schädel-Hirn-Trauma im Erwachsenenalter
Notfallsanitäter Heute, Kap. 18, 31

9. Die **GCS unter 9 Punkten** ist hier die erste und wichtigste Indikation zur Intubation und Beatmung. Auch die grenzwertige Sauerstoffsättigung kann dies unterstreichen. Der Patient im Fall zeigt Zeichen einer Einklemmung. Hier kann kurzfristig eine Hyperventilation durchgeführt werden. Dies kann nur funktionieren, wenn der Patient intubiert und beatmet ist.

DBRD Muster-Algorithmen
DGU S3 Leitlinie Polytrauma/Schwerverletzten-Behandlung
Leitlinie Schädel-Hirn-Trauma im Erwachsenenalter
Notfallsanitäter Heute, Kap. 17, 18, 22, 31

10. Die frühe Alarmierung eines **Rettungshubschraubers** ist hier angezeigt. Es ist der mechanisch schonendste Transport und bietet bei einer längeren Transportstrecke einen deutlichen Zeitvorteil, insofern die Alarmierung rechtzeitig erfolgt.

DBRD Muster-Algorithmen
DGU S3 Leitlinie Polytrauma/Schwerverletzten-Behandlung
Leitlinie Schädel-Hirn-Trauma im Erwachsenenalter
Notfallsanitäter Heute, Kap. 52

LITERATUR

Hacke (Hrsg.): Neurologie. Springer, 14. Aufl. 2016.

Antworten zu Fallbeispiel > 3.7: Isolierte offene Extremitätenfraktur

DBRD Muster-Algorithmen
DGU S3 Leitlinie Polytrauma/Schwerverletzten-Behandlung
Notfallsanitäter Heute, Kap. 17, 24, 31

1. Im Rahmen der **erweiterten körperlichen Untersuchung** wird der Patient vollständig von kranial nach kaudal untersucht. Motorik und Sensorik sollten an allen Extremitäten überprüft werden. Die Gelenke sollten auf ihre funktionelle Beweglichkeit geprüft und Wunden versorgt werden. Alle Vitalparameter sollten vollständig erhoben werden. Ein **vollständiges Monitoring** gehört, gerade wenn eine Schmerztherapie angestrebt wird, zwingend dazu. Eine **vollständige SAMPLER- und OPQRST-Anamnese** soll durchgeführt werden. Je nach Unfallmechanismus ist eine vollständige, detaillierte oder auch nur fokussierte Untersuchung nötig. Eine **Schmerztherapie** und die ggf. nötige **Reposition** sollen durchgeführt werden. Extremitätenverletzungen sollen ruhiggestellt werden.

DBRD Muster-Algorithmen
DGU S3 Leitlinie Polytrauma/Schwerverletzten-Behandlung
Notfallsanitäter Heute, Kap. 24, 31

2. Der Patient hat vermutlich eine **offene Fraktur dritten Grades.** Die Wundfläche und die Fraktur sind 10 cm groß. Tibia und Fibula sind deutlich sichtbar, was auf einen größeren Weichteilschaden hinweist. Der Patient gibt Sensibilitätsstörungen in der betroffenen Extremität an und der Puls ist distal der Fraktur nicht mehr tastbar. Dies deutet auf potenzielle Nerven- und/oder Gefäßschäden hin.

DBRD Muster-Algorithmen
DGU S3 Leitlinie Polytrauma/Schwerverletzten-Behandlung
Notfallsanitäter Heute, Kap. 31

3. Die geschlossene Unterschenkelfraktur lässt einen Blutverlust von bis zu 1.000 ml erwarten.

DBRD Muster-Algorithmen
DGU S3 Leitlinie Polytrauma/Schwerverletzten-Behandlung
Notfallsanitäter Heute, Kap. 31

4. Frakturzeichen:
   - **Sichere Frakturzeichen:**
     - Offene Fraktur
     - Abnorme Beweglichkeit
     - Krepitation
     - Stufenbildung/Fehlstellung
   - **Unsichere Frakturzeichen:**
     - Schwellung
     - Hämatome
     - Schmerz
     - Sensibilitätsstörung
     - Funktionsverlust oder Einschränkung

DBRD Muster-Algorithmen
DGU S3 Leitlinie Polytrauma/Schwerverletzten-Behandlung
Notfallsanitäter Heute, Kap. 17, 21, 31

5. Die **offene Fraktur** sollte zunächst reponiert werden. Die Störung der Sensibilität und der fehlende Puls unterstreicht die Notwendigkeit dieser Maßnahme. Die Entlastung der Muskulatur und Weichteile sowie die Wiederherstellung der Durchblutung haben oberste Priorität. Eine adäquate **Wundversorgung** durch keimarmes Abdecken des Wundgebiets muss im Anschluss erfolgen.
   Für die **Reposition** sollte der Patient eine adäquate Analgesie erhalten und aufgeklärt werden. Dann wird in diesem Fall der frakturierte

Unterschenkel durch einen Helfer mit einer Hand auf dem Fußrücken und der anderen Hand an der Ferse unter moderatem und langsam zunehmendem Längszug wieder in die physiologische Position verbracht. Der andere Helfer fixiert die Extremität proximal der Fraktur. Ruckartige Manipulationen sind zu vermeiden. Im Anschluss sind eine regelmäßige Überprüfung von Durchblutung, Motorik und Sensorik und eine adäquate Ruhigstellung durchzuführen.

6. Schmerztherapie mit **Esketamin:** Herangehensweise nach ABCDE: O_2-Gabe, EKG, Sauerstoffsättigung und Blutdruck → SAMPLER-Anamnese → Größe und Gewicht sowie NAS-Angabe dokumentieren → isoliertes Extremitätentrauma → keine vitale Bedrohung → keine Kontraindikationen wie ACS und RRsyst > 180 mmHg → keine Risiken und Bedenken → Anlage venöser Zugang und kristalloide Infusion → Vorbereitung Maskenbeatmung, Guedel-Tubus, supraglottische Atemwegshilfe 2. Generation, Absaugbereitschaft → langsame Gabe von 1 mg Midazolam i. v. plus 9 mg Esketamin (Normalgewichtiger 30 Jahre alter Mann ca. 80 kg, 0,125 mg/kg KG Esketamin) → Neubeurteilung nach 2–3 Min. und erneut NAS erheben und dokumentieren → ausreichende Besserung NAS 2–3 und Immobilisation/Lagerung möglich? → Wenn ja: weitere Versorgung nach Standard. Wenn nein: erneute Gabe von Esketamin wie im ersten Ablauf. Falls weiter starke Schmerzen bestehen und eine Immobilisation nicht möglich ist, soll auf eine BTM-Gabe (z. B. Fentanyl) gewechselt werden. Bei Unsicherheit oder Bedenken sowie Komplikationen soll der Notarzt nachgefordert werden.

DBRD Muster-Algorithmen
DGU S3 Leitlinie Polytrauma/Schwerverletzten-Behandlung
Notfallsanitäter Heute, Kap. 21, 25, 31

7. Schienen:
   - **Vakuumschiene:** Die Immobilisation sollte immer die beiden nächstgelegenen und benachbarten Gelenke mit umfassen, in diesem Fall Sprung- und Kniegelenk. Die Vakuumschiene wird hier in entsprechender Größe gewählt. Vor Anlage der Schiene ist die Extremität auf Durchblutung, Sensorik und Motorik (DMS) zu untersuchen. Unter moderatem Zug wird dann die betroffene Extremität leicht angehoben und die Schiene untergelegt. Dies ist zu dokumentieren. Die Vakuumschiene wird geschlossen und zunächst leicht abgesaugt. Gegebenenfalls müssen die Verschlüsse nochmals etwas nachgezogen werden, bevor vollständig abgesaugt wird. Nach Anlage der Schiene ist erneut DMS zu überprüfen und zu dokumentieren. Auf Druckstellen sollte geachtet werden und die Wundabdeckung überprüft werden.
   - **Sam-Splint-Schiene**
   - **Extraktionsschiene** z. B. Kendrick-Traction-Device®

DBRD Muster-Algorithmen
DGU S3 Leitlinie Polytrauma/Schwerverletzten-Behandlung
Notfallsanitäter Heute, Kap. 25, 31

8. Eine **stark verunreinigte Wunde** sollte grob gereinigt werden. Hier kann sterile kristalloide Infusionslösung u. U. zum Spülen verwendet werden. Die Wunde wird nur grob aus- und abgespült, eine weitere Manipulation ist obsolet. Anschließend soll ein steriler Verband angelegt werden oder zumindest die Wunde je nach Größe mit einer keimfreien Wundauflage bedeckt und diese befestigt werden.

DBRD Muster-Algorithmen
DGU S3 Leitlinie Polytrauma/Schwerverletzten-Behandlung
Notfallsanitäter Heute, Kap. 24, 31

DBRD Muster-Algorithmen
DGU S3 Leitlinie Polytrauma/Schwerverletzten-Behandlung
Notfallsanitäter Heute, Kap. 31

9. Die Symptome deuten auf ein **Kompartment-Syndrom** hin. Die Gefahr besteht in einer schweren, ggf. zusätzlichen Schädigung von Gefäßen, Nerven, Muskeln und Geweben durch die Druckzunahme in den Muskellogen. Das Syndrom tritt häufig nach Unterschenkel- und Unterarmfrakturen auf, bei denen es zu Einblutungen gekommen ist.

DBRD Muster-Algorithmen
DGU S3 Leitlinie Polytrauma/Schwerverletzten-Behandlung
Notfallsanitäter Heute, Kap. 31

10. Das **Tourniquet** soll direkt auf der Haut des Patienten, mindestens 5 cm proximal der Verletzung angelegt werden. Dabei soll beachtet werden, dass die Anlage nicht über Gelenken, Wunden, Fremdkörpern oder offenen Frakturen erfolgen darf. Eine Analgesie wird bei korrekter Anwendung unumgänglich sein. Bei durch das Tourniquet kontrollierter Blutung kann es nach Volumentherapie und daraus resultierendem Anstieg des Blutdrucks zu einer erneuten Blutung kommen. Demnach ist eine kontinuierliche Beobachtung nötig. Weiterhin muss die Anlagezeit streng dokumentiert werden.
    Der häufigste Fehler ist die nicht vollständig unterbrochene Durchblutung. Der Puls distal des Tourniquets darf nicht mehr tastbar sein. Eine nicht vollständige Unterbrechung der Perfusion verstärkt die Blutung über eine Hemmung des venösen Rückflusses.

Antworten zu Fallbeispiel ➢ 3.8: Leitsymptom „Bauchschmerz"

DBRD Muster-Algorithmen
Notfallsanitäter Heute, Kap. 17, 27, 29, 34, 36

1. Mögliche **Differenzialdiagnosen** bei akutem Abdomen: ACS, Aortendissektion, Ileus, extrauterine Gravidität, Gallenkolik, Nierenkolik, Pankreatitis, Lungenembolie, Hyperglykämie, Mesenterialinfarkt, akuter Harnverhalt etc.

DBRD Muster-Algorithmen
Notfallsanitäter Heute, Kap. 17, 29

2. Anamneseerhebung „akutes Abdomen":
    - Erster Eindruck: subjektive Wahrnehmung der Situation → potenziell kritisch
    - **ABCDE:**
        - **A:** frei und nicht bedroht
        - **B:** schnelle und flache Atmung, Tidalvolumen ausreichend, SpO_2 99 %, Auskultation unauffällig, Sauerstoffgabe
        - **C:** Puls leicht tachykard, HF 100/min, gut tastbar, Haut kaltschweißig, Anlage venöser Zugang
        - **D:** GCS 15, Pupillenkontrolle normal, BZ 130 mg/dl
        - **E:** Temperatur 37,2 °C, Ikterus
    - **SAMPLER:**
        - **S** – Symptome und Befunde: Leitsymptom abdomineller Schmerz
        - **A** – Allergien und Medikamentenunverträglichkeiten: Hausstaubmilben
        - **M** – Medikation: Betablocker
        - **P** – Patientenvorgeschichte: Erkrankungen, Operationen: arterielle Hypertonie, Gallensteine

- **L** – Nahrungs- und Flüssigkeitsaufnahme; Stuhl- und Miktionsverhalten; Sexualanamnese: halbe Stunde vor Beginn der Beschwerden, fettreiches Essen, Stuhlgang eher hell, Wasserlassen normal
- **E** – Ereignisse: keine
- **R** – Risikofaktoren: Adipositas, Hypertonie → Schwangerschaft ausgeschlossen!

- **OPQRST:**
  - **O**nset/Schmerzbeginn: 15 Min. nach dem Essen
  - **P**alliation/Schmerzprovokation: keine Linderung und Verschlechterung, nicht beeinflussbar
  - **Q**uality/Schmerzqualität: „wellenförmig“, kolikartig
  - **R**adiation/Schmerzausstrahlung: eher rechts im Oberbauch lokalisiert
  - **S**everity/Schmerzstärke: NAS 9
  - **T**ime/zeitlicher Verlauf: plötzlich und nach dem Essen begonnen

3. Untersuchung des Abdomens

DBRD Muster-Algorithmen
Notfallsanitäter Heute, Kap. 17, 29

   - **Inspektion:** Als erstes sollte eine Inspektion des Abdomens erfolgen. Dafür soll der Patient entkleidet werden. Hierbei können Verletzungen, Prellmarken oder andere Auffälligkeiten (z. B. Aszites, Caput medusae etc.) bereits erkannt werden.
   - **Auskultation:** Das Abdomen sollte vor Manipulation in allen 6 Bereichen (rechter, mittlerer, linker Oberbauch, Nabel, rechter und linker Unterbauch) auskultiert werden. Durch eine vorhergehende manuelle Untersuchung kann der Auskultationsbefund durch Anregung der Darmgeräusche verfälscht werden.
   - **Manuelle Untersuchung:** Das Abdomen sollte in allen 6 Bereichen abgetastet werden. Der Patient muss im Liegen untersucht werden.
   - **Spezifische Untersuchungen** sollten zu einer noch besseren Differenzialdiagnostik durchgeführt werden. Hier gilt es z. B. das Murphy-Zeichen zu überprüfen, das i. d. R. mit Gallen- oder Leberbeteiligung assoziiert ist. Weitere spezifische Zeichen für andere Krankheitsbilder können das Blumberg-, Psoas-, Rosving-Zeichen für eine Appendizitis oder das Kehr-Zeichen für eine Milzruptur sein.
   - Die **Schmerzbeurteilung** ist i. d. R. innerhalb der Anamnese erfolgt, sollte aber hier nochmals Erwähnung finden.

4. Die Befunde wie Schmerzart, Schmerzlokalisation, der Ikterus und der Beschwerdebeginn nach dem Essen legen den Verdacht einer **akuten Gallenkolik** nahe. Zusammen mit dem genannten Vorbefund verstärkt sich der Verdacht. Weiterhin passt die Patientin in das typische Patientenkollektiv. Folgende Risikofaktoren (6 f) unterstützen ein Gallensteinleiden:
   - **f**at (adipös)
   - **f**emale (weiblich)
   - **f**air (heller Hauttyp)
   - **f**ourty (vierzig)

DBRD Muster-Algorithmen
Notfallsanitäter Heute, Kap. 29

- **fertile** (fruchtbar)
- **family** (familiäre Disposition)

DBRD Muster-Algorithmen
ESC Pocket-Leitlinie Aortenerkrankungen
ESC Pocket-Leitlinie: Akutes Koronarsyndrom ohne ST-Hebung (NSTE-ACS)
ESC/DGK Leitlinie Akutes Koronarsyndrom
Notfallsanitäter Heute, Kap. 17, 27, 29

5. Diagnostische Maßnahmen zum **Ausschluss kritischer Diagnosen** (Myokardinfarkt und Aortendissektion):
   - Zum Ausschluss des Myokardinfarkts sollte neben einer guten Anamnese zwingend ein **12-Kanal-EKG** geschrieben werden. Gerade Frauen zeigen häufig eher unspezifische Symptome im Rahmen eines akuten kardialen Ereignisses und die Durchführung dieser Maßnahme ist schnell und unproblematisch möglich. Für die Anlage eines 12-Kanal-EKGs gilt:

Anlage Extremitätenableitung	Anlage Brustwandableitungen
rot → rechter Arm	V_1 (rot) → 4. ICR rechtssternal
gelb → linker Arm	V_2 (gelb) → 4. ICR linkssternal
grün → linkes Bein	V_3 (grün) → zwischen V_2 und V_4, 5. Rippe
schwarz → rechtes Bein	V_4 (braun) → 5. ICR, Medioklavikularlinie
	V_5 (schwarz) → 5. ICR, vordere Axiliarlinie
	V_6 (lila) → 5. ICR mittlere Axiliarlinie

   - Weiterhin sollte an beiden oberen Extremitäten der **Blutdruck** gemessen werden. Eine Differenz im Vergleich beider Seiten von mehr als 20 mmHg kann ein Hinweis auf eine Dissektion der Aorta sein.
   - Auch sollten alle **Pulse an den Extremitäten** durchgetastet werden. Ein fehlender Puls z. B. an der unteren Extremität kann die Verdachtsdiagnose Aortendissektion unterstützen.
   - Ein **palpabler, pulsierender und schmerzhafter Tumor** im Abdomen kann ebenfalls ein Hinweis sein.

DBRD Muster-Algorithmen
Notfallsanitäter Heute, Kap. 17, 29

6. Das **Murphy-Zeichen** wird überprüft, indem der Untersucher unterhalb des rechten Rippenbogens mit mehreren Fingern auf Höhe der Mamilla das Abdomen palpiert. Dann soll der Patient tief einatmen. Bricht der Patient die Einatmung schmerzbedingt unter der beschriebenen Palpation ab, so gilt das Murphy-Zeichen als positiv.

DBRD Muster-Algorithmen
Notfallsanitäter Heute, Kap. 29

7. **Basismaßnahmen** bei **akutem Abdomen:**
   - Beruhigung und Betreuung
   - Der Patient sollte zunächst adäquat gelagert werden bzw. sich selbst lagern
   - Der wache und bewusstseinsklare Patient kann und soll eigenständig eine Haltung einnehmen, die für ihn situativ den besten Effekt bietet.
   - Die bauchdeckenentspannende Lagerung, mit erhöhtem Oberkörper (45°) und angewinkelten Beinen mit Stabilisierung der Füße, sollte angeboten werden.
   - Ein Ess-, Trink- und Rauchverbot muss ausgesprochen werden.

- Der bewusstseinsgetrübte Patient sollte unter Beachtung eines sicheren Aspirationsschutzes in der Seitenlage gelagert werden.
- Als weitere Basismaßnahmen sollte ein vollständiges Monitoring mit AF, EKG, Rekapillarisierungszeit, Pulsstatus peripher und zentral, BZ, Temperatur und GCS erfolgen. Der Atemweg sollte freigehalten, ggf. freigemacht und Sauerstoff gegeben werden.

8. **SOP akutes Abdomen:** zunächst ABCDE-Beurteilung und Beurteilung, ob eine akute vitale Bedrohung existiert. Bei akuter vitaler Bedrohung soll der Notarzt angefordert werden. Keine vitale Bedrohung → zunächst Behandlung nach rettungsdienstlichem Standard. Abdominelle Beschwerden > NAS 4 → Ausschluss einer Schwangerschaft → Kolikartige Schmerzen? Rechtsseitiger Oberbauchschmerz? Ausstrahlung in die rechte Schulter oder in die rechte Schulterblattregion? → Anlage i. v.-Zugang → Ausschluss Metamizol-Unverträglichkeit → Ausschluss Butylscopolamin-Unverträglichkeit → Infusion 500 ml kristalloide Lösung → langsame Gabe von 1 mg Metamizol-Kurzinfusion in NaCl 0,9 % über 15 Min. und Gabe von 20 mg Butylscopolamin intravenös.
   Die weitere Versorgung erfolgt nach rettungsdienstlichem Standard.

   DBRD Muster-Algorithmen
   Notfallsanitäter Heute, Kap. 20, 21, 29

9. Bei einer Impaktion eines Gallensteins im Ductus cysticus oder Ductus choledochus kommt es typischerweise zu kolikartigen Schmerzen. Diese resultieren aus der aktiven Kontraktionsfähigkeit der Gallenblase sowie der peristaltischen Aktivität der Gallenwege gegen den mechanischen Widerstand. Die Schmerzlokalisation liegt primär im rechten Oberbauch und kann entsprechend der Head-Zone der Gallenblase in die rechte Schulter projizieren.
   Als **Allgemeinsymptome** zeigen diese Patienten häufig massive Übelkeit und Erbrechen, teilweise auch Fieber.

   DBRD Muster-Algorithmen
   Notfallsanitäter Heute, Kap. 17, 29

10. Die größte Gefahr stellt eine **Perforation der Gallenblase** dar. Nach einem akuten Perforationsschmerz tritt zunächst ein schmerzfreies Intervall auf, bevor es im Anschluss zu diffusen abdominellen Beschwerden und Zeichen der generalisierten Peritonitis kommt.

    DBRD Muster-Algorithmen
    Notfallsanitäter Heute, Kap. 29

Antworten zu Fallbeispiel > 3.9: Reanimation nach Thoraxschmerz

1. Der Patient zeigt eine **pulslose elektrische Aktivität (PEA).** Die PEA ist eine rein elektrische Aktivität des Herzens ohne messbare Auswurfleistung des Herzens. Sie stellt sich im EKG als ein Rhythmus dar, der normalerweise mit Auswurf einhergeht. Dies kann z. B. eine tachykarder oder auch bradykarder Sinusrhythmus sein. Das sterbende Herz ist ebenfalls eine Form der PEA.

   DBRD Muster-Algorithmen
   AHA/ERC Leitlinien
   Notfallsanitäter Heute, Kap. 17, 23, 27

DBRD Muster-Algorithmen
AHA/ERC Leitlinien
ESC Master Pocket-Leitlinie Kardiopulmonale Reanimation
Weißbuch Reanimation des Deutschen Rats für Wiederbelebung
Notfallsanitäter Heute, Kap. 23

2. Als **Druckpunkt** soll das untere Sternumdrittel gewählt werden. Eine suffiziente Reanimation erfordert eine **Drucktiefe** von 5–6 cm in einer **Frequenz** von 100–120/Min. Dabei soll nach jeder Thoraxkompression der Brustkorb vollständig **entlastet** werden. Ein **Helferwechsel** soll möglichst alle 2 Min., zur Vermeidung von Erschöpfung und Qualitätsverlust, durchgeführt werden.
   Die Durchführung der Basisreanimation in hoher Qualität ist essenziell für eine gute und erfolgreiche Reanimation und alle weiteren Maßnahmen sind dem unterzuordnen.

DBRD Muster-Algorithmen
AHA/ERC Leitlinien
ESC Master Pocket-Leitlinie Kardiopulmonale Reanimation
Notfallsanitäter Heute, Kap. 23

3. Die **Adrenalingabe** erfolgt bei Patienten mit PEA und Asystolie so schnell wie möglich. Demnach sollte zügig ein intravaskulärer oder intraossärer Zugang geschaffen werden und 1 mg Adrenalin appliziert werden.
   Lokale Protokolle sind in diesem Zusammenhang in fast jedem Rettungsdienstbereich etabliert und sollten der Leitlinie entsprechen.

DBRD Muster-Algorithmen
AHA/ERC Leitlinien
Weißbuch Reanimation des Deutschen Rats für Wiederbelebung
Notfallsanitäter Heute, Kap. 18, 23

4. Vor dem Einführen einer i-gel®-Larynxmaske ist zunächst die passende Maskengröße entsprechend dem Körpergewicht des Patienten auszuwählen. Die Größenzuordnung richtet sich nach den Herstellerangaben und ist entscheidend für die korrekte anatomische Platzierung und Dichtigkeit der Maske. Nach dem Öffnen der Verpackung wird die Maske entnommen und der Formstabilisator entfernt. Dieser kann genutzt werden, um ein wasserlösliches Gleitgel hygienisch auf die äußere Oberfläche des Cuffs aufzubringen. Das Gleitmittel sollte gleichmäßig auf alle Seiten des Cuffs verteilt werden, wobei darauf zu achten ist, dass kein Gel in das Lumen gelangt, um eine potenzielle Obstruktion zu vermeiden.
   Der Patient wird in eine leicht überstreckte Kopfposition gebracht, idealerweise in die Schnüffelposition, um die pharyngealen und laryngealen Strukturen optimal zu präsentieren. Anschließend wird der Mund des Patienten geöffnet, beispielsweise mithilfe eines Kreuzgriffs. Die i-gel®-Maske wird nun entlang ihrer anatomischen Krümmung in den Mund eingeführt, wobei die Auslassöffnung der Maske in Richtung Kinn zeigt. Das Einführen erfolgt entlang des harten Gaumens, bis ein spürbarer Widerstand wahrgenommen wird – dies signalisiert in der Regel, dass die Maske korrekt positioniert ist. Während des Einführens ist darauf zu achten, keinen übermäßigen Druck auszuüben, um Schleimhautläsionen oder andere Verletzungen im Bereich des Oropharynx zu vermeiden.
   Bei sachgemäßer Platzierung liegt die Spitze der Maske im Ösophagus, während der Cuff sich ohne Blockung an die anatomischen Strukturen des Hypopharynx und des Kehlkopfes durch Adhäsion anpasst. Der integrierte Beißschutz verhindert, dass die Zähne das Lumen der Maske abklemmen. Über den zusätzlich vorhandenen gastrischen Kanal kann eine Magensonde eingeführt werden, um den Magen zu entlasten oder eine Drainage bei Regurgitation zu ermöglichen. Dies stellt einen wichtigen zusätzlichen Schutz vor Aspiration dar, insbesondere im Rahmen der Notfallversorgung.

Laut ERC Leitlinien von 2025 können nach Atemwegssicherung mit einem supraglottischen Tool oder durchgeführter Intubation durchgehende Thoraxkompressionen oder 30 Thoraxkompressionen und 2 Beatmungen durchgeführt werden.

- **Vorteile:**
  - Schnell und sicher erlernbar
  - Reduktion des Aspirationsrisikos
  - Reduktion des Risikos der Mageninsufflation
  - Durchgehende Thoraxkompressionen i. d. R. möglich
  - Reduziertes Schleimhauttrauma
  - Nur kleine Leckagen durch anatomische Form und Adhäsion durch das wasserbasierte Gleitgel
- **Nachteile:**
  - Kein sicherer und vollständiger Aspirationsschutz
  - Fehlende Erfahrung im innerklinischen Bereich bei geringer Anwendung
  - Nicht einsetzbar bei z. B. Inhalationstrauma, Anaphylaxie o. Ä.

5. Vorteile **der endtidalen CO_2-Messung** im Rahmen der Reanimation:
   - Beurteilung der Qualität der Reanimation/Thoraxkompression möglich
   - Frühes Erkennen eines ROSC
   - Prognoseerstellung bei infauster Behandlung
   - Lagekontrolle des Atemwegstools
   - Steuerung der Beatmung über das $etCO_2$ nach erfolgreicher CPR
   - Allgemeiner Perfusionsmarker

   Das entidale CO_2 im Fall ist 16 mmHg unter laufender Reanimation. Dies ist ein guter Hinweis auf eine suffizient durchgeführte Reanimation. Ein kontinuierlicher Wert unter 10 mmHg über 20 Min. wird in der aktuellen Leitlinie als schlechter prognostischer Parameter gewertet und eine erfolgreiche Reanimation wird unwahrscheinlich.

DBRD Muster-Algorithmen
AHA/ERC Leitlinien
Notfallsanitäter Heute, Kap. 17, 23

6. 4 H und HITS sind Akronyme für die **reversiblen Ursachen der Reanimation.** Sie sollen in der Reanimationssituation durch das Team angesprochen, ausgeschlossen und die mögliche Ursache identifiziert werden.
   - **4 H: H**ypoxie, **H**ypovolämie, **H**yper- bzw. **H**ypokaliämie (metabolische Störungen), **H**ypothermie
   - **HITS: H**erzbeuteltamponade, **I**ntoxikation, **t**hromboembolisches Ereignis, **S**pannungspneumothorax

DBRD Muster-Algorithmen
AHA/ERC Leitlinien
Weißbuch Reanimation des Deutschen Rats für Wiederbelebung
Notfallsanitäter Heute, Kap. 23

7. Bei einer **PEA** ist die elektrische Aktivität scheinbar geordnet, doch das Herz kann kein Auswurfvolumen generieren. Daraus ergibt sich, dass die Ursachen häufig **extrakardial** sind, z. B. Lungenarterienembolie, Perikardtamponade, Spannungspneumothorax, Hypovolämie und Hypoxie. Eine **intrakardiale Problematik** kann sich durch eine pulslose ventrikuläre Tachykarde jeglicher Form und ein Kammerflimmern initial

DGINA Notfallcampus SINNHAFT
Übergabeschema

darstellen. Ein Beispiel stellt das **akute Koronarsyndrom (ACS)** dar, hier kann es zu **Kammerflimmern** kommen – einer der häufigsten initialen Rhythmen beim plötzlichen Herzkreislaufstillstand infolge einer Myokardischämie. Ursache ist meist ein thrombotischer Verschluss einer Koronararterie, der zu einer kritischen Durchblutungsstörung führt und die elektrische Stabilität des Herzens beeinträchtigt. Die resultierende Ischämie verändert das intrazelluläre Ionengleichgewicht im Myokard, wodurch vermehrt ektope Erregungszentren im Ventrikel entstehen. Diese führen zu chaotischen elektrischen Impulsen, die eine koordinierte Kontraktion der Herzkammern verhindern.

DBRD Muster-Algorithmen
AHA/ERC Leitlinien
Weißbuch Reanimation des Deutschen Rats für Wiederbelebung
Notfallsanitäter Heute, Kap. 17, 23

8. **Postreanimationsbehandlung:** Zunächst sollte bei ROSC eine erneute Beurteilung nach dem **ABCDE-Schema** erfolgen und die jeweiligen Parameter sollten erhoben und ggf. korrigiert werden.
   - **A:** Der Atemweg sollte gesichert werden, hier ist die endotracheale Intubation als Goldstandard empfohlen. Das platzierte Tool sollte erneut auf seine korrekte Lage und Funktion überprüft werden.
   - **B:** Die SpO_2 sollte gemessen und im Bereich zwischen 94–98 % gehalten werden, bei COPD-Patienten können Werte zwischen 88–92 % toleriert werden. Das endtidale CO_2 soll zwischen 35–45 mmHg gehalten werden, eine Normoventilation soll durchgeführt werden. Gegebenenfalls muss eine Narkose eingeleitet werden, wenn der Patient wach wird und gegen die Beatmung presst.
   - **C:** Puls, Blutdruck und Herzfrequenz sollen überwacht werden.
     Ziel ist eine normale Kreislauf- und Rhythmussituation, RRsyst > 100 mmHg. Ein 12-Kanal-EKG muss bei jedem Patienten nach erfolgreicher Reanimation geschrieben werden. Kreislaufunterstützende Medikamente, externer Schrittmacher oder Kardioversion können nötig sein, um alle Therapieziele zu erreichen.
   - **D:** Die GCS und der Pupillenstatus sollen erhoben und dokumentiert werden. Eine Kontrolle des Blutzuckers und ggf. der Ausgleich einer Hypoglykämie sind ebenfalls relevant. Klinisch sollte ein Blutzucker von > 180 mg/dl gesenkt werden.
     Auf das Auftreten von Krampfanfällen ist zu achten, diese sind umgehend zu behandeln.
     Ein zielgerichtetes Temperaturmanagement sollte durchgeführt werden. Die Temperatur sollte ≥ 24 h konstant bei 32–36 °C gehalten werden. Fieber und Temperaturen > 36 °C sind zu vermeiden. Existieren lokale Protokolle zur milden Hypothermie, so können sie weiterhin umgesetzt werden.
   - **E:** Der Transport sollte vorbereitet werden. Schaden am Patienten durch den Transport sind unbedingt zu vermeiden. So sollte ausreichend Personal vor Ort, Zugänge und Atemweg sollten gut gesichert sein und optimalerweise in der Verantwortung eines Helfers liegen. Die Voranmeldung in der Zielklinik ist genauso obligat wie eine lückenlose Dokumentation.

9. Verdachtsdiagnose ist die **akute Lungenarterienembolie (LAE).** Hier empfehlen die aktuellen ERC Leitlinien (2025) die Verwendung von Thrombolytika. Nach durchgeführter Anwendung muss die Reanimation mindestens für 60–90 Min. fortgesetzt werden, bevor die Entscheidung zur Beendigung der Reanimation getroffen werden kann.

   DBRD Muster-Algorithmen
   AHA/ERC Leitlinien
   Notfallsanitäter Heute, Kap. 17, 23, 27

10. Das **Zielkrankenhaus** sollte mindestens über freie Intensivbetten mit Beatmungsmöglichkeit verfügen und im Optimalfall ein zertifiziertes Cardiac-Arrest-Center sein. Ebenfalls sollte die Möglichkeit zur kathetergesteuerten Thrombektomie oder bei erneuter Reanimationspflichtigkeit sogar die Anwendungsmöglichkeit einer eCPR bestehen.

   DBRD Muster-Algorithmen
   AHA/ERC Leitlinien
   Weißbuch Reanimation des Deutschen Rats für Wiederbelebung
   Notfallsanitäter Heute, Kap. 23

Antworten zu Fallbeispiel ➢ 3.10: Intoxikation

1. An erster Stelle stehen die **Beurteilung der Einsatzstelle** und der **Eigenschutz der Einsatzkräfte.** Je nach Vergiftung bestehen Gefahren für das Personal und es können Fachkräfte erforderlich sein, um eine Rettung des Patienten durchzuführen. Notwendige Schutzbekleidung ist anzulegen bzw. zu tragen.

   DBRD Muster-Algorithmen
   Notfallsanitäter Heute, Kap. 15, 16, 17

2. Die Verdachtsdiagnose lautet **Mischintoxikation mit Opiaten und trizyklischen Antidepressiva.**
   Folgende Symptome sprechen dafür: GCS 3, Miosis, Bradypnoe mit AF 6, Bradykardie mit hohen spitzen T-Wellen. Anamnestisch wegweisend sind der Heroinabusus sowie der fehlende Blister mit Saroten®-Tabletten.

   DBRD Muster-Algorithmen
   Notfallsanitäter Heute, Kap. 40

3. **Assistierte Beatmung:**
   - **Indikationen:** Die Patientin zeigt eindeutig Zeichen der Hypoxie und die Eigenatmung ist mit einer Atemfrequenz von 6/Min. nicht ausreichend. Weiterhin zeigt die SpO_2 einen Wert von 84 %, dies unterstreicht den dringenden Handlungsbedarf. Da sich bereits Erbrochenes auf dem Bett befindet, ist die Absaugbereitschaft herzustellen.
   - **Vorgehen:** An den Beatmungsbeutel wird das Demand-Ventil angeschlossen, die korrekte Maskengröße gewählt und mittels C-Griff auf das Gesicht der Patientin gesetzt. Die bestehenden Atemzüge werden bei Beginn der Inspiration und unter Beobachtung des Brustkorbs durch langsames und möglichst physiologisches Ausdrücken des Beatmungsbeutels bis zur sichtbaren Thoraxhebung unterstützt. Bei einer Atemfrequenz von 6/Min. müssen weiterhin die fehlenden Atemzüge durch eine kontrollierte Beatmung in den Atempausen ergänzt werden. Ziel sollte eine Atemfrequenz von 10–12/Min. sein. Auch hier ist auf eine möglichst physiologische Durchführung der Beatmung zu achten. Die sichtbare Thoraxhebung zeigt ein adäquates Tidalvolumen an.

   DBRD Muster-Algorithmen
   Notfallsanitäter Heute, Kap. 18, 40

DBRD Muster-Algorithmen
Notfallsanitäter Heute, Kap. 17, 20, 40

4. **Opiate** wie Heroin werden synthetisch aus Morphin hergestellt. Da sie meist sehr lipophil sind, können sie leicht die Blut-Hirn-Schranke passieren und schnell im Gehirn anfluten. Im Körper werden Opiate umgewandelt und diese aktiven Metabolite haben eine sehr hohe Affinität an den μ-Rezeptor. Über Bindung an diesen Rezeptor kommt es zu den gezeigten Symptomen: Atemdepression, Bradykardie und Miosis. Die Bewusstseinsstörung erfolgt über die Aktivierung des k-Rezeptors.

DBRD Muster-Algorithmen
Notfallsanitäter Heute, Kap. 17, 40

5. Zunächst imponieren hier die klassischen Symptome der Opiatvergiftung.
   Für eine **Vergiftung mit trizyklischen Antidepressiva** fehlen zunächst die spezifischen Symptome wie: Enthemmung, Temperaturanstieg, Mundtrockenheit, Zittern, maligne Herzrhythmusstörungen (Tachykardien, Tachyarrhythmien, QRS-Verbreiterung, QT-Verlängerung) und auch ein generalisierter Krampfanfall wurde nicht beschrieben.
   Ein vollständiges Monitoring ist obligat und die entsprechenden Symptome sind trotzdem im Hinterkopf zu behalten.

DBRD Muster-Algorithmen
Notfallsanitäter Heute, Kap. 40

6. Weitere Informationen bekommen Sie über die **Giftnotrufzentralen** in Deutschland. Die Telefonnummer sollte zur Standardausrüstung gehören. Hier erhalten Sie alle relevanten Informationen zu der spezifischen Vergiftung. Sie sollten Folgendes für den Anruf zur Verfügung haben:
   - Alter des Patienten
   - Gewicht
   - Name des Giftes/Wirkstoffes
   - Aufgenommene Menge
   - Aufnahmeart
   - Vitalparameter
   - Stift und Notizblock

DBRD Muster-Algorithmen
Notfallsanitäter Heute, Kap. 40

7. **7-A-Regel:**
   - **A**BC-Schema anwenden
   - **A**namnese erheben
   - **A**ktivkohle geben
   - Erbrechen **a**uslösen
   - **A**ntidot verabreichen
   - **A**nalytik
   - In **A**usnahmefällen Magenspülung

DBRD Muster-Algorithmen
AHA/ERC Leitlinien
Notfallsanitäter Heute, Kap. 20, 40

8. Das typische **Antidot für die Opiatintoxikation** ist **Naloxon.** Es kann über folgende Applikationswege in den folgenden Dosierungen gegeben werden:
   - Intranasal: Erwachsene 2,0 mg
   - Intramuskulär: Erwachsene 0,8 mg
   - Subkutan: Erwachsene 0,8 mg
   - Intravenös/intraossär: Erwachsene 0,4 mg
   - Kinder erhalten intravenös und intraossär 0,01–0,02 mg/kg KG

9. **Naloxon** ist ein kompetetiver **Opioid-Rezeptorantagonist** und verdrängt so das Gift/Opiat vom Rezeptor. Nachteilig und notfallmedizinisch relevant ist die **geringere Halbwertzeit von Naloxon** gegenüber den Opiaten. Das heißt, dass es nach erfolgreicher Anwendung von Naloxon und Aufheben der Symptome zu einem Rebound Phänomen kommen kann und die Patienten wieder eine Opiatvergiftung erleiden können. Dies ist der Grund dafür, dass Patienten mit Zustand nach Opiatintoxikation zwingend in einem Krankenhaus überwacht werden müssen. Weiter könnte ein akutes Entzugssyndrom ausgelöst werden und die Patienten können aggressiv und unkooperativ werden.

DBRD Muster-Algorithmen
AHA/ERC Leitlinien
Notfallsanitäter Heute, Kap. 20, 40

10. Die vom Hersteller zugelassenen **Punktionsorte** für einen **intraossären Zugang** sind:
   - Proximaler Humerus
   - Distaler Femur bei Kindern bis zum Alter von 6 Jahren
   - Proximale Tibia
   - Distale Tibia

DBRD Muster-Algorithmen
Notfallsanitäter Heute, Kap. 20

Antworten zu Fallbeispiel ➢ 3.11: Unklarer neurologischer Notfall

1. Die Verdachtsdiagnose lautet: **akute Aortendissektion.** Der Patient hat in der Anamnese angegeben, dass er **massive, plötzlich einsetzende thorakale Schmerzen** gehabt habe und diese sich dann einmal von oben nach unten durch den ganzen Körper gezogen hätten **(wandernder Schmerz),** bevor sie spontan sistiert hätten.
   Zudem ergaben sich in der folgenden Untersuchung weitere Hinweise, wie die fehlenden Pulse an der betroffenen Extremität und der vermutlich daraus resultierende einseitige Kraftverlust ohne klares neurologisches Defizit. In Summe mit den bestehenden Vorerkrankungen ergibt sich die entsprechende Verdachtsdiagnose.

DBRD Muster-Algorithmen
ESC Pocket-Leitlinie Aortenerkrankungen
S2k Leitlinie Typ B Aortendissektion
Notfallsanitäter Heute, Kap. 17, 27

2. Eine Klinik mit **Herz-Thorax- und gefäßchirurgischer Interventionsmöglichkeit** ist hier Zielklinik der Wahl. Weiterhin sollten entsprechende Intensivkapazitäten sowie eine sichere Versorgung mit Blutprodukten sichergestellt sein. Die Vorhaltung eines Herz-Lungen-Ersatzes ist in solchen Kliniken üblich und kann je nach Ausmaß des Befunds und der Operation benötigt werden.

DBRD Muster-Algorithmen
ESC Pocket-Leitlinie Aortenerkrankungen
Notfallsanitäter Heute, Kap. 17, 27

3. Klassifizierung der **Aortendissektion nach Stanford** (häufig verwendet):

Stanford Typ A	Betrifft die Aorta ascendens (unabhängig von Beginn und Ausdehnung)
Stanford Typ B	Betrifft die thorakale Aorta ab dem Arcus aortae

DBRD Muster-Algorithmen
ESC Pocket-Leitlinie Aortenerkrankungen
Pocket-Leitlinie: Akutes Koronarsyndrom ohne ST-Hebung (NSTE-ACS)
Notfallsanitäter Heute, Kap. 27

Klassifizierung der **Aortendissektion nach DeBakey** (selten verwendet):

DeBakey-Typ 1	Primärer Eintritt in die Aorta ascendens, mit Ausbreitung in den Arcus aorta und Aorta descendens
DeBakey-Typ 2	Primärer Eintritt Aorta ascendens ohne weitere Ausbreitung
DeBakey-Typ 3	Primärer Eintritt in der Aorta descendens
• Typ 3a	Ausbreitung nur oberhalb des Zwerchfells
• Typ 3b	Ausbreitung auch unterhalb des Zwerchfells

- Die Einteilung DeBakey-Typ 1 und 2 entsprechen der Aortendissektion nach Stanford Typ A und die Einteilung DeBakey Typ 3 entspricht der Einteilung nach Stanford Typ B.
- Die **höchste Letalität** weist unbehandelt eine Aortendissektion nach Stanford-Typ A (DeBakey-Typ 1 und 2) auf. Diese muss in der Regel schnellstmöglich operativ versorgt werden.
- **Dissektionen der Aorta** nach Stanford-Typ B (DeBakey-Typ 3) werden in der Regel **konservativ** behandelt.

DBRD Muster-Algorithmen
ESC Pocket-Leitlinie Aortenerkrankungen
Pocket-Leitlinie: Akutes Koronarsyndrom ohne ST-Hebung (NSTE-ACS)
Notfallsanitäter Heute, Kap. 17, 27

4. **Symptome der akuten Aortendissektion Typ A,** zusammengefasst nach Häufigkeiten:

Symptom	**Anteil (%)**
Brustschmerz	80
Abrupt einsetzender Schmerz	85
Blutdruckdifferenz > 10 mmHg	53
Aorteninsuffizienz	40–75
Rückenschmerzen	40
Perikardtamponade	< 20
Blutdruckdifferenz > 20 mmHg	19
Pulsdefizit	19
Synkope	15
Wandernder Schmerz	< 15
Myokardiale Ischämie	10–15
Herzinsuffizienz	< 10
Koma/Schlaganfall	< 10
Ischämie untere Extremität	< 10
Mesenterialischämie	< 5
Hypertension (RRsyst > 150 mmHg)	36
Normotension (RRsyst 100–150 mmHg)	40
Hypotension (RRsyst < 100 mmHg)	12

Aus: Breuer F, Rossaint R, Beckers S K. Neurologisches Defizit, Brustschmerz und Kreislaufinstabilität als Warnhinweise auf eine akute Aortendissektion. Notfall Rettungsmed, 2019; 22: 415–419.

Jeder Notfallsanitäter sollte die häufigsten **Symptome der akuten Aortendissektion** kennen und eine sorgfältige Anamnese, **z. B. bei Brustschmerz, Schlaganfall, Synkopen,** oder wie im Beispiel bei **unklaren neurologischen Symptomen mit Extremitätenischämie** durchführen und gezielt sowie auch rückblickend entsprechende Fragen stellen.
Die Aortendissektion ist im Vergleich zum akuten Myokardinfarkt und Schlaganfall sicher ein **sehr seltener Notfall.** Die Inzidenzen der Krankheitsbilder unterscheiden sich enorm. Jedoch ist die Aortendissektion ein immer wieder auftretender, **relevanter Notfall** und muss differenzialdiagnostisch präsent sein.

5. Das Auftreten von EKG-Veränderungen in Form von **ST-Streckenhebungen** tritt meistens bei **Dissektionen nach Stanford-Typ A (Aorta ascendens)** auf. Begründen lässt sich dies mit einer Beteiligung, meist Verschluss durch die Dissektionsmembran der direkt nach der Aortenklappe aus der Aorta ascendens abgehenden Aa. coronaria sinistra und dextra.

DBRD Muster-Algorithmen
ESC Pocket-Leitlinie Aortenerkrankungen
Notfallsanitäter Heute, Kap. 17, 27

6. Man unterscheidet folgende Typen von Arterien:
   - **Arterien vom elastischen Typ** findet man besonders in den großen herznahen Arterien. Diese haben eine Media, bestehend aus Lagen von elastischen Fasern, in die Fasern glatter Muskulatur eingebettet sind. Diese elastischen Arterien besitzen eine Windkesselfunktion.
   - **Arterien vom muskulären Typ** bestehen aus dichten Bündeln glatter Muskulatur, die den Druck innerhalb des Lumens regulieren können. Sie besitzen die Fähigkeit zur Vasokonstriktion und haben somit entscheidenden Einfluss auf die Blutdruckregulation. Sie sorgen für eine rasche Umverteilung des Volumens bei Lagewechseln.
   - **Arterien vom gemischten Typ** befinden sich an den Übergängen von elastischen zu muskulären Gefäßen.

   Arterien sind typischerweise **dreischichtig** in ihrer Wandstruktur von innen nach außen:
   - **Tunica intima (Intima)** – innere Gefäßwand: bildet das Gefäßendothel und sitzt auf einer dünnen Bindegewebsschicht.
   - **Tunica media (Media)** – mittlerer Wandabschnitt: Je nach Gefäßgröße und den herrschenden Druckverhältnissen enthält die Media in unterschiedlicher Ausprägung glatte Muskulatur.
   - **Tunica externa (Adventitia)** – äußerer Wandabschnitt: Schicht von Bindegewebe, umgibt die glatte Muskulatur.

   Im Rahmen einer **Aortendissektion** führt ein **Intimaeinriss** zur **Einblutung** in den Zwischenraum von Intima und Media. Durch diese Einblutung in die Aortenwand kommt es zu einer Spaltung der Gefäßwand mit Bildung eines Kanals zwischen den Wandschichten. Dieser kann auch distal wieder in das arterielle Lumen einmünden.

Notfallsanitäter Heute, Kap. 27

Notfallsanitäter Heute, Kap. 27

7. Die **Windkesselfunktion der Aorta** beschreibt die Eigenschaft der elastischen Arterien sowie der Aorta, während der Systole die daraus entstehende Energie des austretenden Blutes aufzunehmen und während der Diastole durch das Retraktionsverhalten der Gefäßwand wieder abzugeben. Retraktion und Dehnung der folgenden Gefäßanteile fangen so die vom Herzen ausgehenden Amplituden auf, reduzieren sie und sorgen für einen kontinuierlichen Blutfluss.

Notfallsanitäter Heute, Kap. 27

8. Folgende Risikofaktoren/Vorerkrankungen begünstigen eine Aortendissektion:
   - Arterielle Hypertonie
   - Arteriosklerose
   - Bekanntes (thorakales) Aortenaneurysma
   - Marfan-Syndrom oder andere Bindegewebserkrankungen
   - Positive Familienanamnese
   - Andere Aortenerkrankungen und operative Eingriffe
   - Langjähriger Amphetamin- oder Kokainabusus

DBRD-Muster-Algorithmen
Notfallsanitäter Heute, Kap. 27

9. **Notfallmedizinische Maßnahmen und Medikamente bei akuter Aortendissektion:**
   - **Anlage** mindestens eines, besser zwei großer **peripher-venöser Gefäßzugänge:** Die größte Gefahr ist die Ruptur des Gefäßes. Hier bedarf es dann großer Volumenmengen und in der innerklinischen Versorgung auch einer Massivtransfusion. Dies ist nur über große Gefäßzugänge möglich.
   - Bei bestehender Schmerzsymptomatik **Analgesie bis zur Schmerzfreiheit:** Schmerz aktiviert das vegetative Nervensystem und führt u. a. über eine Steigerung des Sympatikotonus zur Freisetzung von Adrenalin, darüber zu Vasokonstriktion und Anstieg des Blutdrucks. Dies gilt es unter allen Umständen zu vermeiden.
   - **Senkung des Blutdrucks und der Herzfrequenz** mittels Betablocker auf Werte RRsyst 100–120 mmHg und eine niedrig normale Herzfrequenz: Hypertone Blutdrücke führen zu einer zusätzlichen Belastung der Gefäße und begünstigen das Fortschreiten der Dissektion sowie das Risiko einer Ruptur.
   - **Schonender Transport** und engmaschige Überwachung
   - **Medikamente zur Schmerztherapie:**
     - Morphin, titriert 2 mg i. v. bis maximal 10 mg nach Algorithmus
     - Metamizol 1 g in Infusionslösung, dann langsam über 15 Min. i. v.

DBRD-Muster-Algorithmen
Notfallsanitäter Heute, Kap. 20, 21

10. **Algorithmus Schmerztherapie mit Morphin – sonstige Schmerzen**
    - Untersuchung nach ABCDE und Notarztnachforderung:
      - Schmerzen NRS > 4
      - Unverträglichkeit Morphin ausgeschlossen
      - Keine respiratorische Insuffizienz oder schwere COPD
      - Keine Vigilanzminderung

- Anlage i. v.-Zugang und laufende kristalloide Infusion
- Vorbereitet: Material zur Maskenbeatmung, Guedel-Tubus, supraglottischer Atemweg, Absaugbereitschaft
- Morphin 10 mg/10 ml NaCl 0,9 % aufziehen und etikettieren/beschriften, Vier-Augen-Prinzip anwenden
- O_2-Gabe und SpO_2-Überwachung immer vor Applikation
- Antiemetika: Unverträglichkeit, Schwangerschaft/Stillzeit ausgeschlossen → Antiemetikagabe
- Gabe von 2 mg Morphin langsam i. v. bis maximal 10 mg oder NRS < 4
- Weitere Versorgung nach Standard und Dokumentation, austragen BTM-Buch

KAPITEL

9

Matthias Thöle

Antworten: Themenbereiche 6 und 9

Antworten zu Fallbeispiel ➢ 4.1: Kosten- und Leistungsrechnung im Rettungsdienst

1. **Sozialversicherungssystem:** gesetzliche Krankenversicherung, Arbeitslosenversicherung, gesetzliche Unfallversicherung, deutsche Rentenversicherung und Pflegeversicherung.

Sozialgesetzbuch
Notfallsanitäter Heute, Kap. 49

Die **Sozialversicherungen** sind in der Bundesrepublik Deutschland gesetzlich geregelt. Bereits zwischen den Jahren 1880 und 1890 wurden Krankenversicherung, Rentenversicherung und die Unfallversicherung eingeführt.
Es existierten ungefähr 550 Träger der Sozialversicherungen, die als öffentlich-rechtliche Körperschaften organisiert sind. Die Finanzierung erfolgt über Beiträge (durch Arbeitgeber und Arbeitnehmer) und teilweise aus Steuergeldern. Die rechtlichen Grundlagen sind im **Sozialgesetzbuch** fest verankert. Neben der Finanzierung der Rente und der Gesundheitsversorgung sind die Prävention und die Rehabilitation wichtige Aufgaben der Sozialversicherungen in der Bundesrepublik Deutschland. Allgemein ist zu erwähnen, dass bei den Sozialversicherungen das **Solidarprinzip** gilt.

2. 1995 wurde die **Pflegeversicherung** als letzte Säule der Sozialversicherungen in der Bundesrepublik Deutschland eingeführt.

Sozialgesetzbuch
Notfallsanitäter Heute, Kap. 49

Die **Pflegeversicherung** dient als Absicherung des Risikos, pflegebedürftig zu werden. Die Pflegeversicherung ist eine **Pflichtversicherung** und gilt auch für privat krankenversicherte Patienten. Die Pflegeversicherung ist ein eigenständiger Zweig der Sozialversicherungen und ist auch im Sozialgesetzbuch gesetzlich geregelt.
Um Leistungen aus der Pflegeversicherung zu erhalten, muss ein **Antrag auf Pflegegeld** gestellt werden. Es wird dann ein unabhängiges Gutachten vom medizinischen Dienst der Krankenkassen erstellt. In diesem Gutachten wird ermittelt, wie hoch der Pflegebedarf tatsächlich ist, und eine **Pflegestufe** festgelegt. Entsprechend der Pflegestufe, wird dann das Pflegegeld ausgezahlt.

3. Die **gesetzliche Krankenversicherung** ist eine verpflichtende Versicherung für alle Arbeitnehmer in Deutschland, deren Einkommen unter der Versicherungspflichtgrenze von 73800 € pro Jahr Bruttoeinkommen liegt (Stand 2025).
   Bei einem Einkommen über der Versicherungspflichtgrenze darf man sich bei einer **privaten Krankenversicherung** versichern. Das gilt auch für Beamte, Soldaten und Selbstständige. Diese Personen müssen nicht mehr in die gesetzliche Krankenversicherung einzahlen. Der Kunde/

Sozialgesetzbuch
Leistungskatalog der gesetzlichen Krankenkassen
Notfallsanitäter Heute, Kap. 49

Patient kann hier seine Leistungen frei auswählen und muss dafür entsprechende Gebühren bezahlen (Chefarzt, Einzelzimmer).

Bei Arbeitnehmern, die unter der Versicherungspflichtgrenze liegen, werden die Beiträge in Höhe von 14,60 % des Bruttoeinkommens zu jeweils der Hälfte vom Arbeitgeber und Arbeitnehmer eingezahlt. Der gesetzlich versicherte Patient darf sich seine **Krankenkasse** frei auswählen. Die Grundleistungen wie z. B. die Kostenübernahme bei einem RTW-Transport sind identisch. Unterschiede gibt es nur bei Zusatzleistungen, wie z. B. bei der Kostenübernahme für Osteopathie. Seit dem Jahr 2015 erheben die Krankenkassen einen Zusatzbeitrag, der bei 2,5 % liegt (Stand 2025)
Patienten mit einer **privaten Krankenversicherung** können sich ein Versicherungsunternehmen und die Leistungen dort frei auswählen. Nach dem 55. Lebensjahr darf ein Patient nicht mehr aus einer privaten Krankenversicherung in die gesetzliche Krankenversicherung wechseln.

Sozialgesetzbuch
Tarifrecht
Notfallsanitätergesetz

4. Vor dem Beginn der Ausbildung war der Auszubildende über seinen Vater privat mitversichert. Mit dem Beginn der Ausbildung erhält der Auszubildende eine **Ausbildungsvergütung (Einkommen).** Da das Ausbildungsgehalt unter der Versicherungspflichtgrenze liegt, ist er nun verpflichtet, eine gesetzliche Krankenversicherung zu haben.

Wie in der gesetzlichen Krankenversicherung gibt es auch die Option, eine **Familienversicherung** bei einer privaten Krankenversicherung zu erhalten. Der große Unterschied besteht darin, dass sich bei einer privaten Familienversicherung die Beiträge erhöhen. Bei der gesetzlichen Krankenversicherung erhöhen sich die Beiträge nicht, wenn man als Vater seine Kinder über die entsprechende Familienversicherung mitversichern möchte.

Landesrettungsdienstgesetz
Notfallsanitäter Heute, Kap. 49

5. Aufgrund des **Föderalismusprinzips** in der Bundesrepublik Deutschland, das im Grundgesetz verankert ist, ist die Sicherstellung des Rettungsdienstes Ländersache. Jedes Bundesland hat ein eigenes Landesrettungsdienstgesetz. In der Regel sind die **Landkreise** oder **kreisfreien Städte** die Träger des Rettungsdienstes.

Ein Landkreis kann beispielsweise entscheiden, ob er die rettungsdienstliche Versorgung der Bevölkerung selbst organisiert und durchführt oder ob er den Rettungsdienst ausschreibt und dann **Hilfsorganisationen** wie der ASB, DRK, MHD, JUH oder **private Unternehmen** den Rettungsdienst im Auftrag des Landkreises übernehmen. In einigen Landkreisen führt auch die jeweilige **Berufsfeuerwehr** den Rettungsdienst durch, wenn aufgrund von entsprechenden Vorgaben die Vorhaltung einer Berufsfeuerwehr vorgeschrieben ist.

Sozialgesetzbuch

6. Diese besonderen medizinischen Leistungen, die man trotz einer gesetzlichen Krankenversicherung beim Arzt privat bezahlen muss, nennt man **IGeL-Leistungen.** Die Abkürzung IGeL steht für „individuelle Gesundheitsleistung".

Unter **individuellen Gesundheitsleistungen** versteht man Leistungen der Vorsorge- und Servicemedizin, die von der gesetzlichen Krankenversicherung (GKV) nicht bezahlt werden, da sie nicht zum Leistungskatalog der GKV gehören. Zu diesen Leistungen gehören z. B. auch diverse Reiseimpfungen oder besondere Blutuntersuchungen oder spezielle Ultraschalluntersuchungen während einer Schwangerschaft. Es handelt sich hierbei um Leistungen, die nach den Richtlinien des **§ 92 SGB V** von der Leistungspflicht der gesetzlichen Krankenversicherung ausgeschlossen wurden. Der medizinische Nutzen dieser Leistungen wird unter Experten kontrovers diskutiert.

7. Bei dem **Submissionsmodell** wird die Durchführung der Dienstleistung (Rettungsdienst und qualifizierter Krankentransport) von den Organisationen (MHD, DRK, JUH, ASB und private Unternehmen) übernommen. Der Träger des Rettungsdienstes (Landkreise, kreisfreie Städte) ist in den Verhandlungen mit den Kostenträgern (Krankenkassen) weiterhin involviert.

Notfallsanitäter Heute, Kap. 50 Vergaberecht

Wenn der Träger den Rettungsdienst und qualifizierten Krankentransport im Rahmen des Submissionsmodells durchführen lassen möchte, ist eine **Ausschreibung** notwendig. Unternehmen bzw. Hilfsorganisationen, die sich auf die Ausschreibung bewerben, müssen die erforderlichen Voraussetzungen wie z. B. die Zertifizierung nach DIN EN ISO 9001/2015 erfüllen, um die Ausschreibung zu gewinnen. Je nach Ausschreibung kann auch die Sicherstellung des Katastrophenschutzes Bestandteil der Ausschreibung sein.

8. Bei dem **Konzessionsmodell** rechnen die Organisationen/Unternehmen ihre Leistungen direkt mit den Krankenkassen ab. Der Träger des Rettungsdienstes spielt keine Rolle bei der Vergütung. Dieses Modell ist nach Auffassung des EuGH nicht ausschreibungspflichtig.

Notfallsanitäter Heute, Kap. 50

Dieses Modell wird beispielsweise in **Berlin** beim qualifizierten Krankentransport verwendet. Ein Unternehmen oder eine Hilfsorganisation beantragt eine **Konzession,** um den qualifizierten Krankentransport durchführen zu dürfen. Die zuständige Behörde vergibt dann die entsprechende Konzession. Die Hilfsorganisation oder das private Krankentransportunternehmen führen dann die betreffende Leistung in Eigenregie durch.

9. Im Rahmen der Ausbildung zum Notfallsanitäter ist die Ausbildungszeit im Lernort Rettungswache auf 1.960 Std. festgelegt. Als Anleitung sollen 10 % verwendet werden. Der Praxisanleiter ist angehalten **196 Std. Anleitung** mit seinem Auszubildenden zu übernehmen.

Notfallsanitätergesetz
Notfallsanitäter Heute, Kap. 1

Neben dem **Lernort Rettungsdienstschule,** in der die Auszubildenden zum Notfallsanitäter theoretischen und fachpraktischen Unterricht erhalten, sollen auch im **Lernort Rettungswache** Anleitungen stattfinden. Die Anleitungen sollen zur Hälfte geplant sein und zur anderen Hälfte situationsbezogenen Anleitungen sein. Die Anleitungen sollen dokumentiert werden. Sie können z. B. das Training von praktischen Inhalten sein (Immobilisation auf einem Spineboard) oder als theoretischer Unterricht ablaufen. Eine ausführliche Einsatznachbesprechung kann auch als eine Anleitung gewertet werden.

Sozialgesetzbuch
Gebührenverordnung
Notfallsanitäter Heute Kap. 49

10. Patienten, die eine **private Krankenversicherung** abgeschlossen haben, bekommen die **Rechnung** für den Einsatz direkt nach Hause zugestellt. Die privat versicherten Patienten überweisen den entsprechenden Betrag und reichen die Rechnung dann bei ihrer Versicherung ein. Bei Patienten, die **gesetzlich krankenversichert** sind, wird direkt mit der entsprechenden **Krankenkasse** der Patienten abgerechnet.

Als **privat versicherter Patient** ist es üblich, dass die Leistungen erst dem Patienten in Rechnung gestellt werden und der Patient sich dann den entsprechenden Betrag von seiner Krankenversicherung erstatten lässt. Der Vorteil hierbei ist, dass der Patient genau weiß, wie viel die Behandlung oder der Transport mit einem RTW kosten. Bei Patienten, die eine gesetzliche Krankenversicherung haben, erfolgt die Abrechnung der Leistung direkt mit der entsprechenden Krankenkasse. Somit weiß der gesetzlich versicherte Patient nicht, wie viel die Behandlung genau gekostet hat.

Antworten zu Fallbeispiel ➢ 4.2: Einweisung eines neuen Auszubildenden

Landesrettungsdienstgesetz
Notfallsanitäter Heute, Kap. 57

1. Die **Regelbesatzung** der einzelnen Rettungsmittel ist im jeweiligen **Landesrettungsdienstgesetz** geregelt. Die Regelungen können von Bundesland zu Bundesland unterschiedlich sein. Der Ärztliche Leiter Rettungsdienst kann auch für seinen Bereich bestimmte Mindestqualifikationen fordern, damit ein Mitarbeiter als Mitglied der Regelbesatzung eingesetzt werden kann.

In fast allen Bundesländern muss als **Transportführer** auf einem RTW ein Notfallsanitäter eingesetzt werden. In einigen Bundesländern darf für einen Übergangszeitraum auch aktuell noch ein Rettungsassistent als Transportführer eingesetzt werden. In Niedersachsen dürfen Auszubildende zum Notfallsanitäter nach erfolgreicher Zwischenprüfung ab dem zweiten Lehrjahr als Mitglied der Regelbesatzung eingesetzt werden (nicht als Transportführer). In Sachsen-Anhalt hingegen müssen die Auszubildenden zum Notfallsanitäter im Rahmen ihrer Ausbildung die Prüfung zum Rettungssanitäter bestanden haben, um als Mitglied der Regelbesatzung eingesetzt zu werden.

Notfallsanitätergesetz
Notfallsanitäter Heute, Kap. 1

2. Im **§8 des Notfallsanitätergesetzes** ist festgelegt, dass der Auszubildende über die gesundheitliche Eignung zur Ausübung des Berufs verfügen muss. Außerdem notwendig ist ein mittlerer Schulabschluss oder eine andere gleichwertige, abgeschlossene Schulbildung. Eine erfolgreich abgeschlossene Berufsausbildung von mindestens 2-jähriger Dauer in Kombination mit einem Hauptschulabschluss ist ebenfalls möglich.

Die **Ausbildung zum Rettungsassistenten** konnte man auch ohne mittleren Schulabschluss beginnen. Ein vorgeschriebenes Mindestalter ist vom Gesetzgeber nicht vorgegeben. Die gesundheitliche Eignung wird im Regelfall im Rahmen der arbeitsmedizinischen Untersuchung durch einen Arbeitsmediziner festgestellt.

3. Laut einigen Landesrettungsdienstgesetzen ist eine arbeitsmedizinische Untersuchung vorgeschrieben. Außerdem ist laut der Biostoffverordnung, laut der Verordnung zur arbeitsmedizinischen Vorsorge (ArbMedVV) und in der TRBA 250 eine arbeitsmedizinische Untersuchung vorgeschrieben.

Landesrettungsdienstgesetz
TRBA 250
BG-Grundsatz G42
Notfallsanitäter Heute, Kap. 55

Handlungsanleitungen für die **arbeitsmedizinische Vorsorge** nach dem berufsgenossenschaftlichen Grundsatz G 42 „Tätigkeiten mit Infektionsgefährdung" wurden 2010 durch die Deutsche Gesetzliche Unfallversicherung veröffentlicht. Laut TRBA 250 müssen Mitarbeiter, die eine FFP3-Maske bei Infektionstransporten tragen, mindestens eine G26/1 absolviert haben. Neben der körperlichen Untersuchung und der Erhebung von Blutwerten gehört eine Impfung zu den Leistungen der arbeitsmedizinischen Untersuchung.

4. Aufgrund der Tarifautonomie regelt das deutsche Arbeitszeitgesetz als ein Gesetz zum Schutz der Arbeitnehmer die Wochenarbeitszeit nicht genau. Es werden aber die maximale Wochenarbeitszeit und Arbeitsverbote an bestimmten Tagen vorgeschrieben. Es ergibt sich daraus eine **maximale Wochenarbeitszeit** von **48 Std.**

Arbeitszeitgesetz
Notfallsanitäter Heute, Kap. 55

Gerade im medizinischen Bereich, also auch im Rettungsdienst, ist das Arbeitsverbot an bestimmten Tagen (sonntags) ausgesetzt, um die medizinische Versorgung der Bevölkerung zu gewährleisten. Es ist zudem erlaubt, die maximale Arbeitszeit von 48 Std. bei Bedarf zu erhöhen. Allerdings darf die **wöchentliche maximale Arbeitszeit** von **48 Std.** nicht langfristig überschritten werden.

5. **Arbeitsbereitschaft** liegt dann vor, wenn der Arbeitnehmer nicht seine volle, angespannte Tätigkeit entfalten braucht, sondern nur an der Arbeitsstelle anwesend ist, um jederzeit in den Arbeitsprozess einzugreifen.

Arbeitszeitgesetz
Notfallsanitäter Heute, Kap. 55

Gerade im Rettungsdienst werden viele Stunden in der Arbeitsbereitschaft geleistet. Der Mitarbeiter befindet sich auf seiner Dienststelle (Rettungswache) und kann bei Bedarf (Alarmierung durch die Leitstelle) seine eigentliche Arbeit unverzüglich aufnehmen. Hierbei handelt es sich um den **Bereitschaftsdienst,** der auch komplett vergütet werden soll.
Anders verhält es sich bei der **Rufbereitschaft.** Hier ist der Mitarbeiter stetig erreichbar, um bei Bedarf die Arbeit aufzunehmen. In einigen Rettungsdienstbereichen gibt es sog. **Springer,** die bei Bedarf (Personalausfall) den entsprechenden Dienst übernehmen können.

6. Es gibt eine Vielzahl von Unterweisungen, die auf einer Rettungswache im Rahmen einer **Unterweisung** durchgeführt werden müssen:
   - Brandschutz/Gefahrstoffe
   - Hygienehandbuch
   - Infektionsfahrten/Infektionsschutzgesetz
   - Schweigepflicht
   - Wichtige Unfallverhütungsschriften
   - Persönliche Schutzausrüstung

Unfallverhütungsvorschrift der Berufsgenossenschaft
Biostoffverordnung
Infektionsschutzgesetz
Notfallsanitäter Heute, Kap. 55

- Jugendarbeitsschutzgesetz
- Arzneimittel/BTM
- Arbeitsunfall/Wegeunfall
- Biostoffverordnung

Da die Mitarbeiter im Rettungsdienst mit vielen potenziell gefährlichen Stoffen zu tun haben, wie z. B. Sauerstoff oder Desinfektionsmittel, müssen zur Einarbeitung **Unterweisungen** mit der neuen Auszubildenden durchgeführt werden. Es ist sinnvoll, diese Unterweisungen genau zu **dokumentieren.** Bei weiblichen Auszubildenden im Rettungsdienst ist darauf hinzuweisen, dass im Fall einer Schwangerschaft ein sofortiges Berufsverbot ausgesprochen wird, um die Mutter und das ungeborene Kind vor möglichen Gefahren zu schützen.

Arbeitszeitgesetz
Notfallsanitäter Heute, Kap. 55

7. Laut §5 des Arbeitszeitgesetzes darf der Auszubildende die Schicht des erkrankten Kollegen nicht übernehmen, weil laut dem Arbeitszeitgesetz eine **Ruhezeit** (Zeitspanne zwischen 2 Diensten) ohne Unterbrechung von 11 Std. eingehalten werden muss.

Der Rettungswachenleiter ist verpflichtet, darauf zu achten, dass diese Ruhephasen eingehalten werden. Sollte ein Mitarbeiter die Ruhezeit nicht eingehalten haben und es kommt zu einem Arbeitsunfall, könnte es mit der zuständigen Berufsgenossenschaft zu Problemen bei der Abwicklung des Arbeitsunfalls kommen. Laut **§5 des Arbeitszeitgesetzes** kann die Ruhephase in bestimmten Arbeitsbereichen wie Krankenhäusern und in der Gaststättengewerbe um 1 Std. auf 10 Std. reduziert werden.

Berufsbildungsgesetz
Notfallsanitätergesetz
Notfallsanitäter Heute, Kap. 1

8. Die Auszubildenden haben sich zu bemühen, die Kompetenz eines Notfallsanitäters zu erwerben. Ferner sollen die Auszubildenden an sämtlichen Ausbildungsveranstaltungen teilnehmen und sämtliche Aufgaben sorgfältig ausführen.

Besonders wichtig ist die **Schweigepflicht.** Die Auszubildenden sind auch gemäß §203 StGB zur Verschwiegenheit verpflichtet. Da sie ein Ausbildungsgehalt erhalten, ist der Besuch der Rettungsdienstschule Arbeitszeit. Auch dort sind die Pflichten zu berücksichtigen, die im Berufsbildungsgesetz aufgeführt sind. Beim Lernort Rettungswache ist die Teilnahme an geplanten Praxisanleitungen oder anderen Ausbildungsveranstaltungen für den Auszubildenden verpflichtend.

Berufsbildungsgesetz
Notfallsanitätergesetz
Notfallsanitäter Heute, Kap. 1

9. Das Berufsausbildungsverhältnis/Ausbildungsverhältnis beginnt mit der Probezeit. Sie **beträgt 4 Monate.** Diese Vorgabe ist im §16 Notfallsanitätergesetz verankert.

Gerade im Rahmen eines Ausbildungsverhältnisses ist eine **Probezeit** sehr wichtig. Viele junge Menschen machen sich vor der Ausbildung Gedanken, wie die Ausbildung ablaufen kann und haben entsprechende Erwartungen. Sollten diese nicht erfüllt werden, kann das Ausbildungsverhältnis während der Probezeit problemlos gekündigt werden. Gleiches gilt auch für den Ausbildungsbetrieb, wenn dieser merkt, dass der Auszubildende den Erwartungen nicht entspricht. Gerade im Rettungsdienst kann es durchaus sein, dass ein Auszubildender die **psychische Belastung** nicht ertragen kann und deshalb frühzeitig die Ausbildung abbrechen möchte.

10. Inhalte des **QM-Wachbuchs:**
    - Namen der Besatzung der Rettungsmittel (inklusive Praktikant)
    - Leerraum für Unterschriften der Personen, die auf dem Rettungsmittel eingesetzt sind
    - Vollständigkeit der Betäubungsmittel (mit Unterschrift)
    - Leerraum zum Eintragen von Besonderheiten (gesperrte Straßen etc.)
    - Leerraum zum Eintragen von Besonderheiten am Fahrzeug (Termine TÜV etc.)
    - Leerraum zum Eintragen von Besonderheiten im Ablauf in der Rettungswache (Spülmittel besorgen etc.)
    - Leerraum zum Eintragen von Dienstanweisungen/Rundschreiben oder Ähnliches

Notfallsanitäter Heute, Kap. 55

Das **QM-Wachbuch** soll verhindern, dass **wichtige Informationen** verlorengehen, wenn es aufgrund eines hohen Einsatzaufkommen nicht möglich ist, eine Übergabe durchzuführen. Mit ihrer Unterschrift bestätigen die Kollegen, dass sie die Informationen zur Kenntnis genommen haben. Außerdem kann man das Wachbuch auch nutzen, um z. B. die tägliche Routinedesinfektion der Rettungsmittel zu dokumentieren.

Antworten zu Fallbeispiel ➢ 4.3: Der psychiatrische Notfall

1. Der **qualifizierte Krankentransport** und die **Notfallrettung** sind die beiden Kern-/Hauptprozesse, die an einer Rettungswache durchgeführt werden. Diese beiden Dienstleistungen bilden das „Kerngeschäft" des Rettungsdienstes ab.

Notfallsanitäter Heute, Kap. 55
Deutsche Gesellschaft für Qualität

Für beide Hauptprozesse werden durch die oberste Leitung (Geschäftsführung) oder durch den Qualitätsmanagementbeauftragten **Prozessbeschreibungen** entwickelt, die darstellen sollen, wie diese beiden Dienstleistungen durchzuführen sind. Jeder Mitarbeiter muss diese Prozessbeschreibungen kennen und dementsprechend die eigehenden Einsätze abarbeiten. Diese Prozessbeschreibungen werden dann im **Qualitätsmanagementhandbuch** abgelegt, sodass neue Mitarbeiter diese im Rahmen der Einarbeitung einsehen können.

2. Der externe Auditor wird von einer unabhängigen Zertifizierungsgesellschaft (TÜV, DEKRA) zum **externen Audit** eingeladen. Seine Aufgabe besteht darin, die Prozesse zu überwachen und das komplette Managementsystem zu überprüfen. Weiterhin werden stichpunktartig Prozesse untersucht und bewertet. Hierfür ist es sinnvoll, dass der externe Auditor über eine gewisse Fachkompetenz verfügt, um die Prozesse besser bewerten zu können. Sollte es keine Abweichungen geben, ist das Resultat positiv und die Rettungswache erhält ihre **Zertifizierung.** Sollte es Abweichungen/Fehler geben, wird das Zertifikat unter Umständen nicht ausgestellt.

Notfallsanitäter Heute, Kap. 55
DIN EN ISO 9001

Bevor der **externe Auditor** mit dem Audit beginnt, lässt er sich das QM-Handbuch zuschicken, um sich in die Strukturen/Prozesse der Rettungswache einlesen zu können. Wenn er eine **Hauptabweichung** (Gesetzesverstöße oder ähnliches) feststellt, wird das Zertifikat nicht ausgestellt oder bei einer Rezertifizierung aberkannt. Sollte der externe Auditor einige **Nebenabweichungen** feststellen, werden diese Abweichungen im Auditbericht aufgeführt und der Qualitätsmanagementbeauftragte muss in einer definierten Zeit diese Nebenabweichungen abstellen.

Psychisch-Kranken-Gesetz
Landesunterbringungsgesetz
Notfallsanitäter Heute, Kap. 57

3. Für die Erstellung der rechtlichen Vorgaben für eine **zwangsweise Unterbringung** eines psychisch kranken Patienten sind die jeweiligen Bundesländer zuständig. Je nach Bundesland sind diese Gesetze unterschiedlich betitelt.

In Baden-Württemberg wird das entsprechende Gesetz als Psychisch-Kranken-Hilfe-Gesetz bezeichnet. Im Saarland heißt das entsprechende Gesetz Unterbringungsgesetz. In den meisten Bundesländern wird das Gesetz aber als **Psychisch-Kranken-Gesetz** betitelt, wie z. B. in Nordrhein-Westfalen. Inhaltlich unterscheiden sich die Gesetze nur geringfügig.

Psychisch-Kranken-Gesetz
Landesunterbringungsgesetz
Notfallsanitäter Heute, Kap. 57

4. Bei dem Patienten muss eine **psychiatrische Erkrankung** vorliegen. Ferner muss es sich um eine **Eigengefährdung** oder um eine **Fremdgefährdung** handeln. Außerdem lehnt der Patient eine freiwillige Behandlung durch einen Facharzt ab. Sind diese Punkte erfüllt, ist eine **freiheitsentziehende Maßnahme/Unterbringung** gerechtfertigt.

Die Patientin in der Fallbeschreibung hat bereits eine psychiatrische Anamnese. Außerdem droht sie mit Suizid. Da die Patientin ablehnt, sich in eine geeignete Klinik transportieren zu lassen, ist in diesem Fall die freiheitsentziehende Maßnahme/Unterbringung indiziert. Die Rettungsleitstelle wird nun aufgrund der Rückmeldung durch den Kollegen alles Notwendige veranlassen, um die freiheitsentziehende Maßnahme/Unterbringung durchzuführen.

Psychisch-Kranken Gesetz
Landesunterbringungsgesetz
Notfallsanitäter Heute, Kap. 57

5. Das niedersächsische PsychKG regelt im §15 die zwangsweise Unterbringung ohne richterlichen Beschluss wie folgt: „*Kann eine gerichtliche Entscheidung nicht rechtzeitig herbeigeführt werden, so kann die zuständige Behörde die betroffene Person längstens bis zum Ablauf des folgenden Tages vorläufig in ein geeignetes Krankenhaus (Psychiatrie) einweisen, wenn die Voraussetzungen durch das Zeugnis einer Ärztin oder eines Arztes mit Erfahrung auf dem Gebiet der Psychiatrie dargelegt werden, dem ein frühestens am Vortage erhobener Befund zugrunde liegt.*“

Jedes Bundesland verfügt über ein eigenes Gesetz zur Regelung der freiheitsentziehenden Maßnahmen/Unterbringung. Nachts oder am Wochenende ist es schwierig, einen Richter für eine richterlich angeordnete Unterbringung zu erreichen. Deshalb hat das **PsychKG in Niedersachsen** diese Regelung getroffen. Abweichungen zu den Gesetzgebungen in den anderen Bundesländern sind möglich.

6. Je nach Landesgesetzgebung ist im Normalfall ein **Vollzugsbeamter** vom Ordnungsamt vor Ort, um die Durchführung der Maßnahme zu überwachen. Außerdem muss ein **Arzt** die psychiatrische Erkrankung diagnostizieren und einen Transportschein ausstellen, damit der Rettungsdienst die Patientin in die geeignete Zielklinik transportieren kann. Sollte körperliche Gewalt angewendet werden müssen oder stellt der Patient eine Gefahr für die beteiligten Personen da, muss außerdem die **Polizei** zur Einsatzstelle kommen.

Psychisch-Kranken-Gesetz
Landesunterbringungsgesetz
Beamtenrecht
Notfallsanitäter Heute, Kap. 57

Da eine **freiheitsentziehende Maßnahme/Unterbringung** dem Tatbestand der Freiheitsberaubung entspricht, ist es dringend zu empfehlen, sich bei solchen Einsätzen strikt an die gesetzlichen Vorgaben zu halten, um sich als Rettungswagenteam nicht selber strafbar zu machen. In einigen Bereichen sind z. B. Feuerwehrbeamte auch gleichzeitig Vollzugsbeamte, um die Durchführung der Maßnahmen zu überwachen. Eine freiheitsentziehende Maßnahme/Unterbringung muss **gründlich dokumentiert** werden. Hierfür existieren eigene Formulare, die der Vollzugsbeamte vom Ordnungsamt ausfüllt und bei der aufnehmenden Zielklinik abgibt.

7. In der Regel wird die Unterbringung in Krankenhäusern als Einrichtungen des Landes vollzogen. Die Krankenhäuser müssen personell, fachlich und baulich so ausgestattet sein, dass die **Voraussetzungen für eine geschlossene Unterbringung,** insbesondere im Hinblick auf die notwendigen Sicherheitsvorkehrungen, gegeben sind.

Landesverordnungen
Psychisch-Kranken-Gesetz
Landesunterbringungsgesetz

Es handelt sich hierbei im Normalfall um **psychiatrische Landeskrankenhäuser.** Es ist aber auch möglich, dass die Kliniken in privater Trägerschaft sind. Sollte das der Fall sein, werden entsprechende Verträge zwischen dem Land und dem Träger der Klinik abgeschlossen. Im Normalfall hat die aufnehmende Klinik ein fest definiertes Einzugsgebiet (Landkreis), aus dem alle Patienten, bei denen eine freiheitsentziehende Maßnahme/Unterbringung angeordnet wurde, zugewiesen werden.

8. Das **Fixieren eines Patienten** mit Fixiergurten entspricht dem Tatbestand einer Freiheitsberaubung. Außerdem spricht man von einer Freiheitsberaubung, wenn dem Patienten ohne Einwilligung **Bettgitter** ans Bett angebaut werden. Die Verabreichung **sedierender Medikamente** und die **Wegnahme eines Rollstuhls** erfüllen ebenfalls den Tatbestand einer Freiheitsberaubung.

Strafgesetzbuch
Notfallsanitäter Heute, Kap. 57

Hierbei handelt es sich um typische Situationen aus dem Bereich der **Krankenpflege.** Die **Freiheitsberaubung** ist im deutschen Strafrecht nach §239 Strafgesetzbuch (StGB) strafbar. Allein der Versuch wird als Straftat bewertet. Es gibt auch Ausnahmen, bei denen z. B. eine Fixierung ohne richterliche Anordnung durchgeführt werden darf, z. B. wenn es sich um Notwehr handelt oder der gesetzliche Betreuer, der durch das Vormundschaftsgericht ernannt wird, mit dieser Maßnahme einverstanden ist.

Landesrettungsdienstgesetz bzw. Ausbildungs- und Prüfungsverordnung der Bundesländer
Vorgabe Bund-Länder-Ausschuss-Rettungswesen
Notfallsanitäter Heute, Kap. 57

9. Die **Ausbildung zum Rettungssanitäter** beträgt 520 Std. Die Ausbildungsinhalte sind wie folgt aufgeteilt:
   - 160 Std. Grundlehrgang an einer staatlich anerkannten Rettungsdienstschule
   - 160 Std. Klinikpraktikum (Pflege, Intensivstation, Anästhesie, Notaufnahme)
   - 160 Std. Rettungswachenpraktikum an einer anerkannten Lehrrettungswache
   - 40 Std. Abschlusslehrgang mit Abschlussprüfung

Rettungssanitäter werden normalerweise als **Transportführer** auf einem **KTW** oder als **„Fahrer"** auf einem **RTW** eingesetzt. Die entsprechenden Vorgaben sind in den jeweiligen Landesrettungsdienstgesetzten verankert. Außer im Rettungsdienst oder im Krankentransport können Rettungssanitäter z. B. beim Blutspendedienst eingesetzt werden. In einigen Bundesländern, wie z. B. in Hessen und in Niedersachsen, hat sich die Dauer der jeweiligen Ausbildungsabschnitte geändert. Dort werden 80 Std. zusätzliche theoretische und praktische Ausbildung an einer staatlich anerkannten Rettungsdienstschule durchgeführt. Im Gegenzug wurde das Klinikpraktikum auf 80 Std. reduziert. In vielen Rettungsdienstbereichen können Rettungssanitäter einer Weiterbildung zum **Rettungssanitäter Plus** absolvieren, um dann als Transportführer für einen **Notfall KTW** eingesetzt zu werden. Je nach Bundesland dauert die Weiterbildung 40–80 Std.

Landesrettungsdienstgesetz

10. Neben den Transporten von Patienten, die nicht mehr gehfähig sind oder zwingend medizinische Hilfe beanspruchen, gehört auch der **Transport von psychisch kranken** und **desorientierten Patienten** zu den Aufgaben des qualifizierten Krankentransports. Im Rahmen einer freiheitsentziehenden Maßnahme/Unterbringung stellt der Arzt einen Transportschein aus, der die Indikation für einen qualifizierten Krankentransport darlegt.

Polizeibeamte sind nicht so gut ausgebildet wie Rettungssanitäter, Rettungsassistenten oder Notfallsanitäter, um bei lebensbedrohlichen Zuständen adäquat reagieren zu können. Außerdem gehören psychiatrische Krankheitsbilder und die notwendigen Maßnahmen, die aus den Krankheitsbildern resultieren, zu den Ausbildungsinhalten in der rettungsdienstlichen Ausbildung.

Antworten zu Fallbeispiel ➢ 4.4: Dokumentation im Rettungsdienst

Notfallsanitäter Heute, Kap. 48
Landesverordnung

1. Vorteile eines webbasierten Versorgungsnachweises:
   - Schnelle und klare Entscheidungsprozesse bei der Patientenzuweisung
   - Detaillierter Krankenhausversorgungsnachweis (Bettennachweis) in Echtzeit
   - Durch die standardisierte Vorabübermittlung diagnostischer und therapeutischer Daten ergibt sich ein Zeitvorsprung bei der Therapie (Vorbereitung der entsprechenden Behandlungsräume).
   - Bessere Übersicht der Patientenverteilung bei Großschadenslagen
   - Optimalere Nutzung der Bettenkapazitäten der Zielkrankenhäuser

Die Abkürzung **IVENA eHealth** steht für „interdisziplinärer Versorgungsnachweis". In Brandenburg, Hessen und in Niedersachsen wird dieses System bereits in einigen Rettungsdienstbereichen erfolgreich eingesetzt. Wenn ein Patient vom Rettungsdienst in die Klinik transportiert werden soll, wird im Rahmen der webbasierten Anmeldung eine dreistellige Ziffer (Diagnoseschlüssel) in ein dafür vorgesehenes Feld eingetragen. Das Rettungsdienstpersonal kann erkennen, ob die gewünschte Zielklinik in der Lage ist, die Art der Verletzung oder Erkrankung zu behandeln, und ob die gewünschte Zielklinik über ausreichend Ressourcen verfügt, um den Patienten aufzunehmen. Das Personal in der Notaufnahme sieht dann, welches Rettungsmittel mit welcher Art der Verletzung oder Erkrankung auf dem Weg zu ihnen ist.

Notfallsanitäter Heute, Kap. 48
Landesverordnung

2. **Vorteile der mobilen Datenerfassung:**
   - Protokolle liegen auf einem sicheren Server.
   - Zugang ist nur mit Passwort möglich.
   - Rettungsdienstmitarbeiter können nur auf Einsätze zugreifen, an denen sie selbst beteiligt waren.
   - Durch vorgegeben Textbausteine und Rechtschreibhilfen wird die Protokollqualität verbessert.
   - Die Protokolle können noch während des Transports aus dem RTW in die Zielklinik versendet werden.
   - Die Dokumentation erfolgt papierfrei und damit ökologisch sinnvoll.
   - Protokolle liegen nicht „öffentlich" auf der Rettungswache.
   - Die aufwendige und platzkostende Archivierung entfällt.

Inzwischen hat sich **mobile Datenerfassung im Rettungsdienst** nahezu überall etabliert. Gegenüber der analogen Datenerfassung (Protokoll) überwiegen die Vorteile. Neben dem verbesserten Datenschutz ist auch die Qualitätssicherung der Dokumentation als großer Vorteil zu werten. Es gibt viele unterschiedliche Arten der mobilen Datenerfassung: Entweder werden **Tabletts** benutzt oder es werden **Stifte** angewendet, welche die geschriebenen Buchstaben digitalisieren.

Notfallsanitäter Heute, Kap. 48
Patientenrechtegesetz

3. Folgendes muss bei einem Rettungsdiensteinsatz lückenlos **dokumentiert** werden:
   - Patientendaten/Kostenträger
   - Statuszeiten
   - Eingesetztes Rettungsdienstpersonal (mit Namen)
   - Notfalltransport oder Krankentransport
   - Unfallmechanismus/Ersteinschätzung/Anamnese
   - Verdachtsdiagnose/Arbeitsdiagnose
   - Durchgeführte Maßnahmen
   - Verabreichte Medikamente mit Dosierungsangabe
   - Ggf. Zeitpunkt der Notarztnachforderung
   - Zwischenfälle, Ereignisse, Komplikationen
   - Mitgeführte Wertgegenstände
   - Besonderheiten
   - Unterschrift des Transportführers

Damit die **relevanten Inhalte** in einem **Einsatzprotokoll** nicht fehlen, gibt es vorgefertigte Masken bei der mobilen Datenerfassung. Es ist auch möglich, die mobile Datenerfassung so zu programmieren, dass ein Abschluss und Versenden des Protokolls nur möglich sind, wenn alle relevanten Inhalte dokumentiert wurden. Außer den **Mitarbeitern des Rettungsdienstes** ist auch der **Notarzt** verpflichtet, eine Einsatzdokumentation durchzuführen.

Notfallsanitäter Heute, Kap. 48
Patientenrechtegesetz

4. Patientenakten und somit auch **Einsatzprotokolle** müssen **10 Jahre archiviert** werden. Dabei ist es belanglos, ob die Protokolle elektronisch oder digital erstellt wurden. Das Patientenrechtegesetz regelt die Archivierung der Patientenakten/Einsatzprotokolle.

2013 ist das **Patientenrechtegesetz** in Kraft getreten. Es schreibt vor, dass Patientenakten 10 Jahre archiviert werden müssen. Bevor dieses Gesetz in Kraft getreten ist, war die Zeit der Archivierung nicht zwingend klar. Nach 10 Jahren werden die Einsatzprotokolle, die bis dato in analoger Form erstellt wurden, von einem speziellen Unternehmen entsorgt bzw. vernichtet. Bei der digitalen Datenerfassung werden die Protokolle nach 10 Jahren automatisch vom sicheren Server gelöscht.

Notfallsanitäter Heute, Kap. 48
Patientenrechtegesetz
Strafprozessrecht

5. Eine **Dokumentation des Einsatzes** ist zwingend erforderlich, um die Abrechnung des Einsatzes mit den Kostenträgern zu gewährleisten, wenn kein Transportschein vorliegt. Außerdem hat der Patient laut Patientenrechtegesetz ein Anrecht auf eine Dokumentation. Sollte es zu einer Patientenbeschwerde oder einer Anklage des Patienten wegen möglicher Behandlungsfehler kommen, dient das Protokoll als Beweismittel. Die aufnehmende Klinik benötigt ebenfalls ein Protokoll, um zu erkennen, welche Maßnahmen bereits durchgeführt wurden.

Jeder **Transport eines Patienten** muss **sorgfältig dokumentiert** werden. Neben den aufgeführten Argumenten kommt noch hinzu, dass in den Prozessbeschreibungen, die im Rahmen des Qualitätsmanagements erstellt wurden, eine Dokumentation des Patiententransports zwingend erforderlich ist. Sollte es zu einer Transportverweigerung kommen, muss diese auch sorgfältig dokumentiert werden.

Rettungsassistentengesetz (nicht mehr gültig)
Notfallsanitäter Heute, Kap. 2, 57

6. Die **Ausbildung zum Rettungsassistenten** dauert ungefähr 2 Jahre. Laut Rettungsassistentengesetz besteht die Ausbildung aus 1.200 Std. theoretischer und praktischer Ausbildung (Rettungsdienstschule 780 Stunden und Klinikpraktikum 420 Stunden). Nach bestandener Abschlussprüfung folgt das Anerkennungsjahr in einer Rettungswache. Das **Anerkennungsjahr** dauert 1 Jahr und hat einen Stundenansatz von 1.600 Std. Nach dem Anerkennungsjahr folgt das **Abschlussgespräch.** Wenn alle Teile erfolgreich absolviert wurden, darf der Antrag auf Führung der Berufsbezeichnung „Rettungsassistent" bei der zuständigen Behörde gestellt werden.

Neben dem hier beschriebenen Ausbildungsverlauf ist es möglich, die Ausbildungszeit zu verkürzen, wenn man vorher eine erfolgreiche Prüfung als Rettungssanitäter oder ein Staatsexamen im Bereich der Krankenpflege abgeleistet hat. Die Möglichkeiten der **Verkürzung der Ausbildung zum Rettungsassistenten** sind im §8 des Rettungsassistentengesetzes geregelt. Eine Ausbildung zum Rettungsassistenten ist aufgrund der entsprechenden Gesetzesänderung nicht mehr möglich.

7. Der ideale Zeitpunkt für die **Einsatzdokumentation** ist während des Transports zur Zielklinik. Sollte das Protokoll bereits fertig erstellt sein, kann es je nach System mittels mobiler Datenerfassung bereits zur aufnehmenden Klinik geschickt werden. Wenn es während des Transports nicht möglich ist, ein Protokoll zu erstellen (Patient ist instabil) soll es direkt nach der Übergabe erstellt werden, damit relevante Maßnahmen oder Anamnesebefunde nicht vergessen werden.

Notfallsanitäter Heute, Kap. 48
Patientenrechtegesetz

Neben dem Zeitpunkt der Dokumentation ist es auch wichtig, dass **alle relevanten Inhalte** im Protokoll dokumentiert sind. Ferner ist darauf zu achten, dass man **nicht zu viele Abkürzungen** benutzt, die teilweise **mehrere Bedeutungen** haben. Als Beispiel ist die Abkürzung HWI zu nennen, die entweder Harnwegsinfekt oder Hinterwandinfarkt bedeuten kann.

8. Eine **nachträgliche Veränderung** oder **Nachtrag im Einsatzprotokoll** ist als **Dokumentenfälschung** zu werten, weil die Kopie von dem Original abweicht. Gerade bei analogen Protokollen ergibt sich diese Problematik.

Strafgesetzbuch
Notfallsanitäter Heute, Kap. 48

Sollte es der Fall sein, dass bei einem **analog angefertigten Protokoll,** dessen Durchschrift sich auf der Rettungswache befindet, eine Änderung vorgenommen wird, weicht die Kopie (Durchschlag auf der Rettungswache) vom Original ab. Hierbei handelt es sich um eine Dokumentenfälschung. Bei einem **digitalen Protokoll** kann anhand der Einwahldaten/Zeitstempel in das System herausgefunden werden, wer, wann und welche Änderungen vorgenommen wurden.

9. Neben dem **Patienten** und dem **Personal,** das am Einsatz beteiligt war, dürfen der **Ärztliche Leiter Rettungsdienst** und das therapeutische **Team in der Klinik** (Pflegepersonal der Notaufnahmen und behandelnder Arzt) Einsicht in das Protokoll haben.

Strafgesetzbuch
Patientenrechtegesetz
Notfallsanitäter Heute, Kap. 48

Da das **Einsatzprotokoll** als **Krankenakte** zu werten ist, schreibt das Patientenrechtegesetz vor, dass der Patient Einsicht in sein Protokoll haben darf. Es ist allerdings aufgrund der Schweigepflicht untersagt, dass andere Kollegen auf der Rettungswache Einsicht nehmen dürfen. Deshalb ist der **Zugang** zu den Protokollen, die mittels elektronischer Datenerfassung angefertigt wurden, nur über ein **Passwort** möglich. Da der Ärztliche Leiter Rettungsdienst für die Qualität der Notfallrettung in seinem Zuständigkeitsbereich zuständig ist, darf auch dieser Einsicht zur Qualitätssicherung in die Einsatzprotokolle haben.

Notfallsanitäter Heute, Kap. 48
Patientenrechtegesetz
Strafprozessrecht

10. Sollte es zu einer Anklage wegen eines Behandlungsfehlers durch den Notfallsanitäter kommen, wird das **Protokoll** neben den Zeugenaussagen der beteiligten Personen als **Beweismittel** eingesetzt. Hier gilt der Grundsatz, dass nicht dokumentierte Maßnahmen als nicht durchgeführt interpretiert werden.

Das Protokoll bzw. die Patientenakte hat einen sehr hohen Stellenwert als Beweismittel in einem Strafprozess. Deshalb ist es sehr wichtig, die erhobenen **Untersuchungsbefunde/Vitalwerte** und **Maßnahmen genau** zu **dokumentieren.**

Antworten zu Fallbeispiel ➢ 4.5: Arbeitsunfall im Rettungsdienst

Sozialgesetzbuch
Vorgaben der Deutschen Gesetzlichen Unfallversicherung (DGUV)
Notfallsanitäter Heute, Kap. 55

1. Als **„Arbeitsunfall"** wird ein von außen auf den menschlichen Körper einwirkendes, unfreiwilliges Ereignis bezeichnet, das zu einem Gesundheitsschaden oder zum Tod führt und sich während der Arbeitszeit ereignet hat. Freizeitunfälle sind hingegen keine Arbeitsunfälle.

Es ist wichtig zu wissen, dass ein **Schlaganfall** oder **Herzinfarkt keine Arbeitsunfälle** sind, weil es zu keiner Gewalteinwirkung von außen gekommen ist.
Neben den Arbeitsunfällen sind auch **Wegeunfälle** mit Arbeitsunfällen und deren Abwicklung gleichzusetzen. Bei einem Wegeunfall handelt es sich um einen Unfall auf dem Weg zur Arbeitsstätte. Schüler an allgemeinbildenden Schulen sind auch über die Gemeindeunfallversicherung abgesichert.

Sozialgesetzbuch
Vorgaben der Deutschen Gesetzliche Unfallversicherung (DGUV)
Notfallsanitäter Heute, Kap. 55

2. Zu den **Aufgaben der Berufsgenossenschaften** gehören:
   - Überwachen der Durchführung von Maßnahmen zur Verhütung von Arbeitsunfällen, Berufskrankheiten, arbeitsbedingten Gesundheitsgefahren und für eine suffiziente Erste Hilfe direkt am Arbeitsplatz
   - Beratung der Unternehmen und Beschäftigten
   - Erbringen der Leistungen (Übernahme der Behandlungskosten und Finanzierung der Rehabilitation) der Deutschen Gesetzlichen Unfallversicherung
   - Veröffentlichen von Unfallverhütungsvorschriften, die bindend sind und einen Unfall schon im Vorfeld verhindern sollen

Die Aufgaben der Berufsgenossenschaften sind im **§15** und **17 des Sozialgesetzbuches** geregelt. Berufsgenossenschaften verfolgen das Ziel, die verletzten Arbeitnehmer wieder in den Arbeitsalltag zu integrieren. Um dies zu ermöglichen, sind je nach Unfall und Verletzung spezielle Therapiemaßnahmen nötig. Die Kosten hierfür trägt die zuständige Berufsgenossenschaft, wenn es sich um einen Arbeitsunfall handelt. Die Krankenkassen müssen die anfallenden Kosten nicht übernehmen.

Sozialgesetzbuch
Vorgaben der Deutschen Gesetzlichen Unfallversicherung (DGUV)
Notfallsanitäter Heute, Kap. 55

3. Der **Arbeitgeber** ist dafür zuständig, den Versicherungsschutz im Rahmen der gesetzlichen Unfallversicherung zu gewährleisten. Der Arbeitnehmer kann sich die Berufsgenossenschaft nicht frei aussuchen.

Einzig der Arbeitgeber entscheidet, über welche Berufsgenossenschaft der Arbeitnehmer versichert ist.

Anders als bei den Krankenkassen, hat der Versicherte (Arbeitnehmer) keine Möglichkeit, die Berufsgenossenschaft frei zu wählen. In der Regel ist es so, dass es für bestimmte Branchen auch spezielle **Berufsgenossenschaften** gibt. Mitarbeiter in der Gastronomie sind z. B. über Berufsgenossenschaft Nahrung und Genussmittel versichert. Die anfallenden Beiträge muss der Arbeitgeber alleine bezahlen. Der versicherte Mitarbeiter hat nur die Aufgabe, sich an die Unfallverhütungsvorschriften zu halten und im Falle eines Unfalls den Heilungsprozess mit zu unterstützen.

4. Für die Behandlung eines Patienten nach einem Arbeitsunfall ist der **D-Arzt** zuständig. Das D steht für „Durchgangsarzt". Ein D-Arzt ist ein Facharzt **für Chirurgie mit Schwerpunkt** Unfallchirurgie oder ein **Facharzt für Orthopädie und Unfallchirurgie.** Nur ein D-Arzt darf die Behandlung mit der Berufsgenossenschaft abrechnen.

Sozialgesetzbuch
Approbationsverordnung
Notfallsanitäter Heute, Kap. 55

In Deutschland gibt es ungefähr 4.000 Durchgangsärzte. Ungefähr 1.000 Durchgangsärzte sind in chirurgischen Ambulanzen der Krankenhäuser zu finden die restlichen D-Ärzte praktizieren in freien Praxen. Jährlich werden ungefähr 3 Mio. Patienten von einem Durchgangsarzt behandelt. Für die Auswahl der **Zielklinik** bei einem Notfalleinsatz bei eindeutigem Arbeitsunfall gilt: Die aufnehmende Klinik muss einen Durchgangsarzt vorhalten und zur Durchführung stationärer Therapien bemächtigt sein.

5. Zu den relevanten Inhalten einer **Unfallverhütungsvorschrift** gehören Maßnahmen, die der Arbeitgeber durchzuführen hat, um einen Arbeitsunfall im Vorfeld zu verhindern. Außerdem sind in einer Unfallverhütungsvorschrift Maßnahmen aufgeführt, die der Mitarbeiter sofort ergreifen muss, wenn es zu einem Arbeitsunfall kommen sollte.

Sozialgesetzbuch
Unfallverhütungsvorschrift der Berufsgenossenschaft
Notfallsanitäter Heute, Kap. 55

Die Unfallverhütungsvorschrift schreibt außerdem vor, dass die Mitarbeiter in der **Ersten Hilfe** ausgebildet sein müssen und dass einige Mitarbeiter eine Schulung als **Sicherheitsbeauftragter** besuchen müssen. Sollte der Arbeitgeber diese Vorgaben nicht erfüllen, droht laut Sozialgesetzbuch eine Geldstrafe.

6. Bei einer **Gefährdungsbeurteilung** wird ermittelt, welche relevanten Gefährdungen für den Arbeitnehmer an seinem Arbeitsplatz herrschen. Ferner wird überprüft, ob Maßnahmen zum Schutz des Mitarbeiters eingeleitet wurden und ob diese ausreichend sind.

Sozialgesetzbuch
Gefahrstoffverordnung
Unfallverhütungsvorschrift der Berufsgenossenschaft
Notfallsanitäter Heute, Kap. 55

Im Rettungsdienst gibt es einige Bereiche, bei denen eine Gefährdungsbeurteilung in Betracht kommen würde. Als Beispiel wäre der **Umgang mit Sauerstoff** zu nennen. Damit es nicht zu Unfällen oder Zwischenfällen kommt, müssen **regelmäßige Unterweisungen** durchgeführt werden. Für die Erstellung einer Gefährdungsbeurteilung sind z. B. Fachkräfte für Arbeitssicherheit zuständig.

Sozialgesetzbuch
Vorgaben der Deutschen Gesetzlichen Unfallversicherung (DGUV)
Notfallsanitäter Heute, Kap. 55

7. Wenn es sich um einen **Arbeitsunfall** handelt, sind sämtliche Behandlungskosten als **Leistung der Berufsgenossenschaft** als Träger der Gesetzlichen Unfallversicherung zu nennen. Ist der Versicherte wegen des Arbeitsunfalls nicht mehr in der Lage, seinen Lebensunterhalt selbst zu verdienen, stehen ihm Leistungen wie Verletztengeld, Verletztenrente, Pflegegeld und Hinterbliebenenrente im Todesfall zu. Weiter gibt es Leistungen zur Teilhabe am beruflichen und sozialen Leben, wie z. B. betriebliches Wiedereingliederungsmanagement.

Die zuständige Berufsgenossenschaft hat die gesetzliche Pflicht, die Gesundheit mit geeigneten Mitteln wiederherzustellen. Die Berufsgenossenschaften legen sehr großen Wert darauf, dass der Versicherte mittels **Rehabilitation** wieder in den Arbeitsalltag integriert werden kann.
Von den Berufsgenossenschaften sind bessere Leistungen als von den gesetzlichen Krankenkassen zu erwarten. Es wird sorgfältig geprüft, ob der Versicherte wirklich Anspruch auf die Leistungen hat.

Sozialgesetzbuch
Vorgaben des Entgeldfortzahlungsgesetzes
Vorgaben der Deutschen Gesetzlichen Unfallversicherung (DGUV)

8. Wird der Verletzte voraussichtlich **mehr als 3 Tage arbeitsunfähig** bleiben, muss der **Arbeitgeber** den Arbeitsunfall bei der zuständigen Berufsgenossenschaft melden. Hierfür gibt es entsprechende Formulare, die auch online ausgefüllt werden können. Laut §193 Absätze 1 und 4 SGB VII ist eine offizielle Meldung an die Berufsgenossenschaft nicht nötig, wenn es sich um einen leichten Arbeitsunfall handelt und der Arbeitnehmer nach 2 Krankheitstagen wieder arbeitsfähig ist.

Da die Arbeitsgeber gerne auf Nummer sicher gehen, werden auch **leichte Arbeitsunfälle** an die Berufsgenossenschaft gemeldet. Versicherte, für die eine Anzeige erstattet wird, sind auf ihr Recht hinzuweisen, dass sie eine Kopie der Anzeige verlangen können. Der Arbeitgeber hat 3 Tage Zeit, um die Unfallmeldung bei der Berufsgenossenschaft einzureichen.

Arbeitssicherheitsgesetz
Vorschrift der Deutschen Gesetzlichen Unfallversicherung (DGUV)

9. Die **Fachkraft für Arbeitssicherheit** ist gemeinsam mit dem Betriebsarzt dafür verantwortlich, den Arbeitgeber in allen Fragen des Arbeitsschutzes und der Arbeitssicherheit der Beschäftigten zu beraten und zu unterstützen. Ferner ist die Fachkraft für Arbeitssicherheit dafür verantwortlich, dass die Unfallverhütungsvorschriften kommuniziert werden. Darüber hinaus besteht eine Unterrichts- und Beratungspflicht gegenüber dem Betriebsrat.

Eine Fachkraft für Arbeitssicherheit berät dem Arbeitgeber bei der Auswahl der **persönlichen Schutzausrüstung.**
Die Ausbildung zur Fachkraft für Arbeitssicherheit wird in Deutschland überwiegend von den Berufsgenossenschaften durchgeführt. Die Fachkraft für Arbeitssicherheit wird bei Bedarf von den Unternehmen gebucht. In vielen Betrieben gibt es aber **Sicherheitsbeauftragte,** die ebenfalls die Umsetzung der Unfallverhütungsvorschriften überwachen.

10. Der **ERC/ALS-Kurs** dauert 2–3 Tage. Nach erfolgreichem Bestehen der Abschlussprüfung, die aus einem schriftlichen Test und einem praktischen Fallbeispiel besteht, besitzt der Teilnehmer die Qualifikation **ALS-Provider.** ERC-Vorgaben

Gerade für Mitarbeiter im Rettungsdienst ist dieses Kursformat im Rahmen der Fortbildung sehr zu empfehlen. Neben den aktuellen **Reanimationsleitlinien der ERC/GRC** werden in diesen Kursen besondere **Reanimationssituationen,** wie z. B. bei schwangeren Patientinnen, praktisch trainiert und es wird auf das **Postreanimationsmanagement** eingegangen. Einige Wochen vor Kursbeginn bekommt jeder Teilnehmer das ALS-Handbuch, das zum Selbststudium dient. Der Teilnehmer soll sich schon vor Beginn des Kurses ein gewisses Fachwissen angeeignet haben.

Antworten zu Fallbeispiel ➢ 4.6: Unfall mit Sonderrechten

1. Da der **Transportführer** den Patienten im Innenraum des RTW behandelt und nicht am Steuer sitzt, kann er nicht strafrechtlich belangt werden, wenn es zu einem Unfall kommt. Verantwortlich ist bei einem Unfall grundsätzlich der **Fahrer.**

Straßenverkehrsordnung
Notfallsanitäter Heute, Kap. 57

Als Transportführer haben Sie zwar den Transport mit Sonder- und Wegerechten als indiziert angesehen und somit Ihrem Kollegen empfohlen diese auch zu nutzen, um gesundheitliche Schäden vom Patienten abzuwehren. Sie als Transportführer können jedoch für eventuelle Fahrfehler Ihres Kollegen nicht verantwortlich gemacht werden.

2. Das **Sonderrecht** ist im **§35 der Straßenverkehrsordnung** gesetzlich geregelt.

Straßenverkehrsordnung
Notfallsanitäter Heute, Kap. 57

Die Sonderrechte gelten nicht nur für Fahrzeuge des Rettungsdienstes, der Polizei, der Feuerwehr oder für den Katastrophenschutz, sondern auch für Baufahrzeuge, Müllabfuhr, Messfahrzeuge des Bundesamts für Elektrizität und der Post. Allerdings sind die Sonderrechte nicht für alle genannten Fahrzeuge gleich. Ein Postauto darf z. B. nicht bei Rot über eine Ampelkreuzung fahren.

3. Nein. Um Sonderrechte gemäß §35 der STVO in Anspruch zu nehmen, müssen das blaue Blinklicht und das Einsatzhorn nicht zwingend verwendet werden. Vom blauen Blinklicht und Einsatzhorn ist in diesem Paragrafen nicht die Rede.

Straßenverkehrsordnung
Notfallsanitäter Heute, Kap. 57

Sämtliche Fahrzeuge, die Sonderrechte haben (nicht nur Rettungsdienstfahrzeuge), können von außen anhand der **Farbe und Lackierung** als solche Fahrzeuge identifiziert werden. Sie müssen daher kein blaues Blinklicht und Einsatzhorn verwenden, um Sonderrechte in Anspruch nehmen zu dürfen.

4. Als Fahrer eines Einsatzfahrzeuges darf man andere Verkehrsteilnehmer weder bedrängen noch nötigen, um die eigenen Sonderrechte nutzen zu können. Ferner ist es nicht erlaubt, Fahrzeuge, die bei einer Alarmfahrt

Straßenverkehrsordnung
Notfallsanitäter Heute, Kap. 57

mit Blaulicht und Einsatzhorn den Weg nicht freimachen, von der Fahrbahn abzudrängen. Im §35 der STVO im Absatz 5 steht: *„Die Sonderrechte dürfen nur unter gebührender Berücksichtigung der öffentlichen Sicherheit und Ordnung ausgeübt werden.“*

Im **§1 der STVO** sind die **Grundregeln für den Straßenverkehr** niedergeschrieben. Dort heißt es, dass die Teilnahme am Straßenverkehr ständige Vorsicht und gegenseitige Rücksicht erfordert. Außerdem steht hier geschrieben, dass jeder Verkehrsteilnehmer sich so zu verhalten hat, dass er keinen anderen Verkehrsteilnehmer schadet oder gefährdet.

Straßenverkehrsordnung
Notfallsanitäter Heute, Kap. 57

5. Nein. Der Gesetzgeber hat in der STVO **keine feste Überschreitungsgrenze der zulässigen Höchstgeschwindigkeit** im Fall einer Sonderrechtsfahrt, wenn Menschenleben in Gefahr ist, niedergeschrieben.

Da es kein gesetzlich festgelegtes Limit für die Höchstgeschwindigkeit bei einer indizierten Sonderrechtsfahrt gibt, haben einige Rettungsdienstbereiche diesbezüglich **Dienstanweisungen** an die Mitarbeiter des Rettungsdienstes herausgegeben. Darin wird empfohlen, die zulässige Höchstgeschwindigkeit **nicht mehr als 30 km/h** zu überschreiten. Sollte es dann zu einem Unfall kommen und das Rettungsmittel war schneller als es in der Dienstanweisung festgelegt ist, muss der Fahrer damit rechnen, dass er im Schadensfall durchaus einige Kosten privat bezahlen muss.

Straßenverkehrsordnung
Notfallsanitäter Heute, Kap. 57

6. **Sonderrechte (§35 STVO)** besagen, dass Rettungsdienstfahrzeuge und -mitarbeiter von der Straßenverkehrsordnung befreit sind, wenn höchste Eile geboten ist, um gesundheitliche Schäden abzuwenden und um Menschenleben zu retten. Das bedeutet, dass Geschwindigkeitsbegrenzungen überschritten werden dürfen und es sogar erlaubt ist, über eine rote Ampel zu fahren. Beim Wegerecht (§38 STVO) sind die anderen Verkehrsteilnehmer verpflichtet, dem Einsatzfahrzeug freie Bahn zu verschaffen.
   Der **§38 der STVO** wird als **„Wegerecht“** bezeichnet, heißt offiziell aber „blaues und gelbes Blinklicht“. Er besagt, dass beim Einsatz von blauem Blinklicht zusammen mit Einsatzhorn alle anderen Verkehrsteilnehmer freie Bahn zu schaffen haben.

Wenn man den §38 der STVO genau interpretiert, müssen andere Verkehrsteilnehmer keine freie Bahn für Einsatzfahrzeuge schaffen, wenn das Einsatzhorn nicht eingeschaltet ist. Daher ist es dringend zu empfehlen, bei indizierten Fahrten, wenn Sonderrechte und Wegerechte in Anspruch genommen werden dürfen, sowohl das **blaue Blinklicht** als auch das **Einsatzhorn** zu nutzen.

Landesrettungsdienstgesetz
Feuerwehrgesetz

7. Nein. Der **Fahrer des Rettungsmittels** darf nicht entscheiden, ob Sonder- und Wegerechte auf der Anfahrt zum Einsatzort benutzen darf. Diese Entscheidung trifft der **Disponent in der Rettungsleitstelle,** weil er der Einzige ist, der aufgrund des Telefonats bei der Entgegennahme des Notrufs weiß, wie der vermutliche Zustand des Patienten ist.

Bei der Bearbeitung eines Notrufs gehen die **Leitstellendisponenten** nach einem festen und vorgegebenen Schema vor, um die Qualität der Notrufabfrage zu erhöhen. Während des Telefonats entscheiden sie, ob es sich um einen Notfall handelt oder nicht. Aufgrund dieser Entscheidung vergibt der Leitstellendisponent ein Einsatzstichwort bzw. Einsatzcodes. Anhand dieser Einsatzstichwörter/Einsatzcodes weiß die Besatzung des Rettungsmittel, dass es sich bei diesem Einsatz um einen Notfall handelt, und darf auf der Anfahrt die Sonder- und Wegerechte in Anspruch nehmen.

8. Bei einem **überregionalen Traumazentrum** handelt es sich um eine **Klinik der Maximalversorgung.** In diesen Kliniken können Patienten mit einem Polytrauma oder anderen komplexen Verletzungsmustern 24 Std. an 365 Tagen im Jahr versorgt werden. Neben einem **Schockraum** und diversen **Fachabteilungen** wie Unfallchirurgie, Neurochirurgie etc. muss auch eine **Intensivstation** vorgehalten werden.

Deutsche Gesellschaft für Unfallchirurgie

Damit sich eine Klinik als überregionales Traumzentrum bezeichnen darf, muss es eine **Überprüfung der DGU** (Deutsche Gesellschaft für Unfallchirurgie) mit Erfolg bestehen. Dann wird sie ins **Traumanetzwerk** der DGU aufgenommen und darf entsprechende Patienten behandeln. Es werden Daten von schwerverletzten Patienten zur wissenschaftlichen Auswertung und zur Dokumentation der Behandlungsqualität im Traumaregister der DGU gesammelt.

9. Als Fahrer eines RTW mit einem Gewicht von 4,0 t benötigt der Fahrer den **C1-Führerschein.** Personen, die vor dem 31.12.1998 die Führerscheinklasse 3 gemacht haben, besitzen automatisch die Führerscheinklasse C1 und dürfen somit auch einen RTW fahren, der 4,0 t wiegt.

Verordnung für die Zulassung von Personen im Straßenverkehr

Vor allem ältere Kollegen besitzen den **Führerschein Klasse 3.** Mitarbeiter im Rettungsdienst, die ihren Führerschein nach dem 31.12.1998 gemacht haben, brauchen einen **Führerschein der Klasse C1,** um einen Rettungswagen mit entsprechendem Gewicht zu fahren. Inhaber der Fahrerlaubnis Klasse 3 erhalten bei der Umstellung neben der Fahrerlaubnis der Klassen B, BE auch die Klassen C1 und C1E ohne Befristung und ohne die Notwendigkeit regelmäßiger ärztlicher Kontrolluntersuchungen. Mitarbeiter, die den C1-Führerschein gemacht haben, müssen diese Fahrerlaubnis ab dem 45. Lebensjahr verlängern lassen.

10. Ein Mitarbeiter im Rettungsdienst muss **keine besondere Prüfung** ablegen, um mit Sonder- und Wegerechten Einsatzfahrten durchführen zu müssen. Weder die Straßenverkehrsordnung noch die jeweiligen Landesrettungsdienstgesetze schreiben eine besondere Prüfung vor.

Straßenverkehrsordnung
Notfallsanitäter Heute, Kap. 57

Inzwischen sind sämtliche Rettungsmittel mit **Navigationsgeräten** ausgestattet, sodass auch eine besondere Ortskunde nicht zwingend erforderlich ist. Allerdings macht es Sinn, sich in seinem Einsatzgebiet gut auszukennen. Einige Ärztliche Leiter Rettungsdienst schreiben in ihren Zuständigkeitsbereichen vor, dass die Fahrer vom NEF über eine gewisse **Einsatzerfahrung und Ortskunde** verfügen muss.
Bei Fahrten mit Sonder- und Wegerechten muss mit großer Vorsicht agiert werden. Deshalb ist es ratsam, sich Tipps von erfahrenen Kollegen einzuholen.

Antworten zu Fallbeispiel ➢ 4.7: Gemeindenotfallsanitäter

Notfallsanitäter Heute, Kap. 50

1. Vorteile von **Gemeindenotfallsanitätern:**
   - Gemeindenotfallsanitäter können viele Einsätze abfangen, bei denen ein Transport in die Klinik nicht erforderlich ist.
   - Gemeindenotfallsanitäter können die Kosten reduzieren.
   - Die bestehende Unterversorgung in einigen Gebieten in der BRD kann mit Gemeindenotfallsanitätern verringert werden.
   - Gemeindenotfallsanitäter können auch First-Responder eingesetzt werden.
   - Das Berufsbild des Notfallsanitäters wird attraktiver, weil der Beruf des Gemeindenotfallsanitäters auch eine Alternative für ältere Kollegen im Rettungsdienst ist, weil die körperliche Belastung (Tragen von Patienten) für GNFS entfällt.
   - Gemeindenotfallsanitäter bieten die bedarfsgerechte Antwort auf die teilweise heterogenen Hilfeersuche bei der Rettungsleitstelle.

In einigen Landkreisen und Städten in Niedersachsen werden bereits seit 2019 **Gemeindenotfallsanitäter** ausgebildet und eingesetzt. Im Rahmen eines Pilotprojekts wurde das Projekt durch die Universität Maastricht und Oldenburg wissenschaftlich begleitet. Die ersten Ergebnisse zeigen, dass die Anzahl der RTW-Einsätze durch die Einführung des GNFS nachweislich reduziert wurden.

Notfallsanitäter Heute, Kap. 48

2. Der **NACA-Score** (National Advisory Committee for Aeronautics) dient zur Klassifizierung präklinischer Notfallpatienten über deren Schweregrad der Verletzung oder Erkrankung:
   - **NACA 1** bedeutet, dass eine geringe Störung vorliegt, die keine ärztliche Behandlung bedarf.
   - **NACA 2** bedeutet, dass eine leichte bis mäßige Störung vorliegt, die einer ambulanten ärztlichen Abklärung bedarf. Allerdings sind keine notärztlichen Maßnahmen erforderlich.

Der **NACA**-Score ist in 7 Stufen unterteilt. Von Stufe 1, bei der man von einer geringfügigen Störung ausgeht, bis zur Stufe 7, Tod des Patienten, lässt sich so der Zustand des Patienten klassifizieren. In einigen Dokumentationsvorlagen ist der **NACA**-Score fester Bestandteil der Dokumentation und muss von der behandelnden Person erhoben und dokumentiert werden.

Berufsbildungsgesetz
Notfallsanitäter Heute, Kap. 3

3. Eine **Fortbildung** setzt einen Berufsabschluss und entsprechende Erfahrung voraus. Das Ziel einer Fortbildung ist, die berufliche Handlungsfähigkeit im aktuellen Tätigungsfeld zu gewährleisten und um auf den neusten Stand der Technik zu bleiben.
   Die **Weiterbildung** dient dem Ausbau der bereits erworbenen Fähigkeiten im ausgeübten beruflichen Betätigungsfeld und wird in der Regel mit einer Prüfung abgeschlossen. Eine **Weiterbildung** erweitert den Handlungsspielraum über die aktuell ausgeübte berufliche Tätigkeit hinaus.

Jeder Mitarbeiter im Rettungsdienst ist verpflichtet, an **Fortbildungen** teilzunehmen. Diese **Fortbildungen** werden entweder vom Träger des Rettungsdienstes angeboten oder durch Rettungsdienstschulen durchgeführt und haben in der Regel einen Umfang von 30 Stunden. Bei der **Weiterbildung** zum Gemeindenotfallsanitäter werden 140 Stunden theoretische Lerninhalte vermittelt. Im weiteren Verlauf muss der angehende Gemeindenotfallsanitäter 340 Stunden Praxiseinsätze wie z. B. beim Hausarzt oder in einer urologischen Einrichtung absolviert werden. Wenn alle Ausbildungsteile abgeschlossen sind, erfolgt die schriftliche und praktische Prüfung.

4. **Qualitätsmerkmale** im Rettungsdienst sind:
   - Sicherstellung
   - Zugänglichkeit
   - Anteilnahme/Betreuung
   - Angemessenheit
   - Zeitgerechtes Handeln
   - Gleichmäßigkeit
   - Kosteneffektivität
   - Besseres Patienten-Outcome

Notfallsanitäter Heute, Kap. 55

Aufgrund des Föderalismus in der BRD existieren keine bundesweit einheitlichen Standards. Die **Qualitätsmerkmale** bestimmen die festgelegten und vorausgesetzten Erfordernisse der präklinischen Versorgung und dienen der Definition von Qualität im Rettungsdienst. Im Merkmal Gleichmäßigkeit geht es z. B. darum, dass ein Bürger in einem 1000 Einwohner Dorf den gleichen Anspruch auf eine zeitgerechte und kompetente Notfallversorgung hat wie der Bürger in einer Großstadt. Beim Merkmal Besseres Patienten Outcome geht es darum, dass es messbar bewiesen werden muss, dass aufgrund der Vorhaltung eines Rettungssystems mehr Patienten überleben, als wenn es kein Rettungssystem geben würde.

5. Bei der **Strukturqualität** geht es darum, ob die Grundbedingungen für ein QM-System vorhanden sind und welche Ressourcen wie z. B. Personal zur Verfügung steht und wie sich die Rahmenbedingungen darstellen. Bei der **Prozessqualität** betrachtet man die Abläufe auf der Rettungswache und wie die Zusammenarbeit mit den Schnittstellen z. B. Rettungsleitstelle funktionieren. Bei der **Ergebnisqualität** bewertet man, ob die Erwartungen/Ziele erfüllt wurden.

Notfallsanitäter Heute, Kap. 55

Neben den personellen Ressourcen bei der **Strukturqualität** gehören auch praktische Dinge wie die baulichen Begebenheiten der Rettungswache dazu. Es muss überprüft werden, ob alle gesetzlichen Vorgaben eingehalten wurden. Bei der **Prozessqualität** geht es darum, wie Kern- und Unterstützungsprozesse aufeinander wirken. Ohne funktionierende Unterstützungsprozesse kann der Kernprozess nicht korrekt durchgeführt werden. Im Rettungsdienst ist es sehr schwierig die **Ergebnisqualität** nachzuweisen, weil nicht gemessen wird bzw. nicht gemessen werden kann. Es kann z. B. die Hilfsfrist gemessen werden. Wenn die Hilfsfrist nicht eingehalten wurde, ist der Träger verpflichtet den Rettungsmittelbedarfsplan anzupassen.

Notfallsanitätergesetz
NotSan APrV
Notfallsanitäter Heute, Kap. 1

6. Beim **Staatsexamen** müssen folgende **Prüfungsabschnitte** erfolgreich absolviert werden, um die Prüfung zu bestehen:
   - **3 schriftliche Klausuren** (Themenbereiche 6 und 9, Themenbereich 7, Themenbereiche 2 und 4) mit einer jeweiligen Bearbeitungszeit von 120 Min. Der schriftliche Teil der Prüfung ist an 3 Tagen durchzuführen.
   - **4 Fallbeispiele** als Transportführer aus den Bereichen Trauma, internistische Notfälle, Reanimation und ein Fallbeispiel aus dem Bereich Sonstige Notfälle.
   - Eine **mündliche Prüfung,** die in die Themenbereiche 1 und 3, Themenbereich 7 und Themenbereich 10 unterteilt ist. Die mündliche Prüfung dauert pro Prüfling zwischen 30 und 45 Min.

Aufgrund der Vielzahl der einzelnen Prüfungsabschnitte kann sich die komplette Prüfung über einige Tage/Wochen hinziehen. Sollte die Prüfung erfolgreich abgelegt worden sein, erhalten die Auszubildenden im Anschluss ein entsprechendes Zeugnis mit den Noten für die schriftliche/praktische und mündliche Prüfung. Nach Erhalt des Zeugnisses muss dieses mit weiteren Unterlagen an die entsprechende Behörde geschickt werden. Nach Prüfung in der zuständigen Behörde wird dann die Berufsurkunde Notfallsanitäter ausgestellt.

Notfallsanitätergesetz
NotSan APrV
Notfallsanitäter Heute, Kap. 1

7. Im §4 des Notfallsanitätergesetzes sind Ausbildungsziele definiert. In der **Ausbildungs- und Prüfungsverordnung für Notfallsanitäter** hingegen sind die Ausbildungsziele in **zehn Themenbereiche** unterteilt. In diesen Themenbereichen ist definiert, über welche Fähigkeiten/Kompetenzen ein Notfallsanitäter am Ende seiner Ausbildung verfügen soll. Anhand dieser Themenbereiche ist auch die Ausbildung mit entsprechendem Stundenansatz durch die Rettungsdienstschule durchzuführen.

Die zehn Themenbereiche sind in der Anlage 1 der Ausbildungs- und Prüfungsverordnung für Notfallsanitäter beschrieben. Anhand dieser Themenbereiche werden der Unterricht und die Prüfung gestaltet. Der **Themenbereich 6** (Handeln im Rettungsdienst an Qualitätskriterien ausrichten, die an rechtlichen, wirtschaftlichen und ökologischen Rahmenbedingungen orientiert sind, beinhaltet Themen wie Rechtskunde und Qualitätsmanagement.

NotSan APrV
Notfallsanitäter Heute, Kap. 57

8. Gemäß der Ausbildungs- und Prüfungsverordnung für Notfallsanitäter darf jeder Teil der Prüfung nur **einmal** wiederholt werden.

Sollte man beim Staatsexamen zum Notfallsanitäter bei einer der 3 Klausuren keine ausreichende Leistung abgelegt haben, muss nur die Klausur wiederholt werden, bei der es zu keiner ausreichenden Leistung gekommen ist. Das Gleiche gilt für die praktische Prüfung. Es muss hier auch nur das Fallbeispiel wiederholt werden, das nicht bestanden wurde. Sollte der Prüfling bei der mündlichen Prüfung durchfallen, muss die komplette mündliche Prüfung wiederholt werden.

9. Der **Vorsitzende des Prüfungsausschusses,** die von der zuständigen Behörde berufen ist, entscheidet auf Antrag des Prüflings über die Zulassung zur Prüfung und setzt die Prüfungstermine im Einvernehmen mit dem Schulleiter fest. Außerdem ist der Vorsitzende des Prüfungsausschusses für die korrekte Durchführung der Prüfung zuständig. NotSan APrV

Die **Rettungsdienstschule,** an der die Prüfung stattfinden soll, kümmert sich i. d. R. um die Zulassung zur Prüfung. Die Prüflinge schicken ihre benötigten Unterlagen zur Rettungsdienstschule, damit der **fristgerechte Antrag** erfolgen kann. Der Vorsitzende des Prüfungsausschusses entscheidet dann, ob die Unterlagen soweit vollständig und in Ordnung sind. Die Prüflinge erhalten dann einige Wochen vor der Prüfung einen entsprechenden Bescheid der zuständigen Behörde.

Der Prüfungsausschuss, vor dem die Prüflinge die Prüfung ablegen müssen, besteht aus dem **Vorsitzenden der Prüfung,** dem **Schulleiter** der Rettungsdienstschule, zwei **Fachprüfern** (Praxisanleiter), von denen mindestens einer an der Schule unterrichten muss, und einem **Arzt mit der Zusatzweiterbildung Notfallmedizin** oder mit einer nach dem entsprechenden Landesrecht vergleichbaren Qualifikation. NotSan APrV

Der **§5 der Ausbildungs- und Prüfungsverordnung** für Notfallsanitäter regelt genau, welche Personen Mitglied des Prüfungsausschuss sind. Die zuständige Behörde entscheidet in enger Zusammenarbeit mit der Rettungsdienstschule, wie die Prüfung fachlich und organisatorisch abzulaufen hat. Ziel ist es, die entsprechenden Prüfungen in den einzelnen Bundesländern identisch ablaufen zu lassen.

Antworten zu Fallbeispiel ➢ 4.8: Patientenbeschwerde

1. Im **§223 des Strafgesetzbuches** ist die Körperverletzung gesetzlich verankert. Im entsprechenden Gesetz steht: *„Wer eine andere Person körperlich misshandelt oder an der Gesundheit schädigt, wird mit Freiheitsstrafe bis zu fünf Jahren oder mit Geldstrafe bestraft. Schon der Versuch einer Körperverletzung ist strafbar und wird als versuchte Körperverletzung bezeichnet."* Strafgesetzbuch; Notfallsanitäter Heute, Kap. 57

Bei einer **Körperverletzung** muss immer berücksichtigt werden, ob diese Straftat im Rahmen einer vorsätzlichen Handlung oder durch Fahrlässigkeit entstanden ist. Bei der Anlage eines venösen Zugangs im Rahmen einer rettungsdienstlichen Notfallversorgung eines wachen Patienten, muss vor der Punktion der Vene um Erlaubnis gebeten werden, damit es sich nicht um den Tatbestand einer Körperverletzung handelt.

2. Der Patient muss über die Indikation der Maßnahme aufgeklärt werden. Außerdem muss er wissen, dass es sich in diesem Fall um einen Notfallsanitäter und nicht um einen Arzt handelt, der den venösen Zugang legen möchte. Dem Patienten muss klar sein, dass eine Venenpunktion schmerzhaft ist und es zu Infektionen kommen kann. Im Rahmen einer Aufklärung sollte man auf medizinische Fachausdrücke verzichten. Strafgesetzbuch; Patientenrechtegesetz; Notfallsanitäter Heute, Kap. 57

Bei Patienten, die **nicht bei Bewusstsein** sind, und somit nicht mündlich über die invasive Maßnahme aufgeklärt werden können, ist vom Denken und Handeln eines normal denkenden Menschen auszugehen. Da ein normal denkender Mensch im Regelfall für eine adäquate Notfallbehandlung ist, können in so einem Fall auch invasive Maßnahmen durchgeführt werden.

Patientenrechtegesetz
Notfallsanitäter Heute, Kap. 57

3. Das **Patientenrechtegesetz** ist im §630 im BGB verankert. Im Absatz e ist die **Aufklärungspflicht** beschrieben. Der Behandelnde ist verpflichtet, den Patienten über sämtliche für die Einwilligung wesentlichen Umstände aufzuklären. Ferner ist bei der Aufklärungspflicht festgelegt, dass die Aufklärung **mündlich** zu erfolgen hat, und zwar durch eine Person, die befähigt ist, die invasive Maßnahme vorzunehmen. Laut dem Gesetz muss die Aufklärung rechtzeitig erfolgen, damit sich der Patient die Einwilligung noch überlegen kann. Sollte es aber wie bei einem Notfall keine Zeit zum Überlegen geben, ist die Maßnahme nach kurzer Aufklärung auch ohne Zeit zum Überlegen nicht rechtswidrig.

In der **Klinik** wird bei geplanten Eingriffen zusätzlich noch eine **schriftliche Einwilligung** von der behandelnden Person eingeholt Das ist im Rahmen eines Notfalleinsatzes nicht nötig.

Patientenrechtegesetz
Notfallsanitäter Heute, Kap. 57

4. Im Rahmen eines Notfalleinsatzes kommt es nicht zu einem klassischen Behandlungsvertrag, weil der Rettungsdienst und somit das Personal, das im öffentlichen Rettungsdienst eingesetzt wird, als primäre Aufgaben die **Daseinsvorsorge und Gefahrenabwehr** innehaben. So ist es in den Landesrettungsdienstgesetzen geregelt. Somit ist das Verhältnis zwischen der Person, welche die Behandlung durchführt, und dem Patienten nicht zivilrechtlich geregelt. Im Krankenhaus wird ein klassischer Behandlungsvertrag unterschrieben.

Zum Thema **Behandlungsvertrag** steht im **§§630a Abs. 1 BGB:** *„Durch den Behandlungsvertrag wird derjenige, welcher die medizinische Behandlung eines Patienten zusagt (Behandelnder), zur Leistung der versprochenen Behandlung, der andere Teil (Patient) zur Gewährung der vereinbarten Vergütung verpflichtet, soweit nicht ein Dritter zur Zahlung verpflichtet ist."*

Patientenrechtegesetz
Notfallsanitäter Heute, Kap. 57

5. Sollte ein Patient wegen eines Behandlungsfehlers einen Behandler verklagen, ist der Patient dafür zuständig, die entsprechenden Beweise vorzulegen, um seinen Anspruch geltend zu machen. Bei einem groben Behandlungsfehler des Behandlers wird demnach zugunsten des betroffenen Patienten eine punktuelle **Beweislastumkehr** angewendet. Das heißt, dass der Behandelte nun beweisen muss, dass er für den entstandenen Schaden nicht verantwortlich ist.

Typische Situationen, in denen es zu einer Beweislastumkehr kommen kann, sind z. B. **unterlassene Aufklärung des Patienten** vor Beginn der eigentlichen Behandlung und das **Unterlassen einer Befunderhebung.** Damit es gar nicht erst zu schweren Behandlungsfehlern kommt, ist es ratsam, sich an Leitlinien zu orientieren.

6. Laut dem Patientenrechtegesetz §630 g Absatz 2 BGB hat der Patient das Recht, **Abschriften vom Einsatzprotokoll** zu verlangen. Sollte das Protokoll über eine elektronische Datenerfassung angefertigt worden sein, kann es auf der Wache ausgedruckt und ausgehändigt werden. Wenn das Protokoll analog angefertigt wurde, darf der Patient eine Kopie haben. Das Original verbleibt auf der Wache.

Patientenrechtegesetz
Notfallsanitäter Heute, Kap. 57

Im Patientenrechtegesetz ist von einer **Patientenakte** die Rede. Im Rahmen eines Rettungsdiensteinsatzes ist das Einsatzprotokoll als Patientenakte zu werten. Die Kosten für die Kopie des Einsatzprotokolls muss der Patient tragen. Wenn der Patient nur eine **Einsicht** in das Protokoll haben möchte, muss diese Einsicht auf der Rettungswache erfolgen.

7. Eine **lückenlose und sorgfältige Dokumentation** ist zwingend erforderlich, weil das Protokoll im Fall eines Rechtsstreits als Beweismittel dient. Maßnahmen oder Vitalwerte, die nicht dokumentiert sind, gelten primär als nicht durchgeführt. Je sorgfältiger der Einsatz dokumentiert ist, desto größer ist die Chance, sich auch noch nach mehreren Jahren an den dokumentierten Einsatz zu erinnern.

Patientenrechtegesetz
Notfallsanitäter Heute, Kap. 48
Strafprozessordnung

Neben der Tatsache, dass das Protokoll als **Beweismittel** vor Gericht ein wichtiges Beweismittel darstellt, muss auch noch erwähnt werden, dass ein gut ausgefülltes Protokoll wichtig **für die weitere Behandlung des Patienten** in der Klinik ist. Es besteht die Möglichkeit, dass bei der Übergabe einige wichtige Details nicht übergeben wurden. So kann der weiter behandelnde Arzt genau sehen, welche Maßnahmen bereits durchgeführt worden sind.

8. Es besteht die Möglichkeit, die Kollegen oder den Rettungswachenleiter zu befragen, wie eine eingegangene Patientenbeschwerde bearbeitet wird. Im Normalfall existiert aber eine **Verfahrensanweisung/Prozessbeschreibung im Rahmen des Qualitätsmanagementsystems,** in der genau beschrieben wird, wie Sie mit einer Patientenbeschwerde umgehen müssen. Ferner ist in der Verfahrensanweisung hinterlegt, wie die Patientenbeschwerde archiviert und dokumentiert wird.

Notfallsanitäter Heute, Kap. 55

Damit jede Patientenbeschwerde einheitlich bearbeitet wird, ist es durchaus sinnvoll eine **Verfahrensanweisung Patientenbeschwerde** zu erstellen. Außerdem ist es wichtig, dass sämtliche Dokumente, die mit der Bearbeitung der Patientenbeschwerde im Zusammenhang stehen, einheitlich ausgefüllt und archiviert werden. Für die Erstellung der Verfahrensanweisung ist der **Qualitätsmanagementbeauftragte** zuständig.

9. Regeln für den **Umgang mit einer Patientenbeschwerde:**
   - Jede Beschwerde oder Kritik muss ernst genommen werden.
   - Jede Beschwerde oder Kritik wird in einem klar definierten Zeitfenster, das relativ kurz sein sollte, bearbeitet.
   - Beschwerde und Kritik dürfen nicht als Strafe empfunden werden.

Notfallsanitäter Heute, Kap. 55

- Mit dem Beschwerdeführer wird persönlich Kontakt aufgenommen.
- Es muss ein einheitlicher Beschwerdebogen entwickelt sein.
- Bei jeder Beschwerde wird eine wertschätzende Lösung angestrebt.
- Die Maßnahmen, die aus der Beschwerde resultieren, müssen transparent kommuniziert werden.

Gerade das **persönliche Gespräch mit dem Patienten** über seine Beschwerde ist ein wichtiger Punkt bei der Bearbeitung einer Patientenbeschwerde. Im Rahmen dieses persönlichen Gesprächs können oft Unklarheiten geklärt werden, sodass beide Parteien zufrieden aus dem Beschwerdevorgang herausgehen können.

Strafgesetzbuch
Notfallsanitäter Heute, Kap. 57

10. Laut Strafgesetzbuch ist die Anlage eines venösen Zugangs eine Körperverletzung. Das **Notfallsanitätergesetz** erlaubt einem Notfallsanitäter die Durchführung von invasiven Maßnahmen. Ferner kann auch der **rechtfertigende Notstand** angewendet werden (§34 StGB).

In der Fallbeschreibung ist die Patientin über die invasive Maßnahme aufgeklärt worden und hat dieser Maßnahme auch zugestimmt. Die **Aufklärung** ist laut dem Patientenrechtegesetz zwingend erforderlich, um eine invasive Maßnahme durchzuführen. Die Gesetzeslage bezüglich der Durchführung von invasiven Maßnahmen war bis 2021 nicht ganz eindeutig. Im Februar 2021 wurde das Notfallsanitätergesetz geändert. Es ist nun durch den Gesetzgeber gefordert, dass Notfallsanitäter bis zum Eintreffen eines Notarztes oder bis zum Beginn einer weiteren ärztlichen, auch teleärztlichen, Versorgung „heilkundliche Maßnahmen, einschließlich heilkundlicher Maßnahmen invasiver Art", eigenverantwortlich durchführen dürfen, wenn sie diese in ihrer Ausbildung erlernt haben und beherrschen und darüber hinaus die Maßnahmen erforderlich sind, um Lebensgefahr oder wesentliche Folgeschäden von Patienten abzuwenden. Der Begriff „beherrschen" ist in der Notfallmedizin nicht eindeutig geregelt. In seiner Begründung schreibt der Gesetzgeber vor, dass mit dem erfolgreichen Bestehen der Prüfung zum Notfallsanitäter davon auszugehen ist, dass der Notfallsanitäter die Maßnahmen, die er anwendet, auch beherrscht.

Antworten zu Fallbeispiel ➤ 4.9: Umgang mit Medizinprodukten

Arzneimittelgesetz
Notfallsanitäter Heute, Kap. 57

1. Laut **§2** Arzneimittelgesetz **(AMG)** sind **Arzneimittel** Stoffe oder Zubereitungen aus Stoffen, die entweder zur **Anwendung im oder am menschlichen oder tierischen** Körper bestimmt sind. Diese Mittel können die physiologischen Funktionen durch Wirkung auf den Körper wiederherstellen oder beeinflussen. Die Mittel dienen zur Heilung oder Linderung oder zur Verhütung von Krankheiten.

Die **Hauptaufgabe** von Arzneimitteln ist die **Heilung von Krankheiten.** Ferner werden auch Arzneimittel zu **diagnostischen Zwecken** verwendet (Kontrastmittel). Arzneimittel, die in Deutschland in den Verkehr gebracht werden, müssen zugelassen sein. Für die **Zulassung von Medikamenten** ist das Bundesinstitut für Arzneimittel und Medizinprodukte zuständig. Das Zulassungsverfahren ist sehr aufwendig und dient der Risikovorsorge und Abwehr von Gefährdungen für die Gesundheit.

2. Der Arzt trägt die **Anordnungsverantwortung:** Er darf somit Maßnahmen an eine andere Person (Notfallsanitäter) delegieren. Die Anordnung muss klar definiert sein und sollte schriftlich erfolgen. Da es bei einem Notfalleinsatz nicht möglich ist, die Anordnung schriftlich zu fixieren, ist auch eine mündliche Anordnung rechtens. Die Person, die die Anordnung ausführt, trägt die **Durchführungsverantwortung** und muss dafür sorgen, dass angeordnete Maßnahme korrekt ausgeführt wird. Sollte es zu einer fehlerhaften Durchführung kommen, trägt die durchführende Person die Verantwortung.

Notfallsanitätergesetz
Notfallsanitäter Heute, Kap. 57

Notfallsanitäter sollten nur Maßnahmen im Rahmen der **Durchführungsverantwortung** übernehmen, die sie auch sicher beherrschen und deren Tragweite sie abschätzen können. Sollte ein Notarzt eine falsche Anordnung aussprechen (kontraindiziertes Medikament), muss der Notfallsanitäter den Notarzt darauf hinweisen, dass es sich vermutlich um eine falsche Medikation handelt und kann die Durchführung verweigern.

3. Unter **Off-Label-Use** wird der zulassungsüberschreitende Einsatz eines Arzneimittels außerhalb der genehmigten Anwendungsgebiete (Indikationen, Patientengruppen, Applikationswege) verstanden. Im Gegensatz zu Notfallsanitätern ist es Ärzten grundsätzlich erlaubt, eine Zulassungsüberschreitung bei Medikamenten vorzunehmen.

Arzneimittelgesetz
Notfallsanitäter Heute, Kap. 57

Sofern wissenschaftlich fundierte Daten vorliegen, können medizinische Fachgesellschaften anhand von Studien die Anwendung von Medikamenten im Rahmen eines Off-Label-Use empfehlen. Für die Pharmafirmen können sehr hohe Kosten entstehen, einen „neuen Applikationsweg" für ein bereits zugelassenes Medikament genehmigen zu lassen, weshalb evtl. auf eine neue Zulassung verzichtet wird.

4. Inhalte des **Arzneimittelgesetzes:**
   - Definition des Arzneimittelbegriffs und sonstige Begriffsbestimmungen
   - Anforderungen an die Arzneimittel
   - Zulassung und Registrierung von Fertigarzneimitteln
   - Abgabe von Arzneimitteln
   - Schutz des Menschen bei der klinischen Prüfung
   - Sicherung und Kontrolle der Qualität
   - Beobachtung, Sammlung und Auswertung von Arzneimittelrisiken
   - Überwachung
   - Verbot der Selbstbedienung
   - Ausnahmen von Anwendungsbereichen
   - Zuständige Bundesbehörde

Arzneimittelgesetz
Notfallsanitäter Heute, Kap. 57

Das **Arzneimittelgesetz** von 1976 umfasst über 100 Paragrafen, die alle wichtigen Belange zum Thema Arzneimittel regeln. Der §95 regelt genau, welche Strafen aufgelegt werden, wenn man gegen das Arzneimittelgesetz verstößt. Wer z. B. unerlaubterweise ein Arzneimittel in den Verkehr bringt wird, mit einer Freiheitsstrafe mit bis zu 3 Jahren bestraft.

Arzneimittelgesetz
Notfallsanitäter Heute, Kap. 57

5. Arzneimittel/Medikamente müssen dort gelagert werden, wo es ausgeschlossen ist, dass Unbefugte Zutritt haben. Arzneimittel sind **höchstens bei Zimmertemperatur, lichtgeschützt** und **trocken** zu lagern, damit die Verwendung bis zum Verfallsdatum gegeben ist. Außerdem gibt es Medikamente, die **zwingend gekühlt** gelagert werden müssen. Bei Neuanschaffung sollte das **Einbahnstraßenprinzip** verwendet werden. Das bedeutet, dass neue Lieferungen hinten einsortiert werden, damit die Medikamente, die sich schon länger im Lager befinden, eher verbraucht werden.

Die **Beschaffung von Medikamenten** ist in jedem Rettungsdienstbereich anders geregelt. In der Dienststelle muss es eine verantwortliche Person geben, die für das Bestellwesen zuständig ist. Jeden Monat sollte das Lager auf abgelaufene Medikamente überprüft werden. Beim täglichen Fahrzeugcheck ist darauf zu achten, dass sämtliche Medikamente noch haltbar sind.

Medical Device Regulation (MDR)
EU-Verordnung 2017/745
Anhang 8
Notfallsanitäter Heute, Kap. 57

6. **Medizinprodukte,** mit Ausnahme der aktiven implantierbaren Medizinprodukte, werden in **Klassen** unterteilt. Bei der Klassifizierung gelten die Regelungen des Anhangs 8 der EU-Verordnung 2017/745:
   - **Klasse 1:** Gehhilfen, Rollstühle, Pflegebetten, Stützstrümpfe, Verbände
   - **Klasse 2a:** Trachealtuben, Einmalspritzen, Dentalmaterial, Instrumentendesinfektionsmittel
   - **Klasse 2b:** Beatmungsgeräte, Defibrillatoren, Spritzenpumpen, Infusionspumpen
   - **Klasse 3:** Herzkatheter, Stents, künstliche Gelenke

Die Zuordnung eines Produkts zu den Medizinprodukten legt der Hersteller mit der Zweckbestimmung fest. Je **höher die Klasse,** desto **höher** ist auch das **methodische Risiko** bei der Anwendung des entsprechenden Medizinprodukts. Gerade bei Medizinprodukten, die systemisch auf den Menschen wirken (Beatmungsgerät), besteht ein relativ hohes methodisches Risiko.

MPBetreibV
Notfallsanitäter Heute, Kap. 57

7. Als **Benutzer** werden die Personen bezeichnet, die das entsprechende Medizinprodukt am Patienten anwenden. Für die unmittelbare sichere und zweckbestimmte Anwendung des Medizinprodukts am Patienten ist der Anwender verantwortlich. **Betreiber** eines Medizinprodukts sind diejenigen, die das entsprechende Medizinprodukt für die gewerbliche Nutzung angeschafft haben. Betreiber haben das Medizinprodukt gekauft und für die Anwender zur Verfügung gestellt.

Der **Betreiber eines Medizinprodukts** muss bei der Anschaffung darauf achten, dass das Medizinprodukt über eine **CE-Kennung** verfügt. Ferner muss der Betreiber gewährleisten, dass die **Wartungsintervalle** eingehalten werden. Der Betreiber ist außerdem dafür verantwortlich, dass ein **Beauftragter für Medizinproduktesicherheit** benannt wird, wenn mehr als 20 Beschäftigte regelmäßig vorhanden sind. Damit der Benutzer seine Pflicht des Selbststudiums anhand der Gebrauchsanweisung durchführen kann, muss der Betreiber dafür sorgen, dass die **Betriebsanleitungen** für jeden Mitarbeiter einsehbar sind.

8. Aufgaben als **Benutzer eines Medizinprodukts:**
   - Nur mit entsprechender und dokumentierter Einweisung benutzen.
   - Medizinprodukte dürfen nur von Personen benutzt werden, die neben der Einweisung auch über eine entsprechende Ausbildung verfügen.
   - Die Kenntnisse anhand der Betriebsanleitung im Selbststudium vertiefen.
   - Vor der Anwendung eines Medizinprodukts am Patienten muss eine Funktionsprüfung durchgeführt werden.
   - Mängel an Medizinprodukten müssen sofort mitgeteilt werden und das Medizinprodukt muss ins Sperrlager gebracht werden.

MPBetreibV
Notfallsanitäter Heute, Kap. 57

Einige Medizinprodukte wie z. B. die Spritzenpumpe werden nicht täglich im Einsatzalltag verwendet. Deshalb ist es gerade bei diesen Medizinprodukten wichtig, die Kenntnisse über deren **Anwendung im Selbststudium zu vertiefen,** damit es während des Einsatzes nicht zu einem **Benutzerfehler** kommt. Sollte sich die Bauart der Medizinprodukte ändern, muss eine erneute Einweisung auf das Gerät erfolgen. Jeder, der ein Medizinprodukt eigenverantwortlich an Menschen anwendet, muss über eine entsprechende Ausbildung verfügen und ist für die unmittelbare sichere und zweckbestimmte Anwendung des Medizinprodukts verantwortlich.

9. Gemäß §12 (Stand Juli 2025) der Medizinprodukte Betreiberverordnung ist der Betreiber verpflichtet, die sicherheitstechnischen Kontrollen der Medizinprodukte wie z. B. Defibrillator oder Spritzenpumpe durchführen zu lassen. Bei der **sicherheitstechnischen Kontrolle** wird überprüft, ob die technische Qualität und der funktionssichere Einsatz gewährleistet sind. Bei der **messtechnischen Kontrolle** (§ 15 MPBetreiberV) werden Geräte, die zur Diagnostik verwendet werden, kalibriert, damit kein Messfehler entsteht.

MPBetreibV
Notfallsanitäter Heute, Kap. 57

Der **Betreiber** ist für diese Kontrollen verantwortlich. Gerade bei der messtechnischen Kontrolle ist es eine Abwägung des Betreibers, ob er die messtechnische Kontrolle durchführen lässt oder neue Geräte anschafft. Speziell bei Geräten wie Thermometer oder RR-Manschetten ist es teilweise billiger, neue Geräte anzuschaffen.

10. Ihre Aufgabe als Betreiber/Benutzer ist es, das defekte Medizinprodukt sofort außer Dienst zu nehmen. Das **defekte Medizinprodukt** wird mit einer Anhängekarte versehen und direkt ins Sperrlager gebracht, um definitiv zu gewährleisten, dass das defekte Medizinprodukt nicht mehr verwendet wird.

Medizinprodukte-Anwendermelde- und Informationsverordnung
Notfallsanitäter Heute, Kap. 57

In jeder Rettungswache sollte ein **Sperrlager** installiert werden. Defekte Medizinprodukte werden dort gelagert, bis das Medizinprodukt repariert wird. Jeder Mitarbeiter muss wissen, dass die Medizinprodukte aus dem Sperrlager nicht am Patienten angewendet werden. Der Betreiber des defekten Medizinprodukts muss dafür sorgen, dass die Reparatur durchgeführt wird. Sollte es zu einem mutmaßlichen schweren Vorkommnis kommen, sind alle Personen, die Medizinprodukte beruflich anwenden, zur Meldung an das Bundesinstitut für Arzneimittel und Medizinprodukte verpflichtet.

Antworten zu Fallbeispiel > 4.10: Der englische Patient

Approbationsordnung
Notfallsanitäter Heute, Kap. 49

1. Ein **Assistenzarzt** befindet sich im Normalfall noch in der Ausbildung zum Facharzt. Der **Oberarzt** hingegen hat seine Facharztausbildung erfolgreich abgeschlossen. Der Oberarzt ist aufgrund seiner Qualifikation und seiner Erfahrung dem Assistenzarzt weisungsbefugt. Der Oberarzt ist mit dem Chefarzt zusammen für die Ausbildung des Assistenzarztes verantwortlich.

Wenn ein Arzt nach der erfolgten Approbation einen **Facharzt für Innere Medizin** machen möchte, muss er eine **Weiterbildungszeit von 60 Monaten** einplanen. Diese Ausbildung darf nur an einer Klinik stattfinden, die zur Weiterbildung ermächtigt ist. Während der Ausbildung muss der angehende Facharzt die Versorgung von stationären Patienten und spezielle Fähigkeiten wie Ultraschalldiagnostik oder endoskopische Untersuchungsmethoden erlernen. Nach der Weiterbildungszeit muss der Assistenzarzt eine **Facharztprüfung** ablegen.

Notfallsanitätergesetz
Landesrettungsdienstgesetz
Notfallsanitäter Heute, Kap. 48

2. Die Abkürzung **SOP** steht für **Standard Operating Procedere,** es handelt sich also um eine standardisierte Vorgehensweise. Ziel ist, dass im Bereich Notfallmedizin alle Patienten die gleiche Versorgung erhalten, unabhängig davon, welcher Notfallsanitäter die Behandlung übernimmt.

Im **Notfallsanitätergesetz §4 Absatz 2** sind die **Ausbildungsziele** festgelegt. Darin ist beschrieben, dass ein Notfallsanitäter das eigenständige Durchführen von heilkundlichen Maßnahmen, die vom Ärztlichen Leiter Rettungsdienst oder entsprechend verantwortlichen Ärzten bei bestimmten notfallmedizinischen Zustandsbildern und -situationen standardmäßig vorgegeben, überprüft und verantwortet werden, am Patienten durchführen soll. Der Ärztliche Leiter Rettungsdienst muss also für seinen Bereich eine SOP erstellen.

Notfallsanitäter Heute, Kap. 51

3. Der große Unterschied zwischen der Struktur im Rettungsdienst in England und in Deutschland ist, dass es in England kaum Notarztbesetzte Rettungsmittel gibt. In England werden Notfallpatienten von **Paramedics** versorgt (vergleichbar mit dem deutschen Notfallsanitäter). Im Rahmen der Ausbildung zum Paramedic erhält man einen Hochschulabschluss nach den Standards des Colleges of Paramedics. Die Ausbildung dauert je nach College ungefähr 4 Jahre.

In England gibt außerdem es eine kurze Ausbildung zum **Ambulanceman.** Das ist die Grundausbildung und umfasst nur 96 Std. Im weiteren Verlauf kommt die Ausbildung zum **Emergency Medical Technician (EMT).** Diese Ausbildung dauert 360 Std. und darf erst begonnen werden, wenn man bereits 1 Jahr als Ambulanceman gearbeitet hat. Diese Ausbildung ist vergleichbar mit dem deutschen Rettungssanitäter.

Notfallsanitäter Heute, Kap. 17

4. Im Rahmen der Erhebung der Anamnese bei einem Notfallpatienten wird das **SAMPLER-Schema** angewendet. Das S steht für Symptome und kann mit dem **OPQRST-Schema** präzisiert werden. Neben den

Symptomen können auch Schmerzen mit diesem Schema besser abgefragt.
- **O – Onset/Schmerzbeginn:** Seit wann bestehen die Beschwerden?
- **P – Provocation/Palliation/Schmerzprovokation:** Lassen sich die Symptome provozieren oder verbessern?
- **Q – Quality/Schmerzqualität:** Wie fühlt sich der Schmerz an: dumpf, brennend etc.?
- **R – Radiation/Schmerzausstrahlung:** Strahlt der Schmerz aus?
- **S – Severity/Schmerzstärke:** Wie wird der Schmerz/das Symptom in einer Skala von 0–10 bewertet?
- **T – Time/zeitlicher Verlauf:** Wie ist der zeitliche Verlauf der Schmerzen/Symptome?

Im Rahmen der **Anamnese auf Englisch** ist es wichtig, das OPQRST-Schema auch auf Englisch zu beherrschen. Anhand dieses Abfrageschemas kann man als Behandler einen guten Überblick über die Symptome/Schmerzen erhalten. Neben den anatomischen Begriffen, gehören auch Anamnesevokabeln auf Englisch zu den Begriffen, die ein Notfallsanitäter beherrschen sollte.

5. In der englischen Sprache existieren drei Begriffe für das Wort „Krankenversicherung“:
   - Health insurance
   - Medical insurance
   - Sickness insurance

PONS Wörterbuch

Alle drei aufgeführten Begriffe sind gängige **englische Vokabeln für das Wort „Krankenversicherung“.** Im Normalfall sind Patienten, die sich gerade im Rahmen eines Urlaubsaufenthalts in Deutschland befinden, über eine **private Auslandskrankenversicherung** abgesichert. In der Regel müssen sie bei der Einsatznachbereitung die Rechnung privat an den Patienten schicken. Daher ist es ratsam, sich den Pass des Patienten zeigen zu lassen, um eine gültige **Rechnungsanschrift** zu erhalten.

6. In diesem Fall handelt es sich um einen **Verstoß gegen den §13 Begehen durch Unterlassen.** Ein Notfallsanitäter hat im Dienst die **Garantenstellung** inne und ist zur Hilfe verpflichtet. Außerdem sind im Notfallsanitätergesetz die Ausbildungsziele eines Notfallsanitäters genau definiert und dazu gehören auch die **heilkundlichen Maßnahmen,** sofern diese Maßnahmen vom Ärztlichen Leiter Rettungsdienst im Rahmen einer SOP freigegeben sind.

Strafgesetzbuch
Notfallsanitäter Heute, Kap. 57

In diesem Fall handelt es sich um einen vital bedrohten Patienten, der durch eine Therapie mit Glukose vor weiteren körperlichen Schäden bewahrt wird. Da es für dieses Notfallbild eine **SOP des Ärztlichen Leiters Rettungsdienst** gibt, muss der Notfallsanitäter eine medikamentöse Therapie einleiten, um nicht nach §13 Begehen durch Unterlassen bestraft zu werden.

Strafgesetzbuch
Notfallsanitäter Heute, Kap. 57

7. Sollten **Ersthelfer** keine Erste Hilfe bei einem Notfallpatienten leisten, machen sie sich aufgrund des **§323c StGB der unterlassenen Hilfeleistung** strafbar. Der Gesetzgeber hat als Strafe eine Geldstrafe oder eine Freiheitsstrafe von bis zu einem Jahr als mögliches Strafmaß festgelegt.

Jeder Bürger ist verpflichtet, in Unglückssituationen Hilfe zu leisten, wenn es dem Ersthelfer zuzumuten ist. Der Ersthelfer muss sich bei der Hilfeleistung nicht in eigene Gefahr bringen. In diesem Fall ist es ausreichend, wenn vom Ersthelfer der **Notruf** abgesetzt wird. Außerdem ist es erlaubt, keine Erste Hilfe zu leisten, wenn man durch die Hilfeleistung andere wichtige Pflichten verletzt. Als Beispiel für eine wichtige Pflicht wäre die Aufsichtspflicht für die eigenen Kinder zu nennen.

Approbationsordnung
Notfallsanitäter Heute, Kap. 49

8. **Ausbildungsschritte zum Arzt** in der Bundesrepublik Deutschland:
   - Die Ausbildung zum Arzt dauert 6 Jahre (12 Semester).
   - Nach dem 4. Semester wird das 1. Staatsexamen abgelegt (ehemals Physikum).
   - Nach dem 10. Semester wird der erste Teil des 2. Staatsexamens abgelegt (schriftlich).
   - Das 11. und 12. Semester enthalten die praktische Ausbildung (Praktisches Jahr).
   - Nach dem 12. Semester folgt der 2. Teil des 2. Staatsexamens (mündlich/praktisch).
   - Nach dem erfolgreichen Absolvieren aller Teile erfolgt die Approbation zum Arzt.

Nach der erfolgten Approbation zum Arzt, kann mit der **Weiterbildung zum Facharzt** begonnen werden. Ab dem 1. Staatsexamen, können die Studenten beginnen, Ihre Doktorarbeit zu schreiben. Den Titel **Doktor der Medizin** erhalten die Ärzte aber erst nach dem erfolgten 2. Staatsexamen. Die Ausbildung der angehenden Mediziner erfolgt an manchen Universitäten, z. B. in Hannover, bereits handlungsorientiert und unterscheidet sich v. a. pädagogisch von der klassischen fächerspezifischen Ausbildung.

Notfallsanitäter Heute, Kap. 17

9. Algorithmen im Rettungsdienst werden in **fünf Phasen** unterteilt:
   - Phase 1: Eintreffen an der Einsatzstelle mit ABCDE-Schema
   - Phase 2: Kategorisierung (Um welches Notfallbild handelt es sich?)
   - Phase 3: notfallspezifische Handlungsvorgaben (Verabreichung von Medikamenten)
   - Phase 4: Transport und Übergabe
   - Phase 5: Wiederherstellung der Einsatzbereitschaft

Wenn die Algorithmen anhand dieser fünf Phasen aufgebaut sind, wird ein **standardisiertes Verfahren mit gleichbleibender Qualität** vom Anwender abgearbeitet. Die Algorithmen werden immer weiter verändert, wenn bei der Anwendung **Verbesserungspotenzial** festgestellt wurde. Der Ärztliche Leiter orientiert sich beim Erstellen der Algorithmen für seinen Landkreis an Vorgaben, wie z. B. an den DBRD-Algorithmen. Ein weiterer Vorteil von Algorithmen im Rettungsdienst ist die **Reduktion von Einsatzstress durch festgelegte Handlungsabläufe.**

10. Die Nachalarmierung eines Notarztes ist laut dem Notfallsanitätergesetz nicht mehr zwingend notwendig. Im §4 des Notfallsanitätergesetzes ist festgelegt, dass der Notfallsanitäter nach der Durchführung von invasiven Maßnahmen entweder einen Notarzt bestellen muss oder den Patienten einer weiteren ärztlichen Versorgung zuführen muss.

Notfallsanitätergesetz
Notfallsanitäter Heute, Kap. 57

Gerade bei einer **Hypoglykämie,** bei der sich der Zustand des Patienten durch medikamentöse Therapie massiv verbessert, wäre das zusätzliche Entsenden eines Notarztes zur Einsatzstelle eine Verschwendung von Ressourcen. Auch hier ist es die Aufgabe des Ärztlichen Leiter Rettungsdienstes im Rahmen der SOP/Algorithmus festzulegen, bei welchen Notfallbildern ein Notarzt zur Einsatzstelle kommen muss. In vielen Rettungsdienstbereichen werden z. B. Patienten mit einem Schlaganfall schon seit Jahren ohne Notarzt in die Klinik transportiert.

Antworten zu Fallbeispiel ➤ 4.11: Pandemie

1. In diesem Fall wurde die Hilfsfrist nicht eingehalten. Bei **Notfalleinsätzen in Niedersachsen** muss das erste geeignete Rettungsmittel in 95 % der Fälle **nach 15 Min.** die Einsatzstelle erreichen.

Landesrettungsdienstgesetz
Notfallsanitäter Heute, Kap. 57

Das **Niedersächsische Landesrettungsdienstgesetz** gibt diese Hilfsfrist vor. Der Gesetzgeber hat außerdem festgelegt, dass die Hilfsfrist nur in 95 % der Fälle eingehalten werden muss. Eine 100 % ige Einhaltung der Hilfsfrist kann aufgrund einer extremen Wetterlage, eines sehr hohen Einsatzaufkommens etc. nicht immer gewährleistet werden. Ab dem Moment, ab dem der Leitstellendisponent entschieden hat, dass es sich bei einem eingehenden Notruf tatsächlich um einen Notfall handelt, beginnt die Zeitmessung der Hilfsfrist.

2. Wenn die gesetzlich festgelegte Hilfsfrist nicht eingehalten wird, muss der Träger des Rettungsdienstes seine **Vorhalteplanung der Rettungsmittel überdenken** und ggf. **anpassen.** Ferner kann die Leitstelle auch die **Alarm- und Ausrückordnung überarbeiten.**

Landesrettungsdienstgesetz
Notfallsanitäter Heute, Kap. 57

Es ist gängige Praxis, dass in regelmäßigen Abständen die **Einhaltung der Hilfsfristen** kontrolliert wird. Sollte es diesbezüglich Probleme geben, wird der Träger des Rettungsdienstes ein **Gutachten** in Auftrag geben mit dem Ziel, die gesetzlichen Vorgaben einzuhalten. Der Gutachter könnte darauf hinweisen, dass **neue Rettungswachen** gebaut werden müssen oder dass sich die **Vorhaltezeiten** ändern müssen. Der Mitarbeiter auf dem Rettungsmittel kann die Einhaltung der Hilfsfrist verbessern, indem er die **Ausrückzeiten verkürzt** und den **schnellsten Weg** zur Einsatzstelle auswählt. Diesbezüglich gibt es technische Hilfestellungen, z. B. Navigationsgeräte, die bereits die Einsatzdaten während der Alarmierung von der Leistelle übermittelt bekommen und so schon bei der Ausfahrt den kürzesten Weg berechnen.

3. Das **Robert Koch-Institut** (RKI) ist aufgrund der Vorgaben des Infektionsschutzgesetzes mit den Befugnissen einer Behörde ausgestattet und kann somit auch Empfehlungen aussprechen, die umgesetzt werden müssen. Die Aufgabengebiete des Robert Koch-Instituts sind im **§4 des Infektionsschutzgesetzes** aufgeführt.

Infektionsschutzgesetz
Notfallsanitäter Heute, Kap. 16

Gerade in Zeiten einer Pandemie (z. B. Coronavirus-Pandemie 2020/2021) ist es wichtig, dass Experten und Wissenschaftler gesicherte Erkenntnisse über die Infektionskrankheit sammeln und dokumentieren. Das Robert Koch-Institut ist das **Bindeglied zwischen der Weltgesundheitsorganisation und der deutschen Regierung.** Es arbeitet mit den zuständigen Bundesbehörden und den Landesbehörden eng zusammen. Eine weitere wichtige Aufgabe des RKI ist es, entsprechenden Fallzahlen zu erheben und auszuwerten. Anhand dieser Fallzahlen werden politische Entscheidungen, wie z. B. eine Maskenpflicht oder Kontaktbeschränkungen, gefällt.

Infektionsschutzgesetz
Grundgesetz

4. Unter dem Begriff **Grundrechte** versteht man unveräußerliche Rechte der Bürger in der Bundesrepublik Deutschland. Die Grundrechte sind in der Bundesrepublik Deutschland im **Grundgesetz** verankert. Die Grundrechte sind von der allgemeinen Erklärung der Menschenrechte abgeleitet.

Die Konvention zum Schutz der Menschenrechte und Grundfreiheiten von 1949 gilt noch bis heute und verpflichtet alle Staaten in Europa, diese Menschenrechte zu gewährleisten. Nach dieser Konvention lassen sich die Menschenrechte in vier Gruppen unterteilen. Das **Unverletzlichkeitsrecht** beinhaltet das Recht auf Leben und körperliche Unversehrtheit. Die **Gleichheitsrechte** schützen die Gleichberechtigung von Mann und Frau. Das **Freiheitsrecht** umschreibt z. B. die Versammlungsfreiheit und die Pressefreiheit. Das **soziale Recht** beinhaltet das Recht auf Bildung. In der Coronavirus-Pandemie 2020 und 2021 musste die Bundesregierung aufgrund der Infektionslage einige Grundrechte der Bevölkerung, wie z. B. die Versammlungsfreiheit, aufheben, um das Infektionsgeschehen in den Griff zu bekommen.

Grundgesetz
Notfallsanitäter Heute, Kap. 56

5. Nachdem ein Gesetzesentwurf in sämtlichen Instanzen, wie Bundesregierung, Bundestag und Bundesrat, bewilligt wurde, muss als letzte Instanz der Bundespräsident das Gesetz unterschreiben. Erst dann hat das Gesetz seine Gültigkeit und kann in Kraft treten.

Die **Bundesregierung (Bundesminister und Bundeskanzler/in)** erarbeiten einen Gesetzesentwurf. Dieser Gesetzesentwurf wird zum **Bundesrat** weitergeleitet und muss dort binnen 6 Wochen bearbeitet werden. Es kommt sehr häufig vor, dass der Bundesrat noch Änderungswünsche hat. Wenn der Bundesrat seine Stellungnahme zu dem Gesetzesentwurf abgegeben hat, wird dieser an den **Bundestag** weitergeleitet. Es ist vorgeschrieben, dass der Gesetzesentwurf in drei Lesungen im Deutschen Bundestag beraten wird. Sollte der Bundestag sich gegen den Gesetzesentwurf entscheiden, werden sog. Vermittlungsausschüsse gebildet, um meinen Kompromiss zu finden. Wenn das Gesetz dann von beiden Instanzen (Bundestag/Bundesrat) die Zustimmung erhalten hat und von den zuständigen Ministern und dem Bundeskanzler genehmigt wurde, unterschreibt der **Bundespräsident** das Gesetz und es kann nun im Bundesgesetzblatt veröffentlicht werden.

DIN EN ISO 9001
Notfallsanitäter Heute, Kap. 48

6. **Aufbau einer Verfahrensanweisung:**
   - Flussdiagramm
   - Fließtext
   - Detaillierter Arbeitsauftrag/-anweisung muss enthalten sein.
   - Ein Ziel muss definiert werden.

- Der Zuständigkeits- bzw. Geltungsbereich muss definiert sein.
- Es müssen Personen benannt sein, die für die Umsetzung verantwortlich sind.
- Der Autor der Verfahrensanweisung muss erkenntlich sein.
- Eine Verfahrensanweisung benötigt eine Versionsnummer.
- Das Layout sollte einheitlich sein.
- Zusätzliche Unterlagen können beigefügt sein.

Bei einer **Verfahrensanweisung** wird ein **dienstlicher Ablauf in einem Dokument** niedergeschrieben. Im Rahmen des Qualitätsmanagements ist es üblich, alle notwendigen Abläufe innerhalb der Rettungswache zu beschreiben. Diese Verfahrensanweisungen dienen vor allem zur **Darstellung und Standardisierung der Abläufe** auf der Rettungswache. Somit ist von der obersten Leitung sichergestellt, dass alle Mitarbeiter wissen, wie der Ablauf, z. B. Fahrzeugcheck, zu erfolgen hat. Jeder Mitarbeiter kann auf die Verfahrensanweisungen zugreifen. Somit wird verhindert, dass die unterschiedlichen Mitarbeiter bei einem durchzuführenden Verfahren unterschiedlich vorgehen.

7. Das **Infektionsschutzgesetz** regelt im §8 genau, welche Personen zur Meldung einer **meldepflichtigen Krankheit** verpflichtet sind. Hier steht im Absatz 2, dass die Meldepflicht nicht für Personen des Rettungsdienstes besteht, wenn der Patient in eine ärztlich geleitete Einrichtung gebracht wurde.

Infektionsschutzgesetz
Notfallsanitäter Heute, Kap. 16

Ein **Arzt** ist definitiv verpflichtet, eine **meldepflichtige Krankheit** dem zuständigen Gesundheitsamt zu melden. Das **Infektionsschutzgesetz** regelt in den §§6–12 den **Umgang mit meldepflichtigen Erkrankungen.** Neben Ärzten sind auch **Tierärzte** dazu verpflichtet, eine meldepflichtige Krankheit anzuzeigen, wenn es sich um eine sog. Zoonose handelt (Übertragung vom Tier auf den Menschen). Ein wichtiger Meldender im Rahmen der Coronavirus-Pandemie waren die **Labore,** die auch zur Meldung bei Erregernachweis verpflichtet sind. So konnte das RKI die täglichen Zahlen an Neuinfektionen immer tagesaktuell veröffentlichen.

8. **Verfahrensanweisung für einen Notfalltransport:**
   - Alarmierung
   - Schnelles Ausrücken
   - Anfahrt zur Einsatzstelle mit Sonderwegerechten
   - Vorstellen beim Patienten
   - Durchführung der Ersteinschätzung, ggf. Nachalarmierung
   - Versorgung des Patienten gemäß SOP/ÄLRD
   - Auswahl der korrekten Zielklinik
   - Anmeldung bei der Zielklinik
   - Zügiger/schonender Transport in die Zielklinik
   - Versorgung des Patienten während des Transports
   - Dokumentation
   - Übergabe an der Zielklinik
   - Wiederherstellung der Einsatzbereitschaft
   - Abrechnung/Fakturierung des Einsatzes

DIN EN ISO 9001
Notfallsanitäter Heute, Kap. 48

Bei einer **Verfahrensanweisung** im Bereich Notfallrettung steht die eigentliche **Patientenversorgung** im Mittelpunkt. Bei der eigentlichen Patientenversorgung sind SOP des ÄLRD anzuwenden. Neben der Patientenversorgung müssen in einer Verfahrensanweisung auch Punkte aufgeführt werden, die mit der eigentlichen Patientenversorgung nichts zu tun haben. Es muss geregelt werden, wie die Einsatzbereitschaft wiederhergestellt werden soll. Die Einsätze müssen dokumentiert werden, damit die Abrechnung mit den Kostenträgern erfolgen kann.

Bürgerliches Gesetzbuch
Notfallsanitäter Heute, Kap. 57

9. Für den Rettungsdienst sind die Aufenthaltsbestimmung, die Gesundheitssorge/Gesundheitsvorsorge und der Umgang mit einer Patientenverfügung die relevantesten Punkte im Bereich der gesetzlichen Betreuung.

Ein **gesetzlicher Betreuer** wird bei einer entsprechenden Indikation vom Amtsgericht bestimmt. In der Regel übernimmt ein Familienangehöriger diese Aufgabe. Wenn es um die **Aufenthaltsbestimmung** geht, kann der gesetzliche Betreuer bestimmen, wo sich die zu betreuende Person aufhält (Unterbringung in einem Pflegeheim). Im Bereich der **Gesundheitssorge/Gesundheitsvorsorge** muss der gesetzliche Betreuer über sämtliche Fragen rund um die Gesundheit informiert werden und muss auch **bei invasiven Eingriffen** seine **Einwilligung** geben. Im Bereich der **Patientenverfügung** hat der gesetzliche Betreuer das Recht, diesbezüglich für die zu betreuende Person zu entscheiden.

Bürgerliches Gesetzbuch
Notfallsanitäter Heute, Kap.57

10. In diesem Fall ist die vorliegende **Patientenverfügung** für den Rettungsdienst bindend, weil der gesetzliche Betreuer vor Ort ist und darum bittet, dass diese Patientenverfügung so umgesetzt wird. **Im BGB §1901a** ist festgelegt, dass der **Betreuer** den **mutmaßlichen Willen des Betreuten** festzustellen hat und auf dessen Grundlage entscheiden darf, ob Maßnahmen durchgeführt werden sollen oder nicht.

Eine **Patientenverfügung** in einem Notfall auf die Echtheit zu überprüfen, ist in der Praxis leider sehr schwer umzusetzen. Im Rahmen einer Reanimation muss sehr schnell entschieden werden, ob die Maßnahmen eingeleitet werden müssen oder nicht. Außerdem gibt der Gesetzgeber vor, dass eine Patientenverfügung jederzeit formlos widerrufen werden kann.

Antworten zu Fallbeispiel ➢ 4.12: Datenschutz

DIN EN ISO 9001

1. Das **Organigramm** ist eine grafische Darstellung und dient dazu, **Verantwortlichkeiten** und **Zuständigkeiten in einer Hilfsorganisation** oder einem Unternehmen aufzuzeigen. Da ein Organigramm sehr verständlich ist, wird es sehr häufig angewendet, um die Hierarchie im Unternehmen darzustellen.

Die **DIN EN ISO 9001** schreibt vor, dass die oberste Leitung (Geschäftsführung) sicherstellen muss, dass sämtliche **Rollen, Verantwortlichkeiten und Befugnisse** innerhalb eines Betriebs **bekannt** gemacht werden müssen. Um ein Organigramm zu erstellen, muss als erstes eine **Aufgabenanalyse** erfolgen. Danach müssen die anstehenden Aufgaben den Personen/Funktionsträgern zugewiesen werden. Wenn die Aufgabenanalyse vollständig ist, kann das Organigramm erstellt und veröffentlicht werden. Jeder Mitarbeiter sollte das Organigramm kennen, damit die entsprechenden Meldewege eingehalten werden können.

2. Das **Intranet** dient dazu, die **Kommunikation in einem Unternehmen** zu verbessern. Der große Vorteil ist, dass der Anwender bzw. Mitarbeiter sich über das Internet jederzeit und überall die nötigen Informationen beschaffen kann. Im Intranet können Verfahrensanweisungen/SOPs und Organigramme schnell und unkompliziert hochgeladen und ständig aktualisiert werden.

Notfallsanitäter Heute, Kap. 55

Die oberste Leitung ist dafür verantwortlich, dass wichtige betriebsinterne Informationen zielgerichtet an die Mitarbeiter gelangen. Dafür ist das Intranet das Mittel der Wahl. Jeder Mitarbeiter erhält die nötigen **Zugangsdaten,** um sich im Intranet anzumelden und an die für ihn relevanten Informationen zu gelangen. Im Intranet können alle **wichtigen Dokumente,** wie z. B. Verfahrensanweisungen und Prozessbeschreibungen, hinterlegt werden. Außerdem kann das Intranet genutzt werden, um **Formulare** wie Unfallanzeigen oder Ähnliches digital vorzuhalten. Das reduziert den Papierbedarf an der Dienststelle.

3. Bevor ein **neues Medikament** zugelassen wird, muss es im Rahmen von Richtlinien eine Reihe definierter Forschungsschritte durchlaufen bzw. vorgegebene Bedingungen erfüllen. Diese Kriterien werden durch die zuständigen Behörden streng überwacht. In der ersten Phase wird eine mögliche toxische Gefahr überprüft und das Medikament in Tierversuchen getestet. Wenn diese Forschungsschritte erfolgreich waren, kann das neue Medikament in klinischen Studien an Menschen getestet werden, bevor es dann die Zulassung erhält.

Arzneimittelgesetz

Bevor die klinischen Studien am Menschen erfolgen dürfen, muss das Bundesamt für Arzneimittel oder das Paul-Ehrlich-Institut die Erlaubnis erteilen. In den **klinischen Studien** wird das Medikament in **vier Phasen** getestet:

- In der **1. Phase** geht es darum, ob sich Unverträglichkeiten bilden können und wie sich das Präparat im menschlichen Körper verhält (Pharmakodynamik).
- In der **2. Phase** geht es um die korrekte Dosierung. Hier wird das neue Medikament an wenigen freiwilligen Probanden getestet, die an der Erkrankung leiden, wogegen das Medikament helfen soll.
- In der **3. Phase** wird das Medikament auf die Verträglichkeit und Wirksamkeit im Alltag an mehr freiwilligen Probanden getestet.
- Die **4. Phase** wird erst nach der eigentlichen Zulassung begonnen und dient dazu, Langzeitschäden zu erkennen und ggf. dem Medikament die Zulassung wieder zu entziehen.

Notfallsanitäter Heute, Kap. 3

4. Bei einer **Online-Schulung** werden die Teilnehmer entweder in einen virtuellen Schulungsraum eingeladen und dort von einem Dozenten unterrichtet oder können sich über eine Internetplattform, wie z. B. Learn2Rescue Lerninhalte runterladen und diese dann durcharbeiten. Im **virtuellen Schulungsraum** kann der Dozent Präsentationen hochladen und diese dann mit den Teilnehmern bearbeiten und so auch mit den Teilnehmern interagieren. Der große Vorteil dieser Art der Schulung ist, dass der Teilnehmer diese Schulung von zu Hause aus durchführen kann und nicht in ein Schulungszentrum fahren muss. Der Aufwand und die Kosten sind bei den Online-Schulungen deshalb geringer.

Wenn die Schulung über eine **Internetplattform** zu Hause durchgeführt wird, bekommt der Teilnehmer die nötigen Arbeitsblätter/Präsentationen zur Verfügung gestellt und kann diese durcharbeiten. Wenn der Teilnehmer damit fertig ist, kann er **online** eine **Lernerfolgskontrolle** durchführen. Wenn die Lernerfolgskontrolle bestanden wurde, kann sich der Teilnehmer seine Bescheinigung ausdrucken. Gerade wenn es um Lerninhalte wie Arbeitssicherheit oder Datenschutz handelt, kann man diese Art des Lernens sehr gut nutzen. Der große Nachteil von Online-Schulungen ist, dass das Vermitteln von fachpraktischen Inhalten sehr schwierig ist. Hier ist der Lernerfolg durch Üben am Phantom oder im Fallbeispiel wesentlich höher.

Datenschutzgrundverordnung
Notfallsanitäter Heute, Kap. 54

5. **Personenbezogene Daten** sind alle Informationen, die sich auf eine identifizierte oder identifizierbare natürliche Person beziehen. Personenbezogene Daten sind Angaben über eine bestimmte oder eine bestimmbare Person.
   Beispiele:
   - Name/Geburtsdatum/Geburtsort
   - Anschrift
   - Telefonnummer
   - Krankenversicherungsnummer
   - Vorerkrankungen
   - Diagnosen
   - Körperstatur
   - Gebrechen
   - Geschlecht
   - Haarfarbe/Hautfarbe/Augenfarbe

Die **Datenschutzgrundverordnung** (DSGVO) ist eine Europäische Verordnung, die seit 2016 in Kraft ist 2018 nochmals überarbeitet wurde. Sie dient dem Schutz natürlicher Personen bei der Verarbeitung personenbezogener Daten und dem freien Verkehr dieser Daten. Ferner schützt die Datenschutzgrundverordnung die Grundrechte und Grundfreiheiten natürlicher Personen und insbesondere deren Recht auf Schutz personenbezogener Daten. Der freie Verkehr personenbezogener Daten in der Union darf aus Gründen des Schutzes natürlicher Personen bei der Verarbeitung personenbezogener Daten weder eingeschränkt noch verboten werden.

6. Aufgrund **rechtlicher Rahmenbedingungen** ist der Arbeitgeber regelmäßig angehalten, alle Mitarbeiter im Rettungsdienst über die **geltenden Bestimmungen zu informieren.** So ist es möglich, dass nicht für jeden Vorgang eine separate Dienstanweisung notwendig ist, wenn eine Rahmendienstanweisung existiert.
   Beispiele:
   - Dienstkleidung
   - Email-Postfach der Mitarbeiter
   - Handybenutzung
   - Unfallmeldung
   - Schmuck und Piercing
   - Nutzung der EDV
   - Einsatzdokumentation
   - Sperriges Patienteneigentum
   - Fortbildungspflicht
   - Versetzungsanträge
   - Betriebsfremde in den Räumlichkeiten der Rettungswache

Tarifvereinbarungen

Die selbst auferlegten **Rahmenbedingungen,** die **zwischen den Mitarbeitern (Betriebsrat/MAV)** und der **Geschäftsführung** ausgearbeitet werden, sollen zu **rechtssicheren und gesunden Arbeitsbedingungen für Mitarbeiter und Vorgesetzte** führen. Ein Nichteinhalten von Inhalten einer in der Rahmendienstanweisung beschriebenen Vorgabe kann individuelle arbeitsrechtliche Konsequenzen für Mitarbeiter haben. Eine Rahmendienstanweisung wird in der Regel einmal im Jahr überarbeitet und entsprechend angepasst. Jeder Mitarbeiter muss dann diese angepasste Rahmendienstanweisung jeweils neu unterschreiben.

7. Die wichtigste **Aufgabe des Datenschutzbeauftragten** ist die **Beratung der obersten Leitung** und der **Mitarbeiter zum Thema Datenschutz.** Außerdem muss der Datenschutzbeauftragte dafür sorgen, dass sich sowohl die oberste Leitung als auch die Mitarbeiter an die **Datenschutzgrundverordnung** halten. Der Datenschutzbeauftragte ist auch zuständig für die **Kommunikation** mit anderen Parteien (z. B. Behörden) rund um das **Thema Datenschutz.**

Datenschutzgrundverordnung
Notfallsanitäter Heute, Kap. 54

Der **Datenschutzbeauftrage** wird von der obersten Leitung bestimmt. In der Regel ist der Datenschutzbeauftrage ein **Mitarbeiter aus dem Rettungsdienst,** der sich entsprechend fortgebildet hat. Der Arbeitgeber hat dafür zu sorgen, dass der Datenschutzbeauftragte auch den zuständigen Behörden genannt wird. Weil das Thema Datenschutz sehr umfassend ist, ist es zielführend, dass der Datenschutzbeauftrage diesbezüglich immer auf dem Laufenden ist, um somit die oberste Leitung zu entlasten.

8. Im Prinzip muss eine Zeugenaussage getätigt werden. Man kann nur vom **Zeugnisverweigerungsrecht** Gebrauch machen, wenn man selbst der Beschuldigte ist oder wenn man mit dem Angeklagten verwandt oder verschwägert ist. Ferner ist man nicht zur Aussage verpflichtet, wenn es durch die Befragung bei der Polizei zu einer Selbstbelastung kommen kann.

Strafgesetzbuch
Strafprozessordung

2017 beschloss der Deutsche Bundestag das **„Gesetz zur effektiveren und praxistauglicheren Ausgestaltung des Strafverfahrens."** Dieses Gesetz bringt insbesondere eine weitreichende Neuregelung der Vorschrift des §163 StPO, die sich die Ermittlungsbehörden schon lange gewünscht hatten. Nach der damit jetzt geltenden Gesetzeslage ist ein Zeuge nicht nur verpflichtet, einer polizeilichen Vorladung Folge zu leisten, sondern auch dazu, dort eine Aussage zur Sache zu machen. Wenn der Zeuge von seinem Zeugnisverweigerungsrecht Gebrauch machen möchte, muss er trotzdem zur Zeugenaussage erscheinen und Angaben zu seiner Person machen.

Strafgesetzbuch
Notfallsanitäter Heute, Kap. 57

9. Wenn Angaben gemacht werden, die nicht zu den personenbezogenen Daten gezählt werden, verstoßen sie nicht gegen die **Schweigepflicht.** Außerdem dürfen keine Diagnosen oder andere medizinischen Daten weitergegeben werden. Im Prinzip dürfen nur allgemeine Angaben zur Situation vor Ort gemacht werden. Wenn sich die Situation im öffentlichen Raum zugetragen hat, darf man alles sagen, was ein Passant auch gesehen hätte.

Bei **Unfällen oder Verletzungen im öffentlichen Bereich** (z. B. Verkehrsunfall, Betriebs- oder Arbeitsunfälle) unterliegen Angaben darüber nur bedingt der Schweigepflicht. Von der Schweigepflicht kann der Patient entbinden. Außerdem wird es dem Mitarbeiter im Rettungsdienst im Rahmen der sog. **Güterabwägung** ermöglicht, die Schweigepflicht zu brechen, um ein höheres Rechtsgut zu schützen. In diesem Fall greift der §34 des Strafgesetzbuchs, der **Rechtfertigende Notstand.** Die Verletzung der Schweigepflicht ist gemäß dem Gesetzestext als Straftat zu werten und kann sogar mit einer Freiheitsstrafe bestraft werden.

Notfallsanitäter Heute, Kap. 51

10. Der wesentliche Unterschied zwischen den **Rettungsdienststrukturen in Deutschland** und den **Niederlanden** ist, dass es in den Niederlanden **keine Notarzteinsatzfahrzeuge** gibt. In den Niederlanden gibt es vier Rettungshubschrauber, die mit einem Notarzt besetzt sind.

Die Niederlande verzichten komplett auf bodengebundene Notärzte. Die vier RTHs, die mit einem Notarzt besetzt sind, fliegen im Gegensatz zu den RTHs in Deutschland alle auch in der Nacht. Die Notärzte, die auf diesen RTHs eingesetzt werden, sind entweder Fachärzte für Chirurgie oder für Anästhesie. Diese Ärzte verfügen zusätzlich über eine PHTLS/ATLS-Ausbildung und einem pädiatrischem Notfallkurs. Auf den bodengebundenen Rettungsmitteln werden **Rettungsfahrer** (Ausbildung 7 Monate) und **Fachpflegekräfte Rettungsdienst (Ambulanceverpleegkundige)** eingesetzt. Die Fachpflegekräfte, die im Rettungsdienst eingesetzt werden, absolvieren nach ihrer Fachpflegeausbildung noch eine Zusatzausbildung, die ja nach Vorausbildung zwischen 7 und 12 Monaten dauert. Inzwischen gibt es in den Niederlanden auch einen Bachelor-Studiengang als Pilotprojekt, um ein Paramedic zu werden.

KAPITEL

10 Antworten: Themenbereiche 1, 3, 7 und 10

Antworten zu Fallbeispiel ➢ 5.1: Schlaganfall

Matthias Klausmeier

DGN S2e Leitlinie Akuttherapie des ischämischen Schlaganfalls
DEGAM S3 Leitlinie Schlaganfall
DBRD Muster-Algorithmen
Notfallsanitäter Heute, Kap. 30, 33

1. Mögliche **Differenzialdiagnosen:**
   - Schlaganfall
   - Intrazerebrale Blutung (ICB), Subarachnoidalblutung (SAB)
   - Hypoglykämie
   - Z. n. Krampfanfall
   - Intoxikation

   Nach der Initialbeurteilung muss für das weitere Vorgehen entschieden werden, ob der Patient **kritisch** oder **nicht kritisch** ist. Zusätzlich werden für die weiterführende Anamnese und Untersuchung Differenzialdiagnosen gesammelt, die für das Leitsymptom und die bereits erhobenen Untersuchungsergebnisse sinnvoll sind. Da nach der Initialbeurteilung noch nicht alle relevanten Vitalzeichen und Messwerte ermittelt sind, ist es sinnvoll, den Trichter sinnvoll mit Differenzialdiagnosen zu füllen. Anschließend wird in der **erweiterten Beurteilung** (Secondary Survey) durch fokussierte oder orientierende Untersuchung des Patienten der Trichter plausibel geleert, um zur wahrscheinlichsten Verdachtsdiagnose zu gelangen.

Ein zu frühes Festlegen auf eine Verdachtsdiagnose verbaut die Sicht auf mögliche andere Ursachen, führt ggf. zu einem Fixierungsfehler und verzögert die effektive Behandlung des Patienten. Das Offensichtliche ist nicht immer das Vermeintliche!

DGN S2e Leitlinie Akuttherapie des ischämischen Schlaganfalls
DEGAM S3 Leitlinie Schlaganfall
Notfallsanitäter Heute, Kap. 30, 33

2. Die Bestimmung des **Blutzuckers** ist zur Beurteilung des Patienten unbedingt erforderlich. Da Hypoglykämie und Schlaganfall identische Symptome verursachen können, ist es wichtig, sie rasch voneinander abzugrenzen.
   Bleibt die neurologische Symptomatik nach Korrektur des Blutzuckers bestehen, müssen andere Differenzialdiagnosen bestehen bleiben und untersucht werden.

Die **Hypoglykämie** kann in vielen Fällen durch **Gabe von Glukose** innerhalb kürzester Zeit revidiert werden. Darüber hinaus ändern sich auch die Strategie der Klinikwahl, der korrekten Fachabteilung und die Dringlichkeit des Transports.

DGN S2e Leitlinie Akuttherapie des ischämischen Schlaganfalls
DEGAM S3 Leitlinie Schlaganfall
Notfallsanitäter Heute, Kap. 30, 33

3. Da eine **erhöhte Körpertemperatur** mit einer Vergrößerung des Infarktareals und einem schlechteren Outcome einhergeht, soll sie bei > 37,5 °C mit antipyretischen Substanzen, wie z. B. Paracetamol, gesenkt werden. Da es Hinweise gibt, dass durch eine **Hyperglykämie** das Infarktareal vergrößert werden kann, sollen BZ-Werte > 200 mg/dl gesenkt werden. Bei Ausschluss einer Herzinsuffizienz und einer pulmonalen Stauung können 500 ml balancierte VEL verabreicht werden, um einen Verdünnungseffekt zu erzielen. Die gezielte Therapie erfolgt im Anschluss in der Klinik durch Insulingabe.
   Eine **Hypoglykämie** mit BZ-Werten > 60 mg/dl wirkt sich ebenfalls ungünstig auf das Infarktareal aus und wird präklinisch durch Glukosegabe korrigiert.

Bei Bewusstseinsstörung, Schluckstörung und Erbrechen erfolgt die **Glukosegabe parenteral mit einer Konzentration von 20 %.**

Notfallsanitäter Heute, Kap. 33

4. **Qualitative Bewusstseinsstörungen:** Die psychischen Abläufe sind gestört und es kommt zu kognitiven, affektiven, psychomotorischen und Wahrnehmungsstörungen. Qualitative Bewusstseinsstörungen sind:
   - Bewusstseinstrübung
   - Bewusstseinseinengung
   - Bewusstseinsverschiebung

   Quantitative Bewusstseinsstörungen: Es handelt sich um Störungen, die mit einer gesteigerten oder verminderten Vigilanz einhergehen. Quantitative Bewusstseinsstörungen sind:
   - Benommenheit
   - Somnolenz
   - Sopor
   - Koma
   - Hypervigilität
   - Delir

Im Rettungsdienst erfolgt die Beurteilung der Vigilanz durch die **Glasgow Coma Scale.** Das Schema wurde originär zur Beurteilung von Patienten mit einem Schädel-Hirn-Trauma entwickelt. Bei Patienten, die z. B. an Demenz oder erkrankt sind oder als Folge eines Schlaganfalls an Aphasie leiden, kann das Schema nur bedingt bzw. modifiziert angewandt werden.

DGN S2e Leitlinie Akuttherapie des ischämischen Schlaganfalls
DEGAM S3 Leitlinie Schlaganfall
AHA Leitlinien CPR und ECC
Notfallsanitäter Heute, Kap. 33

5. **FAST-Test** bei Verdacht auf Schlaganfall: **F**ace – **A**rm – **S**peech – **T**ime
   - **Face:** Mundwinkel nach oben ziehen lassen, Patient soll lächeln oder die Stirn runzeln.
   - **Arm:** Beide Arme ausstrecken und dann die Handflächen umdrehen: 90° im Sitzen, 45° im Liegen.
   - **Speech:** Patienten einen einfachen Satz sprechen lassen (ggf. mit Fremdanamnese).
   - **Time:** Zeitfenster seit Symptombeginn bestimmen: < 4,5 Std.?

Wenn bei der Kontrolle von Face, Arm und Speech mindestens **ein Kriterium pathologisch** ist, liegt die Wahrscheinlichkeit für einen **Schlaganfall bei 72 %.** Sind alle drei Kriterien pathologisch, steigt die Wahrscheinlichkeit auf über 85 % an.
Die nach aktuellen Leitlinien empfohlene Diagnostik mittels FAST-Tests wird in der Präklinik häufig durch den **BEFAST-Test** erweitert:
- **B**alance (Gleichgewicht): Liegt eine Gleichgewichtsstörung oder eine Links-/Rechtsneigung beim Gehen vor?
- **E**yes (Augen/Sichtfeld): Liegt eine Sehstörung und/oder ein Sehverlust vor?

6. Die drei **Ausdrucksmittel der nonverbalen Kommunikation** sind der eigene Körper, Objekte und das Verhalten im Raum.

Notfallsanitäter Heute, Kap. 9

Ausdrucksmittel	**Ausdruck durch**
Körper	Körpersprache: • Mimik • Gestik • Körperhaltung • Blickkontakt
Objekte	• Kleidung • Statussymbole, Bezugssymbole • Lieblingsspielzeug bei Kindern
Raum	Räumliche Distanz: • Intimbereich • Persönlicher Bereich • Öffentlicher Bereich

Die **Körpersprache** stellt bei Ihrem Patienten die effektivste Möglichkeit dar, mit Ihnen zu kommunizieren. Durch die verwaschene Sprache ist die Möglichkeit des Patienten, mit Ihnen verbal zu kommunizieren, extrem erschwert. Bei der nonverbalen Kommunikation ist durch die Fazialisparese die Mimik ebenfalls stark eingeschränkt. Gestik, Körperhaltung und Blickkontakt sind nun wichtige Elemente, die der Patient benutzen kann. Die Ehefrau wird ggf. wesentliche Informationen durch das Verhalten ihres Mannes mitteilen können.

Auch in schwierigen Einsatzsituationen, in denen Sprachbehinderungen die Untersuchung und Behandlung erschweren können, gilt das erste Axiom von Paul Watzlawick: „Man kann nicht nicht kommunizieren". Nutzen Sie die Mechanismen einer **effektiven verbalen Kommunikation** und achten Sie darauf, dem Patienten Möglichkeiten der **nonverbalen Kommunikation** zu ermöglichen.

7. Grundsätze, die in der **Kommunikation mit sprachgestörten Patienten** zu beachten sind:
   - Ruhig und geduldig zuhören.
   - Gegebenenfalls die Sprachbehinderung offen ansprechen, um die Situation zu entlasten.

Notfallsanitäter Heute, Kap. 9

- Bei Wortfindungsstörungen den Patienten durch gezieltes Nachfragen nach dem gesuchten Wort unterstützen.
- Das Gehörte wiederholen bzw. nachfragen, ob es richtig verstanden wurde, um Verständnisschwierigkeiten zu reduzieren.

Nutzen Sie **alle Möglichkeiten der Kommunikation** mit sprachgestörten Patienten. Die Patienten fühlen sich gut angenommen und sind aufgrund ihrer eigenen Defizite evtl. weniger frustriert.

Notfallsanitäter Heute, Kap. 9

8. Die **vier Basisregeln für die Psychische Erste Hilfe (PEH)** nach Lasogga und Gasch:
   - Sage, dass du da bist, wer du bist und was geschieht.
   - Schirme den Notfallpatienten vor Zuschauern ab.
   - Suche und biete vorsichtig Körperkontakt.
   - Sprich mit dem Notfallpatienten und höre ihm zu.

   Der Patient muss in gewohnter häuslicher Umgebung nicht abgeschirmt werden. Alle anderen Punkte sind für Ihre Einsatzsituation jedoch absolut von Belang. Stellen Sie sich vor und erklären Sie dem Patienten, was Sie tun. Achten Sie bei Körperkontakt auf seine Gesten. Lassen Sie dem Patienten gerade bei Sprachstörungen ausreichend Zeit zu antworten. Dadurch signalisieren Sie ihm Ihre ungeteilte Aufmerksamkeit.

Eine **effektive Kommunikation** ist wesentlicher Bestandteil einer notfallmedizinischen Versorgung von Patienten mit Sprachstörungen wie Dysphasie oder Aphasie. Nutzen Sie **alle Elemente der verbalen und nonverbalen Kommunikation!**

DGAI S1 Leitlinie Prähospitale Notfallnarkose beim Erwachsenen
Notfallsanitäter Heute, Kap. 17, 22

9. Der Patient entwickelt einen kritischen Zustand durch ein **A-, B- und D-Problem.** Lebensrettende Interventionen sind:
   - Flachlagerung
   - Freimachen der Atemwege:
     - Esmarch-Handgriff
     - Einlegen eines Oro- bzw. Nasopharyngealtubus
   - Bei suffizienter Eigenatmung:
     - Stabile Seitenlage auf die nicht gelähmte Seite
     - Sauerstoffgabe

   Parallel muss der Notarzt nachalarmiert werden, um eine Notfallnarkose durchzuführen. Die Maßnahmen sind bis zu seinem Eintreffen vorzubereiten.

Das **erweiterte Atemwegsmanagement** durch **Narkose** und **Intubation** sind für diesen Patienten lebensrettende Maßnahmen, die schnellstmöglich abzulaufen haben. Sie sind unter Berücksichtigung des Zeitfensters so rasch wie möglich durchzuführen.

DGN S2e Leitlinie Akuttherapie des ischämischen Schlaganfalls
DEGAM S3 Leitlinie Schlaganfall
DBRD Muster-Algorithmen
Notfallsanitäter Heute, Kap. 27, 33

10. Die Blutdrucksenkung erfolgt bei einem systolischen RR ≥ 220 mmHg und/oder einem diastolischen ≥ 120 mmHg. Bei Patienten mit **vorbestehender Hypertonie** sollen folgende **Zielwerte** erreicht werden:
    - RRsyst 180 mmHg
    - RRdiast 100–105 mmHg

Bei Patienten ohne vorbestehende Hypertonie liegen die Zielwerte niedriger:
- RRsyst 160–180 mmHg
- RRdiast 90–100 mmHg
  Zur Akutbehandlung bietet sich das gut steuerbare Medikament **Urapidil** an, das in den meisten Rettungsdiensten in Deutschland vorgehalten wird.

Für die Akutbehandlung der Hypertonie durch Notfallsanitäter wird eine **Senkung des Blutdrucks** empfohlen, die **25 % des Ausgangswerts** (S2e Leitlinie DGN) bzw. **15 % des Ausgangswerts** (S3 Leitlinie DEGAM) nicht überschreitet. Dadurch soll die Unterversorgung der Penumbra im kritisch betroffenen Gebiet vermieden werden.

11. Folgende Maßnahmen sollen auf der gelähmten Seite nicht durchgeführt werden:
    - i. v.-Zugang
    - Blutdruckmessung
    - Lagerung auf die gelähmte Seite

    Durch die **fehlende Muskelvenenpumpe** ist der venöse Rückstrom zum Herzen reduziert. Eine Medikamentengabe ist deshalb schwer steuerbar und der Wirkungseintritt deutlich verzögert. Darüber hinaus besteht ein insgesamt erhöhtes Risiko zur Thrombenbildung.
    Der **fehlende Muskeltonus** auf der gelähmten Seite wird bei der Blutdruckmessung falsch niedrige Werte verursachen, die für das gesamte System nicht aussagefähig sind. Durch die Stauung der Manschette wird die Zirkulation des Blutes zusätzlich herabgesetzt.
    Die **Lagerung auf die gelähmte Seite** kann durch die gestörte Sensomotorik zu irreversiblen Schäden wie Nervenläsionen und Drucknekrosen führen.

DGN S2e Leitlinie Akuttherapie des ischämischen Schlaganfalls
DEGAM S3 Leitlinie Schlaganfall
DBRD Muster-Algorithmen
Notfallsanitäter Heute, Kap. 33

Prüfen Sie vor der Durchführung dieser Maßnahmen immer, **ob** und **welche Körperhälfte** von einer sensomotorischen Störung oder Parese betroffen ist, um evtl. Komplikationen zu vermeiden.

12. Bei Patienten mit Verdacht auf Schlaganfall wird eine **Sauerstoffsättigung von ≥ 95 %** als Zielwert angestrebt, um eine ausreichende Oxygenierung der Hirnregion zu gewährleisten.
    Bestehen Anzeichen für Atemnot oder eine akute respiratorische Insuffizienz, hat die Akutbeseitigung durch hochdosierte Sauerstoffgabe oder Beatmung absolute Priorität.
    Bei Ihrem Patienten mit einer Ausgangssättigung von 92 % ist eine Sauerstoffgabe unbedingt angezeigt.

DGN S2e Leitlinie Akuttherapie des ischämischen Schlaganfalls
DEGAM S3 Leitlinie Schlaganfall
DBRD Muster-Algorithmen
Notfallsanitäter Heute, Kap. 33

Bei Schlaganfallpatienten, die routinemäßig Sauerstoff erhalten, konnte nach aktueller Datenlage kein Vorteil belegt werden. Einige Daten weisen darauf hin, dass die Sauerstoffgabe bei normaler Sättigung schädlich sein könnte. Obwohl diese Daten nicht auf die kurze präklinische Versorgungsphase transferiert werden können, wird eine **generelle Empfehlung zur Sauerstoffgabe** bei allen Patienten mit Verdacht auf Schlaganfall nicht gegeben werden. Die A- und B-Beurteilung im Kontext zur aktuellen Sättigung sind die ausschlaggebenden Parameter.

DGAI S1 Leitlinie Prähospitale Notfallnarkose beim Erwachsenen
Notfallsanitäter Heute, Kap. 22

13. **Medikamente** für **Notfallnarkose:**
    - Sedativum: z. B. Midazolam
    - Analgetikum/Anästhetikum: z. B. Fentanyl oder Sufentanil
    - Narkotikum: z. B. Thiopental oder Propofol
    - Muskelrelaxans: z. B. Succinylcholin und/oder Rocuronium

Barbiturate wie Thiopental sind klassische Anästhetika zur Senkung des intrakraniellen Drucks und sollten deshalb vom Notarzt bevorzugt werden. Der Einsatz von **depolarisierenden und/oder nichtdepolarisierenden Muskelrelaxanzien** ist fester Bestandteil einer prähospitalen Notfallnarkose. Generell entscheidet der Notarzt, welche Art der Narkose er durchführen möchte.

DGN S2e Leitlinie Akuttherapie des ischämischen Schlaganfalls
DEGAM S3 Leitlinie Schlaganfall
DBRD Muster-Algorithmen
Notfallsanitäter Heute, Kap. 33

14. Zur frühzeitigen Lysetherapie des Patienten ist eine **neurologische Klinik mit Stroke Unit** notwendig. Bei hämorrhagischem Schlaganfall ist die Lyse kontraindiziert. Der Patient benötigt in diesem Fall zur eventuellen operativen Versorgung der Blutung eine **neurochirurgische Klinik.** Sofern diese Voraussetzung gegeben ist, wären beide Kliniken geeignet. Darüber hinaus muss das gewählte Haus auch in der Lage sein, den beatmungspflichtigen Patienten behandeln zu können. Sehr wahrscheinlich wird das **Haus der Maximalversorgung** alle notwendigen Kriterien erfüllen und ist damit die geeignete Klinik.

Ein Krankenhaus mit **Stroke Unit** kann generell alle Patienten mit Verdacht auf Schlaganfall aufnehmen und befunden. Sollte dabei eine **Hirnblutung** festgestellt werden, müssen nach Auswertung und Rücksprache mit einer neurochirurgischen Klinik die Notwendigkeit und Dringlichkeit einer operativen Behandlung geklärt werden. In diesem Fall muss der Patient notfallmäßig weiterverlegt werden.

DGN S2e Leitlinie Akuttherapie des ischämischen Schlaganfalls
DBRD Muster-Algorithmen
Notfallsanitäter Heute, Kap. 33

15. Für die effektive Weiterbehandlung spielt der **Zeitpunkt des Symptombeginns** eine wichtige Rolle.
    Die Wirksamkeit und Sicherheit der **intravenösen Thrombolyse mit rtPA** (z. B. Actilyse®) im Zeitfenster von 4,5 Std. konnte in randomisierten Studien bei Patienten mit ischämischem Schlaganfall gezeigt werden. Da ca. 80 % aller Betroffenen einen ischämischen Schlaganfall erleiden, profitieren davon viele Patienten. Eine obere Altersgrenze besteht nach Leitlinienempfehlung nicht. Sofern bereits an der Einsatzstelle die Diagnose ischämischer Schlaganfall durch eine mobile CT-Diagnostik gesichert wurde, soll mit einer systemischen Thrombolyse mit Alteplase (z. B. Actilyse®) behandelt werden:

- 0,9 mg/kg KG
- Maximal 90 mg über 60 Min.
- Initial 10 % der Dosis als Bolus über 1 Min.

Da jede Minute ca. 1,9 Mio. der ca. 100 Milliarden Nervenzellen im Gehirn absterben, soll die Lysetherapie innerhalb des Zeitfensters von 4,5 Std. so früh wie möglich beginnen, denn: **„Time is brain!"**

Antworten zu Fallbeispiel > 5.2: Thoraxtrauma

Sven Heiligers

1. Anhand des Unfallmechanismus lässt sich ein Großteil der zu erwartenden Verletzungen beurteilen und eine erste Richtung bezüglich der Einschätzung des Patienten festlegen. Folgende **Mechanismen** lassen in diesem Fall schwere Verletzungen und einen potenziell lebensbedrohlichen Zustand erwarten: Notfallsanitäter Heute, Kap. 17
   - Sturz aus ca. 6 m Höhe bei einer angenommenen Geschosshöhe von ca. 3 m
   - Sturz auf den Motorkasten des Lastenaufzugs mit der linken Körperhälfte

   Die zu erwartenden **Verletzungen** sind u. a.:
   - Schädel-Hirn-Trauma
   - Trauma der Wirbelsäule, inkl. HWS
   - Thoraxtrauma
   - Lungenkontusion
   - (Hämato-)Pneumothorax/Spannungspneumothorax
   - Verletzung thorakaler Organe
   - Rippenserienfraktur mit paradoxer Atmung
   - Milzruptur
   - Trauma des Beckens und der Extremitäten

   An dieser Einsatzstelle ist darauf zu achten, dass keine Werkstoffe oder Werkzeuge vom Dach auf die Einsatzkräfte und den Patienten herabfallen können.

2. Im Fallbeispiel ist nach der Beurteilung des Kreislaufs (C) zwingend eine Unterbrechung des Ablaufs zur **Behandlung des vermuteten Spannungspneumothorax** geboten, da alle Parameter und Befunde die Verdachtsdiagnose unterstützen. Das ABCDE-Schema wird sofort unterbrochen, wenn ein **akut lebensbedrohliches Problem** identifiziert wird (Behandlung im Ablauf). Die Behandlung eines jeden erkannten Problems wird durch ein **Reassessment** mithilfe des ABCDE-Schemas auf Erfolg überprüft. Erst nach erfolgreicher Problemlösung wird die Untersuchung fortgesetzt. Notfallsanitäter Heute, Kap. 17

3. **Pneumothorax:** Ein Pneumothorax entsteht in der Regel infolge eines thorakalen Traumas oder spontan durch die Ruptur einer subpleural gelegenen Lungenblase (Bulla), die in direktem Kontakt mit der Pleura Notfallsanitäter Heute, Kap. 28

steht. Dabei gelangt Luft in den Pleuraspalt, wodurch der normalerweise herrschende Unterdruck in der Pleurahöhle aufgehoben wird. In der Folge kollabiert der betroffene Lungenflügel. Im Unterschied zum Spannungspneumothorax kann bei einem einfachen Pneumothorax die eingetretene Luft entweder durch das Bronchialsystem oder nach außen wieder entweichen, sodass kein relevanter Druckanstieg entsteht und somit keine akute Lebensgefahr besteht.
Spannungspneumothorax: Ein Spannungspneumothorax entsteht durch einen ventilartigen Mechanismus: Dabei wirkt ein Gewebelappen wie ein Ventil, das während der Inspiration Luft in den Pleuraspalt einströmen lässt, diese jedoch während der Exspiration nicht wieder entweichen kann. Die Folge ist eine progressive Luftansammlung im Pleuraspalt mit zunehmendem intrathorakalen Druck. Dies führt zu einer Verlagerung des Mediastinums zur kontralateralen (gesunden) Seite und kann eine Kompression der Vv. cavae sowie des rechten Herzens verursachen. Im weiteren Verlauf resultieren daraus ein verminderter venöser Rückstrom, eine eingeschränkte rechtsventrikuläre Auswurfleistung und letztlich ein Abfall des Herzzeitvolumens – mit dem klinischen Bild eines obstruktiven Schocks.

Notfallsanitäter Heute, Kap. 28

4. Der Spannungspneumothorax zeigt i. d. R. einen schnellen und dramatischen Verlauf. Die einzige lebensrettende Maßnahme ist die **Entlastung der Pleurahöhle.** Passiert dies nicht, kann eine Reanimation nicht erfolgreich sein und der Patient verstirbt.
Die **Gefahren der Entlastungspunktion** sind:
   - Gefäßverletzung bei nicht sachgemäßer Punktion und Entstehung eines Hämatothorax
   - Falsch gewählter, zu tiefer Punktionsort auf der linken Seite → Punktion des Herzens mit Entstehung eines Hämoperikards oder Punktion der Milz
   - Falsch gewählter, zu tiefer Punktionsort auf der rechten Seite → Punktion der Leber
   - Punktion der falschen Thoraxseite → Pneumothorax

Notfallsanitäter Heute, Kap. 7

5. Im Anschluss sollten Sie eine **detaillierte Einsatznachbesprechung/** Debriefing durchführen und die durchgeführten Maßnahmen mit dem Notarztteam auswerten. Ein Debriefing stellt eine gemeinsame Reflexion des Falles dar und soll für kommende Ereignisse Lerninhalte beinhalten. Eine vollständige **Dokumentation des Einsatzes** muss ebenfalls angefertigt werden.

Notfallsanitäter Heute, Kap. 9

6. Es ist von großer Bedeutung, die Ehefrau in ihrer emotionalen Ausnahmesituation ernst zu nehmen, ihre Sorgen und Ängste wahrzunehmen und ihr das Gefühl zu geben, nicht allein gelassen zu werden. Sie sollte verständlich über den Ablauf und den Zweck der medizinischen Maßnahmen informiert werden. Zudem sollte die Möglichkeit geschaffen werden, weitere Angehörige, Freunde oder Nachbarn zu benachrichtigen, um sie zeitnah zu unterstützen und nicht längere Zeit allein zu

lassen. Falls keine Betreuung durch das persönliche Umfeld möglich ist, kann ein psychosozialer Akuthelfer – etwa ein Kriseninterventionsteam – entweder direkt zur Einsatzstelle oder zu einem späteren Zeitpunkt ins Krankenhaus hinzugezogen werden. Darüber hinaus sollte mit der Ehefrau behutsam über die nächsten Schritte gesprochen und erklärt werden, was in der kommenden Zeit auf sie zukommt.

7. Diese komplexe, hochdynamische und nicht alltägliche Situation führt dazu, dass Routine in der Behandlung i. d. R. fehlt. Dadurch entstehen **Stress** und ein einsatzbedingter **hoher „Workload“.** Die Gefahr eines relevanten Fehlers, wie z. B. falscher Medikamentendosierung, steigt. Eine **gute Teamkommunikation** aller Beteiligten, **SOPs** und **Checklisten** sind essenziell und tragen dazu bei, einen Patientenschaden zu vermeiden.

Notfallsanitäter Heute, Kap. 7

8. Es ist dringend darauf zu achten, dass eine **professionelle Kommunikation** erfolgt und eine leider häufig auftretende „coole“, unsachliche und vielleicht auch despektierliche Sprache vermieden wird.
   Durch eine sachgemäße Sprache bekommt die Ehefrau vermittelt, dass für ihren Mann optimale Bedingungen herrschen und das Team gut zusammenarbeitet. Dies kann dazu beitragen, die für sie extrem emotionale Situation etwas zu lindern.

Notfallsanitäter Heute, Kap. 9

9. Die Sauerstoffsättigung zeigt wegen der **schlechten peripheren Durchblutung** keinen Wert an. Diese kommt aufgrund des obstruktiven Schockgeschehens zustande. Weitere **Messfehler** können sein: Nagellack, kalte Extremitäten, technischer Defekt, Kohlenmonoxid-Vergiftung (falsch positive Anzeige), Bewegungen und Fehlpositionierung.

Notfallsanitäter Heute, Kap. 17, 28, 32

10. Die **manuelle Fixierung der HWS** sollte durchgeführt werden, ggf. sollte ein Immobilisationskragen angelegt werden. Diese Maßnahme muss aber immer wieder reevaluiert werden und auf andere Möglichkeiten umgestellt werden, sobald dies möglich ist (z. B. Vakuummatratze mit Head-Blocks). Dem Patienten soll mindestens ein, besser zwei großvolumige Zugänge gelegt werden, um bei Bedarf größere Mengen Volumen (kristalloide VEL, Erythrozytenkonzentrate etc.) zu verabreichen. Weiterhin sollte der Patient im Verlauf und situationsabhängig vollständig entkleidet werden. Zwingend ist auch frühzeitig an ein **effizientes Temperaturmanagement** zu denken.

Notfallsanitäter Heute, Kap. 31

11. Die **Entlastung des Spannungspneumothorax** soll erfolgen, wenn folgende Symptome vorliegen:
   - Positiver Unfallmechanismus
   - Positiver Auskultationsbefund
   - Betroffene Seite ist überbläht und der Klopfschall ist hypersonor
   - Massive Tachypnoe und Dyspnoe mit weiteren Zeichen der akuten respiratorischen Insuffizienz sowie Hypoxie

DGU S3 Leitlinie Polytrauma/Schwerverletzten-Behandlung
Notfallsanitäter Heute, Kap. 28

- Hämodynamische Instabilität, positive Schockzeichen (Hypotonie, Tachykardie)
- Hautemphysem

Der Spannungspneumothorax muss sich durch die genannten Symptome deutlich abgrenzen. Ein Pneumothorax allein und ohne hämodynamische Instabilität darf nicht entlastet werden.

DGU S3 Leitlinie Polytrauma
Notfallsanitäter Heute, Kap. 31

12. Durchführung der **Entlastungspunktion:**
- Identifikation der betroffenen Seite
- Aufsuchen des 4.–5. ICR vordere Axiliarlinie (Bülow-Position)
- Alternativ kann der 2.–3. ICR Medioklavikularlinie genutzt werden.
- Hautdesinfektion
- Sterile Spritze mit Kochsalz; unter Aspiration punktieren, Nadellänge mind. 8 cm, keine 14 G pVK, sondern spezielle Entlastungspunktionsnadeln
- Einstich im 90°-Winkel zur Hautoberfläche auf die Rippe, bis Knochenkontakt. Dann schiebt man die Nadel am Oberrand der Rippe entlang, bis Luft entweicht bzw. in der flüssigkeitsgefüllten Spritze Blasen kommen.
- Mandrin entfernen
- Fixierung

Als **potenzielle Fehlerquelle** gilt die falsch gewählte Nadellänge. Es kann je nach körperlicher Konstitution des Patienten vorkommen, dass selbst eine 14- oder 10-G-Venenverweilkanüle nicht ausreicht, um die Pleurahöhle zu erreichen und den Spannungspneumothorax zu entlasten. Weiter kann es sein, dass eine erfolgreich durchgeführte Entlastung durch Manipulation und/oder Dislokation zu einem erneuten Auftreten eines Spannungspneumothorax führen kann. Eine weitere Fehlerquelle ist die falsche Position der Punktion. So kann es bei einer zu tiefen Punktion, also unterhalb des 5. ICR, entweder zur Verletzung der Leber (rechts) oder der Milz (links) kommen. Ebenso besteht die Gefahr der Gefäßverletzung bei der Monaldi-Position.

Notfallsanitäter Heute, Kap. 31

13. **Thoraxdrainage:**

Material:
- Hautdesinfektionsmittel
- Sterile Kompressen
- Lokalanästhetikum
- Sterile Handschuhe
- Pflaster
- Einmalskalpell
- Präparierschere (Metzenbaum Schere)
- Lochtuch
- Thoraxdrainage
- Nadelhalter
- Chirurgische Pinzette
- Nahtmaterial
- Große Verbandkompresse

Durchführung: Der Patient wird auf dem Rücken gelagert, der Arm zur Seite oder nach oben gelagert, die Brustwand wird gründlich desinfiziert. Der Zugang wird nach Bülau im 4.–5. ICR in der vorderen bis mittleren Axiliarlinie gewählt und mit dem Lochtuch abgedeckt. Dann wird ein 3–5 cm langer Hautschnitt quer gesetzt. Mittels Finger und Schere wird ein Tunnel in Richtung nächsthöchster Rippe gebildet und die Pleura eröffnet. Ertasten von Pleura parietalis und Lunge, um sicherzustellen, dass man wirklich im Pleuraspalt ist. Am Finger entlang wird die Drainage (ohne Trokar) eingeführt und in der Pleurahöhle platziert. Dann wird die Drainage vernäht und ggf. ein Sogsystem angeschlossen.

14. **Übergabe-Akronyme:** SINNHAFT-Schema, SBAR-Schema.
    Ablauf der Übergabe: Alle Beteiligten sollten zur Übergabe anwesend und ruhig sein. Arbeiten am Patienten und andere Manipulationen, wie z. B. Entfernen des Monitorings, sollten bis zum Abschluss des Prozesses und nur nach Absprache begonnen werden. Schließlich werden der Patient, der Grund der Alarmierung, Auffälligkeiten nach dem ABCDE Schema mit relevanten Vitalparameter und die präklinischen Maßnahmen und Verlauf vorgestellt. Ein aktives Einfordern von Rückfragen ist ebenfalls Bestandteil einer guten Übergabe. Eine Übergabe von kritischen Patienten sollte nicht länger als 60 Sek. dauern.

Notfallsanitäter Heute, Kap. 14, 17, 31

15. Leitsätze zur **Fehlervermeidung:**
    - Antizipiere und plane voraus.
    - Kenne deine Arbeitsumgebung.
    - Nutze alle Ressourcen.
    - FORDEC-Modell oder 10-für-10-Prinzip zur Reevaluation der Situation
    - Laut denken, aufmerksam zuhören und ausreden lassen
    - Gezielte Gabe von einzelnen Anweisungen
    - Verhindere und erkenne Fixierungsfehler.

CRM Leitsätze nach Rall und Gaba
Notfallsanitäter Heute, Kap. 9

LITERATUR

Grande B et al.: Debriefing im Rettungsdienst. Notarzt, August 2024.

Antworten zu Fallbeispiel ➢ 5.3: Leitsymptom „Akuter Thoraxschmerz"

Matthias Klausmeier

1. Mögliche **Differenzialdiagnosen:**
   - Fulminante Lungenarterienembolie (LAE)
   - Aortendissektion
   - Akutes Koronarsyndrom

AHA/ERC Leitlinien
DGK S3 Leitlinie Infarkt-bedingter kardiogener Schock
DGK Pocket-Leitlinie Management der akuten Lungenembolie
DBRD Muster-Algorithmen
Notfallsanitäter Heute, Kap. 27

Für das **Leitsymptom „Thoraxschmerz"** bietet sich in der **SAMPLER-Anamnese** das **OPQRST-Schema** an, um weiter zu klassifizieren. Die Differenzierung in viszeralen und somatischen Schmerz ist für die Erhebung der Arbeitsdiagnose ein wichtiges Element.

DGK Pocket-Leitlinie Management der akuten Lungenembolie
DBRD Muster-Algorithmen
Notfallsanitäter Heute, Kap. 27

2. Zeichen einer **Rechtsherzbelastung (Cor pulmonale) im EKG:**
   - McGinn-White-Syndrom: $S_IQ_{III}T_{III}$-Typ mit negativem T in der Ableitung Einthoven III (wichtigstes Merkmal der EKG-Veränderungen; 15–20 % der Betroffenen); T-Wellen-Inversion in V_1-V_4
   - S_IQ_{III}-Typ (bei 10–50 % aller Patienten mit fulminanter LAE; geht häufig einher mit hämodynamischer Instabilität)
   - $S_IS_{II}S_{III}$-Typ: S-Zacken in Ableitung Einthoven I–III
   - Vorhofflimmern (z. B. als Tachyarrhythmia absoluta)
   - Rechtsschenkelblock (M-förmige Aufsplitterung des QRS-Komplexes in V_1 und V_2)
   - Teilweise auch ST-Hebungen oder T-Negativierungen
   - Lagetypveränderungen: Steil- oder (überdrehter) Rechtstyp aufgrund der Rechtsherzbelastung (präklinisch seltener zu beobachten)

Pathologische Veränderungen im EKG können den Verdacht auf eine Lungenarterienembolie (LAE) erhärten oder abschwächen, keinesfalls aber definitiv bestätigen oder widerlegen. Die Veränderungen im EKG resultieren aus einer akuten Erhöhung des pulmonalarteriellen Druckanstiegs. Das Herz versucht, die akute Rechtsherzbelastung durch strukturelle Veränderungen zu kompensieren.
Etwa 10–25 % der Patienten mit klinisch bedeutsamer LAE haben ein normales EKG!

DGK Pocket-Leitlinie Management der akuten Lungenembolie
DBRD Muster-Algorithmen
Notfallsanitäter Heute, Kap. 27

3. Patienten mit **fulminanter LAE** zeigen für das Krankheitsbild typische **Leitsymptome:**
   - Plötzlich einsetzende Dyspnoe (80 %)
   - Tachypnoe (50–80 %)
   - Pleuritischer, atemabhängiger Thoraxschmerz (52 %)
   - Seltener retrosternale Thoraxschmerzen
   - Tachykardie (50 %)
   - Husten (20 %)
   - Initiale Synkope (ca. 15 %)
   - Hämoptysen (11 %)
   - Zyanose (20–25 %)
   - Erniedrigte Sauerstoffsättigung (> 50 %)

Die Symptome treten abhängig von ihrer Häufigkeit kombiniert auf. Die Arbeitsdiagnose erfordert die Bewertung aller Symptome, verbunden mit einer fokussierten Untersuchung.

DGK Pocket Leitlinie Management der akuten Lungenembolie
DBRD Muster-Algorithmen
Notfallsanitäter Heute, Kap. 27, 32

4. Das Zusammensacken ist Ausdruck einer plötzlichen **Synkope.** Die Patientin befindet sich im **Stadium III mit obstruktivem Schock.** Die Synkope kann Ausdruck einer Verschlimmerung sein und sich im Stadium IV mit Kreislaufstillstand manifestieren.
   Im Stadium III muss der **Verschluss eines Pulmonalarterienastes** vermutet werden. Die dadurch verminderte pulmonale Durchblutung erklärt die akute Rechtsherzbelastung und den kardialen Schock. Verschlimmert sich der Zustand fortlaufend, können zusätzlich noch Lappenarterien verschließen. Zeichen der daraus resultierenden Dekompensation ist der Eintritt des Kreislaufstillstands.

Patienten mit **LAE,** die sich bei Eintreffen des Rettungsdienstes im **obstruktiven Schock** befinden, sind akut gefährdet und können jederzeit reanimationspflichtig werden. Die ständige **Reanimationsbereitschaft** ist deshalb integraler Bestandteil der gesamten präklinischen Versorgung.

5. Die **hochdosierte Sauerstoffgabe** stellt bei Patienten mit akuter LAE eine Basistherapie dar und verfolgt mehrere **Ziele:**
   - Sauerstoff senkt über den Von-Euler-Liljestrand-Mechanismus den Widerstand in den pulmonalen Arterien und erhöht dadurch die Kontaktzeit an der alveolokapillaren Membran.
   - Stickstoff wird durch die hohe Sauerstoffkonzentration aus den Alveolen verdrängt (Denitrogenisierung) und fördert die bessere Oxygenierung der zirkulierenden Erythrozyten.
   - Der höhere Sauerstoffanteil der funktionellen Residualkapazität schafft ein Sauerstoffdepot in den noch durchblutenden Lungenarealen.

DGK Pocket-Leitlinie Management der akuten Lungenembolie
DBRD Muster-Algorithmen
Notfallsanitäter Heute, Kap. 27, 32

Die **engmaschige Kontrolle der Sauerstoffsättigung** unter Sauerstofftherapie ist ein wesentlicher Bestandteil für die Verdachtsdiagnose LAE.

6. Basiskompetenzen für eine **Gesprächsführung:**
   - Kontakt herstellen und positives Gesprächsklima schaffen.
   - Gespräch strukturieren.
   - Aktiv zuhören.
   - Genau zuhören, auf Bedürfnisse achten.
   - Sich verständlich ausdrücken und sachlich argumentieren.
   - Loben, das Positive sehen.
   - Missverständnisse klären, Spannungen abbauen.
   - Kommunikationsfehler vermeiden.

Notfallsanitäter Heute, Kap. 9

Basiskompetenzen werden **erworben.** Dazu dienen positive Vorbilder. Sie sollen sowohl in der Ausbildung als auch im täglichen Umgang mit Patienten, Angehörigen und Dritten **regelmäßig trainiert** und **optimiert** werden.

7. **Techniken der Gesprächsführung:**
   - **Fakten ansprechen:** Dadurch können wichtige Informationen hervorgehoben werden und den Beteiligten wird außerdem eine Orientierung gegeben. Ein Beispiel dafür wäre die Beschreibung der konkreten Hilfeleistungen für die Ehefrau durch alle Beteiligten.
   - **Verbal und nonverbal verstärken:** Durch verbale Bestätigung und nonverbalen Blickkontakt erhalten der Vater und die Kinder das Gefühl, dass Sie aktiv zuhören und aufmerksam sind.
   - **Wiederholen:** Wichtige Aussagen des Vaters werden wiederholt, um relevante Punkte hervorzuheben und zu prüfen, ob das Gesagte richtig verstanden wurde.

Notfallsanitäter Heute, Kap. 9

Kommunikationstechniken bilden das **Handwerkszeug einer Gesprächsführung.** Sie sollen stets der Situation entsprechend eingesetzt werden.

Notfallsanitäter Heute, Kap. 9

8. Jüngere Kinder denken häufig egozentriert. Sie beziehen Ereignisse auf sich selbst oder erklären sie aus sich selbst heraus. Daraus kann es zur Entwicklung von Schuldgefühlen kommen, für die aus objektiver Betrachtung kein Grund besteht. Es ist demnach denkbar, dass der 5-Jährige aufgrund eines vorangegangen Fehlverhaltens zu dem Schluss kam, dass er am eingetretenen Zustand der Mutter schuld sei.

Keinesfalls darf der Junge in diesem Glauben bestärkt oder belassen werden. Seien Sie für ihn da und entkräften Sie seine Vorstellung durch **empathische Zuwendung.** Benutzen Sie dabei eine **altersgerechte Sprache.**

AHA/ERC Leitlinien
DGK Pocket-Leitlinie Management der akuten Lungenembolie
DBRD Muster-Algorithmen
Notfallsanitäter Heute, Kap. 23, 27

9. Besteht bei reanimationspflichtigen Patienten der Verdacht auf fulminante LAE als Ursache des Kreislaufstillstands, soll nach aktuellen Leitlinien die **frühzeitige Lysetherapie unter Reanimation** durchgeführt werden.

Ein Kreislaufstillstand als Folge einer fulminanten LAE präsentiert sich im EKG häufig als **pulslose elektrische Aktivität (PEA).**
Bis zu 90 % der tödlichen Verläufe ereignen sich innerhalb von 2 Std. nach Symptombeginn!

AHA/ERC Leitlinien
DGK Pocket-Leitlinie Management der akuten Lungenembolie
DBRD Muster-Algorithmen
Notfallsanitäter Heute, Kap. 23, 27

10. Wenn bei Patienten im Kreislaufstillstand mit Verdacht auf fulminante LAE eine Lysetherapie begonnen wurde, soll die **kardiopulmonale Reanimation für 60–90 Min.** fortgeführt werden. Dadurch soll der Effekt der Maßnahme ermöglicht werden.

Patienten, die unter Reanimation eine Lysetherapie erhalten, stellen neben der Hypothermie die seltene Ausnahme dar, sie **unter fortlaufender Reanimation** und Voranmeldung in die geeignete Klinik **zu transportieren.**

DGK Pocket-Leitlinie Management der akuten Lungenembolie
DBRD Muster-Algorithmen
Notfallsanitäter Heute, Kap. 27, 32

11. **Katecholamine:**
   - **Dobutamin:** zur Herzkraftsteigerung.
     Vorbereitung: 250 mg Dobutamin in 50 ml Stechampulle unverdünnt in eine 50 ml Perfusorspritze aufziehen.
   - **Norepinephrin:** zur Blutdrucksteigerung.
     Vorbereitung: z. B. 5 mg Norepinephrin (entspricht 5 ml einer 1:1.000 Konzentration) mit 45 ml NaCl 0,9 % in eine 50 ml Perfusorspritze aufziehen.

Die Katecholamine **Dobutamin** und **Norepinephrin** werden unabhängig voneinander verabreicht. Das ist notwendig, da sie abhängig vom Zustand des Patienten unterschiedlich dosiert werden. Durch jeweils einen Perfusor auf RTW und NEF kann diese Behandlung im Rettungsdienst sichergestellt werden.

DGK Pocket-Leitlinie Management der akuten Lungenembolie
AHA/ERC Leitlinien
DBRD Muster-Algorithmen
Notfallsanitäter Heute, Kap. 19, 23, 27

12. Unter physiologischen Bedingungen mit guter Belüftung und Durchblutung der Lunge liegt der **normale $etCO_2$** bei ca. 35–45 mmHg. Bei der Patientin muss bei einer fulminanten LAE mit makroembolischen Gefäßverschlüssen von einer deutlichen **Hypoperfusion der**

Lunge ausgegangen werden. Die akute C-Problematik mit kardialem Schock unterstreicht diesen Verdacht. Es kann davon ausgegangen werden, dass der $etCO_2$ der Patientin unter den Normalwerten liegt und mit Werten zwischen 20 und 30 mmHg deutlich erniedrigt ist. Diesen Zustand bezeichnet man als **Hypokapnie.**
Ein **positiver Effekt der Lysetherapie** kann aus einem Anstieg der Sauerstoffsättigung und einem Anstieg des $etCO_2$ abgeleitet werden.

13. Mechanische **Geräte zur Thoraxkompression,** wie z. B. Corpuls CPR®, Lucas 2® oder AutoPulse®, können die Effektivität der Thoraxkompression sicherstellen, wenn die Patienten bei fortlaufender Reanimation zum RTW oder in die Klinik transportiert werden.

AHA/ERC Leitlinien
Notfallsanitäter Heute, Kap. 23

Wenn **mechanische Thoraxkompressionsgeräte** nicht regelhaft im Rettungsdienst auf den Fahrzeugen vorgehalten werden, muss geprüft werden, ob sie z. B. aus der Klinik an die Einsatzstelle gebracht werden können. Da mechanische Thoraxkompressionsgeräte das Outcome gegenüber manueller Thoraxkompression nicht erhöht, wird deren routinemäßige Anwendung im Rettungsdienst von den Reanimationsfachgesellschaften nicht empfohlen.

14. Zwei Aspekte sind in dieser Einsatzsituation neben allen weiteren Informationen von besonderer Bedeutung:
    - Trat der Kreislaufstillstand beobachtet oder unbeobachtet ein?
    - Wie lange seit Einleitung der Lysetherapie wird die Patientin reanimiert?

AHA/ERC Leitlinien
Notfallsanitäter Heute, Kap. 14, 23

Der **Zeitpunkt des Kreislaufstillstands,** der **Beginn der CPR** und die **Zeitdauer der Reanimation** nach Beginn der Lysetherapie sind Faktoren, die für die Prognose und die Fortführung der Maßnahmen unter klinischen Bedingungen absolut bedeutsam sind.

15. Die standardisierte Übergabe der Patientin soll nach dem **SINNHAFT-Schema** erfolgen (> Tab. 10.1).

AHA/ERC Leitlinien
DBRD Muster-Algorithmen
Notfallsanitäter Heute, Kap. 14, 17, 23

Die **Inhalte der Initialbeurteilung** werden strukturiert und in knapper Form an den Leiter des Schockraumteams übermittelt.

Tab. 10.1 Standardisierte Übergabenach dem SINNHAFT-Schema

Akronym	Bedeutung	Inhalte
S	Start	• **Ruhe!** • Manipulationen/Tätigkeiten am Patienten möglichst vermeiden! • Nur lebenserhaltende Maßnahmen fortsetzen! • Face-to-Face-Kommunikation mit dem Teamleiter
I	Identifikation	• Geschlecht, Nachname und Alter des Patienten – *30-jährige Patientin*
N	Notfallereignis	• Was? (Leitsymptom, Verdachtsdiagnose) – *Dyspnoe, Thoraxschmerz* – *V.a. fulminante LAE* • Wie? (Ursache) – *Plötzlich ohne Vorereignis* • Wann? (Zeitpunkt des Ereignisses) – *Vor. ca. 50 Min.* • Optional: Wo/Woher? (Ort/Auffindesituation) – *Im Wohnzimmer*
N	Notfallpriorität	• Anhand der ABCDE-Herangehensweise mit pathologischen Untersuchungsbefunden und pathologischen Vitalparametern – *B: B-Problem bei plötzlich aufgetretener Dyspnoe, Tachypnoe, Zyanose, Hypoxie bei SpO2 von initial 82 %, pulmonal beidseits apikal und basal vesikuläres AG* – *C: C-Problem bei Tachykardie, verlängerter Rekap.-Zeit, Hypotension und kardialem Schock mit oberer Einflussstauung*
H	Handlung	• Durchgeführte Handlungen: Maßnahmen, Dosis/Umfang/Zeitpunkt, Wirkung • Falls zutreffend: bewusst unterlassene Handlungen – *Hochdosierte Sauerstoffgabe ohne wesentliche Besserung der Dyspnoe; SpO_2 84 % bei Sauerstoffinhalation mit 15 l/min.* – *i.v-Zugang, balancierte VEL* – *Heparin: 80 I.E./kg KG i.v.* – *Dobutamin: 5 µg/kg KG/min über Perfusor* – *Noradrenalin: 0,1 µg/kg KG/min über Perfusor*
A	Anamnese	• Aspekte der SAMPLER-Anamnese • Fokus auf Allergien, Medikation, Vorerkrankungen, Infektionen, Soziales/Organisatorisches, Besonderheiten – *Keine Allergien oder Medikamentenunverträglichkeiten* – *Einnahme der Pille* – *Gelegentlich Ibuprofen bei Kopfschmerzen* – *Keine Dauermedikation* – *Keine Vorerkrankungen* – *Saß auf der Couch mit den Kindern* – *Nichtraucherin; Alkohol nur am Wochenende*
F	Fazit	• Wiederholung durch das aufnehmende Personal: Identifikation, Notfallereignis, Notfallpriorität, Handlung • Closed-loop-communication
T	Teamfragen	Möglichkeit für zusätzliche, essenzielle Fragen des aufnehmenden Personals

Antworten zu Fallbeispiel ➢ 5.3.1: Leitsymptom „Akuter Thoraxschmerz" (Baden-Württemberg)

Die Analyse und Bewertung der geschilderten Situation beziehen sich jeweils auf die drei Themenbereiche der mündlichen Prüfung.

Notfallsanitäter Heute, Kap. 9, 17, 22, 27, 32
DBRD Muster-Algorithmen
SAA BPR

Themenbereich 1 Das **Erkennen, Erfassen und Bewerten** der **Notfallsituation** sowie **möglicher Gefahrensituationen** stehen im Vordergrund.

Eine Einsatzsituation kann Gefahrenpotenziale bieten, die sich aus der Anfahrt unter Einsatz von Sonder- und Wegerechten und der Verkehrsdichte sowie dem Anfahrtsweg ergeben können. Die Situation vor Ort in guter Wohngegend und die Auffindesituation der beteiligten Personen lassen vermuten, dass es sich um eine sichere Einsatzstelle handelt. Die Leitsymptome der Patientin lassen aufgrund der Tachypnoe, Sprechdyspnoe und zentrale Zyanose eine potenziell kritische Patientin mit A- und/oder B-Problem vermuten. Die Bitte der Patientin um rasche Hilfe unterstreicht den kritischen Zustand. Nach Durchführung des **ABCDE-Schemas (Initialbeurteilung)** zur Abklärung weiterer bedrohlicher Komplikationen muss die Patientin als kritisch eingestuft werden. Im Vordergrund steht das B-Problem mit akuter respiratorischer Insuffizienz. Weiterhin werden **mögliche Differenzialdiagnosen** gesammelt, wie z. B. ACS, fulminante LAE, kardiales Lungenödem, dekompensierte Herzinsuffizienz, Bronchitis, Pneumonie, Asthmaanfall, Anaphylaxie. Die lebensrettenden Interventionen wie die Sauerstoffgabe werden parallel durch den Teampartner im ABCDE-Schema angewiesen und eingeleitet.

In der folgenden **weiterführenden Anamnese und Untersuchung (Secondary Survey)** wird nun das **SAMPLER-Schema** angewendet. Hierbei eignet sich bei **S** der SAMPLER-Anamnese das Leitsymptom Atemnot, um über das **OPQRST-Schema** genauere Informationen zu erlangen. Anschließend erfolgt bei der auskunftsfähigen Patientin anhand der vermuteten Differenzialdiagnosen eine **fokussierte Untersuchung,** um über die möglichen Verdachtsdiagnosen zur wahrscheinlichsten Arbeitsdiagnose zu gelangen. Der Teampartner schließt diesen Vorgang ab, indem er die Ergebnisse der erhobenen Vitalzeichen und Messwerte mitteilt: Atemfrequenz exakt, Pulsfrequenz exakt, auskultatorische Blutdruckmessung, 6- und 12-Kanal-EKG, SpO_2 im Verlauf, ggf. $etCO_2$, Blutzucker, Körperkerntemperatur.

Nach **Festlegen der Verdachtsdiagnose** besteht auch die Möglichkeit, an dieser Stelle die dem Krankheitsbild zugrunde liegende **Pathophysiologie** zu beschreiben.

Themenbereich 2 Die **Kommunikation** und **Interaktion** einerseits mit der Patientin und andererseits mit dem Ehemann und den Kindern stehen im Vordergrund.

Die Patientin braucht in ihrer Situation eine **empathische** und **aufmerksame Kommunikation.** Das Erklären der Maßnahmen und der Behandlung sind dabei ebenso wichtig wie die Betreuung der restlichen Familie. Deshalb ist es in dieser Situation zielführend, den Vater mit den Kindern für die Behandlung der Mutter aus dem Raum zu bitten, um sich der sehr wahrscheinlich verängstigten Kinder anzunehmen und sie zu betreuen. Der Vater muss dabei das Gefühl haben, dass es um das Wohl aller Beteiligten geht und er dadurch seine Frau nicht im Stich lässt. Frühzeitig muss für diese Situation an die Möglichkeit einer Notfallseelsorge oder eines Kriseninterventionsteams gedacht werden. Es ist wichtig, dass das **Rettungsdienstpersonal** trotz der kritischen Situation **ruhig, besonnen** und **empathisch** auftritt. Eine Zuspitzung der Situation aus psychologischer Sicht ist für alle beteiligten Personen nicht wünschenswert und zielführend. Es ist darauf zu achten, dass auch die Kinder nicht kategorisch von ihrer Mutter getrennt werden, weil dadurch eine Verstärkung ihrer Angstsituation resultieren könnte. Die Besonderheit liegt dann in der Schaffung einer **familiären Interaktion** bei Fokussierung der Behandlung der Patientin. Wie immer ist zu prüfen, ob und inwieweit Angehörige in den Einsatzablauf bei Bedarf integriert werden können und sollen. In der geschilderten Situation hat jedoch bis zum Eintreffen weiterer Einsatzkräfte die Betreuung der Kinder Priorität.

An dieser Stelle kann auch die Option erwogen werden, **schnell verfügbare Nachbarn** oder **Freunde** hinzuzuziehen, um eine Entspannung der Situation hinsichtlich der Kinder zu erreichen.

Themenbereich 3 Die eigenständige **Behandlung nach Regelkompetenz** bzw. die **Assistenzfunktion** bei der Patientenversorgung durch einen **Notarzt** stehen im Vordergrund.

Das notfallmedizinische Vorgehen wird in **chronologischer Reihenfolge** beschrieben. Erweiterte und heilkundliche Maßnahmen werden im bezugswissenschaftlichen Rahmen zu Leitlinien, Handlungsempfehlungen oder SOPs begründet. Entscheidungen hinsichtlich **Behandlungs- und Transportpriorität** werden nachvollziehbar erläutert ebenso wie die Entscheidung, ob ein **Notarzt** hinzugezogen wird und wie das Zusammentreffen stattfinden soll (Einsatzstelle oder Rendezvous auf der Fahrt zur Zielklinik).

Vorgehen bei Ihrer Patientin:

- **A:** Kontrolle Mund-Rachen-Raum, keine weiteren Interventionen
- **B:** Halsvenendiagnostik, Inspektion, Palpation und Auskultation des Thorax, Atemfrequenz schätzen, SpO_2, O_2-Gabe 15 l/Min. über O_2-Maske mit Reservoir
- **C:** Kontrolle Radialis-/Carotispuls, Pulsfrequenz einschätzen, Kontrolle von Hautfarbe, -feuchte, -temperatur, Rekap.-Zeit; 6-/12-Kanal EKG veranlassen, Venenzugang und balancierte VEL im langsamen Tropf (KVOR: Keep Vene Open Rate); Rückenlage mit leicht erhöhtem Oberkörper bei kardialem Schock
- **D:** GCS-Bestimmung, Pupillenkontrolle mit Kontrolle der Lichtreaktion, einfache sensomotorische Kontrolle
- **E:** Patientin entkleiden, Ganzkörpersichtkontrolle, Wärmeerhalt sicherstellen, ggf. Kontrolle der KKT durch Temperaturmessung veranlassen.

Ergebnisse aus der **SAMPLER-Untersuchung** und **OPQRST-Beurteilung** fließen an dieser Stelle ebenso wie die Ergebnisse aus der Kontrolle der Vitalzeichen und Messwerte ein, um die Verdachtsdiagnose zu plausibilisieren.

Die **fokussierte Untersuchung,** die durch den Teamleiter im Anschluss an die aktuelle Anamnese (OPQRST) und Patientenvorgeschichte (SAMPLER) erfolgt, hat zum Ziel, die sich im Trichter befindenden **Differenzialdiagnosen zu bewerten** sowie nach Plausibilität auszuschließen und die **Verdachtsdiagnose festzulegen.**

Abschließend erfolgt auf Grundlage der festgelegten Verdachtsdiagnose die **Einteilung des Patienten** anhand seines aktuellen Zustands in:

- Lebensbedroht
- Ernsthaft krank
- Unkritisch

Im geschilderten Szenario stellen die plötzliche, massive Tachypnoe mit Dyspnoe, die persistierende Zyanose trotz hochdosierter Sauerstoffgabe, das vesikuläre Atemgeräusch in allen Lungenarealen trotz massiver Hypoxie und evtl. Zeichen im EKG wie z. B. S_IQ_{III} die Begründung für die Verdachtsdiagnose **„fulminante LAE"** dar, bei der die Patientin als **lebensbedroht** eingeteilt wird.

> Abschließend werden die **Maßnahmen** beschrieben, die für den **Notarzt** vorbereitet werden. In jedem Fall wird bei internistisch-neurologischen Patienten nach dem Secondary Survey eine **differenziertere Einschätzung der Patientin** durchgeführt: lebensbedroht – ernsthaft krank – unkritisch. Die Patientin im geschilderten Fall befindet sich eindeutig in einem lebensbedrohten Zustand.

- **Vorbereiten der Medikamente:** Heparin 80 I. E./kg KG, Morphin 10 mg, Dimenhydrinat 62 mg oder Ondansetron 4 mg, evtl. Midazolam 5 mg, Dobutamin 250 mg als Perfusor, Noradrenalin 5 mg auf 50 ml als Perfusor
- **Vorbereiten** und **Assistenz einer ETI** (endotracheale Intubation), **Beatmung** und **RSI** (Notfallnarkose)

Antworten zu Fallbeispiel ➢ 5.4: Leitsymptom „Dyspnoe"

Matthias Klausmeier

1. **Differenzialdiagnosen** zu den Leitsymptomen „extreme Tachypnoe bei vesikulärem Atemgeräusch":
   - Fulminante Lungenarterienembolie (LAE)
   - Hyperventilationssyndrom

DGK Pocket-Leitlinie Management der akuten Lungenembolie
DBRD Muster-Algorithmen
SAA BPR
Notfallsanitäter Heute, Kap. 27, 28

> Durch **weiterführende Anamnese** und **Untersuchung** müssen die beiden Differenzialdiagnosen voneinander abgegrenzt werden. Dies ist immer dann notwendig, wenn die Akutbehandlung der Krankheitsbilder unterschiedlich verläuft.

2. Das **Hyperventilationssyndrom** entspricht dem klinischen Bild, das die Patientin bietet:
   - Extreme Tachypnoe
   - Hyperpnoe

DBRD Muster-Algorithmen
SAA BPR
Notfallsanitäter Heute, Kap. 28

- Rosige Hautfarbe bei guter Sauerstoffsättigung trotz subjektiver Atemnot
- Kreislaufstabilität mit Anzeichen einer guten peripheren Durchblutung
- Kribbeln und Taubheitsgefühl in den Händen (Parästhesien)
- Verkrampfung der Hände (Karpopedalspasmen)

Wichtiger Hinweis für die Arbeitsdiagnose sind die **stabilen Parameter** bei Beurteilung von Atmung und Kreislauf trotz schwerer subjektiver Atemnot.

DBRD Muster-Algorithmen
Notfallsanitäter Heute, Kap. 28

3. **Pathophysiologische Komplikationen** der Leitsymptome „extreme Tachypnoe bei vesikulärem Atemgeräusch“:
   - Vermehrte Bindung von ionisiertem Kalzium an Albumin im Plasma
   - Zerebrale Alkalose
   - Abfall des Serumphosphats durch Insulin bedingte intrazelluläre Verschiebung

   Für die Pathophysiologie des **Hyperventilationssyndroms** existieren aktuell drei Hypothesen mit unterschiedlicher Gewichtung. Für keine gibt es jedoch auf der Grundlage von Studien eine eindeutige Evidenz. Im Vordergrund steht die neuronale Übererregbarkeit, aus der die tetanischen Krämpfe resultieren.

Der **relative Kalziummangel** gilt als älteste der These, die wahrscheinlich für die tetanischen Krämpfe verantwortlich ist. Wahrscheinlicher ist nach neuerer Hypothese die **zerebrale Alkalose,** die durch Stimulation des Atemzentrums die Hyperventilation weiter fördern könnte. Die aktuell wahrscheinlichste Ursache für die andauernde Hyperventilation wird im **Absinken des Serumphosphats** aufgrund insulinbedingter intrazellulärer Verschiebung gesehen, das durch Einwirken von Insulin in den Intrazellularraum verschoben wird.

Notfallsanitäter Heute, Kap. 28

4. Zwei **Basismaßnahmen** stehen zur Akutbehandlung der Patientin im Vordergrund:
   - Beruhigung und Anleitung zur Atemregulation
   - CO_2-Rückatmung durch Anwendung von Rückatmungssystemen

   Da viele betroffene Patienten die Hyperventilation von sich aus nicht unterbrechen können, muss primär versucht werden, ihnen unter **beruhigender Anleitung** eine **Atemreduktion** zu erklären und ggf. vorzumachen.
   Ergänzend dazu ist es notwendig, nach Aufklärung der Patientin die Maßnahme zur **Rückatmung von CO_2** durchzuführen. Diese Maßnahmen führen in ca. 90 % der Fälle zu einem Erfolg. Eine medikamentöse Sedierung der Patientin kann darüber hinaus unterbleiben.

Die **Maßnahme der Rückatmung** muss behutsam und geduldig erklärt werden. Sie kann nur unter Mithilfe der Patientin erfolgreich sein und niemals gegen ihren Willen geschehen.

5. Der **Eigengefährdungsgrad** ist in der aktuellen Situation durch das Verhalten des Vaters potenziell vorhanden und relevant, aktuell aber als nicht akut einzustufen.
   Eine frühzeitige Intervention durch **gezielte Gesprächsführung** ist notwendig, um eine Eskalation der Situation zu vermeiden. Das stellt auch die Grundlage für eine erfolgreiche Behandlung der Patientin dar.

Notfallsanitäter Heute, Kap. 9, 15

Keinesfalls soll das Rettungsdienstpersonal durch verurteilende oder provozierende Äußerung zu einer weiteren **Eskalation** der Situation beitragen.

6. Im Vordergrund soll zur weiteren Lenkung der Gesamtsituation ein **deeskalierendes Verhalten** stehen, das zur Entspannung der Situation zwischen dem Vater und Ihrer Patientin führt. Kann diese Grundlage geschaffen werden, ist es zielführend, den Vater freundlich zu bitten, den Raum zu verlassen.

Notfallsanitäter Heute, Kap. 15

Gelingt es nicht, die Situation durch Gesprächsführung zu deeskalieren, ist es sinnvoll, die Patientin aus der **bestehenden Situation herauszulösen.** Das kann durch den zügigen Transport zum RTW erfolgen, um dort die Behandlung effektiv weiterzuführen.

7. Wenn es durch deeskalierende Gesprächsführung nicht gelingt, die Situation zu entspannen, ist eine erfolgreiche Behandlung der Patientin in der Wohnung äußerst fragwürdig und damit nicht zielführend.
   Eine mögliche Strategie kann darin bestehen, ohne Verurteilung des Vaters allen Beteiligten zu verdeutlichen, dass eine **effektive Behandlung** nur **im RTW** möglich ist.

Notfallsanitäter Heute, Kap. 9, 15

Das **frühzeitige Erkennen** und **Reagieren** auf eine **dynamische Einsatzsituation** können helfen, eine weitere Verschlimmerung oder Eskalation zum Wohle aller Beteiligten zu verhindern.

8. Bei **drohenden** oder **tatsächlichen Angriffen** gelten die folgenden Hinweise als Grundlage für das **Verhalten des Rettungsdienstpersonals:**
   - Ruhig bleiben.
   - Selbst- oder Fremdgefährdung durch den Vater verhindern.
   - Gegebenenfalls Unterstützung durch die Polizei hinzuziehen.
   - Vorwürfe, Drohungen und Provokationen vermeiden.
   - Deeskalierende Gesprächsführung wählen.
   - Bedürfnisse und Notwendigkeiten der Patientin formulieren.
   - Zeit gewinnen, Situation verlangsamen.
   - Verbindliche Regeln ansprechen, um die Situation zu entspannen.

Notfallsanitäter Heute, Kap. 15

Bestimmte **Verhaltensweisen** sollen je nach Ausgangssituation abgestuft angewandt werden:
- **Nicht da sein:** Positionierung an einem sicheren Ort, bis die Einsatzstelle für den Rettungsdienst sicher ist
- **Rückzug:** Nutzung der Rückzugstrategie zur Wahrung des Eigenschutzes
- **Zerstreuung:** deeskalierende Gesprächsführung unter Vorbereitung eines Rückzugs
- **Verteidigung:** letzter Ausweg zum Eigen- und Fremdschutz, wenn die zuvor gewählten Strategien erfolglos bleiben

DBRD Muster-Algorithmen
Notfallsanitäter Heute, Kap. 20, 28

9. **Medikamentöse Durchbrechung** des Hyperventilationssyndroms durch die Gabe eines Benzodiazepins wie z. B. Midazolam: 0,025–0,05–0,1 mg/kg KG

Zirka **10 % der Patienten** im Hyperventilationssyndrom lassen sich durch die genannten Basismaßnahmen nicht dauerhaft stabilisieren und bedürfen der medikamentösen Intervention.

Notfallsanitäter Heute, Kap. 28
DBRD Muster-Algorithmen

10. Ein **peripherer Venenzugang** ist in der Frühphase des Hyperventilationssyndroms nicht indiziert. Vielmehr würde für die Patientin ein zusätzlicher Stressfaktor, verbunden mit dem Schmerz durch die Punktion, entstehen.
    Die Akutbehandlung des Hyperventilationssyndroms folgt einem **Stufenschema,** das primär die Zuwendung durch den Helfer in Verbindung mit der Rückatmungstherapie vorsieht.

Eine **initiale medikamentöse Durchbrechung** des Hyperventilationssyndroms ist nicht zielführend und daher kontraindiziert.

DBRD Muster-Algorithmen
Notfallsanitäter Heute, Kap. 18, 28

11. **Rückatmungstherapie** mit:
    - **Hyperventilationsmaske:** Es handelt sich um ein fertiges System zum Einmalgebrauch. Sie besteht aus einer Gesichtsmaske und einem Reservoirbeutel, in den die Patienten hineinatmen und dadurch das CO_2 auch wieder rückatmen kann.
    - **Sauerstoffmaske mit Reservoirbeutel:** Ihr Einsatz ist ebenfalls möglich. Die weiche Gesichtsmaske wird von vielen Patienten als angenehm empfunden und ist sofort verfügbar.

Zu beachten ist, dass das **Rückschlagventil** der Sauerstoffmaske entfernt werden muss, um eine Rückatmung aus dem Reservoirbeutel zu gewährleisten.

DBRD Muster-Algorithmen
Notfallsanitäter Heute, Kap. 28

12. Wenn die Basistherapie durch Beruhigung, Betreuung, Beendigung der auslösenden Ursache und Rückatmungstherapie nicht ausreicht, wird eine medikamentöse Therapie notwendig. Diese ist je nach lokalem Protokoll an eine **Notarztnachalarmierung** gekoppelt.

13. Der $etCO_2$ bei **kompensatorischer Hyperventilation** ist erhöht. Er geht auch nicht mit den typischen neuromuskulären Symptomen des Hyperventilationssyndroms einher. Typische **Krankheitsbilder** für eine kompensatorische Hyperventilation können die diabetische Ketoazidose (DKA) oder das Coma uraemicum sein.

Notfallsanitäter Heute, Kap. 28, 30, 36

Die kompensatorische Hyperventilation bringt die **respiratorische Kompensation** einer **metabolischen Azidose** zum Ausdruck. Sie ist immer an akut bedrohliche Situationen gekoppelt.

14. Grundsätze eines guten **Übergabegesprächs:**
   - Das Übergabegespräch ist so kurz wie nötig und so einfach wie möglich aufgebaut.
   - Die Vitalparameter werden in einer logischen und priorisierten Reihenfolge aufgezählt.
   - Es wird sich auf das Wesentliche konzentriert, Nebensächlichkeiten werden vermieden.

Notfallsanitäter Heute, Kap. 14

Um eine effektive Übergabe im Alltag zu gewährleisten, sind die genannten **Grundsätze** unbedingt zu **beachten** und zu **implementieren.** Die standardisierte Übergabe von Patienten nach dem **SINNHAFT-Schema** ist dafür ein effektives Tool.

15. Die Patientin kann in ihrer wohnlichen Situation vor einer weiteren **Eskalation** mit dem Vater nicht geschützt werden. Wenn keine Alternativen bei Freunden oder Bekannten zur Verfügung stehen, sollen der Patientin eine **psychologische Beratung** und **Betreuung** ermöglicht werden. Dieses kann in der Klinik durch den psychologischen Dienst oder Sozialdienst erfolgen.

Notfallsanitäter Heute, Kap. 8, 9, 10

Nach Durchführung einer medikamentösen Durchbrechung des Hyperventilationssyndroms durch einen Notfallsanitäter ist die Patientin in jedem Fall einem Arzt zur weiteren Beurteilung und ggf. notwendigen Überwachung vorzustellen.

Antworten zu Fallbeispiel ➢ 5.4.1: Leitsymptom „Dyspnoe"(Baden-Württemberg)

Die Analyse und Bewertung der geschilderten Situation bezieht sich jeweils auf die drei Themenbereiche der mündlichen Prüfung.

Notfallsanitäter Heute, Kap. 9, 10, 17, 20, 28

Themenbereich 1 Das **Erkennen, Erfassen und Bewerten** der **Notfallsituation** sowie **möglicher Gefahrensituationen** stehen im Vordergrund.

Die Schilderung der sehr guten Wohngegend lassen nicht auf offensichtlich zu erwartende Gefahren schließen. Näheres muss nach Eintreffen an der Einsatzstelle beurteilt werden. Weiterhin bestehen die allgemeinen Gefahrenpotenziale, die sich aus der Anfahrt mit Sonder- und Wegerechten und der dynamischen Verkehrssituation ergeben können. Aufgrund des Leitsymptoms der massiven Dyspnoe muss die Patientin im Ersteindruck als potenziell kritisch eingestuft werden. Nach dem schnellen Ersteindruck wird bei der Patientin zur weiteren Orientierung das **ABCDE-Schema** durchgeführt, während die Mutter ihre Tochter möglichst weiterhin betreut. Da die Patientin durch die massive Dyspnoe ein deutliches B-Problem zeigt, muss sie nach Abschluss der Initialbeurteilung als kritisch eingestuft werden. Zeigen sich bei der Untersuchung keine gestauten Halsvenen, eine gute Sauerstoffsättigung, keine pathologischen Atemgeräusche und keine Anzeichen für eine Kreislaufinsuffizienz als Ausdruck eines C-Problems, wäre eine Einschätzung als nicht kritisch denkbar. Dazu müssen aber die genannten Parameter erhoben und beurteilt worden sein. Als **Differenzialdiagnosen** müssen relevante Krankheitsbilder in Betracht gezogen werden, die mit Dyspnoe und Tachypnoe einhergehen. Da die auskultatorische Beurteilung im ABCDE-Schema nur einen allgemeinen Überblick über die Belüftung der Lungen verschafft, sind relevante Differenzialdiagnosen bis zur fokussierten Auskultation in der erweiterten Beurteilung großzügiger zu fassen. Deshalb muss zu diesem Zeitpunkt an Krankheitsbilder wie fulminante LAE, akute Bronchitis, Bronchopneumonie, Pneumonie, Aspirationssyndrom oder Hyperventilationssyndrom gedacht werden. In der sich anschließenden weiterführenden Anamnese und Untersuchung (Secondary Survey) wird das **SAMPLER-Schema** zur Erhebung der Patientenvorgeschichte erhoben. Das Leitsymptom „Dyspnoe" bietet die Möglichkeit, über das **OPQRST-Schema** nähere Informationen zur aktuellen Anamnese zu erhalten und die Differenzialdiagnosen besser zu beurteilen. Die fokussierte Untersuchung der Patientin dient in Verbindung mit den Vitalzeichen und Messwerten dazu, die Differenzialdiagnosen abschließend zu bewerten und die Verdachtsdiagnose festzulegen. Ihr Teampartner soll deshalb während der fokussierten Untersuchung die von Ihnen angeordneten Vitalzeichen und Messwerte bestimmen: Atemfrequenz exakt, Pulsfrequenz exakt, auskultatorische Blutdruckmessung, 4-/12-Kanal-EKG, Blutzucker, Körperkerntemperatur, SpO_2 fortlaufend, ggf. $etCO_2$.

Nach Festlegen der **Verdachtsdiagnose** besteht auch die Möglichkeit, an dieser Stelle die dem Krankheitsbild **zugrunde liegende Pathophysiologie** zu beschreiben.

Werden die beschriebenen Symptome von vesikulären Atemgeräuschen, unauffälligen Halsvenen, sehr gute Sauerstoffsättigung trotz subjektiver Dyspnoe, einer extremen Tachypnoe und peripheren Symptomen wie Karpopedalspasmen und einem Karpfenmund begleitet, muss die Verdachtsdiagnose **„Hyperventilationssyndrom"** gefasst werden. Die Interaktion zwischen Vater und Tochter kann den Verdacht noch zusätzlich erhärten.

Themenbereich 2 Die **Kommunikation** und **Interaktion** sowohl mit der Patientin als auch mit dem ungehaltenen Vater stehen im Vordergrund.

Um die Tochter erfolgreich behandeln zu können, muss sie aktuell von ihrem Vater abgeschirmt und anschließend unter Anleitung der Atemrhythmik behandelt werden. Der schimpfende Vater, der dabei raucht, stellt dafür keine optimale Ausgangslage dar. Die Mutter zeigt sich empathisch und betreut ihre

Tochter. Da sie anscheinend in dieser Rolle von der Tochter akzeptiert wird und eine Vertrauensperson darstellt, sollte sie in das weitere Einsatzgeschehen integriert werden, sofern das für sie emotional und situativ möglich ist. Der Vater sollte freundlich gebeten werden, zum Wohle seiner Tochter und einer aussichtsreichen Behandlung das Zimmer zu verlassen. Bitten Sie ihn **freundlich** und **verständnisvoll** um diese Maßnahme und erklären Sie ihm deren Relevanz. Keinesfalls ist es angebracht, den Vater zu beschuldigen oder ihm Vorwürfe zu machen. Das ist nicht zielführend und kann durch eine empfundene Provokation die Situation noch unnötig verschärfen. Sollte sich der Vater trotz Ihrer Bitte und Aufforderung nicht einsichtig zeigen und die Tochter weiterhin beschimpfen, scheint eine erfolgreiche Behandlung in der Wohnung wenig aussichtsreich. Da Sie kein Hausrecht besitzen, ist es Ihnen nicht möglich, den Vater aus der Wohnung zu verweisen. Sinnvoller wäre es in diesem Fall, mit der Patientin und ggf. durch Begleitung der Mutter in den RTW zu gehen und dort die Behandlung durchzuführen. In diesem Fall besitzen Sie das Hausrecht für den RTW und können dem Vater im schlimmsten denkbaren Fall den Zutritt verweigern. Sollten Sie die Patientin zu Hause erfolgreich behandeln, ist es v. a. bei einer möglichen Transportverweigerung durch die Patientin wichtig, alle Beteiligten über das weitere Prozedere aufzuklären. Erneute Streitigkeiten können diesen Zustand jederzeit wieder auslösen. Im Zweifelsfall soll die Patientin zur Inanspruchnahme eines **Klinikseelsorgers** oder des **psychologischen Dienstes** in eine geeignete Klinik transportiert werden.

Eine sorgfältige **Aufklärung** mit **Dokumentation** in einem Notfallprotokoll ist Standard für solche Situationen.

Themenbereich 3 Die eigenständige **Behandlung nach Regelkompetenz** bzw. die **Assistenzfunktion** bei der Patientenversorgung durch einen **Notarzt** stehen im Vordergrund.

Das notfallmedizinische Vorgehen wird in **nachvollziehbarer** und **chronologischer Reihenfolge** unter Einbeziehung relevanter bezugswissenschaftlicher Quellen wie Leitlinien, Handlungsempfehlungen oder SOPs beschrieben. Die Nachalarmierung eines Notarztes, ein Rendezvous mit dem NEF aufgrund einer Transport- und Behandlungspriorität oder die Behandlung und der Transport ohne Notarzt werden erläutert und begründet.

Vorgehen bei Ihrer Patientin:

- **A:** Kontrolle Mund-Rachen-Raum, keine weiteren Interventionen
- **B:** Kontrolle der Halsvenen, Atemfrequenz abschätzen, pulmonale Auskultation, ggf. Palpation des Thorax, Inspektion der Atembewegungen, Kontrolle SpO_2
- **C:** Kontrolle Radialispuls (Frequenz, Rhythmus, Qualität), Kontrolle Hautfarbe, -feuchte, -temperatur, Rekap.-Zeit, ggf. Vorbereiten eines 4-Kanal-EKGs
- **D:** Bestimmung des GCS, Pupillenkontrolle, einfache sensomotorische Kontrolle mit Aufforderung, die Pfötchenstellung versuchsweise aufzuheben
- **E:** Kontrolle des Patientenumfelds und daraus resultierende früher Versuch, den Vater aus dem Ereignis herauszunehmen

Ergebnisse aus der **SAMPLER-Untersuchung** und **OPQRST-Beurteilung** fließen an dieser Stelle ebenso wie die Ergebnisse aus der Kontrolle der Vitalzeichen und Messwerte ein, um die Verdachtsdiagnose zu plausibilisieren.

Die **fokussierte Untersuchung,** die durch den Teamleiter im Anschluss an die aktuelle Anamnese (OPQRST) und Patientenvorgeschichte (SAMPLER) erfolgt, hat zum Ziel, die sich im Trichter befindenden **Differenzialdiagnosen zu bewerten** und nach Plausibilität intelligent auszuschließen, und die **Verdachtsdiagnose festzulegen.**

Abschließend erfolgt auf Grundlage der festgelegten Verdachtsdiagnose die **Einteilung des Patienten** anhand seines aktuellen Zustandes in:

- Lebensbedroht
- Ernsthaft krank
- Unkritisch

Im geschilderten Szenario stellen die massive Atemnot bei rosiger und trockener Haut, fehlender pathologischer Atemgeräusche und das laufende Streitgespräch mit dem Vater die naheliegende Begründung für ein Hyperventilationssyndrom dar. Andere Differenzialdiagnosen müssen wie zuvor beschrieben ausgeschlossen worden sein.

Die **Akuttherapie** durch Sie beinhaltet die Beruhigung der Patientin zusammen mit ihrer Mutter, die Anleitung und ggf. das Vormachen einer langsameren Atmung, die Erklärung der CO_2 Rückatmung mittels Hyperventilations- oder Sauerstoffmaske nach Entfernen des Rückschlagventils und die behutsame Anwendung der Rückatemtherapie.

Sollte diese Behandlung nicht erfolgreich sein, muss ein Notarzt zur medikamentösen Sedierung der Patientin, z. B. mit Midazolam, nachalarmiert werden. In diesem Fall ist ein Kliniktransport zur weiteren Überwachung indiziert.

Antworten zu Fallbeispiel ➤ 5.5: Unklare Synkope

Sven Heiligers

Notfallsanitäter Heute, Kap. 17, 27
DGK-Leitlinie Diagnose und Management von Synkopen

1. Der **AV-Block 3. Grades** kennzeichnet eine komplette Entkopplung von Vorhof- und Kammeraktivität, im EKG dargestellt durch regelmäßige QRS-Komplexe und P-Wellen ohne Bezug zum QRS-Komplex.
   - Der **AV-Block Grad 1** ist gekennzeichnet durch eine Verlängerung der PQ-Zeit > 0,2 Sek. Jedoch wird die Vorhoferregung noch übergeleitet.
   - Man unterscheidet weiterhin **AV-Block Grad 2 Typ Mobitz 1** und **Typ Mobitz 2:**
     - Der **Typ Mobitz 1** ist definiert als ein sich verlängerndes PQ-Intervall bis zum Ausfall eines QRS-Komplexes. Der Zyklus beginnt dann erneut.
     - Der **Typ Mobitz 2** stellt sich durch eine normale PQ-Zeit mit regelmäßigen Antwort-Ausfall-Verhältnis von P-Wellen zu QRS-Komplex dar. Je nach Grad und Menge der ausgefallenen Überleitungen kann der Typ 2 zu einer relevanten Bradykardie führen. Er kann jederzeit in den AV-Block 3. Grades übergehen und stellt daher einen Notfall dar.

2. In der **C-Beurteilung** zeigt der Patient eindeutig Zeichen einer **hämdodynamischen Instabilität.** Die sehr langsame Herzfrequenz, der schlecht palpable Puls, das Hautkolorit, die verlängerte Rekap.-Zeit und das feinperlige Schwitzen begründen diese Entscheidung.

Notfallsanitäter Heute, Kap. 17

3. Der **AV-Knoten** hat die physiologische Funktion, die Reizüberleitung auf die Kammern um ca. 60–120 ms zu verzögern, um einen koordinierten Blutfluss zwischen Vorhof und Kammer zu ermöglichen. Dies wird gewährleistet in dem erst die Vorhöfe und dann die Ventrikel kontrahieren. Weiterhin kann er als untergeordnetes Schrittmacherzentrum fungieren und mit einer Frequenz von ca. 40–60/Min. den Ausfall des Sinusknoten ggf. kompensieren.

Notfallsanitäter Heute, Kap. 17

4. Ein Patient mit einem **AV-Block** 3. Grades kann jederzeit einen Herz-Kreislauf-Stillstand erleiden. Die Reanimationsbereitschaft sollte umgehend hergestellt werden. Bei hämodynamisch instabilen AV-Blöcken 3. Grades soll eine Schrittmachertherapie erwogen werden.

AHA/ERC Leitlinien

5. **Differenzialdiagnosen:** z. B. Intoxikation, Schlaganfall, Krampfanfall, Herz-Kreislauf-Stillstand, Orthostase.

AHA/ERC Leitlinien

6. Mögliche Gründe für die **Ablehnung einer Krankenhauseinweisung:**
   - Angst vor medizinischen Kosten
   - Assoziation des Krankenhauses mit dem Tod
   - Angst vor Abschiebung in ein Pflegeheim und das eigene Zuhause zu verlassen
   - Angst, die Selbstständigkeit zu verlieren
   - Misstrauen gegenüber dem Rettungsfachpersonal
   - Wahrgenommene Verbesserung des Zustands

Farhat et al. International Journal of Emergency Medicine

7. **Umgang mit der Ablehnung einer Krankenhauseinweisung (beispielhaft):**
   - **Assoziation Krankenhaus und Tod:** Akzeptieren Sie diese Ängste und die Grundhaltung des älteren Menschen. Klären Sie über notwendige Therapiemöglichkeiten mit im Optimalfall nachfolgend identischer Lebensqualität in für den Patienten verständlicher Sprache auf.
   - **Angst vor Abschiebung in ein Pflegeheim und das eigene Zuhause zu verlassen:** Auch diese Angst muss ernstgenommen werden und dies dem Patienten vermittelt werden. Die bereits genannte Aufklärung über die Möglichkeiten und Folgen der Behandlung unterstützt auch hier die Argumentation. Weiterhin kann die Tochter eingebunden werden und darstellen, dass sie ihren Vater natürlich nicht in ein Heim bringen möchte.
   - **Misstrauen gegenüber dem Rettungsfachpersonal:** Nehmen Sie eine angemessene Grundhaltung gegenüber dem Patienten ein. Seine Gedanken und Emotionen sollten als gültig akzeptiert werden. Dies sollte dem Patienten gespiegelt werden. Die Glaubwürdigkeit lässt sich

DBRD Muster-Algorithmen
Notfallsanitäter Heute, Kap. 9

durch ehrliche Informationsübermittlung, Empathie und gute, sorgfältige Aussprache generieren. Gegebenenfalls vorsichtig Körperkontakt herstellen und auf Augenhöhe kommunizieren.

Notfallsanitäter Heute, Kap. 9

8. In der **Kommunikation mit älteren Menschen** sollte man vermeiden:
   - Ansprachen wie „Oma, Opa, Ömchen" oder das Duzen der Patienten
   - Verkindlichen des Patienten durch Wortwahl, Tonlage o. ä.
   - Secondary Babytalk „schön gemacht", „fein gemacht"
   - Vorwürfe wie z. B. „Schon wieder Sie?" oder „Warum haben Sie nicht früher angerufen?"

AHA/ERC Leitlinien

9. Die **Instabilitätskriterien** sind: Myokardischämie, Herzinsuffizienz, Schock, Synkopen. Der Patient im Fall zeigt eindeutig Zeichen des Schocks und ist vor Eintreffen des RD synkopiert.

AHA/ERC Leitlinien
Notfallsanitäter Heute, Kap. 23, 27

10. **Basis- und Dokumentationsmaßnahmen** bei **Rhythmusstörung:** Dieser Patient sollte zunächst flach gelagert werden (ggf. mit ausreichend Platz für eine CPR). Ein vollständiges Monitoring und die Defi-Bereitschaft sind obligat. Weiterhin soll der Patient hochdosiert Sauerstoff über High-Flow-Maske erhalten und ein vaskulärer Zugang vorbereitet und etabliert werden. Ein 12-Kanal-EKG sollte abgeleitet und dokumentiert werden.
    Wichtig ist die Dokumentation der Rhythmusstörung. Dies kann in diesem Fall auch mit einem Ausdruck des Basismonitorings erfolgen.

AHA/ERC Leitlinien
DBRD Muster-Algorithmen

11. **Frequenzsteigernde Medikamente:**
    - **Atropin:** 0,5 mg intravenös bis maximal 3 mg (nach ERC und DBRD); 1,0 mg intravenös bis maximal 3 mg (nach AHA)
    - **Adrenalin:** 2–10 µg intravenös

Notfallsanitäter Heute, Kap. 17

12. Die folgenden **Schrittmachermodi** sind i. d. R. verfügbar:
    - **FIX:** Der Schrittmacher arbeitet unabhängig von der elektrischen Eigenaktivität des Patienten. Eine fest voreingestellte Frequenz wird dem Patienten strikt aufgesetzt.
    - **DEMAND:** Das System überwacht konsequent die elektrische Herzaktivität des Patienten und übernimmt nach Ablauf einer bestimmten Zeitspanne und Ausfall einer Sinuserregung die Stimulation. Bei normaler Funktion der Erregung schaltet sich der Schrittmacher wieder ab.

AHA/ERC Leitlinien
Notfallsanitäter Heute, Kap. 17

13. Die **Elektroden** werden standardmäßig, wie beim Defibrillieren, **anterior-anterior** angebracht. Das heißt, die positive Elektrode wird unterhalb des rechten Schlüsselbeins und die negative Elektrode im Bereich des Apex geklebt. Alternativ kann auch die **anterior-posteriore Positionierung** angewendet werden. Hierfür wird die positive Elektrode unterhalb des linken Schulterblatts und die negative Elektrode zwischen Brustbeinspitze und linker Brustwarze geklebt.

Um den Schrittmacher funktionsbereit zu bekommen, muss die Extremitätenableitung zwingend angelegt sein. Hierüber misst der Schrittmacher seinen Erfolg. Zu Beginn wählt man den gewünschten Schrittmacher-Modus. Um eine Herzaktion auslösen zu können, muss eine gewisse **Reizschwelle** überschritten werden. Diese liegt erfahrungsgemäß bei 50–80 mA. Um diese Reizschwelle herauszufinden, startet man mit einer Stromstärke von 40 mA und arbeitet sich zügig in 5-mA-Schritten nach oben, bis auf jede Schrittmacherregung ein QRS-Komplex folgt. Um eine komplikationslose Stimulierung auch während des Umlagerns oder während des Transports zu gewährleisten, wird dieser Reizschwellenwert nochmals um 20 mA gesteigert. Zusätzlich zur Stromstärke muss auch die **Stimulationsfrequenz** eingestellt werden. Sie sollte im physiologischen Bereich, bei 70–80/min liegen.
Als Erfolgskontrolle kann am Monitor ausgewertet werden, ob auf jede Schrittmacherstimulation ein QRS-Komplex folg, ob ein zentraler Puls tastbar ist und es kann das $etCO_2$ für eine ausreichende Perfusionskontrolle nutzen.
Der **Notarzt** sollte eine adäquate Analgesie durchführen. Die Stimulation verursacht Schmerzen und starke Muskelkontraktionen, die der wache Patient als äußerst unangenehm empfindet.

14. Das **10-für-10-Prinzip** bedeutet „10 Sek. für die nächsten 10 Min.“. Das heißt ein Problem oder eine Diagnose wird gestellt und man nutzt die folgenden 10 Sek., um das Hauptproblem zu definieren, die Fakten dazu darzulegen und das Team darauf einzustimmen. Dann wird die Maßnahme geplant, die Aufgaben verteilt und Rückfragen geklärt. Anschließend wird die Maßnahme durchgeführt. Beispielsweise kann die Entscheidung zur Medikamentengabe und SM-Therapie darunter erfolgt sein: Identifikation des führenden Problems: hier der AV-Block → Abwägen und Diskussion möglicher Alternativen: Medikamentengabe und Wirkung, Instabilität etc. → Abfrage weiterer guter Ideen und Vorschläge: hier keine, da SM-Therapie Mittel der Wahl → Teameinteilung und Aufgabenverteilung.

10-für-10-Prinzip nach Rall und Gaba
Notfallsanitäter Heute, Kap. 52

15. Im Optimalfall findet im Anschluss eine **Nachbesprechung** des Einsatzes mit dem kompletten Team statt. Hier sollten etwaige Konflikte, Meinungsdifferenzen, Strategien und Fehler in wertschätzender Atmosphäre besprochen, diskutiert und potenzielle Verbesserungen besprochen werden. Das Ereignis sollte in einem **CIRS-System dokumentiert** und die Entstehung erläutert werden.

Notfallsanitäter Heute, Kap. 7

LITERATUR

Herold et al. Innere Medizin 2021. Herold 2021.
Schmidt et al. (Hrsg.): Physiologie des Menschen: mit Pathophysiologie. Springer, 31. Aufl. 2010.

Antworten zu Fallbeispiel ➢ 5.6: Einsetzende Geburt

Matthias Klausmeier

IfSG
TRBA 250
GUV-R
RKI
DBRD Muster-Algorithmen
Notfallsanitäter Heute, Kap. 41

1. Die Gefährdung für Sie und Ihren Teampartner besteht durch die gesicherte **Hepatitis C (HCV)** der Patientin. Da die Erkrankung parenteral durch kontaminiertes Blut übertragen wird, sind durch das Rettungsdienstpersonal entsprechende **Schutzvorkehrungen** zu treffen:
   - Tragen von Einmalhandschuhen, die regelmäßig gewechselt werden
   - Tragen von Schutzbrillen
   - Sicheres Entsorgen von kontaminiertem Material:
     - z. B. Stahlmandrin der Venenverweilkanüle
     - z. B. blutige Kompressen oder Tücher während des Geburtsvorgangs

Infektionsschutzmaßnahmen müssen konsequent angewendet werden, auch wenn das Infektionsrisiko bei Nadelstichverletzungen unter 1 % liegt.

DIVI Interdisziplinäre Arbeitsgemeinschaft Schock
DBRD Muster-Algorithmen
Notfallsanitäter Heute, Kap. 32, 34

2. Bei der Mutter besteht die Gefahr, nach der Austreibungsphase der Geburt einen schweren **hämorrhagischen Schock** zu erleiden, da durch die **Thrombozytopenie** die Blutgerinnung reduziert ist.
   Durch Ablösung der Plazenta, die in der Austreibungsphase beginnt und mit der Nachgeburtsphase vollendet wird, entstehen physiologische Blutungen. Durch die weitere Wehentätigkeit nach der Geburt wird der Uterus kontrahiert. Dadurch reduziert sich der Blutverlust auf ca. 200–500 ml. Da die Gerinnungstätigkeit herabgesetzt ist, kann sich eine bedrohliche Blutung entwickeln.

Wenn nach Ablösung der Plazenta bei dieser Patientin eine **Uterusatonie** eintritt, fällt ein wichtiger Faktor zur Reduzierung der Blutung aus. Thrombozytopenie und Uterusatonie können zur Entstehung **lebensbedrohlicher Blutungen** führen.

AHA/ERC Leitlinien
DBRD Muster-Algorithmen
Notfallsanitäter Heute, Kap. 23

3. **Akzeptable präduktale SpO_2-Werte (AHA Leitlinien):**
   - 1 Min. nach der Geburt: 60–65 %
   - 2 Min. nach der Geburt: 65–70 %
   - 3 Min. nach der Geburt: 70–75 %
   - 4 Min. nach der Geburt: 75–80 %
   - 5 Min. nach der Geburt: 80–85 %
   - 10 Min. nach der Geburt: 85–95 %

   Akzeptable präduktale SpO_2-Werte (ERC Leitlinien):
   - 2 Min. nach der Geburt: 65 %
   - 5 Min. nach der Geburt: 85 %
   - 10 Min. nach der Geburt: 90 %

Die **akzeptablen Werte der Sauerstoffsättigung** setzen voraus, dass das Neugeborene eine ausreichend tiefe und schnelle Atmung hat. Andernfalls ist die respiratorische Insuffizienz durch Beatmung zu beheben.

4. Erste Maßnahmen am Neugeborenen:
   - Abtrocknen
   - Warmhalten

AHA/ERC Leitlinien
DBRD Muster-Algorithmen

Zusätzlich muss sichergestellt werden, dass der **Zeitpunkt der Geburt** dokumentiert wird. Für die weitere Neugeborenenversorgung soll eine **Uhr** gestartet werden, um den zeitlichen Ablauf nach Neugeborenenalgorithmus zu erfüllen.

5. Kriterien zur **Beurteilung der Vitalfunktionen des Neugeborenen:**
   - Beurteilung des Muskeltonus
   - Beurteilung der Atmung
   - Kontrolle der Pulsfrequenz

AHA/ERC Leitlinien
DBRD Muster-Algorithmen
Notfallsanitäter Heute, Kap. 23

Zur schnellen Beurteilung der Vitalfunktionen sind diese drei Kriterien ausschlaggebend, um bei Bedarf schnell lebensrettende Interventionen durchzuführen. Das **APGAR-Schema** wird bei Neugeborenen erst nach 1 Min. durchgeführt und nimmt mehr Zeit in Anspruch.

6. Es wäre sinnvoll, die Nachbarin aus der Situation herauszunehmen, um die beiden Kinder aus der Schule abzuholen. Damit wäre deren gewohnter Ablauf gegeben und ihre weitere Betreuung sichergestellt. Da es sich um eine den Kindern bekannte Bezugsperson handelt, wäre diese Lösung für alle Beteiligten zu präferieren.

Notfallsanitäter Heute, Kap. 9, 10

Die **empathische Betreuung der Patientin** durch die Nachbarin ist ein wertvoller Bestandteil im Versorgungsablauf. Es muss jedoch zeitnah an eine Lösung für die beiden Kinder gefunden werden. Die Betreuung der Patientin kann wie in anderen Notfallsituationen durch das Rettungsdienstpersonal übernommen werden.

7. Wenn es der Nachbarin zumutbar ist, kann sie die Betreuung und Zuwendung der Patientin übernehmen. Als Bekannte stellt sie eine **Bezugs- und Vertrauensperson** dar. Sie schafft darüber hinaus für das Rettungsdienstpersonal die Möglichkeit, sich verstärkt auf die Geburt des Kindes unter Berücksichtigung des Zustands der Patientin zu konzentrieren.

Notfallsanitäter Heute, Kap. 9, 10

Das Abholen der Kinder aus der Schule muss ebenfalls sichergestellt werden. Da dies regelmäßig durch die Nachbarin erfolgt, wäre es sinnvoll, mit ihr das weitere Vorgehen abzusprechen.

8. Sie sollten bei der Hebamme **relevante Punkte** hinterfragen, die für die Notgeburt und die Situation der Mutter von hoher Relevanz sind:
   - Gibt es noch weitere wichtige Informationen, die über die Vermerke im Mutterpass hinausgehen?
   - Ist bekannt, ob und wann bei der Patientin das letzte Mal die Thrombozyten bestimmt wurden und wie schwerwiegend die Thrombozytopenie aktuell ist?

Notfallsanitäter Heute, Kap. 34
DBRD Muster-Algorithmen

- Wird seitens der Gynäkologie zur unmittelbaren Tokolyse nach Geburt des Kindes geraten?
- Wer ist die betreuende Hebamme der Patientin und kann diese evtl. konsultiert werden?

Der Einsatz eines **Tokolytikums** könnte nach der Geburt des Kindes die Nachgeburtswehen reduzieren bzw. einen Wehenstillstand auslösen. Dadurch verringert sich das Risiko, dass sich die Plazenta in der Nachgeburtsphase von der Gebärmutterwand ablöst und bei dieser Patientin eine evtl. bedrohliche Blutung auslöst. **Partusisten®** ist ein zugelassenes und im Rettungsdienst verwendetes Tokolytikum. 1 ml enthält 25 µg Fentolhydrobromid und wird mit 4 ml NaCl 0,9 % auf 5 µg/ml verdünnt. Die so vorbereitete Lösung wird über 2–3 Min. injiziert, sodass 2 ml/min bzw. 10 µg/Min. verabreicht werden, um die Nebenwirkungen zu reduzieren bzw. zu vermeiden. Anschließend ist eine Kurzinfusion mit 4 µg/Min. möglich.

Notfallsanitäter Heute, Kap. 34
DBRD Muster-Algorithmen

9. Für den **Geburtsvorgang** und **postpartale Komplikationen** ist die Mutter idealerweise vor der Austreibungsphase vorzubereiten:
   - Lagerung halbsitzend mit angezogenen Beinen auf einer sauberen Unterlage
   - Sauerstoffinhalationstherapie
   - Anlage einer möglichst großlumigen Venenverweilkanüle
   - Kontrolle der Sauerstoffsättigung mittels Pulsoxymetrie
   - EKG anlegen

AHA/ERC Leitlinien
DBRD Muster-Algorithmen

10. Bereits innerhalb der ersten 60 Sek. nach der Geburt werden bei kritischen Neugeborenen zwei diagnostische Kriterien frühzeitig eingesetzt:
    - Pulsoxymetrie
    - EKG

Die **kontinuierliche Überwachung** der **Sauerstoffsättigung** und der **Herzfrequenz** sind zwei elementare Parameter in der Behandlung kritischer Neugeborener. Eine Zunahme der Sauerstoffsättigung korreliert mit einer Zunahme der Herzfrequenz. Hypoxie ist häufig mit einer Bradykardie gekoppelt. Da die Shunts des Neugeborenen unmittelbar nach der Geburt nicht vollständig geschlossen sind, ist die **Abgrenzung von Shuntblut** und **Blut im echten Sauerstoffmangel** sehr wichtig. Das Blut, das zur rechten Hand fließt, verlässt die Aorta vor dem Ductus arteriosus Botalli. Der neonatologische Klebesensor des Pulsoxymeters wird deshalb zur Erfassung der Sättigung ohne Shuntblut an die rechte Hand geklebt. Durch die frühzeitige Überwachung der Sauerstoffsättigung kann die exzessive Gabe von Sauerstoff vermieden werden.

AHA/ERC Leitlinien
DBRD Muster-Algorithmen
Notfallsanitäter Heute, Kap. 23

11. Zwei Besonderheiten sind bei der **Beatmung von reifen Neugeborenen** zu beachten:
    - Die initialen Beatmungen werden als **Blähbeatmungen** durchgeführt. Der Inspirationsdruck soll dabei für 2–3 Sek. konstant gehalten werden und einen Spritzendruck von 30 cm H_2O nicht überschreiten.
    - Die Beatmung von Neugeborenen wird mit **Raumluft begonnen.** Kann dadurch keine Erhöhung der Sauerstoffsättigung und Normalisierung der Atmung erreicht werden, wird die Sauerstoffkonzentration unter Kontrolle der Pulsoxymetrie schrittweise erhöht.

Die **sofortige Anwendung von hohen Sauerstoffkonzentrationen** ist für Neugeborene keinesfalls von Vorteil. Sie gehen mit einer erhöhten Mortalität und einem verzögerten Einsetzen der Spontanatmung einher.

12. **Equipment für eine Notgeburt** in der Wohnung:
    - Warme, saubere, trockene Tücher
    - Sterile bzw. keimarme Unterlage für die Mutter
    - Abnabelungsbesteck: sterile Einmalklemmen, Orosauger, Silberfolie
    - Notfallequipment zur Versorgung der Mutter:
      - Notfallkoffer bzw. Notfallrucksack
      - Absaugpumpe
      - Mobile Sauerstoffeinheit
      - EKG-Defibrillator
    - Notfallequipment zur Versorgung des Neugeborenen:
      - Beatmungsbeutel mit Maske für Neugeborene
      - Orosauger
      - Neugeborenen-Sensor für die Pulsoxymetrie
      - Material für ein eskalierendes Atemwegsmanagement (Larynxmaske, Material für die Intubation von Neugeboren)
      - Spezielle Nabenvenenkatheter zur Punktion

AHA/ERC Leitlinien
DBRD Muster-Algorithmen
Notfallsanitäter Heute, Kap. 34

Das Equipment für die Geburt und Versorgung von Neugeborenen wird entweder in den **Notfalltaschen für Kinder** oder in eigenen **Geburtssets** vorgehalten.

13. Neugeborene, die keine initialen Interventionen wie Beatmung oder Thoraxkompression benötigen, werden nach dem **APGAR-Schema** beurteilt:

AHA/ERC Leitlinien
DBRD Muster-Algorithmen
Notfallsanitäter Heute, Kap. 34

Beurteilungskriterium	**0 Punkte**	**1 Punkt**	**2 Punkte**
Atembewegungen	Keine (Apnoe)	Flach, unregelmäßig, Schnappatmung	Regelmäßige Atmung, kräftiges Schreien
Puls	Pulslosigkeit	< 100/Min.	> 100/Min.
Grundtonus	Schlaff, keine Bewegungen	Geringer Tonus, träge Bewegungen	Guter Tonus, aktive Bewegungen
Aussehen (Hautkolorit)	Zyanotisch oder weiß/blass	Stamm rosig, Extremitäten blau	Komplett rosig
Reflexe (Reaktion auf Reize)	Keine Reaktion	Geringe Reaktionen, Grimassieren	Schreien, Niesen, Husten, abwehrende Reaktionen

Die Bewertung des Neugeborenen erfolgt anhand der erreichten Punktzahl:
10–7 Punkte: unauffällig, stabil
6–4 Punkte: mäßige Depression
3–0 Punkte: schwere Depression, akute vitale Gefährdung, Reanimationspflichtigkeit

Notfallsanitäter Heute, Kap. 14, 34

14. Die **Übergabe an den Notarzt** beinhaltet folgende Punkte:
    - Schwangere Frau, 38. SSW, dritte Gravidität
    - Bei Eintreffen im Übergang von der Eröffnungs- in die Austreibungsphase
    - Durchführung der Notgeburt unter erwarteten Komplikationen für Mutter und Kind bei Hepatitis C, Thrombozytopenie und Heroinabhängigkeit, aktuell im Methadonprogramm
    - Kindsentwicklung und Kindslage regelgerecht laut Mutterpass
    - Alle Vorbereitungen für die Versorgung von Mutter und Kind sind getroffen.
    - Der aufnehmende Kreißsaal wurde bereits durch die Patientin und uns informiert.
    - Es besteht die Bitte der Klinik, aufgrund der beschriebenen Komplikationen die Nachgeburt möglichst nicht präklinisch zu gebären.

Befindet sich die Mutter bereits in der **Austreibungsphase** oder danach, muss die Übergabe für beide die wesentlichen Informationen aus dem **ABCDE-Schema** sowie der **eingeleiteten Interventionen** beinhalten. Alle weiteren Informationen werden zum passenden Zeitpunkt nach Akutversorgung nachgeliefert.

Notfallsanitäter Heute, Kap. 34
DBRD Muster-Algorithmen

15. Die Informationen der Patientin machen deutlich, dass für Mutter und Kind akute Komplikationen eintreten können. Da sich die Mutter im Methadonprogramm befindet, muss mit einem **atemdepressiven Neugeborenen** gerechnet werden. Es ist sinnvoll, einen **Baby-Notarzt** bzw. ein **neonatologisches Team** zur weiteren Versorgung des Neugeborenen nachzufordern.
    Sofern es zeitlich möglich ist, kann auch die betreuende **Hebamme** hinzugezogen werden. Dadurch wäre eine weitere Bezugsperson der Patientin anwesend, die den Geburtsablauf leiten kann. Der Rettungsdienst hat dann die Möglichkeit, sich auf die Überwachung der Patientin und des Neugeborenen zu fokussieren.

Die **Anwesenheit einer Hebamme** bei Notgeburten im Rettungsdienst ist eine Option, die sich eher selten realisieren lässt. Deshalb muss das Rettungsdienstfachpersonal alle Bereiche dieses Einsatzes abdecken können: Notgeburt, Neugeborenenversorgung und die Versorgung der Mutter.

Antworten zu Fallbeispiel ➢ 5.7: Leitsymptom „Bewusstseinsstörung"

Matthias Klausmeier

MKK Rettungsdienst, Kap. 15
Notfallsanitäter Heute, Kap. 30

1. Die beiden wichtigsten Hormone zur Regulation des Glukosestoffwechsels sind Insulin und Glukagon.
    - **Aufgaben von Insulin:**
        - Lipogenese: Aufbau von Glycerin und freien Fettsäuren aus dem Blut zu Depotfrett (Triglyzeride)

    - Steigerung der Zellmembranpermeabilität für Glukose
    - Steigerung der Zellmembranpermeabilität für Kalium
    - Steigerung der enzymatischen Glukoseverwertung in der Zelle (Glykolyse)
    - Überführung von Glukose in die Speicherform Glykogen in Leber- und Muskelzellen (Glykogenese)
    - Senkung des Blutzuckers
- **Aufgaben von Glukagon:**
    - Steigert den Abbau von Depotfett zu Glycerin und freien Fettsäuren (Lipolyse)
    - Steigert den Abbau von Glykogen zu Glukose (Glykogenolyse)
    - Steigert die Glukoseneubildung in der Leber aus Nichtzuckern (Glukoneogenese)
    - Erhöhung des Blutzuckers

Insulin und **Glukagon** sind antagonistische Hormone. Überwiegt eines der beiden Hormone im Blut, wird dadurch die Wirkung des Antagonisten herabgesetzt. Insulin ist das einzige Hormon zur Blutzuckersenkung. Die Erhöhung des Blutzuckers übernehmen neben Glukagon dagegen auch andere Hormone wie Adrenalin, Noradrenalin und Cortisol.

2. **Diabetes mellitus:**
    - **Form:** Typ-1-Diabetes oder Diabetes mellitus Typ 1
    - **Ursache:** Autoimmunerkrankung, die durch Virusinfekte bei genetisch vererbter Disposition zu einer Zerstörung der Beta-Zellen in den Langerhans-Inseln führt und einen absoluten Insulinmangel verursacht

DDG S3 Leitlinie Therapie des Typ-1-Diabetes
Notfallsanitäter Heute, Kap. 30

Menschen, die an einem **Typ-1-Diabetes** leiden, müssen fortan **Insulin** zuführen. Zirka 5–10 % aller diagnostizierten Diabetiker sind von dieser Form betroffen.

3. Bei Ihrem Patienten liegt eine **diabetische Ketoazidose (DKA)** vor, die auch als **ketoazidotisches Coma diabeticum** bezeichnet wird.
   Durch den absoluten Insulinmangel entwickelt es sich schneller als das hyperosmolar hyperglykämische Syndrom (HHS) bzw. das hyperosmolare Coma diabeticum. Die Entstehungszeit beträgt etwa 1–3 Tage. Die frühen Symptome sind geprägt von Müdigkeit, Abgeschlagenheit, pathologisch gesteigertem Durstgefühl (Polydipsie), vermehrtem Wasserlassen (Polyurie). Durch den absoluten Insulinmangel dominiert eine alleinige Lipogenese. In der Folge wird die Leber durch Glycerin und freie Fettsäuren überschwemmt und produziert vermehrt Glukose und Ketosäuren. Diese verursachen bei Überschwemmung des Blutes die Ketoazidose. Das aromatische Aceton als ein Vertreter dieser Ketosäuren kann in der Ausatemluft des Patienten wahrgenommen werden.

DDG S3 Leitlinie Therapie des Typ-1-Diabetes
Notfallsanitäter Heute, Kap. 30

Bei Patienten mit **HHS** ist die **Entstehungszeit des Komas** durch den relativen Insulinmangel mit 3–7 Tagen deutlich **länger** als beim **DKS.**

MKK Rettungsdienst, Kap. 15
DDG S3 Leitlinie Therapie des Typ-1-Diabetes
Notfallsanitäter Heute, Kap. 30

4. Die **Hyperglykämie** verursacht durch den höheren osmotischen Druck eine zunehmende Exsikkose der Zellen. Dieser Mechanismus wird für die fortschreitende Vigilanzminderung bis hin zum Koma als wichtigster Faktor gesehen. Die Bewusstseinstrübung mit fehlender Flüssigkeitsaufnahme verursacht bei weiterbestehender Polyurie den ausgeprägten hypovolämischen Schock.

Das **hyperosmolare Coma diabeticum** tritt deutlich seltener auf als das ketoazidotische Coma diabeticum. Der hypovolämische Schock ist aber nicht zuletzt aufgrund der längeren Entstehungszeit oftmals schwerwiegender ausgeprägt.

DDG S3 Leitlinie Therapie des Typ-1-Diabetes
Notfallsanitäter Heute, Kap. 30

5. **Insulin** erhöht die Permeabilität der Zellmembranen für Kalium. Eine Erhöhung der intravasalen Insulinkonzentration hat demnach einen erhöhten Einstrom von Kalium in die Zellen zur Folge.
   Eine **unkontrollierte Insulingabe** im Rettungsdienst birgt deshalb die Gefahr, bei den Patienten eine schwere Hypokaliämie mit evtl. bedrohlichen Herzrhythmusstörungen zu verursachen.

In der **klinischen Intensivmedizin** wird die Insulingabe unter regelmäßiger **Kontrolle des Serumkaliums** durchgeführt. Die Absenkung des Blutzuckerspiegels erfolgt dabei kontrolliert: 50–100 mg/dl pro Stunde (5,6–2,8 mmol/l), nicht tiefer als 250 mg/dl in den ersten 24 Std. zur Vermeidung eines Hirnödems.

Notfallsanitäter Heute, Kap. 9

6. Wenn Sie die „Nachricht“ des Vaters an Sie näher analysieren, lassen sich vier verschiedene Aussagen entdecken.
   - **Einen Sachinhalt – das eigentlich offizielle Thema:**
     Der Vater will nicht, dass Sie seinen Sohn weiter behandeln.
   - **Selbstoffenbarung – was der Sprecher über sich selbst ausdrückt:**
     Die von Ihnen gestellte Verdachtsdiagnose und Ihre Behandlung passen nicht in die Vorstellung des Vaters. Vermutlich geht er von einer weniger gravierenden Diagnose aus und vermutet gar, dass Sie übertreiben oder nicht wissen, was Sie tun.
   - **Appel – Aufforderung, was der Sprecher vom Zuhörer will:**
     Da der von Ihnen geäußerte Verdacht nach der Vorstellung des Vaters nicht stimmt, kann auch die Behandlung nicht richtig oder sogar falsch sein. Deshalb will er, dass Sie damit unverzüglich aufhören und auf einen Spezialisten warten, der Ahnung davon hat.
   - **Beziehung – was der der Sprecher vom Zuhörer hält:**
     Durch die unmissverständliche Bitte des Vaters, die Behandlung bis zum Eintreffen des Arztes zu unterlassen, gibt der Vater zu verstehen, dass er von Ihrer Kompetenz nicht viel hält und deshalb die weitere Behandlung durch einen Spezialisten wünscht.

Die **Vier Seiten einer Nachricht** beziehen sich auf das Modell von Friedemann Schulz von Thun. Das Modell ist auch unter dem Begriff des **„Vier-Schnäbel-vier-Ohren-Modell“** bekannt.

Notfallsanitäter Heute, Kap. 9, 15

7. Verhaltensregeln bei **aggressiven Patienten oder Angehörigen:**
   - Ruhig bleiben.
   - Vorwürfe, Drohungen und Provokationen vermeiden.
   - Bedürfnisse und dringende Notwendigkeiten des Patienten formulieren.

Im Vordergrund stehen das **Wohl** und das **Bedürfnis des Patienten.** Formulieren Sie dies ruhig, höflich und präzise. Der Vater muss die Notwendigkeit der raschen Behandlung seines Sohnes erkennen. Erklären Sie, was Sie tun und was notwendig ist, ohne die Situation weiter zu verschärfen.

Notfallsanitäter Heute, Kap. 9, 10

8. Die Eltern sind mit Ihrer Situationseinschätzung sehr wahrscheinlich überfordert. Ihr Sohn ist semiprofessioneller Leistungssportler, der gesund lebt und keine Risikofaktoren oder Vorerkrankungen bietet. Er leidet an einer Grippe, die aus ihrer Sicht den Zustand zwar nicht erklärt, aber keinesfalls Anlass für eine ernsthafte Erkrankung ist. Deshalb ist die geäußerte Verdachtsdiagnose eine völlige andere Bewertung als sie erwarteten.
   Stattdessen werden sie nun mit einer ernsthaften Erkrankung ihres Sohnes konfrontiert, die mit ihrer eigenen Einschätzung der Situation nicht vereinbar ist.
   Es ist durchaus verständlich und nachvollziehbar, dass die Eltern mit Ihrer Einschätzung **überfordert** sind und deshalb als Ausdruck einer **Schutzreaktion** mit Zweifel und Ablehnung auf Ihre Verdachtsdiagnose reagieren.

Es ist sinnvoll und geboten, die Verhaltensweise der Angehörigen zu **respektieren** und mit **Verständnis** zu reagieren. Ihre Bewertung trifft sie völlig unvorbereitet und wird sie sehr wahrscheinlich erschüttern. **Empathie und Verständnis** sind Verhaltensweisen, die in dieser schwierigen Situation hilfreich sein können.

DDG S3 Leitlinie Therapie des Typ-1-Diabetes
Notfallsanitäter Heute, Kap. 30

9. Das **B-Problem** äußert sich in der Kußmaul-Atmung als respiratorische Kompensation der bestehenden Ketoazidose. Zusätzlich ist die Tachypnoe eine Folge der sympathoadrenergen Reaktion, die zur Kompensation des hypovolämischen Schocks entstanden ist.
   Die Gabe von 10–15 l O_2 über Sauerstoffmaske mit Reservoirbeutel stellt deshalb eine elementare Säule zur Behandlung des hypovolämischen Schocks dar. Zusätzlich wird der Patient zum Sichern der freien Atemwege in stabiler Seitenlage gelagert.
   Das **C-Problem,** das als Ausdruck der Kreislaufinsuffizienz im hypovolämischen Schock zu bewerten ist, erhält der Patient einen möglichst großlumigen peripheren Venenzugang. Darüber werden initial 1.000–2.000 ml balancierte Vollelektrolytlösung in der ersten Stunde zur Stabilisierung infundiert.

Die Akutbehandlung des Patienten sieht die ausreichende **Oxygenierung und Abatmung von CO_2** vor. Zusätzlich ist die **Stabilisierung des Kreislaufs** durch Gabe von balancierten Vollelektrolytlösungen zu erreichen.

Notfallsanitäter Heute, Kap. 17

10. Einige im Handel befindliche **Blutzuckermessgeräte** sind nur zur Bestimmung des Blutzuckers aus Kapillarblut geeignet.
Deshalb ist es wichtig, dass die im Rettungsdienst verwendeten Geräte sowohl für die Bestimmung des Blutzuckers aus Kapillarblut als auch aus venösem Blut geeignet sind.

Der **Blutzuckerwert** aus **venösem Blut** ist niedriger als aus Kapillarblut, da das Blut in den Kapillaren bereits Glukose an die Zellen abgegeben hat.

S1 Leitlinie DGAI Prähospitale Notfallnarkose beim Erwachsenen
Notfallsanitäter Heute, Kap. 18, 22

11. Der Patient befindet sich mit einem **GCS-Wert von 3 im Koma.** Die Atemwege sind aktuell frei. Da im Koma die Schutzreflexe ausfallen, sind die Atemwege jedoch nicht geschützt. Die **endotracheale Intubation** stellt bei diesen Patienten den effektivsten Schutz der Atemwege vor einer Aspiration dar. Außerdem bietet sie in Kombination mit einer Notfallnarkose die Möglichkeit der kontrollierten Beatmung. Diese sichert eine adäquate Oxygenierung und Abatmung von CO_2 unter Kontrolle des $etCO_2$.

Es ist sinnvoll, die **endotracheale Intubation** als **Option des erweiterten Atemwegsmanagements** für den Notarzt vorzubereiten.

DDG S3 Leitlinie Therapie des Typ-1-Diabetes
Notfallsanitäter Heute, Kap. 20, 30

12. NaCl 0,9 % besteht aus 154 mmol/l Natrium und 154 mmol/l Chlorid. Daraus ergibt sich eine Osmolarität von 308 mosmol/l, die dem menschlichen Blut entspricht. Infusionen mit NaCl 0,9 % werden deshalb als **isotonische Lösungen** bezeichnet.
Keinesfalls handelt es sich dabei aber um physiologische Lösungen. Gegenüber der Natriumkonzentration im Blut, die bei 130–150 mmol/l liegt, ist der Natriumgehalt der NaCl 0,9 %-Infusion leicht erhöht. Beim Chlorid ist der Konzentrationsunterschied deutlich ausgeprägter. Der Chloridanteil im menschlichen Plasma liegt mit ca. 106 mmol/l deutlich unter den 154 mmol/l, die sich in einer NaCl 0,9 %-Lösung befinden. Bei Infusion größerer Mengen NaCl 0,9 % innerhalb kürzester Zeit besteht deshalb die **Gefahr einer hyperchlorämischen Azidose.** Dadurch würde die bestehende Azidose zusätzlich verschlimmert.

Balancierte Vollelektrolytinfusionen, wie z. B. Ringer-Acetat, Ringer-Malat oder Jonosteril®, stellen die Infusionen der Wahl zur Behandlung eines hypovolämischen Schocks im Coma diabeticum dar.

DDG S3 Leitlinie Therapie des Typ-1-Diabetes
DGAI S1 Leitlinie Prähospitale Notfallnarkose beim Erwachsenen
Notfallsanitäter Heute, Kap. 18, 22

13. Die respiratorische Kompensation der metabolischen Azidose ist ein wichtiger Bestandteil der **körpereigenen Kompensationsmechanismen** im Coma diabeticum. Deshalb ist es notwendig, das effektive Abatmen von CO_2 durch Kapnografie kontinuierlich zu überwachen.
Zusätzlich liefert die Kontrolle die Möglichkeit, die **Effektivität der Volumentherapie** zu beurteilen. Ein optimaler venöser Rückstrom zum

Herzen stellt die Grundlage für die suffiziente Durchblutung der Lunge mit effektiver Abatmung von CO_2 dar.

Moderne **Geräte zur Kapnografie** bieten neben dem bisherigen Standard der $etCO_2$-Überwachung bei beatmeten Patienten auch die Möglichkeit, die **Kontrolle bei Spontanatmung** durchzuführen.

14. **Übergabe an den Notarzt:** kritischer männlicher Patient, 14 Jahre, vorgefunden mit Leitsymptom: Koma.
    - Kein **A-Problem** bei freien Atemwegen
    - **B-Problem** bei Tachypnoe mit einer AF von 36/Min., Hyperpnoe und Kußmaul-Atmung und Acetonfötor; basal und apikal vesikuläres AG, SpO_2 initial 95 %, Sauerstoffgabe über Maske 15 l/Min. als Schlüsselintervention
    - **C-Problem** mit Tachykardie 140/Min., Hypotonie 80/60 mmHg, Rekap.-Zeit 3 Sek. und nicht sichtbaren Halsvenen bei hypovolämischem Schock
    - **D-Problem** bei Koma mit einem GCS von 3, Ausfall der Schutzreflexe und mittelweiten, verzögert auf Lichteinfall reagierenden Pupillen, BZ 464 mg/dl
    - Kein **E-Problem** bei Normothermie

Notfallsanitäter Heute, Kap. 14

Die Übergabe des Patienten an den Notarzt erfolgt im Schwerpunkt nach dem **ABCDE-Schema.** Im weiteren Verlauf werden die Ergebnisse der orientierenden Untersuchung sowie die Vitalzeichen und Messwerte übermittelt. Die vermutete Verdachtsdiagnose komplettiert die Übergabe.

15. Die Verhaltensweise und Reaktionen der Eltern werden dem Notarzt **nach der Patientenübergabe** mitgeteilt. Das ist wichtig, um dem Notarzt ein Bild über die gesamte Situation zu vermitteln. Darüber hinaus erklären Sie ihm, warum die Reaktion der Eltern eine evtl. zurückhaltende Behandlung des Patienten durch Sie nach sich zog.

Notfallsanitäter Heute, Kap. 9, 14

Die Schilderung der Verhaltensweise der Eltern ist wichtig, um den bisherigen **Einsatzablauf** zu erläutern. Darüber hinaus ist sie Grundlage für ein **aufklärendes Gespräch** des Notarztes mit den Eltern. Idealerweise werden dadurch auch die korrekte Einschätzung und Handlung durch Sie unterstrichen.

Antworten zu Fallbeispiel ≻ 5.8: Sepsis

Sven Heiligers

1. **Definition Sepsis nach S3 Leitlinie Sepsis:** *„Eine Sepsis ist eine akut lebensbedrohliche Organdysfunktion, hervorgerufen durch eine inadäquate Wirtsantwort auf eine Infektion. Für die Diagnose einer Sepsis- assoziierten Organdysfunktion ist eine Veränderung des Sequential Organ Failure Assessment (SOFA) Score um $\geq$ 2 Punkte zu verwenden."*

Surviving Sepsis Campaign Guidelines
DSG S3 Leitlinie Sepsis
Notfallsanitäter Heute, Kap. 17, 28, 32, 41

In Anlehnung an diese Definition sind hier die lebensbedrohliche Organdysfunktion in der respiratorischen Insuffizienz mit erhöhter Atemfrequenz und Hypoxie sowie die Vigilanzminderung zu sehen.
Da im präklinischen Alltag der SOFA Score nicht anwendbar ist, wird hier der **qSOFA** benutzt. Dieser beinhaltet die Beurteilung der Vigilanz, des systolischen Blutdrucks (auffällig ab < 100 mmHg) und der Atemfrequenz (auffällig > 22/Min.). Alle drei Parameter sind bei dem Patienten positiv und weisen auf das Vorliegen einer Sepsis bei Infektionsverdacht hin.
Bei einem qSOFA-Score > 2 Punkte ist die Sterblichkeit um das 3-Fache erhöht. Bei einem qSOFA-Wert von 3 Punkten ist die Sterblichkeit um das 14-Fache erhöht.
Neben dem qSOFA-Score können auch andere etablierte Bewertungssysteme wie der **National Early Warning Score (NEWS)** und dessen Modifikationen herangezogen werden. Diese erfassen zusätzliche klinische Aspekte und haben ebenso ihre Berechtigung in der Beurteilung kritisch kranker Patientinnen und Patienten.

Notfallsanitäter Heute, Kap. 17

2. Mögliche **Differenzialdiagnosen:** Schlaganfall, Intoxikation, Schock anderer Genese, Dehydratation.

Surviving Sepsis Campaign Guidelines
DSG S3 Leitlinie Sepsis
Notfallsanitäter Heute, Kap. 32, 41

3. Einteilung der Sepsis:
   - **Sepsis:** lebensbedrohliche Organdysfunktion, die durch eine fehlregulierte Wirtsantwort auf eine Infektion hervorgerufen wird.
   - **Septischer Schock:** Bei der Diagnose „septischer Schock" liegt die Krankenhaussterblichkeit bei > 40 %. Der septische Schock wird definiert als:
     - Sepsis
     - + Persistierende Hypotension trotz ausreichender Volumengabe und nötige Anwendung von Vasopressoren, um einen MAD > 65 mmHg aufrechtzuerhalten
     - + Serumlaktat > 2 mmol/l

   Der Patient zeigt sicher Symptome der **Sepsis.** Die AF > 20/Min., die Hypotonie und die Vigilanzminderung sind dafür wegweisend. Zusätzlich sind die Tachykardie und die Körpertemperatur relevante Parameter, die auf eine Infektion hindeuten. Der dringende Verdacht auf eine Infektion erhärtet sich aus dem Auskultationsbefund mit Rasselgeräuschen und der gefundenen Verordnung eines Antibiotikums.
   Vermutlich hat der Patient einen **septischen Schock.** Jedoch ist eine Volumengabe noch nicht erfolgt. Sollte nach Volumengabe eine Therapie mit Vasopressoren nötig sein, so ist definitionsgemäß die Diagnose „septischer Schock" zu stellen.

Notfallsanitäter Heute, Kap. 41

4. **Pathophysiologie Sepsis:**
   Die Sepsis beginnt mit dem Eindringen von Pathogenen in den Organismus, worauf eine ausgeprägte Immunantwort erfolgt. Diese wird durch proinflammatorische Zytokine wie TNF-α und Interleukine ver-

mittelt, die von Immunzellen wie Leukozyten, T-Zellen, Makrophagen und Endothelzellen freigesetzt werden. Die Folge ist eine systemische inflammatorische Reaktion mit konsekutiver Gewebe-Hypoperfusion. Diese verminderte Mikrozirkulation führt zu einem reduzierten zellulären Angebot an Sauerstoff und Substraten, was die Zellfunktion beeinträchtigt und letztlich zu Zelltod führen kann. Klinisch äußert sich dies durch Organdysfunktionen bis hin zum Multiorganversagen. Ein sichtbares Zeichen der gestörten Perfusion im Spätstadium ist eine kutane Marmorierung.
Die 5 wichtigsten Veränderungen:

- **„Capillary Leak“:** Durch die Freisetzung von Mediatoren und zytotoxischen Substanzen aus den Leukozyten kommt es zu einer Schädigung der Innenseite der Gefäße, den Endothelzellen. Aus diesen Schäden resultiert das Capillary Leak und Plasma kann den Intravasalraum verlassen und ins Interstitium gelangen.
- **Vasodilatation:** Hier ist die Freisetzung von Stickstoffmonoxid (NO) aus Endothelzellen und Makrophagen ursächlich. Das NO führt zu einer Relaxation der glatten Gefäßmuskulatur und somit zur Vasodilatation.
- **Myokardiale Dysfunktion:** auch genannt akute septische Kardiomyopathie, ist verantwortlich für eine reduzierte Auswurfleistung des Herzens, die durch eine Erweiterung der Ventrikel zustande kommt. Dies ist bedingt durch die Ausschüttung der bereits oben genannten Endotoxine und Mediatoren. Sie ist ursächlich für ca. 10 % der Todesfälle in der Sepsis.
- **Gerinnungsstörung:** Durch die vermehrte Ausschüttung von Faktor III kommt es zur Aktivierung des Gerinnungssystems. Gleichzeitig wird aber auch die Antikoagulation gehemmt. Somit kommt es zu einer überschießenden Gerinnselbildung, die eine Minderdurchblutung von Organen zur Folge hat. Als fulminantes Endstadium mit Gerinnselbildung und gleichzeitiger Verbrauch von Gerinnungsfaktoren kommt es zur disseminierten intravasalen Gerinnung (DIC), mit Thromben und Blutungen gleichzeitig.
- **Endokrine Dysfunktion:** Auch diese wird durch Zytokine verursacht und betrifft vor allem die Hypothalmus-Hypophysen-Nebennierenrinden-Achse. Folgen dieser Störung sind u. a. eine Nebennierenrindeninsuffizienz, eine Beeinträchtigung der Insulinproduktion und der Leberfunktion.

5. **Persönliche Zonen:**
   - Intimzone oder Intimbereich: 0–20 cm
   - Persönlicher Bereich: 20–100 cm
   - Öffentlicher Bereich: 100 cm

Notfallsanitäter Heute, Kap. 9

6. Typische Verhaltensmuster von **Abhängigen:**
   - z. B. Verweigerungshaltung gegenüber der medizinischen Hilfeleistung

Notfallsanitäter Heute, Kap. 9

- z. B. häufig aggressives Verhalten
- z. B. Hoffnungslosigkeit
- z. B. werden Rettungsfachkräfte nicht ernst genommen

Notfallsanitäter Heute, Kap. 9

7. Beispiele für **„Sozialnot“:**
   - Armut und Obdachlosigkeit
   - Vereinsamung
   - Verwahrlosung

   Die Unterbringung in einem i. d. R. vom Sozialamt finanzierten Wohnheim für Männer lässt vermuten, dass die finanziellen Mittel des Patienten nicht ausreichen, um ein anders Leben zu führen, und er sonst auf der Straße leben müsste. Die These der **Vereinsamung** wird dadurch gestützt, dass es nur vom Pförtner weitere Informationen gibt und niemand Aussage darüber treffen kann, wie der Tagesablauf des Patienten aussieht. Das äußere Erscheinungsbild und ggf. die Situation im Zimmer liefern Hinweise auf **Verwahrlosung.**

Notfallsanitäter Heute, Kap. 17, 32, 41

8. Die ersten Basismaßnahme einer **Sepsis-Akutbehandlung** durch den Notfallsanitäter sollten die **Gabe von hochdosiertem Sauerstoff** und die **Sicherstellung einer guten Oxygenierung** sein. Die Gewebeperfusion und -hypoxie sind ungünstig und die Sauerstoffgabe stellt eine einfache und effektive Maßnahme dar. Als erweiterte Maßnahme sollte ein **vaskulärer Zugang** zum Einleiten einer adäquaten Flüssigkeitstherapie gelegt werden. Hierüber kann bereits ein Volumenbolus verabreicht werden und falls dieser nicht ausreichen sollte, um einen adäquaten MAD > 65 mmHg aufrechtzuerhalten, auch die Katecholamintherapie laufen.

Surviving Sepsis Campaign Guidelines
DSG S3 Leitlinie Sepsis
Notfallsanitäter Heute, Kap. 41

9. Abnahme von **Blutkulturen:**
   - Hände desinfizieren.
   - Einmalhandschuhe tragen.
   - Punktionsstelle aufsuchen und Hautareal desinfizieren, Einwirkzeit einhalten.
   - Das Palpieren der Punktionsstelle nach der Desinfektion ist zu unterlassen.
   - Schutzkappe der Blutkulturflaschen entfernen.
   - Diaphragma der Flaschen desinfizieren.
   - Diaphragma nach Desinfektion vollkommen abtrocknen lassen.
   - Vene nach Desinfektion punktieren.
   - 4 x 10 ml Blut für vier Blutkulturen gewinnen.
   - Entnommenes Blut darf nicht kontaminiert werden.
   - Die Kulturen unter sterilen Bedingungen befüllen, zuerst aerobe Flaschen dann anaerobe Flaschen.

Handlungsempfehlung zur prähospitalen Notfallnarkose beim Erwachsenen
Notfallsanitäter Heute, Kap. 18, 20, 22

10. Die Medikamente, die zur Narkoseeinleitung verwendet werden können, wie Thiopental, Propofol und Midazolam, führen zu einer Vasodilatation, Hypotension und Abnahme des HZV. Daraus kann nicht nur eine Verschlimmerung der bereits bestehenden Hypotension entstehen, sondern auch ein **Herz-Kreislauf-Stillstand** kann die Folge sein.

Der Patient im Fallbeispiel ist bereits hämodynamisch instabil und ein weiterer Abfall des Blutdrucks bei Narkoseeinleitung hochwahrscheinlich. Daher sollte zur Narkoseeinleitung ein Medikament genutzt werden, das dieses Nebenwirkungsprofil nicht oder in nur sehr geringem Maße hat. (Es)**Ketamin** wäre hier eine geeignete Auswahl. Vasopressoren, wie z. B. Noradrenalin, Akrinor oder Suprarenin, könnten vor Einleitung bereits gegeben werden und kontinuierlich mitlaufen, um den zu erwartenden Blutdruckabfall zu kompensieren.

11. Der niedrige CO_2-Wert lässt sich über die **schlechte hämodynamische Situation** erklären. Das heißt, dass das Gewebe aufgrund eines reduzierten HZV schlecht perfundiert ist und aufgrund des fehlenden Sauerstoffs ein anaerober Stoffwechselt stattfindet, zudem ist die Lungenfunktion derzeit deutlich eingeschränkt und ebenfalls durch die Minderperfusion betroffen. Die Messung lässt somit auch eine Aussage über die Kreislaufsituation zu und kann helfen, frühzeitig eine Verschlechterung zu erkennen.

AHA/ERC Leitlinien
Notfallsanitäter Heute, Kap. 17

12. **Volumentherapie bei Sepsis:** In der Akutbehandlung der Sepsis sollte der Patient 30 ml/kg KG (innerhalb von 3 Std.) intravenös bekommen. Es sollen zunächst ausschließlich balancierte kristalloide Infusionslösungen zum Einsatz kommen.

DSG S3 Leitlinie Sepsis
Notfallsanitäter Heute, Kap. 32, 41

13. Häufig wird die Sepsis in allen Schweregraden im klinischen Alltag nicht rechtzeitig als solche identifiziert. Dies führt zu einer Verzögerung des Behandlungsbeginns und damit zu einer schlechteren Prognose für den Patienten.
Durch das Rettungsfachpersonal sollte die **klar formulierte Verdachtsdiagnose,** z. B. „Sepsis“, oder „septischer Schock“, in der Übergabe an den Arzt der Notaufnahme genannt und auch dokumentiert werden.
„Just say sepsis.“

Surviving Sepsis Campaign Guidelines
DSG S3 Leitlinie Sepsis
Notfallsanitäter Heute Kap. 12, 14, 17, 32, 41

14. Die **Drehleiter** benötigt eine entsprechend große Aufstellfläche, muss den Einsatzort gut erreichen können und der Untergrund muss dafür geeignet sein.
Vom Aufstellort aus muss das Fenster erreichbar sein und der Patient darf das zulässige Gewicht der Drehleiter nicht überschreiten.
Je nach AAO ist entweder der Fahrzeugführer der Drehleiter der Verantwortliche oder bei Begleitung der Drehleiter durch den Führungsdienst im ELW der entsprechende Einsatzleiter.

Feuerwehrdienstvorschriften

Antworten zu Fallbeispiel ➢ 5.9: Verbrennung mit Inhalationstrauma

Sven Heiligers

S2k Leitlinie Thermische Verletzungen im Kindesalter 2024
Notfallsanitäter Heute, Kap. 17, 35, 42

1. Dieses Kind ist am stärksten durch das **Inhalationstrauma** bedroht. Die Inspektion des Mund-Rachen-Raums hat eine Schwellung der Schleimhäute und Rußpartikel als Ergebnis gehabt. Die Schwellung wird vermutlich weiter zunehmen und eine Sicherung der Atemwege unumgänglich sein.

S2k Leitlinie Behandlung thermischer Verletzungen im Kindesalter
Notfallsanitäter Heute, Kap. 17, 35, 42

2. **„Handregel":** Eine komplette Hand des Patienten inkl. der Finger entspricht ca. 1 % KOF. Dies setzt man zur Beurteilung der Verbrennungsausdehnung ein, vor allem, wenn eine Körperregion nicht vollständig betroffen ist.

S2k Leitlinie Behandlung thermischer Verletzungen im Kindesalter

3. Die Entscheidung zur Verlegung bzw. Vorstellung in einem spezialisierten Zentrum für schwerbrandverletzte Kinder richtet sich nach folgenden Befunden:
   - Verbrennungen zweiten Grades mit einem Flächenanteil von ≥ 10 % der Körperoberfläche
   - Verbrennungen dritten Grades ab ≥ 5 % der Körperoberfläche
   - Thermische oder chemische Schädigungen (inkl. strombedingter Verbrennungen) zweiten oder dritten Grades mit relevanter Ausdehnung und Tiefe im Bereich des Gesichts, der Hände, Füße, des Genitalbereichs oder über großen Gelenken
   - Inhalationstraumata – auch bei gleichzeitig nur geringfügigen äußeren Verbrennungen (ein solches Trauma ist insbesondere nach Explosionen anzunehmen)
   - Kombinationsverletzungen aus thermischen und mechanischen Traumen
   - Alle Verbrennungen vierten Grades

S2k Leitlinie Behandlung thermischer Verletzungen im Kindesalter
Notfallsanitäter Heute, Kap. 35, 42

4. Verbrennungsgrade:
   - **Verbrennungsgrad 1:** Epidermis – (leichte) Hautrötung und (starke) Schmerzen; ggf. wie Sonnenbrand, Ausheilung ohne Narbenbildung
   - **Verbrennungsgrad 2a:** oberflächliche Dermis – Hautrötung, Schmerzen und oberflächliche Blasenbildung, Hautfarbe blassrosa, Wundgrund rosig und rekapillarisierend, starke Schmerzen, Haare fest verankert, Ausheilung ohne Narbenbildung
   - **Verbrennungsgrad 2b:** tiefe Dermis mit Hautanhangsgebilde – Blasenbildung, Wundgrund zunehmend weiß und nicht oder schwach rekapillarisierend, reduzierter Schmerz, Haare leicht zu entfernen, lange Dauer der Ausheilung mit Gefahr von Infektionen, Narbenbildung garantiert
   - **Verbrennungsgrad 3:** komplette Dermis und subdermal – weißer (durch Verlust des Kapillarnetzes), lederartiger harter Wundgrund, keine Schmerzen, keine Haare mehr vorhanden, Subkutangewebe mit zerstört. Spontane Ausheilung ist nicht möglich, Narbenbildung.

- **Verbrennungsgrad 4:** Unterhautfettgewebe, Muskelfaszie, Muskeln, Knochen – Verkohlung, spontane Ausheilung nicht möglich, ggf. Amputation bei einer betroffenen Extremität nötig

5. Das Inhalationstrauma lässt sich in zwei Formen unterscheiden: das thermische und das chemische Inhalationstrauma.

S2k Leitlinie Behandlung thermischer Verletzungen im Kindesalter
Notfallsanitäter Heute, Kap. 35, 42

- Beim **thermischen Inhalationstrauma** entstehen Schäden an den oberen und ggf. unteren Atemwegen durch direkte Hitzeeinwirkung. Typische Hinweise sind Rußablagerungen, Rötungen und Schwellungen der Schleimhäute im Mund- und Rachenraum, versengte Nasen-, Barthaare oder Augenbrauen sowie eine zunehmende Dyspnoe, die von einem inspiratorischen und exspiratorischen Stridor begleitet sein kann.
- Das **chemische Inhalationstrauma** entsteht hingegen durch die Inhalation toxischer Substanzen (Noxen), die zu einer systemischen Gewebeschädigung führen können. Wasserlösliche (hydrophile) Noxen – etwa Ammoniak, Chlorwasserstoff, Fluor- oder Schwefelwasserstoff – verursachen rasch Verätzungen im Bereich der oberen Atemwege und können zu Larynx- oder Pharynxödemen führen. Lipophile Substanzen wie Aldehyde, Nitrosegase, Stickstoffoxide, Ozon oder Phosgen führen hingegen zu einer verzögert einsetzenden Schädigung in den unteren Atemwegen.
- Betroffene Patienten zeigen eine zunehmende Atembeeinträchtigung, die sich in Reizhusten, exspiratorischem Stridor und Bronchospasmen äußern kann – bis hin zu brodelnden oder rasselnden Atemgeräuschen als Zeichen eines toxischen Lungenödems. Klinisch relevante Symptome umfassen Dyspnoe, Orthopnoe und Tachypnoe bis zur respiratorischen Insuffizienz. Besonders bei chemischen Inhalationstraumen kann der Verlauf schleichend sein, sodass Patienten initial noch klinisch stabil erscheinen.

6. Umgang mit **Kindern in Notfallsituationen:** Der Rettungsdienstmitarbeiter sollte sich nicht auf den Patienten „stürzen", sondern sich auf Augenhöhe des Kindes begeben. Bedrohlich wirken können auch die aus mehreren Teilen bestehende Notfallausrüstung oder die Dienstbekleidung. Es kann hilfreich sein, z. B. die Einsatzjacke abzulegen und die Notfallausrüstung so zu positionieren, dass das Kind diese nicht unmittelbar wahrnimmt. Falls es die Situation und die Verfassung des Angehörigen zulässt, kann auch eine Vertrauensperson bei dem Kind bleiben. Weiterhin sollte mit dem Kind gesprochen werden und Information vermittelt bekommen. Diese sollen kindgerecht, unter Vermeidung von Fachbegriffen, aber nicht in „Babysprache" erfolgen. Es sollten nie falsche Versprechungen oder sogar Lügen dem Kind erzählt werden, was seine aktuelle Situation oder die Behandlung angeht.
   Die **KASPERLE-Strategie** ist eine gute Merkhilfe für den Umgang mit Kindern:
   - **K**ontaktaufnahme: Der Helfer begibt sich auf Augenhöhe, er stellt sich vor und erfragt den Namen des Kindes.

Notfallsanitäter Heute, Kap. 9

- **A**blenkung: Ablenkung kann gerade bei jüngeren Kindern hilfreich sein.
- **S**elbstkontrolle: Die Selbstkontrolle des Kindes kann z. B. durch das Übertragen von einfachen Aufgaben gestärkt werden.
- **P**ersonen: Nahestehende Personen des Kindes (z. B. Eltern, Verwandte, Freunde) sollten, sofern es möglich ist, in die Behandlung miteinbezogen werden und den Transport in das Krankenhaus begleiten.
- **E**rklärungen: Die Maßnahmen sind dem Kind zu erklären und Fragen zu beantworten.
- **R**eaktionen: Es kann sein, dass Kinder dem Rettungsfachpersonal gegenüber eine ablehnende Haltung zeigen. Dies sollte durch die Helfer akzeptiert und nicht falsch interpretiert werden.
- **L**ieblingsspielzeuge: Diese oder auch das Kuscheltier sollten in das Krankenhaus mitgenommen werden. Hat das Kind kein eigenes Stofftier, so sollte es eines von den Helfern geschenkt bekommen.
- **E**rmutigen: Das Kind soll aktiv aufgefordert werden, Fragen zu stellen und Ängste sowie Bedürfnisse zu formulieren.

Notfallsanitäter Heute, Kap. 9

7. Die Ängste des Vaters sollten ernstgenommen werden. Keinesfalls darf er als Störfaktor betrachtet und behandelt werden.
Im Rahmen der ersten Kontaktaufnahme sollten Sie sich vorstellen. Alle Maßnahmen und deren Zweck sollten erklärt werden. Anfallende Fragen sollten nach Möglichkeit geklärt werden.
Der Vater kann aktiv in die Behandlung miteingebunden werden und kann einfache Tätigkeiten übernehmen (z. B. die Infusion halten, Spielzeug oder Stofftier holen etc.). So kann eventuell im Nachhinein das Erlebte besser bewältig werden und die schweren Schuldgefühle evtl. etwas abmindern. Der weitere Ablauf der Behandlung, des Transports und ggf. der klinischen Versorgung sollten besprochen werden und ggf. z. B. eine Telefonnummer hinterlassen werden. Es kann auch bereits zum Unfallort oder ins Krankenhaus ein Kriseninterventionsteam geschickt werden, damit die gesamte Familie mit dem erlebten umgehen kann.

S2k Leitlinie Behandlung thermischer Verletzungen im Kindesalter
Notfallsanitäter Heute, Kap. 35, 42

8. Die nasse und kalte Kleidung sollte umgehend entfernt werden. Sobald es möglich ist, sollte das Rettungsfachpersonal einen adäquaten Wärmeerhalt sicherstellen, um eine Auskühlung zu vermeiden. Diese führt nachweislich zu einer schlechteren Prognose und kann mit einer höheren Letalität einhergehen.

S2k Leitlinie Behandlung thermischer Verletzungen im Kindesalter
Notfallsanitäter Heute, Kap. 24, 42

9. **Wundversorgung:** Die Brandwunden sollten mit sterilem Verbandmaterial trocken und sauber abgedeckt werden. Die Verwendung von Cremes, Pasten und Hausmitteln ist obsolet. Weiterhin sollten auch keine ölhaltigen oder feuchten Verbandmaterialien, die kommerziell vertrieben werden, genutzt werden.

10. Um eine schnelle Schmerztherapie durchzuführen, können Sie hier die Verwendung des **MAD®** empfehlen. Als Medikamente könnten **Ketamin, Esketamin** und **Midazolam** zur Anwendung kommen:
    - Fentanyl 1–2 µg/kg KG i. n.
    - Esketamin 0,5–2 mg/kg KG i. n.
    - Midazolam 0,2–0,5 mg/kg KG i. n.

S2k Leitlinie Behandlung thermischer Verletzungen im Kindesalter
DBRD Muster-Algorithmen
Notfallsanitäter Heute, Kap. 20, 21, 35

11. Bei einem Gewicht von ca. 30 kg sollte das Kind in der ersten Stunde 10 ml/kg KG erhalten. In der Summe sind das 300 ml. Bei Schockzeichen sollten 20 ml/kg KG als Bolus über 10 Min. gegeben werden.

S2k Leitlinie Behandlung thermischer Verletzungen im Kindesalter
Notfallsanitäter Heute, Kap. 20, 35

12. **Intubation Kind:**
    - Berechnung der **Tubusgröße:**
      - $\frac{Alter}{4} + 4$ = 6,5er-Tubus
      - $\frac{Alter}{4} + 3,5$ = 6,0er-Tubus (geblockt)
    - AF 15–20/Min.
    - AZV: 180 ml (bei einem AZV von 6 ml/kg KG)

Handlungsempfehlung zur präklinischen Atemwegssicherung bei Kindern
Notfallsanitäter Heute, Kap. 18, 22, 35

13. Ein **RTH** ist ein wetterabhängiges Rettungsmittel. Sollte es nebelig sein, die Wolkenuntergrenzen sehr tief liegen, es regnen, schneien oder gefrieren, sollte auf alle Fälle ein Plan B existieren.
    Ein ausreichend großer **Landeplatz** sollte zur Verfügung stehen und auf gerader Fläche zu finden sein. Im Umfeld des Landeplatzes sollten sich keine Stromleitungen oder andere Hindernisse befinden. Grundsätzlich gilt: je größer der Platz, umso besser geeignet. Umstehende Personen sollten gebeten werden, das Areal zu verlassen.
    Wenn in unmittelbarer Umgebung des Einsatzorts ein solcher Landeplatz nicht zur Verfügung steht, sollte das Kind transportfertig in den RTW verbracht und nach Absprache mit dem RTH zum gewählten Landeplatz gefahren werden. Dies bringt einen deutlichen Zeitvorteil.
    Dem RTH sollte man sich nur von vorne und auf Weisung des Piloten nähern. Erst wenn alle drehenden Teile zu Stillstand gekommen sind, ist ein gefahrloses Herangehen möglich.

Notfallsanitäter Heute, Kap. 52

14. Aufgaben einer **Leitstelle:**
    - Notrufannahme
    - Bewertung der Hilfeersuchen
    - Alarmierung
    - Zentraler Bettennachweis
    - Einsatzunterstützung der Kräfte vor Ort
    - Einsatzlenkung und Steuerung
    - Dokumentation

Landesrettungsdienstgesetz
Notfallsanitäter Heute, Kap. 12

Antworten zu Fallbeispiel ➢ 5.10: Säuglingsreanimation nach Misshandlung

Matthias Klausmeier

Notfallsanitäter Heute, Kap. 35
DGKiM S3+ Kinderschutzleitlinie Kindesmisshandlung, -missbrauch, und -vernachlässigung

1. Hinweise auf und **Symptome für Kindesmisshandlung** können sein:
   - Auffälliges Verhalten bei Bezugspersonen (z. B. Ausweichen bei Blickkontakt)
   - Widersprüchliche Angaben zum Hergang des Ereignisses
   - Mangelnder Pflege- und Ernährungszustand
   - Untypische Lokalisation von Verletzungen (z. B. Griffspuren an den Oberarmen)
   - Altersunspezifische Verletzungen, generell Verletzungen bei Säuglingen
   - Mehrere Verletzungen unterschiedlichen Alters
   - Verletzungen, die zu den Angaben der Bezugspersonen nicht passen

Je mehr Hinweise und Symptome zusammentreffen, umso größer ist die Wahrscheinlichkeit einer Kindesmisshandlung. **Dokumentieren** Sie alle Hinweise und Aussagen sorgfältig für die Klinik und schildern Sie Ihre Eindrücke sachbezogen. Das Klinikpersonal wird dann über die Notwendigkeit unter forensischen Gesichtspunkten entscheiden.

AHA/ERC Leitlinien
Notfallsanitäter Heute, Kap. 35

2. **Stehende Hautfalten** am Bauch sind bei Kindern und Säuglingen ein typisches Anzeichen für eine **Exsikkose** und **Hypovolämie.** Dieser Aspekt ist für den Ablauf der Reanimation bedeutsam. Neben den Basismaßnahmen und erweiterten Maßnahmen der Reanimation sind die reversiblen Ursachen eines Kreislaufstillstands zu überprüfen und zu korrigieren.
   Bei einer Hypovolämie, die langfristig durch eine Exsikkose entstanden ist, muss auch mit einer **Hypoglykämie** gerechnet werden.

Parallel zu den Maßnahmen der Reanimation erhält der Säugling 20 ml/kg KG einer **balancierten VEL.** Die Volumengabe soll zur genauen Dosierung über eine Perfusorspritze erfolgen und kann bis zu 2-mal wiederholt werden.

AHA/ERC Leitlinien
DBRD Muster-Algorithmen
Notfallsanitäter Heute, Kap. 23

3. **BLS-Ablauf:**
   - Nach **AHA Leitlinien:**
     - Ansprechen und Berühren des Säuglings (taktiler Reiz)
     - Dabei parallel auf Atembewegungen achten.
     - Brachialispulskontrolle, die maximal 10 Sek. dauert
     - Thoraxkompression mit 2 Daumen im Wechsel mit Beatmungen
     - Verhältnis Thoraxkompression zu Beatmung = 15:2
     - Kompressionsfrequenz mindestens 100/Min., maximal 120/Min.
     - Kompressionstiefe ca. 4 cm
   - Nach **ERC Leitlinien:**
     - Ansprechen und Berühren des Säuglings (taktiler Reiz)
     - Kontrolle des Mund-Rachen-Raums

- Atemkontrolle
- 5 Initialbeatmungen bei Atemstillstand
- Lebenszeichen prüfen (z. B. Brachialispulskontrolle, maximal 10 Sek.)
- Thoraxkompression mit 2 Daumen im Wechsel mit Beatmungen
- Verhältnis Thoraxkompression zu Beatmung = 15:2
- Kompressionsfrequenz mindestens 100/Min., maximal 120/Min.
- Kompressionstiefe ca. 4 cm

Während die **AHA** auch bei Kindern den C-A-B-Ablauf anwendet, erfolgen nach **ERC** initial 5 Beatmungen. Die unterschiedliche Herangehensweise ist möglich, da hinsichtlich der Erfolgsrate keine eindeutige Evidenz besteht.

4. Der Thorax von Säuglingen kann entweder mit 2 Fingern oder mit beiden Daumen komprimiert werden. Für Ersthelfer und Laien, die einen Säugling alleine reanimieren, wird die **Zwei-Finger-Methode** empfohlen. Sie ermöglicht einen schnellen Wechsel zwischen Atemspende und Thoraxkompression. Für professionelles Rettungsdienstpersonal wird der Zangengriff bzw. die **Zwei-Daumen-Methode** empfohlen, da sie nach aktuellen Leitlinien eine höhere Effektivität besitzt.

AHA/ERC Leitlinien
DBRD Muster-Algorithmen
Notfallsanitäter Heute, Kap. 23

5. Medikamente für die Säuglingsreanimation:
   - **Epinephrin:** 10 µg/kg KG (0,01 mg/kg KG)
   - **Amiodaron:** 5 mg/kg KG
   - **Lidocain:** 1 mg/kg KG

AHA/ERC Leitlinien
DBRD Muster-Algorithmen
Notfallsanitäter Heute, Kap. 23

Der **intravenöse Zugang** ist nach aktuellen Empfehlungen der Reanimationsfachgesellschaften der Applikationsweg der ersten Wahl. Kann ein intravenöser Zugang bei Kindern nicht innerhalb von 60 Sek. gelegt werden, ist der **intraossäre Zugang** die Alternative der Wahl. Die intraossäre Applikation von Medikamenten ist in ihrer Effektivität der intravenösen Applikation gleich. Deshalb gibt es für beide Applikationswege identische Dosierungen der Medikamente.

6. Das Verhalten des Vaters erhöht die **Wahrscheinlichkeit einer Kindesmisshandlung.** Er wirkt wenig besorgt und ist sehr ungeduldig. Da er Sie fragt, ob es nicht besser wäre, das Kind schnell einzupacken und mitzunehmen, möchte er evtl. einen längeren Aufenthalt an der Einsatzstelle vermeiden. Sie hätten sonst deutlich mehr Zeit, äußere Eindrücke aufzunehmen und das interaktive Verhalten der Eltern besser einzuordnen. Im weiteren Einsatzablauf konkretisiert sich v. a. das Verhalten des Vaters. Offensichtlich möchte er keinen weiteren Fragen beantworten, sondern eine zügige Behandlung seines Kindes. Dieses Verhalten kann zum Wohle des Kindes gewertet werden. Es könnte aber auch sein, dass der Vater befürchtet, dass unangenehme Fragen auftreten, die den Eindruck einer potenziellen Straftat verdichten.
   Ihre Kommunikation soll **sachlich** und auf die Patientensituation zentriert sein. Das **Wohl des Kindes** hat **absolute Priorität.** Erklären Sie sachlich und ruhig, dass das Kind in seinem momentanen Zustand und

DGKiM S3+ Kinderschutzleitlinie
Kindesmisshandlung, -missbrauch, und -vernachlässigung
Notfallsanitäter Heute, Kap. 35

der notwendigen lebensrettenden Interventionen nicht schnell transportiert werden kann.
Verändert sich die Situation und besteht **Eigen- oder Fremdgefährdung,** müssen Sie das rasche Verbringen des Kindes als letzte Möglichkeit in Betracht ziehen. Selbstverständlich wäre das Hinzuziehen der Polizei dann obligat.

Vermeiden Sie emotionale Äußerungen und Schuldzuweisungen an die Eltern. Zur Sicherung einer Kindesmisshandlung bedarf es **zweifelsfreier objektiver Kriterien.** Beachten Sie die Aussagen und das Verhalten der Eltern ebenso wie die gesamte Szenerie. Das Kind profitiert akut von Ihrer Behandlung. Eine unbedacht ausgesprochene Vermutung kann eine unvorhersehbare Reaktion der Eltern nach sich ziehen, an deren Ende die Behandlung des Kindes beeinträchtigt werden könnte. Sollten die Eltern den Transport eines kritischen Kindes verweigern, ist neben dem Notarzt zur Feststellung der medizinischen Indikation sofort die **Polizei** zur **Sicherstellung des Transports** hinzuzuziehen.

DGKiM S3+ Kinderschutzleitlinie Kindesmisshandlung, -missbrauch, und -vernachlässigung Notfallsanitäter Heute, Kap. 35

7. Das Verhalten der Eltern ist eindeutig auffällig. Bis auf den Verdacht des Atemstillstands äußert sich die Mutter in keiner Weise und zieht sich in eine Ecke zurück. Das kann als **Schutzmechanismus** verstanden werden. Sie nimmt sich aus der Szene und überlässt ihrem Mann das Reden. Dieses Verhalten kann die Folge einer Unterdrückung, Einschüchterung oder Bedrohung sein. Vorstellbar ist aber auch, dass die Mutter verzweifelt und hilflos ist. Eventuell schämt sie sich, da offensichtliche Zeichen der Kindesvernachlässigung vorliegen.
   Das **Verhaltensmuster der Eltern** lässt auf Disharmonie oder Schlimmeres rückschließen. Offensichtlich vermeidet die Mutter durch ihre Position im Raum auch bewusst einen direkten Blickkontakt zu Ihnen und ihrem Mann.

Es wichtig, dass Sie die Reaktionen, Äußerungen und emotionalen Reaktionen der Eltern wahrnehmen und dokumentieren. **Auffällige Verhaltensweisen** oder **Unstimmigkeiten** in den Aussagen müssen **festgehalten,** aber keinesfalls kommentiert und bewertet werden.
Bei Verdacht auf Kindeswohlgefährdung oder Kindesmisshandlung steht medizinischem Fachpersonal eine **Medizinische Kinderschutzhotline** per Telefon (0800-19 210 00) 24/7, im Internet (https://kinderschutzhotline.de/) oder per App zur Kontaktaufnahme zur Verfügung.

DGKiM S3+ Kinderschutzleitlinie Kindesmisshandlung, -missbrauch, und -vernachlässigung Notfallsanitäter Heute, Kap. 9, 35

8. Wenn der Verdacht auf eine Kindesmisshandlung besteht, sollte in der **Kommunikation mit den Eltern vermieden** werden:
   - Erheben von Vorwürfen
   - Schuldzuweisungen und Vorverurteilungen
     Beide Punkte sind zum Wohl des Kindes weder zielführend noch tragen sie zur Optimierung des Einsatzablaufs bei. Darüber hinaus können in dieser Situation Vorwürfe und Beschuldigungen nicht bewiesen werden. Vorschnelle oder gar falsche Beschuldigungen können bei strafrechtlicher Verfolgung durch die Eltern negative Auswirkungen für das Rettungspersonal nach sich ziehen.

Auch wenn Eindrücke, Tatbestände oder Verhaltensweisen eindeutige Rückschlüsse nach sich ziehen, fehlt der objektive Beweis. Dieser ist nicht Aufgabe des Rettungsdienstes. Die **Versorgung des Kindes** und die **vollständige Dokumentation** des Einsatzgeschehens haben immer **oberste Priorität.**

9. Der **normale Blutzucker** bei Säuglingen beträgt 50–90 mg/dl (2,8–5,0 mmol/l).
   Eine **Hypoglykämie** liegt bei einem BZ < 50 mg/dl (< 2,8 mmol/l) bei kapillarer Messung bzw. BZ < 47 mg/dl (< 2,6 mmol/l) bei venöser Messung vor.
   Zur **Akutbehandlung der Hypoglykämie** werden:
   - Nach AHA Leitlinien 0,5–1 g/kg KG
   - Nach DGKJ Leitlinie 200–400 mg/kg KG
   - Nach DIVI Kindernotfallkarte 200 mg/kg KG

   einer 10 % bis maximal 20 %-Glukoselösung als Bolus verabreicht.

AHA Leitlinien
DGKJ Leitlinie
DIVI Kindernotfallkarte

Die **Referenzwerte im Plasma** sind um ca. 10 % höher. Deshalb ist darauf zu achten, ob der Blutzucker aus **kapillarem** oder **venösem Blut** bestimmt wird. Glukose darf bei Säuglingen und Kindern aufgrund der Venenreizung generell nur als **10–20% ige Lösung** verabreicht werden.

10. Formel zur **Volumentherapie:** 20 ml/kg KG balancierte Vollelektrolytlösung.
    Der Volumenbolus kann bis zu 2-mal wiederholt werden. Die Applikation erfolgt zur exakten Dosierung idealerweise mit einer Perfusorspritze.

AHA/ERC Leitlinien
DGKJ S2k Leitlinie Medikamentensicherheit bei Kindernotfällen
DBRD Muster-Algorithmen
Notfallsanitäter Heute, Kap. 35

Infusionen der Wahl sind auch in der Pädiatrie **balancierte Vollelektrolytlösungen.** Die Gabe von Glukose erfolgt keinesfalls generell, sondern nur nach gesicherter Hypoglykämie. Kombinierte **Infusionen aus Vollelektrolytlösungen und Glukose** sollen deshalb im Rettungsdienst nicht vorgehalten werden.

11. Der **Atemweg des Säuglings** gilt als **gesichert,** wenn eine endotracheale Intubation oder die Platzierung einer supraglottischen Atemwegshilfe erfolgt ist.
    In beiden Fällen erfolgt dann die kontrollierte Beatmung mit einer **Beatmungsfrequenz von 10/Min.,** ohne dass die Thoraxkompression für die Beatmung unterbrochen wird. Dadurch kann die No-Flow-Time weiter minimiert und der Effekt der Thoraxkompression verbessert werden.
    Die **Thoraxkompressionsfrequenz** beträgt mindestens **100/Min.,** maximal 120/Min.

AHA/ERC Leitlinien
DGAI S1 Leitlinie Atemwegsmanagement
Notfallsanitäter Heute, Kap. 18, 23

Nach endotrachealer Intubation oder supraglottischem Atemweg gilt die Kapnometrie, vorzugsweise die **Kapnografie,** als Goldstandard. Sie ist auch in den Nationalen Leitlinien zum präklinischen Atemwegsmanagement (DGAI) ein unverzichtbares diagnostisches Kriterium zur Bestimmung der korrekten Tubuslage.

AHA/ERC Leitlinien
DBRD Muster-Algorithmen
Notfallsanitäter Heute, Kap. 23

12. **Defibrillation von Säuglingen:**
    - **AHA:** 2 J/kg KG für die erste Defibrillation; danach 4 J/kg KG für alle weiteren Defibrillationen
    - **ERC:** 4 J/kg KG ab der ersten Defibrillation

Die exakte Energiedosis für eine sichere und effektive Defibrillation ist nicht bekannt. Sie bewegt sich zwischen 2 und 10 J/kg KG. Dadurch erklären sich die minimal abweichenden Strategien von AHA und ERC.

AHA/ERC Leitlinien
Handlungsempfehlungen BW
Notfallsanitäter Heute, Kap. 23

13. Bei Säuglingen unter 1 Jahr wird die **manuelle Defibrillation** mit Verwendung von geeigneten Klebeelektroden empfohlen.
    Die zu wählende Energie beträgt nach AHA 2 J/kg KG und nach ERC 4 J/kg KG für die erste Defibrillation und danach bei beiden Fachgesellschaften 4 J/kg KG.
    Die empfohlene **Größe der Klebeelektroden** für Säuglinge und Kinder < 10 kg KG beträgt 4,5 cm im Durchmesser. Für Kinder mit > 10 kg KG bzw. älter als 1 Jahr werden Klebeelektroden mit einem Durchmesser von 8–12 cm empfohlen.
    Aufgrund des kleinen Thorax beim Säugling und der Notwendigkeit der Thoraxkompression wird die **anterioposteriore Positionierung der Klebeelektroden** empfohlen.

Die **Defibrillation mit AED** wird bei Säuglingen unter 1 Jahr **nicht empfohlen,** da die abgegebene Energie über die Impedanz bestimmt wird und bis zu 50 J betragen kann. Die Energie ist damit deutlich höher als der errechnete Wert. Allerdings gibt es Klebeelektroden bestimmter Hersteller, die auch im AED-Modus die freie Wahl der Energie zulassen. Wird die Defibrillation mit **Hartschalenelektroden (Paddles)** durchgeführt, ist bei Kindern < 10 kg KG ein Anpressdruck von 3 kg nötig. Außerdem besteht kein vollständiger Kontakt der Paddles zur Thoraxoberfläche. Da mit Klebeelektroden die beschriebenen Probleme nicht bestehen, besitzen sie klare Vorteile und sollen bevorzugt eingesetzt werden.

Notfallsanitäter Heute, Kap. 14

14. Die Informationen sollen in dieser Phase unter Anwesenheit der Eltern drei Elemente beinhalten, die in kurzer und knapper Form dem Notarzt mitgeteilt werden:
    - Auffindesituation
    - Feststellungen nach dem C-A-B- bzw. ABCDE-Schema
    - Bisher eingeleitete und durchgeführte Maßnahmen

    Alle weiteren relevanten Informationen hinsichtlich einer potenziellen oder möglichen Kindesmisshandlung sind an dieser Stelle nicht zielführend und sollen unterlassen werden. Sie dienen dem aktuellen Einsatzablauf keineswegs und könnten evtl. eine ungewollte Veränderung der Situation provozieren.

Für die Akutversorgung des Kindes stehen die BLS- und EPALS- bzw. PALS-Maßnahmen im Vordergrund. Darauf müssen sich die initialen Informationen für den Notarzt unter Anwesenheit der Eltern im geschilderten Szenario beschränken.

15. Generell besteht die gesetzliche **Verpflichtung** für Notfallsanitäter, Notfalleinsätze zu dokumentieren. Das begründet sich z. B. aus §4 NotSanG und dem Sozialgesetzbuch V.
In der geschilderten Kasuistik bestehen darüber hinaus weitere wichtige Gründe für eine lückenlose Dokumentation: Die Auffindesituation und die gewonnenen Eindrücke können in einem evtl. später anhängigen Strafverfahren von besonderer Bedeutung sein und dürfen deshalb nicht verlorengehen. Da Sie der erste an der Einsatzstelle waren, sollen alle Eindrücke und Details dokumentiert werden. Die Ergebnisse aus Ihrer Untersuchung und Ihrer Befragung der Eltern sind ebenso bedeutsam. Kann dadurch der **Verdacht einer Kindesmisshandlung** begründet werden, wird das Kind unter forensischen Aspekten untersucht. Das Einschalten des Jugendamts oder mögliche Ermittlungen durch die Staatsanwaltschaft werden dadurch mitbestimmt.

NotSanG; NotSanAPrV
DGKiM S3+ Kinderschutzleitlinie Kindesmisshandlung, -missbrauch, und -vernachlässigung
Notfallsanitäter Heute, Kap. 35, 48, 57

Achten Sie darauf, alle **Informationen und Details** zu **dokumentieren** und nichts auszulassen. Ob eine Information von hoher oder niedriger Relevanz ist, zeigt sich u. U. erst im weiteren Verlauf. Dokumentieren Sie deshalb großzügig und objektiv.

Antworten zu Fallbeispiel ➢ 5.11: Fremdkörper

Sven Heiligers

1. **A – Äußeres Erscheinungsbild** (Akronym TICLS: Tonus, Interaction, Consolability, Look, Speech): Das Kind reagiert nicht auf Ihr Eintreffen, weint oder spricht nicht und ist ausschließlich mit sich und dem „Kampf" nach Luft beschäftigt.
→ Einstufung als kritisch krank.
B – Atemarbeit (Nasenflügeln, Einziehungen interkostal, subklavikulär, xhypoidal etc.; Atemgeräusche, Körperhaltung und Kopfbewegung): Sie sehen sofort Einziehungen, hören pathologische Atemgeräusche und sehen deutliche Hinweise auf eine inverse Atmung.
→ Einstufung als kritisch krank.
C – Zirkulation/Durchblutung (Zyanose, Flecken, Blässe/schweißig, Rekapillarisierungszeit): Eine Rekapillarisierungszeit > 2 Sek. gilt als Hinweis auf ein bestehendes „C"-Problem.

Notfallsanitäter Heute, Kap. 17, 35
EPC-Algorithmus

2. Bei jeder Art von Kindernotfall mit **respiratorischer Beteiligung unklarer Ursache** sollten professionelle Helfer an ein entsprechendes Ereignis denken. Weiterhin sollten Sie dies immer in Betracht ziehen, wenn das Kind auch nur einen kurzen Moment **unbeobachtet** war und evtl. **kleinteiliges Spielzeug oder kleine Lebensmittel,** wie Erdnüsse oder ähnliches, zur Verfügung hatte.
Der Zusammenhang des Ereignisses mit der Nahrungsaufnahme, der Stridor und die massiven Einziehungen während der Einatmung müssen an eine Fremdkörpergeschehen denken lassen.

Notfallsanitäter Heute, Kap. 17, 35

Notfallsanitäter Heute, Kap. 17, 35

3. Die Symptome im vorliegenden Fall sind eindeutig und klar erklärbar im Zusammenhang mit der Nahrungsaufnahme. Das Kind präsentiert sich direkt kritisch krank und es bleiben wenig Zeit und Spielraum. Sie müssen **sofort handeln,** um den Fremdkörper ggf. zu entfernen.
   Es gibt Fälle, in denen das Erscheinungsbild nicht so eindeutig ist. Hier haben die Kinder unter Umständen nur einen andauernden Husten und/oder ein Fremdkörpergefühl und die Atmung ist ggf. nur minimal eingeschränkt, mit oder ohne entsprechende Atemgeräusche (obstruktive Atemwegserkrankungen). In diesem Fall stehen weniger massive und invasive Maßnahmen als Therapieoptionen zur Verfügung. Jedoch muss auch dieses Kind immer klinisch vorgestellt werden.

Notfallsanitäter Heute, Kap. 17, 35

4. **Anatomische Besonderheiten des Kindes:**
   - Großer Schädel (hauptsächlich Os occipitale)
   - Große Zunge
   - Epiglottis auf Höhe C3/C4
   - U-förmige, große Epiglottis
   - Engste Stelle ist Höhe des Ringknorpels.
   - Enge Nasengänge, Trachea und Pharynx
   - Kurze Trachea
   - Beide Hauptbronchi gehen ungefähr im gleichen Winkel ab
   - Compliance eingeschränkt
   - Weicher Thorax im Vergleich zur Lunge
   - Horizontale Rippenstellung
   - Interkostalmuskulatur nicht voll entwickelt
   - Auch der kindliche **knöcherne Thorax** weist wichtige Besonderheiten auf: So ist er insgesamt sehr weich im Vergleich zum Erwachsenen. Die Lunge ist in ihrer Compliance stark eingeschränkt. Die Rippenstellung am kindlichen Thorax ist horizontal und nicht, wie beim Erwachsenen, schräg nach vorne und unten. Die interkostale Muskulatur ist noch nicht gut entwickelt, weshalb Kinder respiratorisch deutlich weniger kompensieren können als Erwachsene. Die Bifurkation ist symmetrisch, dies kann unter Umständen zu einer einseitigen Intubation und damit eingeschränkter Ventilation führen.

   Physiologische Besonderheiten des Kindes:
   - Aufgrund des höheren Stoffwechselumsatzes des Kindes ist seine Sauerstoffbedarf mit 6–9 ml/kg KG deutlich höher als beim Erwachsenen (2–4 ml/kg KG). Daher und auch aufgrund der oben genannten anatomischen Besonderheiten des erhöhten kindlichen Energieumsatzes ist das Atmen für Kinder **Schwerstarbeit.** Aufgrund der noch schwach entwickelten Interkostalmuskulatur und des weichen, elastischen Thorax ist das **Diaphragma** der kindliche Hauptatemmuskel.
   - Erhöhte Atemarbeit und Luftnot lassen Kinder deutlich schneller erschöpfen!
   - Der tracheale Durchmesser ist gering, eine Veränderung z. B. im Sinne einer Schwellung o. ä. führt bei einer Lumenverengung um die Hälfte und zu einem Anstieg des Atemwiderstands auf das 16-Fache.

Gleichzeitig sind Kinder üblicherweise Nasenatmer. Da außerdem die kindlichen Schleimhäute sehr empfindlich sind, ist also eine überlegte Herangehensweise nötig.
- Naso-, oropharyngeale oder tracheale Verlegungen, auch scheinbar lapidaren Ursprungs, können zu einer respiratorischen Insuffizienz mit massiver Erhöhung des Atemwegswiderstands führen.
- Die kindliche funktionelle Residualkapazität (FRC; intrapulmonales Restvolumen nach Ausatmung) ist deutlich geringer als im Erwachsenenalter. Die FRC sorgt für eine gleichmäßige, atemunabhängige Durchmischung der Frischluft intrapulmonal und dient als Sauerstoffreserve:
  - FRC Erwachsener: ca. 40 % der Totalkapazität
  - FRC Kinder: ca. 15 % der Totalkapazität
- Frühgeborene Kinder, die vor der 34. SSW geboren werden, leiden unter einem Surfactantmangel. Surfactant wird benötigt, um die Oberflächenspannung zwischen alveolärer Grenzmembran und Luft herabzusetzen. Gelingt dies nicht, kommt es zu Atelektasen, Rechts-Links-Shunt und Hypoxämie.

5. **Vorüberlegungen bei Einsatzmeldung „Respiratorischer Notfall beim Kind“:**
   - Algorithmen Fremdkörper
   - Gewicht des Kindes (Formel oder Hilfsmittel)
   - Medikamente zur Reanimation
   - Tubusgröße
   - Größe der Larynxmaske
   - Beatmungsfrequenz
   - Volumenbolus

AHA/ERC Leitlinien
Notfallsanitäter Heute, Kap. 17, 35

6. In dieser **hochdynamischen Situation** bleiben zunächst nicht viele Möglichkeiten. Sie können ggf. einen weiteren RTW zur Betreuung der Mutter anfordern oder ein PSNV-Team zur Unterstützung hinzuziehen. Weiterhin können Sie den Umständen entsprechend versuchen, die Mutter mit Aufgaben zur Unterstützung zu beschäftigen. Eine Erklärung der durch Sie durchgeführten Maßnahmen, soweit situativ möglich, schafft ebenfalls Vertrauen und hilft der Mutter. Ein **absolut professionelles Auftreten** und das **Vermitteln von Kompetenz** durch sichere Handlungen unterstützen diesen Prozess.

Notfallsanitäter Heute, Kap. 8, 9, 10, 12

7. Grundsätzlich sollten Eltern in einer solchen oder auch anderen Situationen (z. B. Reanimation) anwesend bleiben. Es gibt gute Daten und Hinweise, dass während der Notfallsituation anwesende Eltern das Ereignis im Nachhinein besser verarbeiten können und es seltener zu Traumatisierungen kommt. Die Eltern können außerdem die Rettungsmaßnahmen unterstützen, indem sie das Kind beruhigen und bei einfachen „Handgriffen“ (z. B. Infusion halten) aktiv miteinbezogen werden können. Die Behandlung darf dadurch weder verzögert, eingeschränkt

Notfallsanitäter Heute, Kap. 8, 9, 10, 12

noch verhindert werden. Der professionelle Helfer sollte unter allen Umständen vermeiden, dass Eltern oder Angehörige das Behandlungsfeld verlassen müssen. Dies setzt voraus, dass alle an der Versorgung Beteiligten ein Höchstmaß an professioneller Kommunikation beherrschen und anwenden.

Notfallsanitäter Heute, Kap. 8, 9, 10, 12

8. Sie sollten zunächst **Verharmlosung vermeiden** und grundsätzlich **ehrlich und offen** sein. Sollte es möglich sein, verweisen Sie auf das Eintreffen des Notarztes. Sollte dies nicht möglich sein, müssen Sie äußerst **professionell** und korrekt das Geschehen erklären, jedoch auf Fachbegriffe verzichten, um Missverständnisse zu vermeiden. Die Ernsthaftigkeit des Ereignisses kann der Mutter durch eine klare Kommunikation verdeutlicht werden, hierbei soll sich klar am Sachverhalt orientiert werden. Dabei sollten sie darauf achten, dass **keine Prognose** abgegeben werden kann.

AHA/ERC Leitlinien
Notfallsanitäter Heute, Kap. 17, 35

9. **Ablauf Algorithmus Fremdkörperaspiration bei einem Säugling:**
   - **V. a. Fremdkörperaspiration Säugling** → Husten effektiv oder ineffektiv? → **effektiv** → zum Abhusten ermutigen und kontinuierlich Effizienz des Hustenstoßes überprüfen sowie auf den Fremdkörper achten.
   - **V. a. Fremdkörperaspiration Säugling** → Husten effektiv oder ineffektiv? → **ineffektiv** → **bewusstlos** → Atemwege freimachen, 5× Beatmung, Start CPR, Mund nicht blind auswischen.
   - **V. a. Fremdkörperaspiration Säugling** → Husten effektiv oder ineffektiv → **ineffektiv** → **bei Bewusstsein** → 5 Schläge auf den Rücken zwischen die Schulterblätter (Achtung: Jeder Schlag hat das Ziel, den Fremdkörper zu entfernen, Kopf sollte tiefste Stelle sein!) → kein Erfolg → 5 Thoraxkompressionen. Dies wird so lange im Wechsel durchgeführt, bis entweder der Fremdkörper entfernt oder sich der Bewusstseinszustand verändert.

AHA/ERC Leitlinien
Notfallsanitäter Heute, Kap. 17, 35

10. **Ablauf Algorithmus Fremdkörperaspiration bei Kind > 1 Jahr:**
   - **V. a. Fremdkörperaspiration Kind > 1 Jahr** → Husten effektiv oder ineffektiv → **effektiv** → zum Abhusten ermutigen und kontinuierlich Effizienz des Hustenstoßes überprüfen sowie auf den Fremdkörper achten.
   - **V. a. Fremdkörperaspiration Kind > 1 Jahr** → Husten effektiv oder ineffektiv → **ineffektiv** → **bewusstlos** → Atemwege freimachen, 5× Beatmung, Start CPR.
   - **V. a. Fremdkörperaspiration Kind > 1 Jahr** → Husten effektiv oder ineffektiv → **ineffektiv** → **bei Bewusstsein** → 5 Schläge auf den Rücken (Achtung: Jeder Schlag hat das Ziel, den Fremdkörper zu entfernen, Kopf sollte tiefste Stelle sein) → kein Erfolg → 5 abdominelle Kompressionen (Heimlich-Manöver). Dies wird so lange im Wechsel durchgeführt, bis entweder der Fremdkörper entfernt oder sich der Bewusstseinszustand verändert.

11. Mit Einsetzen der Bewusstlosigkeit wird sofort mit der **Reanimation** begonnen. Diese wird eingeleitet mit dem Einnehmen der effektiven Kopfposition (neutrale Kopfposition) und 5 Initialbeatmungen. Altersabhängig wird der **Säugling** optimalerweise mit thoraxumgreifender **Zwei-Daumen-Technik** in der Mitte des Sternums mit einer Frequenz von 100–120/Min. im Rhythmus 15:2 komprimiert und beatmet. Die Drucktiefe sollte ein Drittel des anterior-posterioren Brustumfangs betragen und darf 6 cm niemals überschreiten. **Ältere Kinder** werden entsprechend mit der **Ein-Hand-Technik** oder analog zum Erwachsenen komprimiert. Eine vollständige Entlastung muss nach jeder Kompression erfolgen. Entsprechend den neuen Leitlinien muss die Beatmungsfrequenz altersgerecht angepasst werden, wenn der Atemweg gesichert ist. Folgende Werte sind einzuhalten: SG 25/Min., 1–8 Jahre 20/Min., 8–12 Jahre 15/Min., > 12 Jahre 10/Min. Ein **Helferwechsel** sollte bei Ermüdung oder nach 2 Min. stattfinden.

ERC Leitlinien 2025
Notfallsanitäter Heute, Kap. 17, 18, 35

12. Professionelle Helfer können und sollten bei Verdacht auf eine Fremdkörperverlegung eine **Laryngoskopie** durchführen und ggf. mittels **Magill-Zange** den Fremdkörper entfernen. Weiterhin kann die **Beatmung mit hohem Druck** als Ultima Ratio dazu führen, dass der Fremdkörper so weit vorgeschoben wird, dass zumindest eine partielle Belüftung sichergestellt werden kann.

AHA/ERC Leitlinien
Notfallsanitäter Heute, Kap. 17, 18, 35

13. Alle Kinder, an denen Maßnahmen, wie thorakale oder abdominelle Kompressionen, durchgeführt wurden, müssen zum klinischen Ausschluss thorakaler und intraabdomineller Verletzungen klinisch vorgestellt werden. Weiterhin muss sichergestellt werden, dass der Fremdkörper vollständig entfernt wurde.

AHA/ERC Leitlinien
Notfallsanitäter Heute, Kap. 17, 35

14. Der **RTH** kann ggf. und je nach lokalen Gegebenheiten und Absprachen dazu genutzt werden, ein kinderärztliches Team an die Einsatzstelle zu bringen und eine entsprechende Versorgung sicherzustellen. Dies sollte bei Verfügbarkeit genutzt werden. Sie sollten sich **im Vorfeld** über solche Programme in Ihrem Rettungsdienstbereich informiert haben.

Notfallsanitäter Heute, Kap. 11, 12, 46, 52

15. Eine **parallele Alarmierung eines boden- und luftgebundenen Systems** macht aus mehreren Gründen Sinn. Häufig sind Luftrettungsmittel aufgrund ihrer großen Einsatzradien regelmäßiger und öfter mit Kindernotfällen konfrontiert sowie demzufolge trainiert und bringen eine entsprechende Expertise mit. Weiterhin sind spezialisierte Zentren für Kinder häufig in weiterer Entfernung zu finden und so wird ein zügiger Transport sichergestellt sowie eine Verzögerung der klinischen Versorgung reduziert.

Notfallsanitäter Heute, Kap. 11, 12, 46, 52

LITERATUR

Jöhr: Grundlagen der Kinderanästhesie. Anästhesiologie & Intensivmedizin, 2017; 58(3): 138–152.